Ärztliche Gespräche, die wirken

Wolfgang Kölfen

Ärztliche Gespräche, die wirken

Erfolgreiche Kommunikation in der Kinder- und Jugendmedizin

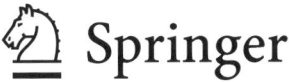

Wolfgang Kölfen
Klinik für Kinder und Jugendliche
Städtische Kliniken Mönchengladbach GmbH
Mönchengladbach
Nordrhein-Westfalen
Deutschland

ISBN 978-3-642-40470-2   ISBN 978-3-642-40471-9 (eBook)
DOI 10.1007/978-3-642-40471-9

Die Deutsche Nationalbibliothek verzeichnet diese Publikation in der Deutschen Nationalbibliografie; detaillierte bibliografische Daten sind im Internet über http://dnb.d-nb.de abrufbar.

SpringerMedizin
© Springer-Verlag Berlin Heidelberg 2013

Dieses Werk ist urheberrechtlich geschützt. Die dadurch begründeten Rechte, insbesondere die der Übersetzung, des Nachdrucks, des Vortrags, der Entnahme von Abbildungen und Tabellen, der Funksendung, der Mikroverfilmung oder der Vervielfältigung auf anderen Wegen und der Speicherung in Datenverarbeitungsanlagen, bleiben, auch bei nur auszugsweiser Verwertung, vorbehalten. Eine Vervielfältigung dieses Werkes oder von Teilen dieses Werkes ist auch im Einzelfall nur in den Grenzen der gesetzlichen Bestimmungen des Urheberrechtsgesetzes der Bundesrepublik Deutschland vom 9. September 1965 in der jeweils geltenden Fassung zulässig. Sie ist grundsätzlich vergütungspflichtig. Zuwiderhandlungen unterliegen den Strafbestimmungen des Urheberrechtsgesetzes.

Produkthaftung: Für Angaben über Dosierungsanweisungen und Applikationsformen kann vom Verlag keine Gewähr übernommen werden. Derartige Angaben müssen vom jeweiligen Anwender im Einzelfall anhand anderer Literaturstellen auf ihre Richtigkeit überprüft werden.

Die Wiedergabe von Gebrauchsnamen, Warenbezeichnungen usw. in diesem Werk berechtigt auch ohne besondere Kennzeichnung nicht zu der Annahme, dass solche Namen im Sinne der Warenzeichen- und Markenschutzgesetzgebung als frei zu betrachten wären und daher von jedermann benutzt werden dürfen.

Planung: Dr. Christine Lerche, Heidelberg
Projektmanagement: Claudia Bauer, Heidelberg
Lektorat: Cornelia Funke, Mainz
Projektkoordination: Michael Barton, Heidelberg
Umschlaggestaltung: deblik Berlin
Fotonachweis Umschlag: © Mathias Ernert, Urologische Universitätsklinik, Heidelberg
Herstellung: Crest Premedia Solutions (P) Ltd., Pune, India

Gedruckt auf säurefreiem und chlorfrei gebleichtem Papier

Springer Medizin ist Teil der Fachverlagsgruppe Springer Science+Business Media
www.springer.com

Vorwort

Dank Ihnen, liebe Leser, dass Sie dieses Buch gewählt haben und hoffentlich auch lesen werden. Denn der wichtigste Grundpfeiler der Medizin ist und bleibt, besonders beim Kinder- und Jugendarzt, eine gute Kommunikation mit Eltern und Patienten.

Vieles, das Sie in diesem Buch entdecken werden, wird Ihnen möglicherweise bereits bekannt sein, manches ahnen Sie intuitiv und setzen es sicherlich auch richtig um. Ich hoffe natürlich dennoch, dass Sie auch einiges Neues erfahren werden, einige Techniken Ihnen dann deutlicher vor Augen stehen, um sie künftig in den tagtäglichen Gesprächen besser und zeitlich effizienter einsetzen zu können.

Mein Wissen verdanke ich meiner täglichen jahrzehntelangen Arbeit mit Eltern kranker Kinder, es wurde aber daneben in den zurückliegenden Jahren auch ergänzt durch die Lektüre zahlreicher Publikationen, die sich mit der Thematik »ärztliche Kommunikation« beschäftigen. Diesen Büchern, die von unterschiedlichen Experten verschiedener Fachgebiete verfasst wurden, ist in der Regel gemeinsam, dass es sich bei deren Autoren nicht um Ärzte handelt.

Am Rande von Vorträgen, Workshops und Seminaren bin ich immer wieder darauf angesprochen worden, welches Buch ich denn nun speziell für den Pädiater empfehle. Insgesamt bietet der Buchmarkt natürlich eine Fülle von Veröffentlichungen, die sich der Kommunikation zwischen Arzt, Patient und Angehörigen widmen. Ein Buch, welches die Instrumente der Kommunikation und deren handwerkliche Handhabung speziell auf unseren kinderärztlichen Berufsalltag überträgt, gab es jedoch nicht. Aus dem Blickwinkel des Kinder- und Jugendarztes ist die Kommunikationssituation ganz speziellen Herausforderungen unterworfen, da wir neben dem kindlichen oder jugendlichen Patienten auch die Eltern betreuen dürfen.

Zu meiner Überraschung und Freude kam im vergangenen Jahr Frau Dr. Christine Lerche vom Springer Verlag auf mich zu und fragte an, ob ich mir vorstellen könnte, ein Buch zu diesem Themenfeld zu schreiben. Dies erschien mir gleichermaßen utopisch wie verlockend und sinnvoll. Und nun ist es tatsächlich geschafft.

Nun wünsche ich Ihnen viel Freude beim Lesen und später Erfolg beim Ausprobieren in Ihrem Berufsalltag und verbleibe mit besten Grüßen aus Mönchengladbach.

Professor Dr. med. Wolfgang Kölfen

Danksagung

Ich möchte mich bei vielen Menschen ganz herzlich bedanken, die mir in gemeinsamen Gesprächen Anregungen für dieses Buch gaben. Mein Dank gilt zuallererst all den Mitarbeiterinnen und Mitarbeitern, mit denen ich tagtäglich unterwegs bin, und den vielen Eltern von kranken Kindern, die ihren Beitrag leisten, damit Gespräche besser gelingen.

Mein Dank gilt ebenso allen ärztlichen Kolleginnen und Kollegen, die durch ihre Fragen und Bemerkungen in den vielen Vorträgen, Workshops und Beratungen meine Wahrnehmung des Themas enorm geschärft haben. Neben der Initiatorin dieses Buchs, Frau Dr. Christine Lerche vom Springer Verlag, gilt mein besonderer Dank Herbert Lechner, der mich in vielfältiger Weise bei dessen Gestaltung unterstützt hat.

Auch meine Sekretärinnen Liliane vom Dorp, Susanne Heyer und Birgit Bohmer trugen wesentlich zum Entstehen bei, denn sie waren es, die zunächst weiße Blätter nach und nach mit meinem Aufzeichnungen füllten. Dank auch an meine mittlerweile erwachsenen Kinder Jolan, Ole und Lia, die sich bereitgefunden haben, ein Fotoshooting über sich ergehen zu lassen. Dankbar bin ich daneben erneut Ole, der einige Zeichnungen exklusiv zum Buch beisteuerte.

Nicht unerwähnt lassen möchte ich Herrn Thomas Morlang, den Leiter des Fotoarchivs Ruhr Museum in Essen, der es ermöglichte, dass wir in dieses Buch auch alte und wunderbare schwarz-weiße Kinderbilder aufnehmen konnten. Diese Aufnahmen sollen die Verbindung herstellen zwischen unserem wunderschönen Beruf als Kinder- und Jugendarzt und dem Inhalt des Buchs.

Professor Dr. med. Wolfgang Kölfen

VIII Danksagung

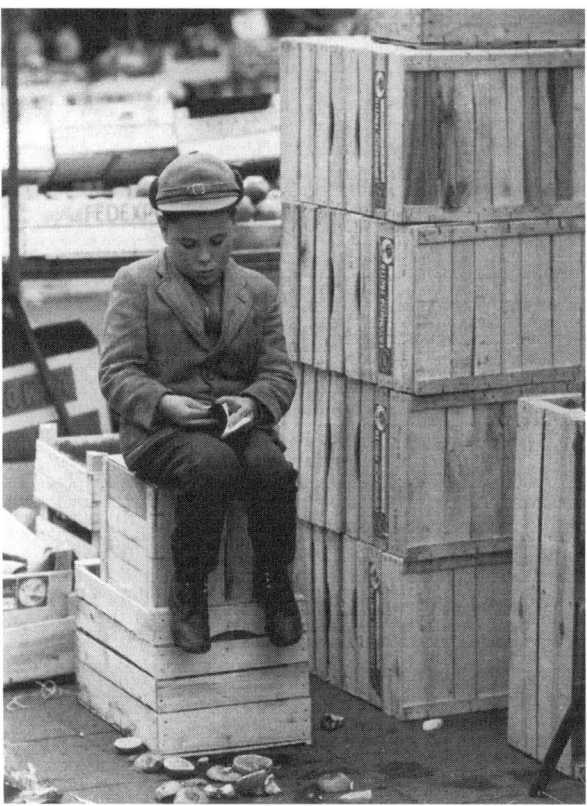

»Schauen wir mal, ob das Buch mich weiterbringt« (mit freundlicher
Genehmigung des Fotoarchivs Ruhrmuseum Essen)

Inhaltsverzeichnis

1	**Eine Gebrauchsanleitung, die Sie ausnahmsweise lesen sollten**	1
1.1	Warum ist dieses Buch notwendig?	2
1.2	Reden ist Silber, kommunizieren ist Gold	2
1.3	Der Kinderarzt als »Spracharzt«	4
1.4	Ein gut gefüllter Methodenkoffer	5
1.5	Keine Patentrezepte für die tägliche Praxis	6
1.6	Auch Mitarbeiter sind Patienten!	6
2	**Eine Frage der Perspektive: Kinder- und Jugendarzt und Eltern**	9
2.1	Blickwinkel der Ärzte	10
2.2	Erwartungen der Eltern an den Kinder- und Jugendarzt	16
2.3	Arzt-Patient-Verhältnis in der Kinder- und Jugendmedizin	24
2.4	Sichtweise der Eltern: Fallbeispiel Elternbrief	33
2.5	Ärztebefragung zu kommunikativen Gewohnheiten	37
3	**Körpersprache – eine Säule der Kommunikation**	43
3.1	Was bedeutet Körpersprache?	46
3.2	Dechiffrierung körpersprachlicher Signale	49
3.3	Kleidung als Türöffner zu gelingender Kommunikation	49
3.4	Botschaft der Körperhaltung	51
3.5	Mimik	52
3.6	Augenkontakt	55
3.7	Gestik	55
3.8	Stimme	56
3.9	Training nonverbaler Kommunikation	56
4	**Grundlagen verbaler Kommunikation**	59
4.1	Was kommt an?	60
4.2	Ärztliche Gesprächsführungstechniken	68
4.3	Formulierungen: Einsatz von Turbos statt Sprachbremsen	78
4.4	Wer fragt, der führt	88
5	**Handwerkszeug der ärztlichen Gesprächsführung: die vier wichtigsten Instrumente**	97
5.1	Empathie	98
5.2	Aktives Zuhören	101
5.3	Zauberfragen	109
5.4	Ich-Botschaften	113
5.5	Wie das Handwerkszeug perfekt eingesetzt wird	117
6	**Kommunikationseinfluss der eigenen Haltung**	119
6.1	Vier-Ohren-Modell	120
6.2	Das Innere Team oder Pluralität ist unser Leben	135

6.3	Riemann-Thomann-Modell: Turbolader der ärztlichen Gesprächsführung?	143
6.4	Gewaltfreie Kommunikation nach Rosenberg	166
6.5	Wertequadrat	175
7	**Eltern – unsere Sprachtrainer**	**185**
7.1	Persönlichkeitsstile	186
7.2	Elterntypen	187
8	**Gelingende Kommunikation im Konfliktfall**	**195**
8.1	Schwierige Eltern und schwierige Helfer	196
8.2	Teamkonflikte – Wahrheit, Bewertung, Interessen	207
8.3	Metakommunikation	218
8.4	Harvard-Konzept	220
8.5	Notfallkommunikation in Stresssituationen	223
9	**Situationen, die Sie kennen könnten: Gespräche aus dem Arztalltag**	**235**
9.1	Das Arztgespräch in der Routine	236
9.2	Überbringen einer schlechten Nachricht	244
9.3	Phasen der Traumatisierung	253
9.4	Arztgespräch bei chronischer Erkrankung	265
9.5	Todesnachricht	280
10	**Jetzt sind Sie dran: wie lösen Sie diese Fälle?**	**287**
10.1	Patientengeschichten	288
10.2	In Krankenhaus und Praxisteam	305

A Anhang 309

A.1 Umfrage zu Kommunikationsgewohnheiten in Arztgesprächen 310

A.2 Übungsteil mit Lösungsvorschlägen 313

Weiterführende Literatur 337

Stichwortverzeichnis 341

Über den Autor

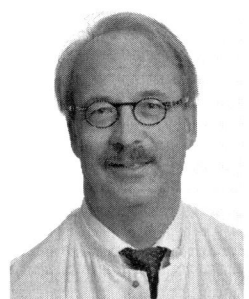

Prof. Dr. med. Wolfgang Kölfen
Wolfgang Kölfen ist seit 1998 Chefarzt der Klinik für Kinder und Jugendliche der Städtischen Kliniken Mönchengladbach. Sein medizinisches Studium hat er in Essen, Berlin und Heidelberg absolviert. Nach der Facharztausbildung zum Kinder- und Jugendarzt an der Universitätskinderklinik Mannheim fungierte er dort unmittelbar als Oberarzt. Wolfgang Kölfen ist Sprecher der Vereinigung der leitenden Kinder- und Jugendärzte und Kinderchirurgen Deutschlands. Daneben veranstaltet er regelmäßig Seminare zur Thematik Krankenhausmanagement. Bereits seit fünf Jahren beschäftigt sich Wolfgang Kölfen intensiv mit dem Themenfeld »ärztliche Kommunikation« in all seinen Facetten. Als Referent des Repetitoriums der Deutschen Gesellschaft für Kinder- und Jugendmedizin und des Assistentenkongresses des Berufsverbands ist er bereits einer Vielzahl von Kolleginnen und Kollegen bekannt.

Professor Dr. med. Wolfgang Kölfen
Städtische Kliniken Mönchengladbach
Klinik für Kinder und Jugendliche
Hubertusstraße 100
41239 Mönchengladbach
E-Mail: wolfgang.koelfen@sk-mg.de

Eine Gebrauchsanleitung, die Sie ausnahmsweise lesen sollten

1.1	Warum ist dieses Buch notwendig?	– 2
1.2	Reden ist Silber, kommunizieren ist Gold	– 2
1.3	Der Kinderarzt als »Spracharzt«	– 4
1.4	Ein gut gefüllter Methodenkoffer	– 5
1.5	Keine Patentrezepte für die tägliche Praxis	– 6
1.6	Auch Mitarbeiter sind Patienten!	– 6

> Vater zum Kinderarzt: Sie werden doch fürs Reden bezahlt!
> Kinderarzt: Stimmt, mein Handwerk ist auch mein Mundwerk, an manchen Tagen aber werde ich gar nicht zuerst fürs Reden bezahlt, sondern fürs Zuhören.
> Vater: Ach so, dafür gibt es heute auch schon Geld. ◘ Abb. 1.1 «

1.1 Warum ist dieses Buch notwendig?

Sie, lieber Leser, der Sie dieses Buch gerade in der Hand halten, sind es gewohnt, Gespräche mit Patienten und deren Eltern oder Angehörigen zu führen. Vielleicht sind auch Sie Kinder- und Jugendarzt und fragen sich »Was soll ich denn noch dazulernen?« Der brasilianische Formel-1-Weltmeister Emerson Fittipaldi wurde einmal nach dem Rezept für seinen Erfolg befragt. Er antwortete: »Die Kunst des Rennfahrens besteht darin, so langsam wie möglich der Schnellste zu sein.« So langsam wie möglich der Schnellste in der Kommunikation zu sein, das charakterisiert auch die Situation des Arztes, speziell des Kinder- und Jugendarztes, der in seinem Berufsleben 200.000 bis 300.000 Gespräche mit Eltern und Patienten führen dürfte.

Schreitet er innerhalb der Kommunikation zu rasch voran, verstehen die Eltern nicht, was der Arzt ihnen mitteilen möchte. Ist er zu langsam, wird er seinen Arbeitstag nie erfolgreich zu Ende bringen. Die Umsetzung der ärztlichen Ideale und Visionen in der täglichen Routine, um Patienten, Eltern, Angehörigen bestmöglich zu helfen, verlangt nach einer hohen Qualität in der Gesprächsführung.

Am Rande vieler Vorträge, Trainingsangebote und Seminare zu diesem Thema werde ich häufig gefragt, ob ich zu den von mir vorgestellten Techniken ein Buch empfehlen könne. Auch aus diesem Grund habe ich mich auf den Weg gemacht, meine Erfahrungen zusammenzufassen.

1.2 Reden ist Silber, kommunizieren ist Gold

Aufgebrochen bin ich vor Jahrzehnten in der Überzeugung, dass eine solide medizinische Ausbildung in Diagnostik und Therapie ausreichend sei, um den ärztlichen Beruf erfolgreich ausüben zu können. Im Laufe meines Berufslebens als Kinder- und Jugendarzt stellte ich jedoch fest, dass der Mörtel zwischen den Bausteinen der Medizin eine erfolgreiche Kommunikation ist. Was nützt es, wenn ich als behandelnder Arzt eine gute Therapie gemacht habe, die Eltern diese aber nicht verstanden haben?

In meiner Ausbildung an der Universität, in der langjährigen Weiterbildung zum Facharzt und später als Oberarzt hat mich niemand in die Kunst der effizienten ärztlichen Kommunikation eingewiesen. Am Ende eines jeden Arbeitstags stellte ich dann aber fest, dass ich

1.2 · Reden ist Silber, kommunizieren ist Gold

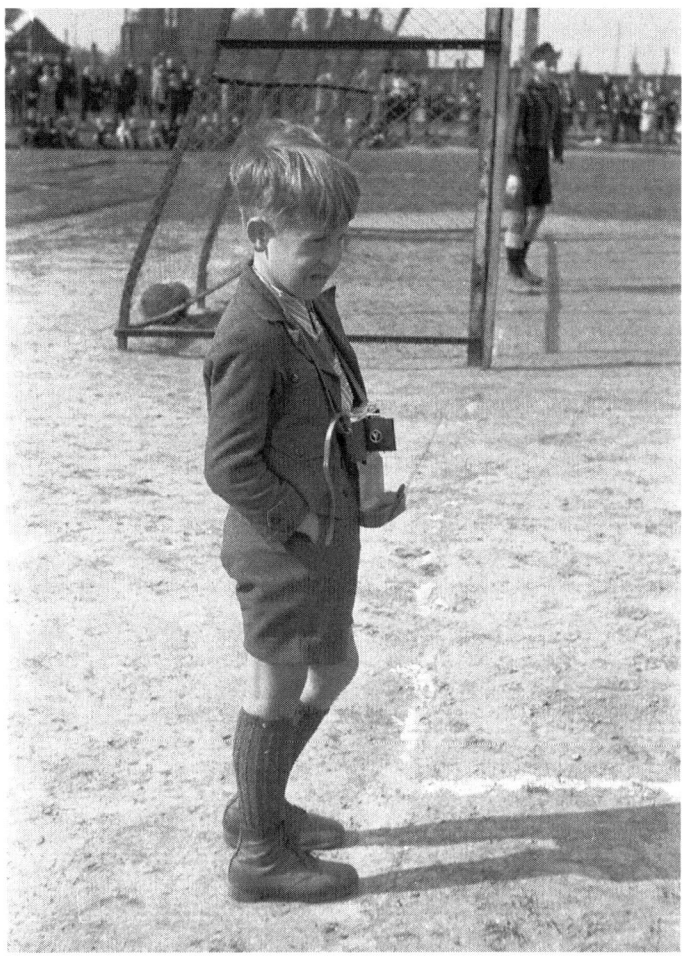

Abb. 1.1 Alles Wesentliche im Blick. (Mit freundl. Genehmigung des Fotoarchivs Ruhr Museum Essen)

die meiste Zeit in Gesprächen mit Eltern über ihre erkrankten Kinder verbracht hatte.

In meinem praktischen Jahr in der Kinderklinik arbeitete ich auch eine Weile in der Kinderonkologie. Routinemäßig war es die Aufgabe des PJlers, Chemotherapieinfusionen anzuhängen. Einmal kam ich an das Bett eines sieben Jahre alten, hochgescheiten Jungen, der an einem Neuroblastom im Endstadium erkrankt war, und sagte zu ihm »Du musst Dich jetzt in Dein Bett legen, damit ich die Chemotherapie anhängen kann und Du wieder gesund wirst.« Mit großen Augen antwortete mir dieser vom Tode gezeichnete Junge: »Ich muss gar nichts. Wenn ich schnell in den Himmel will, kannst Du Deine Chemo gleich wieder mitnehmen.« Erst Jahre später habe ich die Tragweite dieser Antwort erfasst.

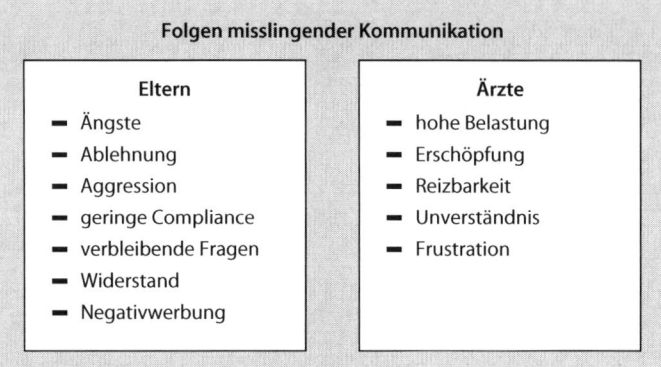

Abb. 1.2 Folgen misslingender Kommunikation

1.3 Der Kinderarzt als »Spracharzt«

Wir Ärzte sind in der Vergangenheit wie heute angetreten, um Patienten die bestmögliche Medizin angedeihen zu lassen. Jedoch versäumten unsere Lehrer uns mitzuteilen, dass in jedem ärztlichen Gespräch immer auch komplizierte menschliche Netzwerke involviert sind. Ich habe mich natürlich darüber gewundert, dass es immer wieder Eltern gab, die einfach nicht das taten, was wir Ärzte zur Behandlung ihres Kindes rieten. Solche Eltern wurden gerne als schwierig abgeurteilt, häufig gemieden und bekamen später das Etikett der Nichterziehbaren oder Therapieresistenten. So erhielten wir Ärzte uns unsere innere Ruhe. Seinerzeit bin ich gar nicht auf die Idee gekommen, dass das Verhalten der Eltern vielleicht auch etwas mit mir als sprechender Person zu tun haben könnte.

Im Laufe der weiteren Berufsjahre kam ich zu der Erkenntnis, dass die Zufriedenheit mit meiner ärztlichen Tätigkeit im direkten Zusammenhang stehen könnte mit meiner Fähigkeit, empathischer mit den Eltern kranker Kinder, aber auch mit Mitarbeitern zu kommunizieren. Wenn man die Überzeugung teilt, dass der Kinder- und Jugendarzt lebenslang ein Spracharzt ist, so ist es überaus sinnvoll, über die Effektivität, den Durchdringungsgrad und die Struktur der eigenen Gespräche nachzudenken.

Lange dachte ich, vor allem der Einsatz von mehr Zeit könnte zu besseren Gesprächsergebnissen führen. Heute erachte ich diese Annahme als ein großes Missverständnis; mehr Zeit bei gleichbleibend schlechter ärztlicher Gesprächsführung zeitigt noch größere Frustration und letztendlich Resignation (Abb. 1.2).

Das Pflegepersonal auf Station berichtet häufig, dass unerfahrene Berufsanfänger sich in ihrer Rolle als Arzt in ihren Gesprächen unglaublich viel Zeit nehmen und Mühe investieren. Doch nachdem der Arzt oder die Ärztin mit den Eltern gesprochen hat, wird häufig gefragt: »Was hat der Doktor denn nun eigentlich gesagt, Schwester?«

Ein weiteres Argument für bessere ärztliche Kommunikation könnte im Effekt einer generellen Zeitersparnis liegen: Gelänge es uns, die 30 bis 60 Elterngespräche, die wir am Tag führen, jeweils um zwei Minuten zu reduzieren, so könnten wir uns am Ende des Arbeitstags über ein bis zwei Stunden gewonnene Zeit erfreuen. Dies bedeutete pro Woche fünf bis zehn Stunden, machte im Monat 20 bis 40 und auf ein Jahr hochgerechnet 200 bis 400 Stunden aus! Haben Sie noch immer Zweifel, dass es sinnvoll sei, über eine optimierte Gesprächsführung nachzudenken?

1.4 Ein gut gefüllter Methodenkoffer

> **Mögliche Fragen zu Ihrer Gesprächsführung**
> »Wie kann ich meine Arzt-Patient- bzw. Arzt-Eltern-Gespräche besser steuern?«
> »Wie gelingt es mir besser zu verstehen, was Eltern hören und sagen, wenn ich mit ihnen spreche?«
> »Welche professionellen Techniken stehen zur Verfügung, um mit verärgerten oder aggressiven Gesprächspartnern, seien es Eltern oder Mitarbeiter, besser klar zu kommen?«
> »Was für ein Sprachtyp bin ich eigentlich?«
> »Wie gehen andere Kinder- und Jugendärzte mit den immer gleichen Fragen unterschiedlichster Eltern um?«

Lassen Sie sich auf die »geführte Sprachreise« ein. Ihnen wird ein gut gepackter **Methodenkoffer** vorgestellt, befüllt mit vielen spannenden Geschichten, die unser Berufsleben tagtäglich schreibt. Der Inhalt des Gepäcks ist ordentlich sortiert, ein Kleidungsstück passt zum anderen. Gleichzeitig können Sie die unterschiedlichen Teile des Buchs auch einzeln auspacken und die Kleidungsstücke in unterschiedlichen Kombinationen tragen. Daneben befinden sich in diesem Koffer auch einige methodische Ersatzstücke, die Ihnen Alternativen anbieten und Hilfestellungen geben können, damit Sie auch ein »kommunikatives Gewitter« ohne Probleme überstehen.

In diesem Buch werden außerdem eine Fülle von praktischen Beispielen aus der Kinder- und Jugendmedizin dargestellt. Zusätzlich präsentiere ich Ihnen ausführlichere Arztgespräche zu schwerwiegenden Diagnosen. Bei deren Auswahl und Zusammenstellung habe ich mich von meiner Erfahrung in Klinik und Praxis leiten lassen.

1.5 Keine Patentrezepte für die tägliche Praxis

Der Vorteil der vielen Praxisbeispiele birgt daneben vielleicht auch eine Gefahr. Denn das Gelesene kann und darf nicht 1:1 umgesetzt werden, sondern soll Ihnen vielmehr als Anregung dienen, individuelle Lösungswege in der Kommunikation zu finden. Sie als Leser und Praktiker sind gefordert, das hier Dargebotene mit eigenen Erfahrungen zu kombinieren, neue Techniken auszuprobieren und sie verantwortlich einzusetzen. Zusätzlich werden Sie eine Menge über Ihren eigenen Gesprächsstil erfahren können. Hierzu gibt es im Anhang einige Übungen zur Selbstbewertung.

Eine Kursteilnehmerin sagte mir nach einem Kommunikationsseminar für Kinderärzte: »Jetzt weiß ich immer noch nicht, wie ich es ganz genau machen soll. Ich hätte mir von Ihnen genaue Kochrezepte gewünscht.« An dieser Stelle, lieber Leser, muss ich Sie enttäuschen. »Kochrezepte« für die ärztliche Kommunikation gibt es nicht und sollte es auch nicht geben. Ich gebe Ihnen viele Impulse, doch selbstverständlich müssen Sie selbst entscheiden, was für Ihre Person und Ihre tägliche Arbeit stimmig und passend sein könnte.

1.6 Auch Mitarbeiter sind Patienten!

Die meisten Ärzte kommen früher oder später in ihrem Berufsleben auch in eine Leitungsposition. Mag es die Niederlassung in einer Praxis bzw. Gemeinschaftspraxis sein oder die Position eines Oberarztes oder Chefarztes in einer Klinik für Kinder und Jugendliche. In all diesen Bereichen arbeiten wir mit Mitarbeitern zusammen, weshalb auch hier solide kommunikative Fähigkeiten gefordert sind. Wer heute qualifizierte Mitarbeiter für sich gewinnen und diese auch behalten will, kann nicht mehr so führen wie es unsere Vorgänger taten. Haltungen wie »Nicht kritisiert, ist genug gelobt«, »Seien Sie froh, dass Sie im Dunstkreis meiner Medizin arbeiten dürfen« oder »Ihre Nachlässigkeit in der Behandlung erschreckt mich« dürften zwar der Vergangenheit angehören, dennoch aber gilt, dass die Übernahme einer Leitungsposition nicht automatisch einhergeht mit entsprechender Kommunikationskompetenz. Auch zu diesem Themenfeld bietet dieses Buch sehr viele Beispiele. Wo auch immer Sie beruflich unterwegs sind, gilt der Satz: Chefs haben immer die Mitarbeiter, die sie verdienen!

Dieses Buch richtet sich an sprechende Ärzte. Es wird Ihnen nicht nur ein methodisches Rüstzeug an die Hand geben, die Fülle der praktischen Beispiele soll zudem Lust auf effizientere Gespräche mit Patienten, Eltern und Mitarbeitern machen.

Wundern Sie sich übrigens nicht, lieber Leser, wenn Sie in diesem Buch häufiger ganz direkt angesprochen werden. Ich erhoffe mir von dieser Ansprache das Zustandekommen eines Vertrauensverhältnisses, auch wenn die schriftliche Vermittlung der Inhalte hier natürlicherweise Grenzen setzt.

> **Haben Sie sich diese Fragen bereits gestellt?**
> - Wie gerne führen Sie ärztliche Gespräche?
> - Wie zufrieden sind Sie mit Ihren ärztlichen Gesprächen?
> - Wie intensiv beschäftigen Sie sich mit dem Thema Kommunikation zwischen Arzt, Patient und Angehörigen?
> - Glauben Sie, dass eine gelingende ärztliche Kommunikation das Vertrauensverhältnis zu Patient und Eltern positiv gestaltet?

Die theoretischen und methodischen Grundlagen dieses Buchs bilden die zahlreichen Arbeiten von Paul Watzlawick, Friedemann Schulz von Thun, Ruth Cohn, Carl Rogers, Thomas Gordon und Jacob Levy Moreno. Entsprechende Literaturangaben zur Vertiefung des Themas sind in ▶ Kap. 11 zusammengestellt.

Und nun noch ein letzter Hinweis für Sie, liebe Leserin, lieber Leser. Im Buch wird meist das männliche Geschlecht der Begriffe verwendet, also Leser, Arzt und Mitarbeiter und nicht Chef und Chefin oder Mitarbeiterin und Mitarbeiter. Dieses Vorgehen möchte dem Wunsch nach Kürze und Übersichtlichkeit Rechnung tragen und soll den Lesefluss erleichtern. Eine inhaltliche Wertung ist daraus selbstredend nicht abzuleiten.

Vielleicht wundern Sie sich außerdem bei der Lektüre über die eher ungewöhnlichen Namen von Ärzten und Eltern, die sich nicht mit dem Arbeitsalltag decken; sollten Sie diese Namen jedoch gelegentlich auf einer Weinflasche entdecken, können Sie sicher sein, dass es sich um einen guten deutschen Weinberg handelt.

Eine Frage der Perspektive: Kinder- und Jugendarzt und Eltern

2.1 Blickwinkel der Ärzte – 10

2.2 Erwartungen der Eltern an den Kinder- und Jugendarzt – 16

2.3 Arzt-Patient-Verhältnis in der Kinder- und Jugendmedizin – 24

2.4 Sichtweise der Eltern: Fallbeispiel Elternbrief – 33

2.5 Ärztebefragung zu kommunikativen Gewohnheiten – 37

> Nichts ist verantwortungsloser als Pessimismus. ◘ Abb. 2.1 «
> Karl Raimund Popper

2.1 Blickwinkel der Ärzte

2.1.1 Statistik

Für die medizinische Versorgung von Kindern und Jugendlichen stehen im Fachgebiet Kinder- und Jugendmedizin im stationären Bereich Kinderabteilungen, Kinderkliniken, selbstständige Kinderkrankenhäuser und Universitätskinderkliniken zur Verfügung.

Im ambulanten Sektor arbeiten Vertragsärzte in Einzelpraxen oder ambulanten Versorgungsmodellen. Eine weitere Säule sind die Sozialpädiatrischen Zentren, die eine hochspezialisierte Betreuung von Kindern und Jugendlichen durchführen.

In Deutschland gab es im Jahr 2011 364 Kinderkliniken und Kinderabteilungen, 82 Kinderchirurgieabteilungen sowie 140 Kinder- und Jugendpsychiatrieeinrichtungen mit insgesamt 26.858 Betten (Kinderkliniken 19.300; Kinderchirurgie 1911, Kinder- und Jugendpsychiatrie 5647 Betten; Quelle: Statistisches Bundesamt). Das Statistische Bundesamt weist in den Jahren 2009 1.117.882, 2010 1.122.053 und 2011 1.132.880 stationäre Aufenthalte von Kindern und Jugendlichen im Alter unter 15 Jahre aus. Diese Patienten waren entweder in der Kinder- und Jugendmedizin, Kinderchirurgie oder Kinder- und Jugendpsychiatrie stationär aufgenommen (◘ Tab. 2.1).

Gesunde Neugeborene sind in diesen Fallzahlen nicht berücksichtigt. Die Gesellschaft der Kinderkrankenhäuser Deutschlands (GKinD) geht davon aus, dass inzwischen 70–80 % der pädiatrischen Patienten in Kliniken für Kinder- und Jugendliche behandelt werden. Eine Differenz ergibt sich dadurch, dass im ländlichen Bereich häufig eine stationäre pädiatrische Versorgung nicht ausreichend flächendeckend vorgehalten wird. Im aktuellsten Papier (April 2012) der Deutschen Akademie für Kinder- und Jugendmedizin (DAKJ) werden Zahlen publiziert, die darauf hinweisen, dass in Deutschland etwa 10,5 Mio Kinder und Jugendliche im Alter unter 15 Jahren leben. Die durchschnittliche Krankenhaushäufigkeit liegt bei 116 Patienten pro 1000 Einwohner. Sie ist im ersten Lebensjahr am höchsten und nimmt mit zunehmendem Alter kontinuierlich ab. Die durchschnittliche Verweildauer in den Kinderkliniken betrug nach den Daten des Statistischen Bundesamts 4,7 Tage. Von 364 erfassten Klinken und Abteilungen verfügen in den alten Bundesländern 11 % über weniger als 30 Betten, in den neuen Bundesländern liegt der Anteil dieser Einrichtungen hingegen bei 43 %.

In Deutschland gibt es nach Auskunft der Bundesärztekammer 12.841 beruflich tätige Kinder- und Jugendärzte (Stichtag 31. Dezem-

2.1 · Blickwinkel der Ärzte

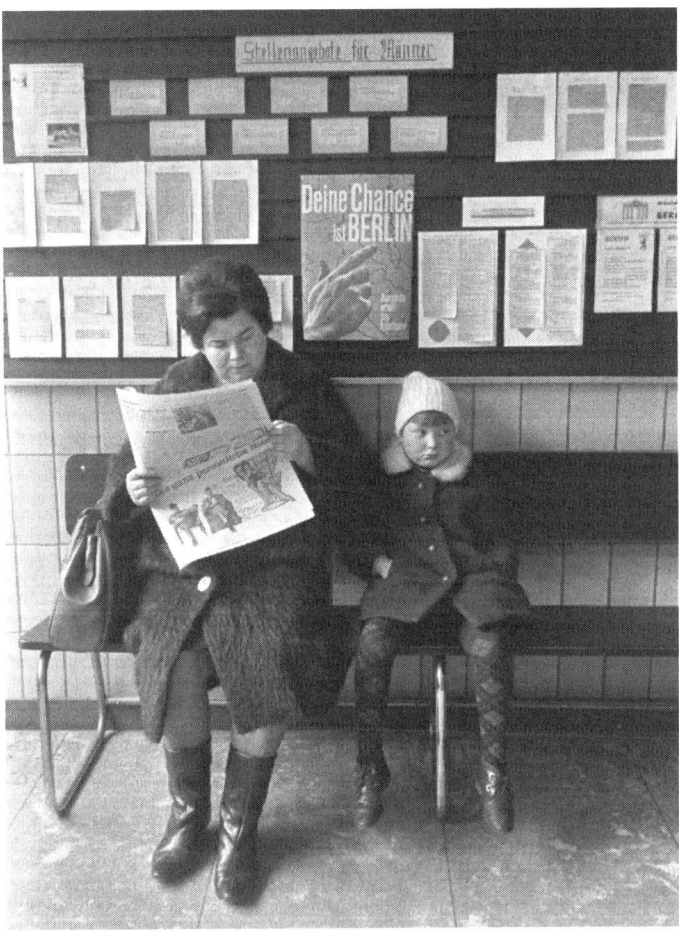

Abb. 2.1 Eine Frage der Perspektive. (Mit freundl. Genehmigung des Fotoarchivs Ruhr Museum Essen)

Tab. 2.1. Stationäre Aufenthalte von Kindern und Jugendlichen (Quelle: Statistisches Bundesamt)

Fachabteilung	Jahr		
	2009	2010	2011
Kinder- und Jugendmedizin	954.139	953.122	960.522
Kinderchirurgie	120.656	122.097	123.383
Kinder- und Jugendpsychiatrie	43.087	46.834	48.975
Gesamt	1.117.882	1.122.053	1.132.880

ber 2011): 6970 dieser Kinder- und Jugendärzte sind weiblich und 5871 männlich. 6674 Ärzte arbeiten im ambulanten und 5067 im stationären Bereich. Weitere 494 Kinder- und Jugendärzte sind in Behörden und 633 in sonstigen ärztlichen Feldern tätig. Etwa 3500 Ärzte befinden sich zu diesem Zeitpunkt in der Ausbildung zum Kinder- und Jugendarzt. Seit Jahren werden jährlich relativ konstant 500 Facharztqualifikationen für die Kinder- und Jugendmedizin erworben. Nach Auskunft des Bundesarztregisters der Kassenärztlichen Bundesvereinigung (KBV) sind etwa 23 % aller Kinder- und Jugendärzte 59 Jahre alt oder älter. In den nächsten Jahren ist mit dem Ausscheiden dieser Kollegen zu rechnen. Der Politologe Thomas Kopetsch prognostiziert für die KBV, dass die Zahl der Kinder- und Jugendärzte sich bis zum Jahr 2020 auf etwa 5800 Ärzte einpendeln wird.

Ein Vertragsarzt für Kinder- und Jugendmedizin ist im Durchschnitt für etwa 2550 Kinder zuständig. Betrachtet man ausschließlich den niedergelassenen Bereich, so ergibt sich eine Zahl von 1 528 Patienten pro Kinder- und Jugendarzt im Jahr.

Im Newsletter p@ediatrie-express des Berufsverbands der Kinder- und Jugendärzte e. V. (BVKJ) für Assistenzärzte ist in der Ausgabe 2 des Jahres 2012 nachzulesen, wie junge angehende Kinder- und Jugendärzte sich ihre Lebensentwürfe vorstellen. Anlässlich des Assistentenkongresses in Dresden im Jahr 2012 haben sich 262 angehende Kinder- und Jugendärzte an der Umfrage beteiligt (85 % weiblich, 15 % männlich):

- 93 % der Befragten bejahten die Frage nach einem künftigen Kinderwunsch,
- 77 % konnten sich Tätigkeit als angestellter Arzt im Krankenhaus für sich vorstellen,
- 88 % strebten eine selbstständige berufliche Tätigkeit in einer Praxis und 78 % ein Angestelltenverhältnis in einer Niederlassung an,
- etwa 40 % der Befragten gaben an, dass sie sich eine berufliche Tätigkeit vor allem in einer Gemeinschaftspraxis vorstellen können,
- 27 % strebten eine Leitungsposition in einer Klinik an und nur noch 5 % der Befragten wünschten sich eine berufliche Tätigkeit in einer Einzelpraxis.

Neben diesen Erhebungen bestätigen die Umfrageergebnisse den derzeitigen Trend, dass auch Kinder- und Jugendärzte ein städtisches Umfeld bevorzugen und eher selten auf dem Land tätig werden möchten: 57 % der Befragten wollen in einer Großstadt und nur 6 % im ländlichen Bereich arbeiten. Worauf sich die Kinder- und Jugendmedizin einrichten muss, ergab die Antwort auf die Frage nach den Arbeitszeitwünschen: nur 23 % können sich eine Vollzeittätigkeit vorstellen.

Die Befragung erscheint auf den ersten Blick nicht repräsentativ, da 85 % der Grundgesamtheit weiblich war. Die Deutsche Gesellschaft für Kinder- und Jugendmedizin geht aber davon aus, dass es realistisch ist, künftig einen Anteil von 90 % weiblicher Kinder- und Jugendärzte zu erwarten (DAKJ Zukunftspapier 2011).

2.1.2 Ungewisse Perspektiven

Die Kinder- und Jugendmedizin wird vor große Herausforderungen gestellt. Auch angesichts abnehmender Geburtenzahlen wird der Bedarf an kinder- und jugendärztlicher Expertise weiter steigen. Es ist eine Zunahme des Betreuungsbedarfs zu erwarten, da die Prävention immer mehr im Vordergrund stehen und auch die Zahl der Kinder mit chronischen Erkrankungen deutlich zunehmen wird. Gleichzeitig kommt es zu einer Verkürzung der Bruttolebensarbeitszeit der Ärzte, was vorwiegend auf die Feminisierung des Fachgebiets zurückzuführen ist. Ärztinnen arbeiten, bezogen auf ihre Lebensarbeitszeit, weniger lang als Männer, sie nehmen häufiger Erziehungsurlaub und wünschen sich Teilzeitarbeit. In der Summe führt dies zu einer Reduktion der Bruttolebensarbeitszeit: die Bundesagentur für Arbeit errechnete, dass Frauen heute nur 72 % der Lebensarbeitszeit von Männern erreichen.

Bei dem zu erwartenden Anteil von fast 90 % weiblicher Kollegen in der Kinder- und Jugendmedizin reduziert sich die zur Verfügung stehende Lebensarbeitszeit um mindestens 25 %. Trotz sinkender Kinderzahl und langfristig auch einem geringeren Anteil an Jugendlichen wird es aber zu einer höheren Belastung im ärztlichen Dienst, auch angesichts gestiegener Leistungsanforderungen an das Fachgebiet, kommen.

2.1.3 Alltag des Kinder- und Jugendarztes

In der Vergangenheit lag der Schwerpunkt der kindermedizinischen Versorgung hauptsächlich in der Behandlung somatischer Erkrankungen. Die großen Probleme des 19. und 20. Jahrhunderts sind in Mitteleuropa gelöst: Säuglings- und Kinderhygiene, Ernährung, Rachitis, Kampf gegen Massenepidemien und Tuberkulosebehandlung. Auf den Kinder- und Jugendarzt kommen neue Aufgaben zu. Die ganz großen Erfolge der Kinder- und Jugendmedizin sind die klinischen Erfolge der Antibiotika, der Intensiv- und Infusionstherapie sowie die dramatische Fortentwicklung von Neonatologie und Kinderonkologie. Kinder mit angeborenen Organfehlbildungen, Stoffwechselerkrankungen und auch kleinste Frühgeborene überleben heute dank der Intensivmedizin – bilden aber meist eine neue Gruppe von chronisch kranken Kindern und Jugendlichen.

Zusätzlich finden sich auf der Individualebene vermehrt psychosomatische Erscheinungen wie chronische Schmerzen, Ernährungsstörungen, Störungen der Selbstwertentwicklung und Schulängste bis hin zur Schulverweigerung. Diese sogenannten sozialen Krankheiten mit Verhaltensauffälligkeiten, Suchterkrankungen und hohen sozialen Belastungen bilden eine weitere neue Gruppe der zu betreuenden Patienten durch den Kinder- und Jugendarzt.

Tab. 2.2 Arbeitszeitaufwendung in Abhängigkeit vom Vorstellungsanlass

	Patientenzahl	Anteil am zeitlichen Aufwand (%)	Patientengespräche (min)
Akute Erkrankung	35	33	5
Prävention	21	36	10
Soziale Krankheiten	3	9	20
Chronisch Kranke	11	22	12
Gesamt	70	100	9,5 h

2.1.4 Vorstellungsanlässe und zeitliche Ressourcen in der Kinderarztpraxis

Der gesellschaftliche Wandel spiegelt sich auch heute in den Vorstellungsanlässen und den Diagnosen wider. In einer aktuellen Studie der Deutschen Gesellschaft für Kinder- und Jugendmedizin e. V. (DGKJ), in die insgesamt über 200 Datensätze aus kinder- und jugendmedizinischer Versorgung von Kinder- und Jugendärzten einflossen, konnten die aktuellen Vorstellungsanlässe von Kindern in Praxen ermittelt werden (Fegeler 2011). Die Hälfte der Kinder und Jugendlichen kamen demnach aufgrund akuter Erkrankungen, ein knappes Drittel wegen Präventionsleistungen, 6 % infolge sozialer Erkrankungen und 17 % mit chronischen Grunderkrankungen.

Obwohl akute Erkrankungen 50 % der Vorstellungsanlässe ausmachten, gaben die Kinder- und Jugendärzte an, dass diese nur 33 % ihres zeitlichen Aufwands verbrauchen. Prävention, besonders aber chronische Erkrankungen binden wesentlich mehr zeitliche Ressourcen. In der genannten Studie wird festgehalten, dass etwa ein Drittel der mittleren täglichen Arbeitszeit für Akutvorstellungen aufgewandt wird, hingegen zwei Drittel für Vorsorgen, die Behandlung chronisch kranker Patienten sowie Patienten mit soziogenen Erscheinungsformen.

Anhand eines Beispiels sei dies einmal durchgerechnet. Gehen wir davon aus, dass der Kinderarzt pro Tag 70 Patienten in einer Arbeitszeit von 9,5 Stunden behandelt. Übertragen wir dazu die Daten aus der Untersuchung von Fegeler, so ergibt sich, dass sich an einem Arbeitstag 35 Patienten mit einer akuten Erkrankung, 21 für eine Präventionsmaßnahme, drei mit einer sozialen Erkrankung und 11 Patienten mit einer chronischen Erkrankung vorstellen. Aus ◘ Tab. 2.2 ersehen Sie die konkrete Verteilung der zeitlichen Ressourcen.

2.1.5 Situation in der Klinik

In der Arbeitswelt der Kinder- und Jugendärzte in der Klinik sieht der Alltag anders aus. Nach einer Befragung von angehenden Fachärzten für Kinder- und Jugendmedizin während des DGKJ-Repetitoriums in Münster im Oktober 2011 wurde von den Klinikärzten angegeben, dass der patientenbezogene Arbeitsanteil durchschnittlich lediglich 15 Stunden pro Woche beträgt. Pro Woche werden im stationären Bereich für Dokumentation, Kodierung und sonstige administrative Aufgaben mindestens 25 Stunden Arbeitszeit investiert.

Zusammenfassend kann also für den Arzt in den Kinderkliniken festgehalten werden, dass er etwa 40–45 % seiner jährlichen Arbeitszeit für die Patientenversorgung und 55–60 % für administrative Aufgaben einsetzt. Der Umfang der administrativen Aufgaben ist aus meiner Sicht viel zu hoch und muss korrigiert werden. Dies gilt insbesondere, wenn künftig insgesamt weniger Kinderärzte zur Verfügung stehen. Nur durch die Schaffung optimaler Arbeitsbedingungen, eine bessere Zusammenarbeit zwischen ambulanten und stationären Strukturen sowie Delegierung von Aufgaben aus dem ärztlichen Bereich hin zu nichtärztlichen Funktionen kann eine Besserung der Situation gelingen.

2.1.6 Mitarbeiterbeurteilung des Arbeitsplatzes in Kinderkliniken

In einer gerade vorgestellten Untersuchung (Buxel 2013) wird die Zufriedenheit der Ärzte mit ihrem Arbeitsplatz untersucht. 2117 Ärztinnen und Ärzte, die in deutschen Krankenhäusern arbeiten, nahmen Stellung zu ihrer Arbeitssituation. 70 % der Befragten sagten, ihr Arbeitsplatz im Krankenhaus sei grundsätzlich attraktiv, dennoch gaben 60 % an, daneben auch unzufrieden mit den Arbeitsbedingungen zu sein. Interessant ist, dass die Zufriedenheit mit dem Arbeitsplatz deutlich mit der eigenen Stellung innerhalb der Klinikhierarchie korrelierte: Chefärzte waren generell zufriedener als Oberärzte und Oberärzte zufriedener als Assistenzärzte. 45 % der Ärzte gaben an, dass sie unzufrieden sind mit der enormen Arbeitsbelastung. Schlussfolgerung des Autors war, dass die Attraktivität des ärztlichen Arbeitsplatzes im Krankenhaus absolut entscheidend an Betriebsklima, Fort- und Weiterbildungsangebote sowie den Führungsstil der Vorgesetzten gekoppelt sind.

Die Frage, wie Mitarbeiter aller Berufsgruppen ihren Arbeitsplatz in den Kliniken für Kinder und Jugendliche im Vergleich zu anderen Fachrichtungen bewerten, ergab interessante Ergebnisse. An der aktuell größten Studie mit einem sehr differenzierten Fragenkatalog, der sogenannten Picker-Studie des gleichnamigen gemeinnützigen Instituts, haben sich bisher 28.000 Mitarbeiter aus 47 Krankenhäusern beteiligt. Alle Berufsgruppen wurden getrennt ausgewertet, wobei es Unterschiede zwischen den verschiedenen Fachabteilungen gibt. Fachübergreifend sahen die Mitarbeiter die Führung und Unternehmenskultur eines Krankenhauses als entscheidende Faktoren an. Auch das Verhältnis zum direkten Vorgesetzten ist ein wichtiges Kriterium für die Mitarbeiterzufriedenheit.

In Kinderkliniken fühlen sich 63 % der Mitarbeiter nicht ausreichend informiert über Entscheidungen, Zielsetzungen und wirtschaftliche Entwicklungen ihres Krankenhauses. Große Vorbehalte sehen die Ärzte der Kinderkliniken auch gegenüber ihren Verwaltungen, wobei 68 % der Ärzte in Kinderkliniken, jedoch nur 31 % der Ärzte anderer Kliniken ihrer Krankenhausleitung ein schlechtes Zeugnis ausstellen.

Ein weiterer Punkt ist, dass die Klinikkinderärzte nur zu 60 % davon überzeugt sind, dass ihre Arbeit insgesamt für das Krankenhaus als wichtig angesehen wird. Ärzte anderer Fachabteilungen liegen hier bei 80 %. Bei der Frage, inwieweit Kritik am Mitarbeiter sachlich und konstruktiv geäußert wird, zeigen sich in der Pädiatrie verglichen mit anderen Fachgebieten allerdings bessere Ergebnisse sowohl für Ärzte als auch Pflegepersonal (Probleme Ärzte Pädiatrie: 27 % vs. Erwachsenenklinik gesamt: 46 %; Pflegepersonal Pädiatrie: 25 % vs. Erwachsenenklinik gesamt: 31 %).

Fragt man die Mitarbeiter, inwieweit sie mit ihrem Gehalt zufrieden sind, so ergeben sich auch hier deutliche Unterschiede: In der Pädiatrie sind 48 % der Ärzte unzufrieden bzw. sehr unzufrieden gegenüber 28 % anderer Disziplinen, und sogar 65 % des pädiatrischen Pflegepersonals sind mit ihrem Gehalt nicht zufrieden (im Vergleich zu 47 % des Pflegepersonals in Erwachsenenkliniken gesamt).

Die Honorarerwartung der Kinder- und Jugendärzte, die sich niederlassen wollen, belief sich bei 38 % auf einen Nettoverdienst zwischen 50.000 und 100.000 EUR, und 41 % erwarteten einen Gewinn zwischen 100.000 und 150.000 EUR im Jahr.

> Zusammenfassend lässt sich aus diesen Studienergebnissen erkennen, dass sowohl bei den Ärzten als auch den Pflegenden in Kinderkliniken der Eindruck vorherrscht, dass ihnen keine ausreichende Wertschätzung entgegengebracht wird, dass sie insgesamt dem Haus kritischer gegenüber stehen und sie eher mit ihrem Gehalt unzufrieden sind als andere Berufsgruppen im Krankenhaus.

2.2 Erwartungen der Eltern an den Kinder- und Jugendarzt

2.2.1 Situationsbeschreibung

Im Gesundheitssystem bahnt sich durch die Verschiebung der demografischen Entwicklung in unserer Gesellschaft ein verschärfter

2.2 · Erwartungen der Eltern an den Kinder- und Jugendarzt

Wettbewerb um finanzielle Ressourcen zwischen der Erwachsenen- und der Kinder- und Jugendmedizin an. Die Kliniken für Kinder und Jugendliche, aber auch die Kinderarztpraxen müssen bereit sein, im Wettbewerb mit den Organfächern ständig innovative Prozesse einzuleiten, um die Versorgung ihrer Patienten, aber auch die der Eltern in Kliniken und Praxen zu verbessern.

Aus diesem Grunde haben Befragungen über die Zufriedenheit der Eltern in der Kinder- und Jugendmedizin in den vergangenen Jahren zunehmend an Bedeutung gewonnen. Danach geben zwar etwa 70 % der Eltern an, dass sie sich ihre Klinik bzw. ihren Kinder- und Jugendarzt bewusst ausgesucht hätten. Doch diese Entscheidung könnte sich schnell ändern.

Elterliche Ansprüche und Ängste, der Wunsch nach permanenter Aufklärung und Mitentscheidungsmöglichkeit schieben sich inzwischen immer mehr in den Vordergrund und müssen bei allen ärztlichen Entscheidungen mit berücksichtigt werden.

Elternurteil zur Arzt-Patient-Kommunikation
- Zuständigkeit der Ärzte für Patienten unklar
- Ärzte antworten unverständlich auf wichtige Fragen
- Befürchtungen werden nicht ausreichend gewürdigt
- Ärzten wird nur mangelndes Vertrauen entgegengebracht
- Ärzte reden in Anwesenheit des Patienten so, als ob dieser nicht da wäre
- Ärzte sind unfreundlich oder wenig verständnisvoll
- Ärzte sind nicht verfügbar, wenn sie gebraucht werden
- Ärzte und/oder Pflegekräfte erteilen widersprüchliche Auskünfte
- Mitentscheidungsmöglichkeiten bei der Behandlung werden als zu gering erachtet
- Untersuchungsergebnisse werden nicht verständlich erklärt

2.2.2 Wünsche der Eltern

Eltern betrachten sich bei der Erkrankung ihres Kindes als gleichwertigen Partner von Ärzten und Pflegepersonal und gehen heute davon aus, dass sie in schweren Stunden, speziell wenn es um einen Klinikaufenthalt geht, bei ihrem Kind bleiben können. Die Tatsache, dass es lange üblich war, den Besuch der Eltern im stationären Bereich auf einen zweistündigen Aufenthalt zweimal in der Woche zu beschränken, klingt heute beinahe wie ein Bericht aus der Steinzeit. Doch erst in den 1970er Jahren wurde diese Regelung in deutschen Kinderkliniken abgeschafft.

Die Zukunft der Kinder- und Jugendmedizin wird in jedem Falle davon abhängen, ob es uns Kinderärzten gelingt, die Eltern davon zu überzeugen, dass die Behandlung ihres kranken Kindes nur durch den Spezialisten, nämlich durch den Kinder- und Jugendarzt, erfolgen sollte.

Der Politologe Gerhard F. Riegl führt mit seinem Augsburger Institut für Management im Gesundheitsdienst seit Langem Untersuchungen zur Patientenzufriedenheit durch. Er konnte schon vor Jahren zeigen, dass zwar etwa 70 % der Eltern Befürworter einer Behandlung in Kinderkliniken sind, dass aber lediglich 30 % die Behandlung ihres kranken Kindes in einer Erwachsenenklinik generell ablehnen. Im Vordergrund aller Beurteilungen durch die Eltern steht immer die Frage, wie zufrieden die Eltern mit der ärztlichen und pflegerischen Leistung sind.

Im Rahmen der bereits angeführten Picker-Studie (▶ Abschn. 2.1.6) haben über 6000 Eltern in fast 60 Kinderkliniken in Deutschland differenzierte Antworten zum Krankenhausaufenthalt mit ihrem Kind abgegeben. Einige wesentliche Aspekte seien hier knapp referiert.

2.2.3 Kommunikationsdefizite

Betrachtet man den stationären Aufenthalt aus Sicht der Eltern, so beginnen für die Hälfte von ihnen die Probleme schon mit der Parkplatzsuche, 30 % der Eltern sehen zudem Verbesserungsbedarf in der Organisation und 35 % in der Art der Information bei der stationären Aufnahme.

Werden die ärztlichen Leistungen beurteilt, so zeigen sich nach Elternauffassung neben anderen die folgenden Probleme:
- Unfreundlichkeit des Personals (10 %)
- mangelndes Vertrauen in die Ärzte (30 %)
- Wunsch nach größerer Verfügbarkeit der Ärzte (28 %)
- unzureichende Erklärung von Befunden und Untersuchungsergebnissen (46 %)
- nicht zufriedenstellende Beantwortung von Fragen (48 %)

Eine ältere Studie in unserer Klinik (Kölfen 2001) konnte ebenfalls belegen, dass die ersten Stunden im Krankenhaus von besonderer Bedeutung für die Gesamtbeurteilung der Leistungen einer Kinderklinik sind. Von den dort Befragten äußerten 20 %, dass die persönliche Zuwendung und die Art der Information durch die Ärzte für sie ungenügend gewesen seien.

Einen weiteren auffälligen Gesichtspunkt bildet die Tatsache, dass die Eltern die fachlichen Fähigkeiten der Ärzte insgesamt deutlich besser beurteilen als die persönliche Zuwendung und die Art der ärztlichen Kommunikation. Besonders bemerkenswert war, dass Eltern bei Beurteilung der ärztlichen Leistungen ein deutliches Gefälle zwischen Können, Zuwendung und der Art der Information sahen. Den Kinderkrankenschwestern und -pflegern wurde dagegen kein solcher

Tab. 2.3 Kinderkliniken im Elternurteil (Quelle: Picker Institut Deutschland GmbH 2011)

	Ärzte (%)	Kinderkrankenschwestern (%)
Freundlichkeit	90	89
Vertrauen	72	72
Beantwortung von Fragen	55	75
Erklärung von Untersuchungsergebnissen	54	63

Widerspruch hinsichtlich der fachlichen und kommunikativen Fähigkeiten attestiert.

Die Ergebnisse zur Kommunikation des Pflegepersonals fallen auch in der Picker-Studie deutlich besser aus als die der Ärzte. Hier vermerkten die Eltern allerdings, dass sie zu wenig Mitentscheidungsmöglichkeiten bei Behandlung und Betreuung ihres Kindes hätten (Tab. 2.3).

Am wenigsten zufrieden sind Eltern mit dem häufig praktizierten Entlassungsablauf. Hier fühlten sie sich sowohl von den Schwestern als auch von den Ärzten nicht zur Zufriedenheit aufgeklärt. Daneben beklagten die Eltern unzureichende Informationen zu den Fragen:
- wann ihr Kind gewohnte Aktivitäten zu Hause wieder aufnehmen könne (43 %),
- worin mögliche Nebenwirkungen neuer Medikamente bestünden (63 %),
- an wen sie sich bei eventuellen Rückfragen wenden können (40 %).

Diese Angaben entsprechen den Problemhäufigkeiten in der genannten Befragung. Die hier beanstandeten Informationen wurden in der Regel sicherlich alle von der Klinik erteilt, aber offensichtlich nicht so dargestellt, dass Eltern sie verstanden hatten und langfristig erinnern konnten.

Wie sieht es mit der Zufriedenheit der Eltern in der Kinder- und Jugendarztpraxis aus?

Bitzer et al. (Bitzer 2012) haben sich mit dieser Frage in einer aktuellen Untersuchung beschäftigt. Insgesamt wurde die Befragung von 980 Eltern mit einem standardisierten Fragebogen (Kinder-ZAP) ausgewertet. Die Eltern gaben an, dass sie im Durchschnitt bereits 4,6 Jahre bei ihrem Kinderarzt in Behandlung waren. Auf die Frage, welche Faktoren die Zufriedenheit der Eltern besonders negativ beeinflussen, ergaben sich zwei wesentliche Punkte:
- lange Wartezeiten,
- Arztkontakte unter 10 Minuten Länge.

Die Autoren weisen ausdrücklich darauf hin, dass der Grad der allgemeinen Zufriedenheit der Eltern in Kinder- und Jugendarztpraxen geringer ist als in anderen Fachgebieten. Aus diesem Grunde gehen die Autoren davon aus, dass insgesamt die Eltern die Behandlung und Betreuung ihres kranken Kindes wesentlich kritischer bewerten als erwachsene Patienten.

2.2.4 Kinderkliniken im Wettbewerb

Die zentrale Frage, inwieweit Kinderkliniken für die Eltern ein unverzichtbarer Bestandteil der medizinischen Behandlung ihres Kindes seien, wurde in der Picker-Studie wie folgt beantwortet:
- 56 % der Eltern gaben an, auf jeden Fall in einem erneuten Krankheitsfall wieder in die Kinderklinik zu gehen,
- 34 % sagten sie gingen »wahrscheinlich« wieder in die Kinderklinik,
- 8 % wollten die Kinderklinik nicht wieder mit ihrem kranken Kind aufsuchen.

In der bereits genannten eigenen Studie (Kölfen 2001) wurden die Eltern gebeten, die Schwere der Erkrankung ihres Kindes aus ihrem Blickwinkel einzustufen:
- 34 % vermuteten eine leichte,
- 39 % eine mittelschwere,
- 12 % eine schwere,
- 3,5 % sogar eine sehr schwere Erkrankung.

Die übrigen 12 % sahen sich nicht in der Lage, den Schweregrad der Erkrankung ihres Kindes zu beurteilen. Dazu kommen zwei weitere bedenkenswerte Beobachtungen:
- Je leichter ein Kind nach Einschätzung der Mütter erkrankt war, umso schlechter wurden die sogenannten »Hotelleistungen« der Kinderklinik beurteilt.
- Ein Zusammenhang zwischen ärztlichem Können, Zufriedenheitsgrad der Aufklärung sowie Erkrankungsschwere des Kindes ließ sich dagegen nicht erkennen.

Die ärztlichen und pflegerischen Kernkompetenzen wurden nicht unterschiedlich und auch nicht in Abhängigkeit von der Mitaufnahme eines Elternteils, meist der Mutter, beurteilt. Fragte man die Eltern nach ihrer Einschätzung bezüglich der Kinder- und Elternfreundlichkeit einer Klinik, konnte später hier eine enge Korrelation in der Wahrnehmung der Leistungen von Ärzten und Pflegekräften festgestellt werden: Die Eltern, welche die Klinik als freundlich empfanden, gaben auch die besten Noten für ärztliches Können und ärztliche Zuwendung sowie für die Art der Informationsweitergabe an die Eltern. Freundlichkeit, Serviceorientierung und Verbindlichkeit in den Aussagen forcierten die gute Beurteilung der Eltern am stärksten.

Ein weiterer Aspekt der Gesamtbetrachtung der Klinikleistung ist hervorzuheben: Man hatte das mitaufgenommene Elternteil befragt, wie sie ihre eigene seelische Verfassung während des stationären Aufenthalts bezeichnen würden. Trotz der Erkrankung ihres Kindes fühlten sich 16 % der Befragten sehr gut, 42 % gut, 32 % zufriedenstellend und lediglich 8 % schlecht bzw. 1 % sehr schlecht. Diejenigen Mütter, die sich während des stationären Aufenthalts als seelisch instabil empfanden, vergaben signifikant schlechtere Werte für die ärztlichen und pflegerischen Leistungen. Vor allem die Kommunikationsfähigkeit der Ärzte wurde dann als wesentlich schlechter wahrgenommen und entsprechend abgewertet.

2.2.5 Vergleich mit anderen Fachbereichen

— Wie sind die Elternurteile verglichen zu anderen Fachabteilungen einzuordnen?
— Wie beantworten Patienten, die einen stationären Aufenthalt in Innerer Medizin oder Geburtshilfe absolviert hatten, dieselben Fragen?

> Überlegen Sie bitte einen Augenblick bevor Sie weiterlesen. Sind Ihrer Erwartung nach die Beurteilungen wohl besser, schlechter oder gleich gut?

Gehen wir noch einmal zurück zu der Beurteilung der Picker-Studie. Vergleicht man die Beurteilung der Eltern mit den Ergebnissen aus den Erwachsenen-Kliniken, dann ergeben sich erhebliche Unterschiede in der Wahrnehmung. Im Vergleich zur Inneren Medizin und zur Geburtshilfe schneiden die Kinderkliniken in Bezug auf Freundlichkeit und Vertrauen, sowohl bei den Ärzten als auch Pflegekräften, gleich oder besser ab.

Deutlich schlechtere Werte ergeben sich allerdings bei den kommunikativen Fähigkeiten der Ärzte aus den Kinderkliniken. Dieses Problem gab es in der Inneren Medizin und in der Geburtshilfe in wesentlich geringerem Maße.

Nicht nur die elterlichen Fragen wurden demnach schlechter beantwortet, sondern auch die Verständlichkeit des Arztgesprächs wurde von den Eltern beim Kinderarzt kritischer gesehen (◘ Abb. 2.2, ◘ Abb. 2.3, ◘ Abb. 2.4, ◘ Abb. 2.5).

2.2.6 Was sagen Imagestudien aus?

Zusammenfassend kann festgehalten werden, dass all diesen Studien zugrunde liegt, dass die Eltern heute höchste Ansprüche an die kommunikativen Fähigkeiten der Ärzte und Pflegekräften sowohl in den Kliniken als auch in den Praxen stellen. Je besser die Kinder- und Jugendärzte in der Lage sind, Diagnose und Therapie zu erklären und

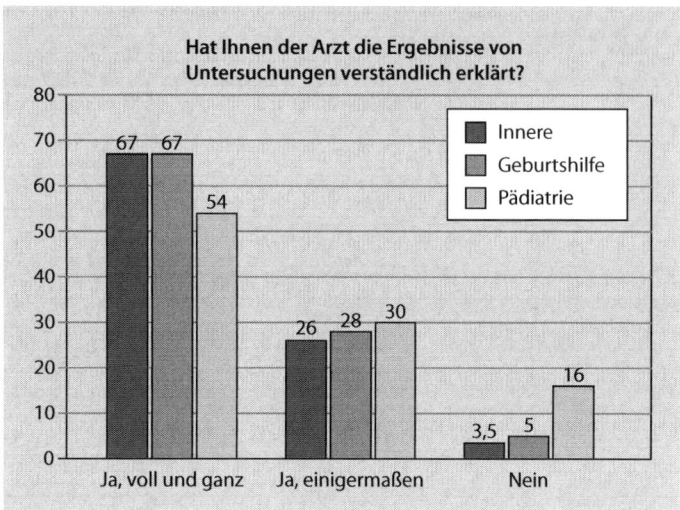

Abb. 2.2 Verständlichkeit der vom Arzt dargelegten Untersuchungsergebnisse in Abhängigkeit von der Fachrichtung

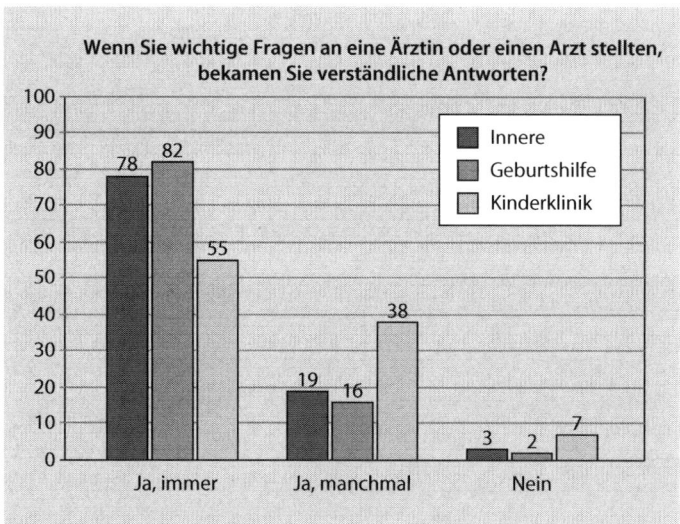

Abb. 2.3 Verständlichkeit der vom Arzt beantworteten Fragen in Abhängigkeit von der Fachrichtung

zusätzlich die vielen Fragen der Eltern verständlich zu beantworten, umso eher wird die gesamte Klinik bzw. Praxis als positiv wahrgenommen werden.

Wichtigstes Ziel ist deshalb die Verbesserung der Kommunikationsfähigkeiten der Ärzte, daneben ist ebenfalls von Bedeutung, dass Eltern während des stationären Aufenthalts im sogenannten Sympathiefeld geführt werden. Wer mit den Eltern belastbare und konfliktfähige Beziehungen aufbauen will, muss deren Erwartungshaltungen

2.2 · Erwartungen der Eltern an den Kinder- und Jugendarzt

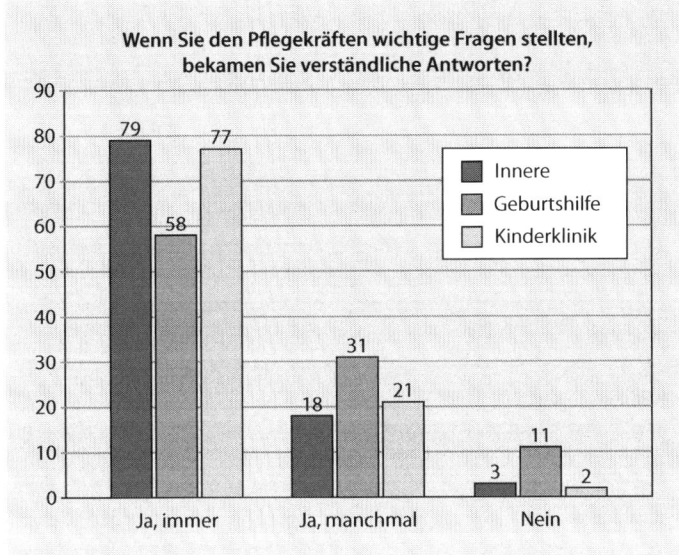

◘ Abb. 2.4 Verständlichkeit der vom Pflegepersonal beantworteten Fragen in Abhängigkeit von der Fachrichtung

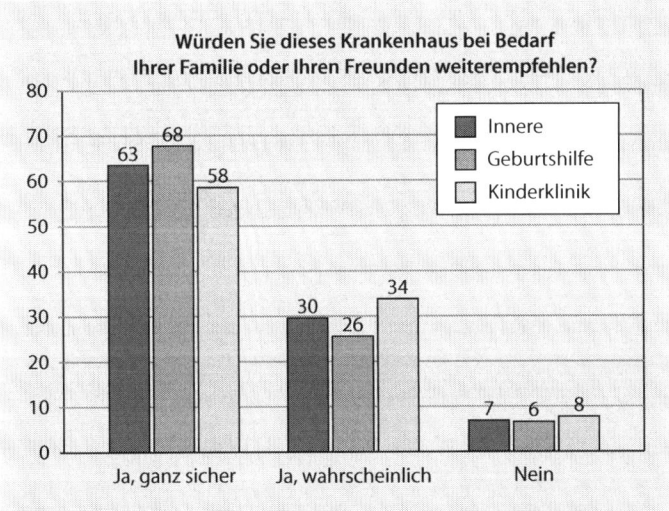

◘ Abb. 2.5 Zufriedenheit mit dem Krankenhaus in Abhängigkeit von der Fachrichtung

kennen und zu ihrer Erfüllung prinzipiell bereit sein. Abhängigkeit, Hilflosigkeit und Ängste sind die dominierenden emotionalen Reaktionen, wenn Eltern mit ihrem kranken Kind den Kinder- und Jugendarzt aufsuchen. Die vorab dargestellten Untersuchungen zeigen, dass die Unterschiede in den Erwartungshaltungen von Eltern, deren Kind stationär behandelt wird, und denjenigen, die mit ihrem Kind den Arzt ambulant aufsuchen, nur gering sind. Rasche Unzufriedenheit, hohe Erwartungen und der Wunsch nach einer bestmöglichen Kommunikation sind in beiden Bereichen ständige Wegbegleiter des Kinder- und Jugendarztes.

2.2.7 Konkrete Verbesserungsmöglichkeiten

Die demografischen und sozialen Variablen wie Alter und Bildungsstand der Eltern oder Alter des Kindes lassen sich nicht beeinflussen. Es bleibt lediglich die Möglichkeit, die professionelle Kommunikation der Ärzte und Pflegekräfte zu verbessern. Misslingende Kommunikation führt auf Seiten der Eltern zu Aggression, Ablehnung, Widerstand und letztlich zu negativer Werbung bei gleichzeitiger Erschöpfung, Reizbarkeit und Unverständnis auf Seiten der Mitarbeiter der Kinderkliniken.

Die erhobenen Daten fordern deutlich auf, sich nicht nur zur Prozessoptimierung von Kliniken Gedanken zu machen. Es müssen vielmehr Maßnahmen ergriffen werden, um die kommunikativen Fähigkeiten der Kinder- und Jugendärzte sowie des Pflegepersonals zu verbessern, um so auf die hohe, vielleicht sogar extrem hohe elterliche Erwartungshaltung in den Kernleistungen einer Klinik für Kinder und Jugendliche einzugehen und sie nach Möglichkeit zu erfüllen. Die kommunikativen Fähigkeiten sollen nicht zuletzt die ärztlichen Leistungen deutlicher und vor allem verständlicher darstellen.

Unternehmensberater fassen in ihren Hochglanzbroschüren und Abschlussberichten diese Maxime gerne in einem markanten Satz zusammen.

> »Tun Sie Gutes und stellen Sie es überall und zu allen Zeiten richtig dar.«

2.3 Arzt-Patient-Verhältnis in der Kinder- und Jugendmedizin

In einem Artikel (Jurkat 2011) im Deutschen Ärzteblatt wird gefragt »Was sind gute Eigenschaften eines Arztes«? Nach der Untersuchung von Jurkat et al. steht bei Berufsanfängern zunächst der Wunsch nach fachlicher Kompetenz in Diagnostik und Therapie absolut im Vordergrund. »Je länger die Ärzte dann aber tätig sind, desto häufiger werden menschliche Zuwendung und kommunikatives Geschick als wichtige Eigenschaften genannt.« Die Wünsche der Patienten bzw. deren Eltern sind im Kern sehr einfach: sie benötigen die Aufmerksamkeit ihres Arztes, möchten ihm vertrauen können und hoffen auf dessen Fähigkeiten, ihnen empathisch und mit fachlichem Wissen entgegenzutreten. Zusätzlich wird gewünscht, dass der Arzt gute Fähigkeiten besitzt, dem Patienten seine individuelle Erkrankung zu erklären. Kritisch konstatiert wird, dass ein Großteil der Ärzte zu

2.3 · Arzt-Patient-Verhältnis in der Kinder- und Jugendmedizin

Warum kommt der Patient?
- Fühlt sich krank
- Ist krank
- Krankenhaus soll Krankheit beheben

- Passive Haltung
- Arzt entscheidet – Patient folgt dessen Empfehlungen

Paternalistisches Verständnis

- Patient wünscht Aufklärung über seine Erkrankung und will mitentscheiden
- Arzt ist Berater
- Eltern und Arzt entscheiden zusammen
- Umsetzung von Therapie und Diagnostik

Partizipatives Verständnis

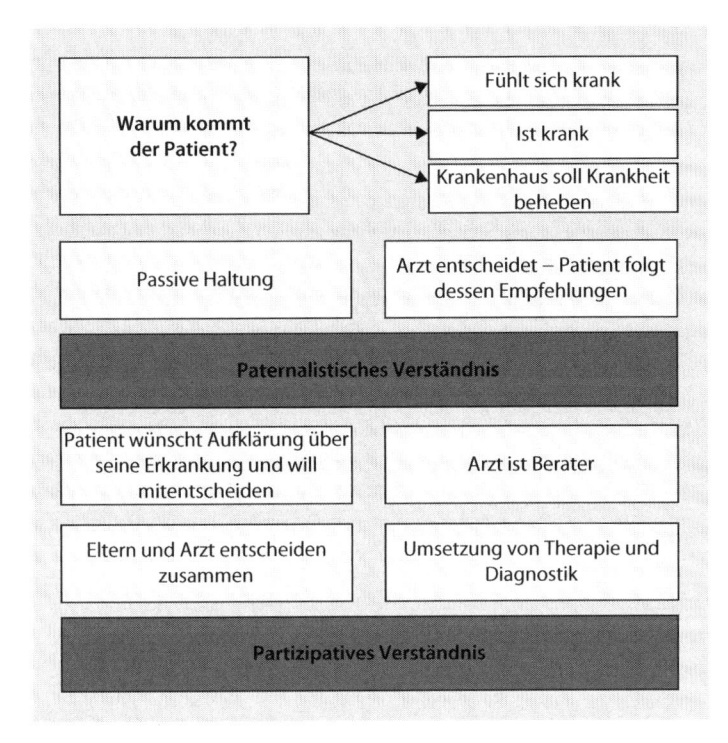

Abb. 2.6 Schematische Darstellung des paternalistischen und partizipativen Arzt-Patient-Verhältnisses

Technikern erzogen wurde und infolgedessen die Rolle als sprechender Arzt vernachlässigt hat. Die Stimme des Arztes, seine Aufmerksamkeit Patienten bzw. Eltern gegenüber, sein Interesse an der Person des Gegenübers haben direkte Auswirkungen auf den Heilungserfolg. Drei Minuten gutes Gespräch ersetzen mindestens ein Medikament.

Das aktuell anzutreffende Gesundheitssystem ist durch eine deutliche Informationsasymmetrie zwischen Arzt und Patient gekennzeichnet. In der Regel können Patienten die tatsächliche Behandlungsqualität nur eingeschränkt beurteilen und haben nur geringe Kenntnis über die Strukturen des Leistungsangebots. Die vom Patienten zuvorderst beanspruchte Leistung ist meist nicht gewollt und wird häufig als lästig und störend empfunden. Wer geht schon gerne freiwillig zum Arzt? Die traditionelle Rollenverteilung zwischen Arzt und Patient mit einem Abhängigkeitsverhältnis wird allerdings zunehmend durch eine partnerschaftliche Beziehung mit Respekt und Vertrauen abgelöst. Der zentrale Bestandteil, die Beziehung zwischen Patienten und deren Ärzten, ist bestimmt durch das Ausmaß an Vertrauen. Der Patient muss vertrauen können, für ihn ist dies der wichtigste Faktor, weil ihm im Normalfall das Wissen zur Leistungsbewertung seines Arztes fehlt. Übertragen auf die Kinder- und Jugendmedizin ist das nötige Vertrauensverhältnis die Arbeitsgrundlage für Arzt und Eltern (Abb. 2.6).

2.3.1 Wann erzielt ein Arzt Vertrauen?

Glaubwürdig können Ärztinnen und Ärzte insbesondere dann sein, wenn sie Kompetenz ausstrahlen, die Rolle des Patientenanwalts annehmen und den Grundsatz der ärztlichen Schweigepflicht beachten. Zusätzlich will der Patient den Eindruck vermittelt bekommen, dass merkantile Aspekte für die ärztliche Entscheidung in Diagnostik und Therapie ohne Bedeutung sind.

Überträgt man dieses Modell auf die Kinder- und Jugendmedizin, so ergeben sich deutliche Unterschiede. Kinder sind keine Erwachsene, weder im gesunden noch im kranken Zustand. Bevor kranke Kinder und Jugendliche dem Arzt Vertrauen schenken, müssen die Ärzte es schaffen, das kindliche Gesamtvertrauen zu erlangen.

Das ärztliche Gespräch in der Kinder- und Jugendmedizin unterscheidet sich maßgeblich von sonstigen Gesprächssituationen zwischen Arzt und Patient, denn hier sind **drei** Akteure im Spiel:
- das/der erkrankte Kind/Jugendliche,
- die Eltern sowie
- der Kinder- und Jugendarzt.

Entscheidungen über Behandlungsschritte treffen in der Regel die Eltern, da sie die Verantwortung für das Wohl des Kindes tragen. In die Verhandlungen über das ärztliche Vorgehen und die Entscheidungen, die sich aus dem Gespräch zwischen Arzt und Eltern ergeben, sind Kinder und Jugendliche nur in geringem Maß eingebunden. In dieser Konstellation können sich häufig überraschende Interessensgruppen bilden. Während der Arzt der Überzeugung ist, dass eine Operation notwendig ist, könnte die Mutter dies ablehnen, obwohl sie im schlimmsten Fall ihrem Kind damit schadet. Die mütterlichen Ängste vor einer Operation werden möglicherweise durch Erfahrungen aus der eigenen Kindheit gestützt. War nicht bei der Mutter vor beinahe 30 Jahren auch der Blinddarm entfernt worden? Kam es damals denn nicht zu vielen Komplikationen? Liegt eine solche Erinnerung vor, kann sie zur Blockadehaltung angesichts der notwendigen Operation beim eigenen Kind führen. Daneben kann es auch geschehen, dass der betroffene Jugendliche entscheidet, er bleibe auf gar keinen Fall in der Klinik, obwohl Eltern und behandelnder Arzt dies bereits vereinbart haben.

In solchen Situationen kann es zu Entscheidungsschwierigkeiten kommen, wenn sich der Arzt zum Anwalt des Kindes macht, um die optimale medizinische Patientenversorgung zu sichern, obwohl wie im oben geschilderten Fall die Mutter diese Behandlung nicht will. Umgekehrt ist es natürlich ebenfalls ärztlicher Alltag, dass Eltern eine Operation wünschen, damit endlich etwas passiert, obwohl die Ärzte fest davon überzeugt sind, dass keine zwingende Notwendigkeit, beispielsweise für eine Appendektomie besteht.

Die jüngst leidenschaftlich geführte Diskussion um die Rechtfertigung religiös motivierter Beschneidungen erlangt in diesem Zusammenhang zunehmend an Bedeutung, da es einen offenkundigen Zielkonflikt zwischen der kindlichen Autonomie und den kulturellen und religiösen Vorstellungen der Eltern gibt. Will der Kinderarzt alleiniger Anwalt des Kindes sein, so müsste er auf die Aussetzung der Beschneidung bis zur Mündigkeit des Patienten bestehen. Gleichzeitig könnte der Ausdruck des Respekts vor der religiös bedingten elterlichen Entscheidung von dem Arzt verlangen, diesen Eingriff zu unterstützen. Noch komplizierter stellen sich die Verhältnisse gelegentlich dar, wenn Kinder bei getrennt lebenden Eltern aufwachsen und diese unterschiedliche Vorstellungen haben, wie und welche ärztliche Leistungen durchgeführt werden sollen.

Die Besprechung von Diagnose und Therapie erfolgt in der Regel zwischen Eltern und Arzt ohne kindliche Einbeziehung; die erkrankten Kinder spielen entsprechend sowohl real als auch in ihrer eigenen Wahrnehmung in der Kommunikation zwischen Ärzten und Eltern eine untergeordnete Rolle.

2.3.2 Dyadische und triadische Beziehungen

> **Praxisbeispiel: Mein Bauch gehört mir**
> Der Kinderchirurg spricht mit der Mutter des Patienten. Während der Arzt der Mutter mitteilt, dass er den Jungen wohl heute noch operieren wird müssen, weil die Sache mit dem Blinddarm ernst sei, hört der Junge aufmerksam zu. Nach einer Weile wird ihm das Gespräch zu langweilig; der Arzt erzählt fürchterlich viele unverständliche Dinge, immer nur an seine Mutter gewandt. Während der Junge halb zuhört, bemerkt er plötzlich, dass eigentlich über ihn und seine Beschwerden diskutiert wird.
> »Frau Rotland, ob ich seinen Bauch operieren muss, weiß ich noch nicht, das wird sich aber in den nächsten Stunden entscheiden. Wir zwei werden dies engmaschig besprechen.«
> »Na ja, Herr Dr. Kirchenstück, irgendwie muss ich doch wissen, wo wir jetzt dran sind. Wie sind denn nun die Chancen, dass unser Sohn heute nicht operiert werden muss?«
> Der Junge dachte: »Eigentlich ist es ja mein Bauch, ob der Arzt wohl auch mal mit mir spricht?« Besonders komisch fand er, wie seine Mutter dem Arzt immer wieder seine Bauchschmerzen beschrieb.

In der Kinder- und Jugendmedizin wird heute zunehmend die Möglichkeit der kindlichen Teilnahme an den Entscheidungen über medizinische Behandlungen diskutiert. Aus diesem Grund spricht man von einer triadischen Beziehung, die aus Patient, Eltern und Arzt besteht. War man sich in der Vergangenheit einig, dass der pädiatrische Patient, wie es das Gesetz vorsieht, nicht entscheidungsfähig ist, sondern nur dessen Eltern und der Arzt an einer Entscheidung beteiligt sind, so ergeben sich jetzt neue Sichtweisen.

Kinderrechtler der Vereinten Nationen fordern das Recht auf Selbstbestimmung und Würde der Kinder sowie Respekt vor deren Wünschen. Daraus lässt sich ableiten, dass auch medizinische Entscheidungen in ausreichendem Maße altersgerecht kommuniziert werden müssen. Die Kinder einzubinden, bedeutet aber nicht, ihnen das letzte Wort hinsichtlich der Entscheidung zu geben. Der Arzt hat die Verpflichtung, die bestmögliche medizinische Versorgung des Kindes in der Situation vorzuschlagen, während die Eltern beurteilen können, was für ihr Kind sozial und kulturell das Beste ist.

Die Relation zwischen Kind und medizinischem Team wird belastet durch die Schwierigkeiten in der Beziehung zwischen Bezugsperson und Kind sowie durch das Verhalten der Kinder, die eventuell die Unwahrheit sagen könnten. Die Kind-Bezugsperson-Relation hat unterschiedliche Ausprägungen. In der frühen Kindheit ist die Bezugsperson komplett verantwortlich, mit steigender Reife erhalten die Kinder zunehmend größerer Verantwortlichkeit mit dem Resultat einer möglicherweise zunehmenden Unstimmigkeit zwischen Eltern und Kind.

Das rein chronologische Kindesalter als Maßstab für Mitentscheidungen zu wählen, hat sich nicht bewährt. Im Vordergrund stehen kognitive, soziale, emotionale und psychische Fähigkeiten des jugendlichen Patienten und natürlich erkrankungsspezifische Gesichtspunkte.

2.3.3 Kommunikative Kompetenz

In einer Untersuchung über triadische Kommunikation (van Staa 2010) wurde die Kommunikationskompetenz von Jugendlichen im Alter von 12 bis 19 Jahren untersucht. Einige Untersuchungen zeigten bisher, dass die triadische Kommunikation wesentlich durch das organisatorische und gesetzliche Umfeld der Kinderklinik geprägt ist.

Untersuchungen bestätigen auch, dass medizinisches Personal eher die Eltern als die Kinder anspricht, und deren Kommunikationskompetenz nicht nur von den eigenen Fähigkeiten abhängt, sondern auch vom Verhalten der Eltern und des medizinischen Personals gegenüber dem Kind.

Die Studie van Staas legt nahe, dass Jugendliche ungeachtet einer guten Interaktionskompetenz sich in einer triadischen Beratung oft inaktiv verhalten; Jugendliche beispielsweise mit Diabetes nehmen nur in einer Zweierbeziehung aktiv an einer diätetischen Beratung teil. Sobald die Bezugsperson eingebunden wird, übernehmen die Jugendlichen die Rolle eines zurückgezogenen passiven Zuschauers. Sie empfinden sich zwar als einen kompetenten Kommunikationsteilnehmer, aber zwischen Fähigkeiten und Verhalten klafft eine Lücke. Kinder- und Jugendärzte zeigen ihrerseits ebenfalls ein ambivalentes Verhalten in ihrem Vorgehen, die Eltern in der Kommunikation auszuschließen. Eltern wiederum wünschen einerseits, eine überwachende Funktion einzunehmen, gleichzeitig stellt ihre Anwesenheit für Jugendliche aber auch eine Bedrohung der Vertraulichkeit dar, die wiederum ein wichtiger Aspekt für die gute Kommunikation ist.

2.3.4 Vertrauen

Zahlreiche Untersuchungen zeigen, dass ein höherer Grad an Vertrauen mit einer stärkeren Kontinuität der medizinischen Patientenversorgung einhergeht. Vertrauen stellt zudem einen starken Bezug zur wahrgenommenen Zufriedenheit her: Wer zufrieden ist, vertraut stärker, schließt sich leichter dem ärztlichen Rat an und verzichtet auf den Wunsch, eine Zweitmeinung einzuholen. Alexander Rotenberg führte eine Untersuchung durch, in der festgestellt werden sollte, wie stark das Vertrauen von Kindern in Ärzte ist. Nach seiner Erhebung existieren drei wesentliche Einflussfaktoren auf das interpersonale Vertrauen:
- Aufrichtigkeit,
- Gefühle,
- Zuverlässigkeit durch Erfüllung von Versprechen.

> **Grundsätzlich gilt, dass die Beziehungsqualität zwischen Arzt und Kind sich anders darstellt als zwischen Arzt und Erwachsenen.**

Untersuchungen zeigen daneben, dass das Nichteinhalten von Verordnungen und Behandlungen in der Kinder- und Jugendmedizin ein großes Problem darstellt. Gründe hierfür sind:
- niedriger sozialer Status,
- allgemeiner Pessimismus,
- mangelhafte Problemlösung,
- niedrig wahrgenommener Nutzen einer Therapie.

Je stärker Kinder und Jugendliche glauben, dass Ärzte ehrlich sind, persönliche Informationen diskret behandeln und ihre Versprechen erfüllen, umso besser halten die Jugendlichen die vorgeschriebenen Behandlungsvorgaben ein.

Jugendliche zeigen eine deutlich beobachtbare Passivität, sie überlassen den Eltern die Entscheidungen und fragen bei Problemen auch nicht direkt den Arzt. Eltern werden in der Regel als deren Übermittlungsorgan in der Beziehung zum Kinder- und Jugendarzt benutzt. Wenn Eltern zu einem Arzt Vertrauen haben, führt dies meist zur übereinstimmenden Bewertung durch den Jugendlichen. Vertrauensbildung und Vertrauen in ihren Kinder- und Jugendarzt scheinen bei Kindern und Jugendlichen durch die Eltern geprägt zu sein.

Dennoch ist es wichtig, dass frühzeitig alle in die Behandlung von Kindern und Jugendlichen eingebundenen Personen die Patienten direkt ansprechen, damit diese lernen, ihre Passivität zu überwinden. Direkte Kommunikation zwischen erkranktem Kind/Jugendlichen und dem medizinischen Personal führt zu einer größeren Zufriedenheit durch größeres Vertrauen, was letztlich dem medizinischen Erfolg zugutekommt. Gelingt es nicht, die Eltern zu erreichen, wird es insbesondere bei einer chronischen Erkrankung schwer, einen dauerhaften Behandlungserfolg in Zusammenarbeit mit dem betroffenen Jugendlichen zu erzielen.

2.3.5 Schwere akute vs. chronische Erkrankungen

Traditionell ist der ärztliche Kommunikationsstil an den akuten Gesundheitsstörungen eines Patienten orientiert. Dies ist in der Kinder- und Jugendmedizin nicht anders als in anderen Fachgebieten. Die Gefühlswelt der Eltern ist natürlich sehr stark vom Zustand des erkrankten Kindes bestimmt. Ein Gespräch anlässlich einer anstehenden kindlichen Vorsorgeuntersuchung lässt sich nicht vergleichen mit einer akuten, schwerwiegenden Erkrankung des Kindes. Hauptziel der Eltern ist es, möglichst rasch eine Diagnose vermittelt zu bekommen, um quälende Unsicherheit, Angst und Betäubung zu überwinden. Die Fragen der Eltern sind stets dieselben: »Was hat mein Kind?«, »Wie behandelt man das?« und »Wie lange wird es krank sein?«

In dem Augenblick, in dem der Kinderarzt die Diagnose übermittelt, löst er Befürchtungen aus oder bestätigt Ängste, die die Eltern bereits im Vorfeld angesichts des Zustands ihres Kindes hatten. Veranlassten die Eltern die Untersuchung des Kindes selbstständig, weil sie in Sorge waren, dass etwas Ernstes vorliegt, sind sie in der Regel in der Lage, relevante Informationen zu dem Krankheitsbild besser wahrzunehmen. Werden die Eltern allerdings beispielsweise vom niedergelassenen Kinderarzt in die Kinderklinik geschickt, um dringend eine Abklärung durchführen zu lassen, ohne dass sie selbst von den Auffälligkeiten ihres Kindes überzeugt sind, ergeben sich meist Kommunikationsprobleme. Die Eltern äußern in diesen Fällen häufig: »Ich glaube sowieso nicht, was die Ärzte mir mitteilen, weil ich an unserem Kind nichts Auffälliges feststellen kann.«

Die Fähigkeit des Kinderarztes, die Eltern mit Diagnose und Therapie für ihr Kind vertraut zu machen, ist der entscheidende Faktor, ob sich die Türen bei den Eltern öffnen oder schließen. Besonderen Belastungen sind die Eltern mit ihrem Kind auf einer Intensivstation ausgesetzt, da sich dort unablässig kurzfristige Änderungen ergeben und das medizinische Handeln in einem zuvorderst technisch orientierten Umfeld stattfindet. Dazu kommen ständig wechselnde Ansprechpersonen auf der Station, die den Eltern allesamt mit unterschiedlichen Blickwinkeln und Bewertungen und ihrem individuellen Kommunikationsstil gegenübertreten. Dieser Umstand kann zu

2.3 · Arzt-Patient-Verhältnis in der Kinder- und Jugendmedizin

```
┌─────────────────────────┐         ┌─────────────────────────┐
│   Akute Erkrankung      │         │  Chronische Erkrankung  │
└───────────┬─────────────┘         └───────────┬─────────────┘
            ▼                                   ▼
┌─────────────────────────┐         ┌─────────────────────────┐
│  Im Regelfall:          │         │ Verlauf schwierig       │
│  Unsicherheit in der    │         │ abzuschätzen            │
│  Akutphase              │         │ Unsichere Prognose      │
│  Erreichen vollständiger│         │ Krisen                  │
│  Gesundheit möglich     │         │ Erreichen vollständiger │
│                         │         │ Gesundheit nicht möglich│
└─────────────────────────┘         └─────────────────────────┘

┌───────────────────────────────────────────────────────────────┐
│ Chronische Erkrankungen bedürfen eines anderen               │
│ Kommunikationsstils                                           │
└───────────────────────────────────────────────────────────────┘
┌───────────────────────────────────────────────────────────────┐
│ Ärzte müssen auch Verantwortung an den Patienten abgeben     │
└───────────────────────────────────────────────────────────────┘
```

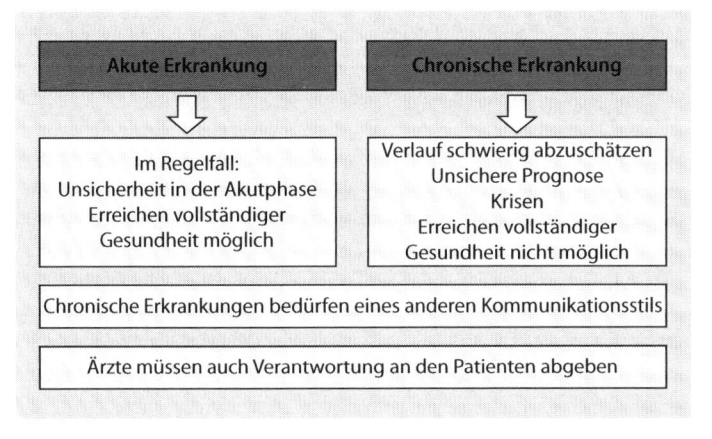

Abb. 2.7 Unterschiedliches kommunikatives Vorgehen in Abhängigkeit von der Erkrankung

ambivalenten oder negativen Gefühlen bei den Eltern bezüglich der medizinischen Versorgung führen.

Aus dem Blickwinkel des behandelnden Kinderarztes stellt sich die Situation anders dar. Seine Tätigkeit ist geprägt durch sein medizinisches Wissen und die Aufgabe, möglichst rasch eine Diagnose für das kranke Kind zu erarbeiten. Während er diese Arbeit vollbringt, muss er – ständig in Kontakt mit den organisch gesunden Eltern – permanent Gespräche führen, um bei den Eltern Einwilligungen zu bekommen, ihnen Rückmeldungen zu geben und deren Einsicht in die Erkrankung ihres Kindes zu fördern. Häufig schlagen dem Kinderarzt dabei Schuldzuweisungen, Feindseligkeiten oder aggressive Affekte entgegen. Einerseits kämpft er medizinisch eventuell gerade um das Überleben des schwerkranken Kindes, andererseits führt er eine wichtige weitere ärztliche Leistung durch: die Gespräche mit den Eltern. Mögen die Ärzte auf der medizinischen Seite auch Fortschritte erzielt haben, so ist es dennoch noch immer zwingend notwendig, einen Kommunikationsstil zu finden, welcher der jeweiligen Situation und dem Befinden von Kind und Eltern angemessen ist (Abb. 2.7).

2.3.6 Spezialfall chronische Erkrankung

Die Eltern eines sechsjährigen Mädchens, das eine schwere Lobärpneumonie erlitten hat, müssen anders angesprochen werden als diejenigen, bei deren Tochter der Arzt die Diagnose Diabetes mellitus gestellt hätte. Dies gilt auch, wenn es sich um dieselben Eltern, dasselbe Krankenhaus, dieselben Ärzte und Pflegekräfte handelte.

Die akute Erkrankung eines Kindes zeichnet sich in der Regel durch einen überraschenden Beginn, eine rasche Diagnosestellung, eine befundnahe adäquate medizinische Behandlung und eine rasche Erholung des Gesundheitszustands des Patienten aus. Der vordringendste Wunsch der Eltern, ihr Kind möge möglichst schnell wieder gesund werden, ist in der Regel umfassend erfüllbar. In dieser Rollenverteilung wird der Arzt zum Akteur, die Eltern werden in eine passive Rolle gedrängt. Nach Abschluss der Behandlung erhalten die Eltern die vollständige Autonomie über ihr Kind zurück; der Arzt-Patient-Eltern-Kontakt ist beendet.

In dem Augenblick, in dem der Arzt die Diagnose einer chronischen Erkrankung wie Diabetes mellitus, Asthma bronchiale oder Epilepsie stellt, ergeben sich allerdings viele neue Aspekte, die weit über die akute Phase der Diagnose hinausgehen. Diese Erkrankungen beeinflussen das tägliche Leben des erkrankten Kindes sowie das seiner Eltern und Geschwisterkinder wesentlich. Die zu erbringende medizinische Leistung ist nicht ausschließlich auf das Krankenhaus oder die Praxis begrenzt. Es werden weitere professionelle Helfer benötigt, die Kind und Eltern in der kontinuierlichen Therapie unterstützen. In dieser Konstellation ist der Arzt deutlich stärker Berater, weniger Akteur des Krankheitsgeschehens. Wenn Eltern fragen »Wie ist der weitere Verlauf bei meinem Kind?«, wird das Antworten für den Arzt schwieriger und vielschichtiger. Unklar ist auch, wie denn eigentlich der medizinische Erfolg bei einer solchen Erkrankung definiert ist?

Während der Jugendliche mit der Erkrankung Diabetes bereits sehr zufrieden sein kann, wenn er beispielsweise keine Beschwerden mehr verspürt, besteht das Ziel des behandelnden Kinderarztes jedoch darin, eine bestmögliche therapeutische Einstellung des Patienten zu erreichen, insbesondere um spätere Folgeschäden der Erkrankung zu vermeiden.

Ein weiterer wichtiger Unterschied zwischen akuter und chronischer Erkrankung im Kindes- und Jugendalter muss benannt werden: Bei chronischen Erkrankungen fordert der Arzt die für einen Behandlungserfolg unabdingbare aktive Mitarbeit des Patienten respektive seiner Eltern ein. Genauso wenig wie der behandelnde Kinderarzt die Blutzuckerkontrollen tagtäglich durchführen kann, veranlasst er die regelmäßigen Insulininjektionen und entscheidet selbst über die jeweils notwendige Dosierung. Diese Belange ruhen auf den Schultern von Eltern bzw. Jugendlichen. Entsprechend entwickelt sich bei der über Jahre nötigen Betreuung eines chronisch kranken Kindes eine andere dynamische Komponente in der Beziehung zwischen Eltern und Arzt als bei akut erkrankten Kindern.

Häufig werden von den betroffenen Eltern andere Meinungsbildner, wie Heilpraktiker, Homöopathen, Krankengymnasten, Heilpädagogen oder auch Familienangehörige mit deren Erfahrungen und Empfehlungen involviert. Die Koordination und Begleitung all dieser unter Umständen unterschiedlichen und sich nicht selten widersprechenden Strömungen bedarf hoher Kommunikationsfähigkeiten des behandelnden Kinderarztes.

Daneben können Abwehr, Verdrängung und Leugnung der Erkrankung durch den Jugendlichen in einzelnen Phasen, speziell während der Pubertät, sich bis hin zu einer totalen Blockade entwickeln.

Auch die Frage »Über welche Unterstützungsmöglichkeiten verfügen die Eltern?« kann im Laufe einer chronischen Erkrankung von entscheidender Bedeutung sein.

2.4 Sichtweise der Eltern: Fallbeispiel Elternbrief

>> Wenn Du Rat möchtest, suche jemanden, der weniger von der Sache versteht als du. Dann kann der Rat wertvoll sein.<<
Oscar Wilde

An einem schönen Morgen im Winter, als die Klinik für Kinder und Jugendliche maximal mit kranken Kindern und deren Eltern gefüllt war, erreichte mich der folgende, hier ungekürzt abgedruckte Elternbrief (bei dem lediglich die Namen geändert wurden), der meines Erachtens mehr aussagt als die meisten Studien. Aber lesen Sie selbst:

- **An den Chefarzt der Kinderklinik persönlich**
Sehr geehrter Herr Chefarzt,
   in den vergangenen Wochen wurde ich mit meiner Tochter Klara in die Säuglingsstation Ihrer Klinik eingewiesen. Nachfolgend möchte ich Ihnen meine Eindrücke und Erlebnisse schildern. Der Grund hierfür ist zum einen mein Wunsch, eine für mich äußerst dramatische Episode reflektorisch zum Abschluss zu bringen und andererseits, Ihnen die Gelegenheit zu geben, Veränderungen in Ihrer Klinik vorzunehmen.
   Bevor meine Tochter und ich das Krankenhaus betraten, hatte Klara bereits zwei Stunden ärztliche Betreuung und insgesamt eine Stunde Autofahrt absolviert. Sie hatte insgesamt vier Stunden lang nichts getrunken, obgleich er einen Stillrhythmus von etwa zwei Stunden gewohnt war. Das Kind schrie somit wie am Spieß. Der diensthabende Oberarzt wurde gerufen und sagte: »Was auch immer das Kind habe, sei nicht so ernsthaft, dass er länger bleiben müsse.« Er verabschiedete sich und verschwand. Zwei weitere Ärzte untersuchten das Kind, dessen Schreien sich mittlerweile noch intensiviert hatte. Ich teilte mit, dass ich vermutete, Klara habe Hunger und dass ich sie stillen wolle.
   Mir wurde mitgeteilt, dass ein akuter Verdacht auf Meningitis vorläge und sofort eine Rückenmarkpunktion durchgeführt werden müsse. Mein Kind wurde irgendwo hingebracht. Die untersuchende Ärztin teilte mir mit, dass ich, wenn ich ein Einzelzimmer haben wolle, 40 Euro zuzahlen müsse und entschwand. Die Aufnahmeschwester entschuldigte sich und klärte mich darüber auf, dass die Zuzahlungspflicht für stillende Mütter natürlich entfalle. Eine weitere Ärztin brachte mich zu meinem Kind, dem gerade Blut entnommen wurde und anschließend wurde ich auf mein Zimmer gebracht. Dort wurde mir ein Zettel präsentiert, während die Behandlung meiner Tochter bereits im vollen Gange war, den ich als Einverständniserklärung

zur jetzigen und weiteren medizinischen Maßnahmen unterzeichnen sollte. Als mein Kind nach der Punktion zurück in sein Zimmer gebracht wurde, teilte mir eine Schwester mit, dass sich das Kind nicht bewegen solle, um Folgeschäden zu vermeiden.

Klara schrie weitere 30 Minuten in den höchsten Tönen, als ein weiterer mir bisher unbekannter Arzt den Raum betrat und mich äußerst unwirsch fragte, warum ich das Kind denn nicht hochnehmen würde. Ich teilte ihm mit, mir sei aufgetragen worden, es nicht hochzunehmen, worauf er mir wiederum die Erlaubnis gab, das Kind jetzt hochzunehmen. Ich stillte mein Kind. Dieser Vorgang wurde unterbrochen, da eine Infusion angelegt werden musste und der Blutdruck gemessen werden sollte. Wieder schrie Klara und war mittlerweile kaum noch zu beruhigen. Ich musste mittlerweile abpumpen, da sich bereits Schmerzen in der Brust anbahnten. Da sich die Milchpumpe wiederum ein Stockwerk tiefer befand, wie mir erklärt wurde, musste ich nun mein Kind wieder allein lassen, um es anschließend wieder brüllend vorzufinden.

Der **Herr**, der mir erlaubt hatte mein Kind hochzunehmen, tauchte wieder auf und meinte, ich hätte doch sicherlich schon von den Ergebnissen gehört. Dies wurde von mir verneint, und es wurde mir mitgeteilt, dass Klara keine Meningitis habe. Alles weitere sei noch unklar, man müsse die weiteren Ergebnisse jetzt abwarten. Er würde jetzt auf jeden Fall Schlaf empfehlen.

Da sich im Zimmer kein Telefon und sich außer dem Diensttelefon der Schwester auch keines auf der Station befand, war ich gezwungen, in die untere Etage zu laufen, um endlich den Vater des Kindes zu verständigen und Maßnahmen zur Unterbringung meines Sohnes zu treffen.

Nach weiteren Maßnahmen (Blutdruckmessung) der Nachtschwester gelang es mir, um etwa 22.00 Uhr endlich zu stillen und meine Tochter zum Schlafen zu bringen. Um 23.00 Uhr ging das Licht in unserem Zimmer an, wir wurden aufgefordert, zur Röntgenabteilung zu gehen. Es würde der Verdacht auf Lungenentzündung bestehen. Klara musste sich dieser erneuten Prozedur unterziehen, während ich draußen über die Vorgehensweise aufgeklärt wurde.

Trotz dieser turbulenten Nacht hielt man es für erforderlich, uns am nächsten Morgen um 6.00 Uhr zu wecken, damit meine Tochter baden solle. Beim morgendlichen Untersuchungsritual wurde festgestellt, dass wieder einmal ein zu schneller Puls und ein zu hoher Blutdruck bei dem Kind zu beklagen seien. In meiner Abwesenheit (Telefonieren, da immer noch keine Kinderbetreuung für Klaras Bruder in Sicht war) wurde ein bronchialerweiterndes Medikament angeordnet, welches meine Tochter regelmäßig inhalieren sollte.

Mein Kind wurde mittlerweile wieder im Zwei-Stunden-Rhythmus gestillt. Ich teilte den Schwestern mit, wie oft ich die Windeln wechselte und zeigte auf die nassen Beweisstücke. Die Infusion wurde noch vier weitere Tage fortgesetzt, obgleich mein Kind jeden Tag etwa 50 bis 100 g zugelegt hatte.

Am Abend sah ich den **Herrn** wieder, der auch bei der Aufnahme meiner Tochter zugegen gewesen war. Ich bekam wieder die Auskunft, dass noch keine Ergebnisse vorlägen. Als ich ihn wegen der Röntgenuntersuchung ansprach, brummte er, man könne auf den Aufnahmen ohnehin selten etwas erkennen. Säuglinge seien einfach für solche Untersuchungen noch viel zu klein. Das Bronchialmedikament wurde abgesetzt. Als ich nun versuchte, weitere Auskünfte zu erlangen, erklärte der Arzt mir recht unwirsch, er sei überarbeitet und zweitens für diese Station überhaupt nicht zuständig. Zu diesem Zeitpunkt fiel mir auf, dass ich bislang keinerlei Kenntnisse über Zuständigkeiten hatte und ich fälschlicherweise der Ansicht gewesen war, jeder Arzt habe mit der gleichen Entscheidungskompetenz hier gehandelt. Auch hatte sich bis auf eine Ausnahme kein Arzt vorgestellt.

Am anderen Morgen stellte sich dann die Oberärztin der Station vor und meinte, dass Klara wahrscheinlich eine Virusinfektion habe. Sicherheitshalber würde sie jetzt aber ein Antibiotikum verordnen, absetzen könne man das ja später immer noch.

Als der zuständige Stationsarzt wegen irgendeiner Messung kam, fragte ich, ob man nicht noch einmal die Blutwerte überprüfen könne, bevor das Antibiotikum endgültig angesetzt werde. Mir wurde die Auskunft erteilt, dass dies nicht möglich sei, die Blutwerte sich wahrscheinlich immer mehr verschlechtern würden, mein Kind sogar sterben könnte. Der Arzt verkündete mir, dass er sich bei mangelnder Kooperation meinerseits möglicherweise mit dem Jugendamt in Verbindung setzen würde, um die Behandlung meiner Tochter auf diese Weise sicherzustellen. Die Antibiose wurde angesetzt.

Am nächsten Morgen teilte mir eine Nachbarin mit, die auf dieser Station gewesen war, dass es möglich sei, in der Personalcafeteria zu essen. Erst da fiel mir auf, dass ich bislang nichts gegessen hatte und mir auch niemand hierüber Auskunft gegeben hatte. Als ich am nächsten Morgen in der Cafeteria aß, berichteten mir noch drei weitere Frauen von diesem Phänomen und machten zynische Witze darüber, dass sie noch niemals nach einer Entbindung wieder so schnell ihr ursprüngliches Gewicht erreicht hätten. Weiterhin klärten mich diese Frauen über verschiedene Behandlungsmethoden auf, z. B. darüber, dass beim Legen der Braunülen lediglich das Plastikschläuchlein im Kopf des Kindes stecken würde. Als meine Tochter, gemeinsam mit ihrem Bruder, zu Hause nach etwa fünf Tagen einen Ausschlag entwickelte, wurde mir gesagt, dass dies wahrscheinlich Nebenwirkungen des Medikaments seien, obgleich die Möglichkeit einer Nebenwirkungserscheinung bezüglich seines Durchfalls bislang ausgeschlossen worden war. Erst als auch unser Sohn seinen Ausschlag persönlich präsentierte, wurde ein Arzt hinzugezogen, da plötzlich der Verdacht auf Röteln im Raum stand.

Nach etwa 10 Tagen wurden wir entlassen, ohne irgendwelche konkreten Ergebnisse bezüglich Klaras Krankheitsbild zu erhalten. Als Resümee dieses Krankenhausaufenthalts möchte ich keineswegs die Diagnose und die Behandlungsformen in Frage stellen, da es mir hier an jeglichen Kenntnissen mangelt. Obgleich ich der Vollständigkeit halber hinzufügen möchte, dass mir zumindest die nächtliche Röntgeneinlage und die Handhabung des Zustimmungsverfahrens als äußerst bedenklich erscheinen. Es drängt sich mir jedoch die Frage auf, ob Ihre Teammitglieder ernsthaft an einer Zusammenarbeit mit den Eltern interessiert sind, beziehungsweise sich bewusst sind, wie stark die Befindlichkeit der Mütter mit denen ihrer Kinder korreliert. Ich konnte lediglich eine ignorante bis konkurrierende Grundeinstellung der Mitarbeiter feststellen. Da man aber Kooperation und Menschlichkeit bekanntlich nicht verordnen kann, würde ich zumindest empfehlen, entsprechende Broschüren zu entwerfen, in denen die grundsätzlichen organisatorischen Rahmenbedingungen erläutert werden.

Abschließend möchte ich noch bemerken, dass ich Ihnen und mir eine detaillierte Schilderung der uns widerfahrenen Krankenhausroutine ersparen möchte, da dies den Rahmen eines Schreibens meiner Meinung nach sprengen würde. Ich möchte hier lediglich erwähnen, dass kaum eine Möglichkeit bestand, dem kindlichen Rhythmus nur ansatzweise gerecht zu werden.

Sie werden nach genaueren Überlegungen sicherlich feststellen können, dass es im pflegerischen Bereich mit Sicherheit verschiedenste Möglichkeiten zur Modifikation von Einstellungen und Abläufen geben wird. In meiner Wahrnehmung war das Verhältnis von Pflegepersonal und Müttern durch ein wechselseitiges Konkurrieren um Einfluss- und Entscheidungskompetenzen dem Kind gegenüber geprägt. Während die Mütter sozusagen die Einstichstellen zählten, machte sich das Pflegepersonal Gedanken darüber, ob die Kinder auch warm genug gekleidet waren, und die Ärzte beschäftigten sich mit spannenden Erkrankungen.

Als besonders heißen Abschlusstipp möchte ich noch erwähnen, dass es klüger ist, die Einstellungen des Pflegepersonals und des ärztlichen Dienstes bezüglich der mit aufgenommenen Mütter nicht am Empfangsterminal auf der Station, sondern besser im Dienstzimmer in Ruhe auszudiskutieren.

Mit freundlichen Grüßen

- **Kommentar**

Je häufiger ich den Brief las, umso klarer wurde meine Auffassung, dass der »Feind« nicht diese Mutter mit ihrer durchaus subjektiven Wahrnehmung sein kann, sondern die schwierigen Umstände angesichts nicht abgestimmter Prozesse und schlechter Kommunikation das Hauptproblem darstellten. Wenig Zustimmung erhielt ich von Oberärzten und erfahrenen Assistenten der Klinik, welche die Meinung äußerten, »dass die Eltern heute halt so sind und man wenig machen kann«. Zur zeitlichen Einordnung bleibt anzumerken, dass mich dieser Brief vor über 10 Jahren erreichte. Ich war zum damaligen Zeitpunkt erst wenige Monate in der Leitungsfunktion der Klinik; einen solchen Brief habe ich seither nie wieder erhalten.

2.5 Ärztebefragung zu kommunikativen Gewohnheiten

Im Rahmen vieler Vorträge zum Thema ärztliche Kommunikation führte ich eine Umfrage zu den ärztlichen Gewohnheiten bei Elterngesprächen durch. Die angehenden Kinderärzte haben am Repetitorium der Deutschen Gesellschaft für Kinder- und Jugendmedizin teilgenommen. Zusätzlich wurden noch Chefärzte und niedergelassene Kinderärzte befragt. Die standardisierten Befragungen fanden im Jahr 2013 statt. Erste Ergebnisse aus dieser Befragung seien hier bereits vorgestellt (▶ Anhang).

2.5.1 Berufserfahrung und Gesprächsfrequenz

Insgesamt haben an der Befragung 385 Ärztinnen und Ärzte (57 % weiblich, 43 % männlich) teilgenommen, von denen 21 % als Facharzt im niedergelassenen Bereich arbeiten und 79 % in Kliniken für Kinder und Jugendliche beschäftigt sind. Die Befragten gaben an, dass sie in 10 % der Fälle eine Berufserfahrung unter zwei Jahren hatten. 28 % hatten eine Berufserfahrung von zwei bis fünf Jahre, 14 % waren bereits fünf bis 10 Jahre kinderärztlich tätig, und 48 % versorgten in ihrer ärztlichen Funktion seit mehr als 10 Jahren Kinder und Eltern.

> Auf die Frage »Wie viele Arztgespräche pro Tag führen Sie mit Eltern?« gaben die befragten Ärztinnen und Ärzte folgenden Antworten:
> — 17 % führten weniger als 10 Gespräche an einem Tag,
> — 45 % 10–20 Gespräche,
> — 23 % 20–40 Gespräche,
> — 11 % gaben an, 40–60 Gespräche und
> — 4 % mehr als 60 Gespräche pro Tag zu führen.

2.5.2 Gesprächsdauer

Desweiteren wurde gefragt, wie lange die Gespräche mit den Eltern bei einfachen Diagnosen wie Gastroenteritis, Commotio cerebri oder unkompliziertem Fieberkrampf dauerten: 55 % der Ärzte gaben eine Gesprächsdauer von 2–5 Minuten an, 37 % 5–10 Minuten, 4 % der Ärzte nahmen sich weniger als 2 Minuten Zeit und weitere 4 % sagten, dass sie auch bei einfachen Diagnosen länger als 10 Minuten mit den Eltern sprächen.

Auf die Frage »Wie lange nehmen Sie sich Zeit für Erstgespräche bei chronischen Erkrankungen?« sagten 42 %, dass sie Gespräche von über 20 Minuten Länge benötigten, 34 % setzen 15–20 Minuten an, 12 % 10–15 Minuten, und lediglich 5 % der Befragten gaben an, weniger als 10 Minuten mit den Eltern zu sprechen.

2.5.3 Gesprächsteilnehmer

Unklar blieb in der Literatur, in welcher Konstellation die Kinder- und Jugendärzte Aufklärungsgespräche bei einer schweren Erkrankung des Kindes führen. Spricht der Arzt zunächst ausschließlich mit den Eltern allein oder bezieht er die Patienten auch in das Erstgespräch ein?

Eine weitere Frage war deshalb, wer an einem Aufklärungsgespräch bei einem Kind mit einer schwerwiegenden Diagnose teilnimmt: »Wie wählen Sie die Konstellation im Aufklärungsgespräch?«

Für das Erstgespräch gaben 50 % der Ärzte an, dass sie stets Eltern und Patienten gemeinsam aufklärten. Voraussetzung war aber, dass das Kind älter als 5 Jahre war. Hingegen sprachen 30 % der Ärzte zunächst mit den Eltern allein, um anschließend gemeinsam mit ihnen das erkrankte Kind zu informieren. Waren die Kinder zum Zeitpunkt der Diagnosestellung älter als 10 Jahre, sprachen 5 % der Ärzte zunächst ausschließlich mit dem Patienten, die verbleibenden 15 % wählten ein anderes, nicht näher bezeichnetes Vorgehen.

2.5.4 Aufklärung über eine lebensbegrenzende Erkrankung

Die befragten Ärztinnen und Ärzte wurden gebeten, zu ihrem Vorgehen Stellung zu nehmen, wenn sie im elterlichen Erstgespräch über eine lebensbegrenzende schwere Erkrankung des Kindes zu sprechen haben. Anhand eines Fallbeispiels wurde diese Situation konkretisiert: der Vater des Patienten hatte vorab darum gebeten, der Mutter nicht die ganze Wahrheit, speziell über die schlechte Prognose zu sagen. Wie würden die Kinder- und Jugendärzte mit dieser Aufforderung umgehen?

Von den Auskunft erteilenden Ärzten gaben 51 % an, dass sie die Eltern immer komplett aufklärten, unabhängig vom Wunsch eines einzelnen Familienmitglieds, 45 % versuchten, einen Mittelweg zu gehen, 4 % entsprachen dem Wunsch des Vaters.

2.5.5 Unterschiedliche Arztgespräche in Abhängigkeit von der Erkrankung

Die Ärzte wurden gefragt, wie sich die absolvierten Arztgespräche auf die unterschiedlichen Arbeitsfelder im Rahmen ihres täglichen Arbeitseinsatzes verteilen. Arztgespräche angesichts akuter Erkrankungen machten 51 % der täglichen Arbeitszeit aus. Ungefähr 24 % der Arztgespräche entfielen auf Patienten mit chronischen Erkrankungen. Bei 13 % der Gespräche standen Präventionsmaßnahmen im Vordergrund. Für die sogenannten neuen sozialen Erkrankungen setzten die Ärzte 12 % ihrer Gesprächszeit ein (◘ Abb. 2.8). Hier er-

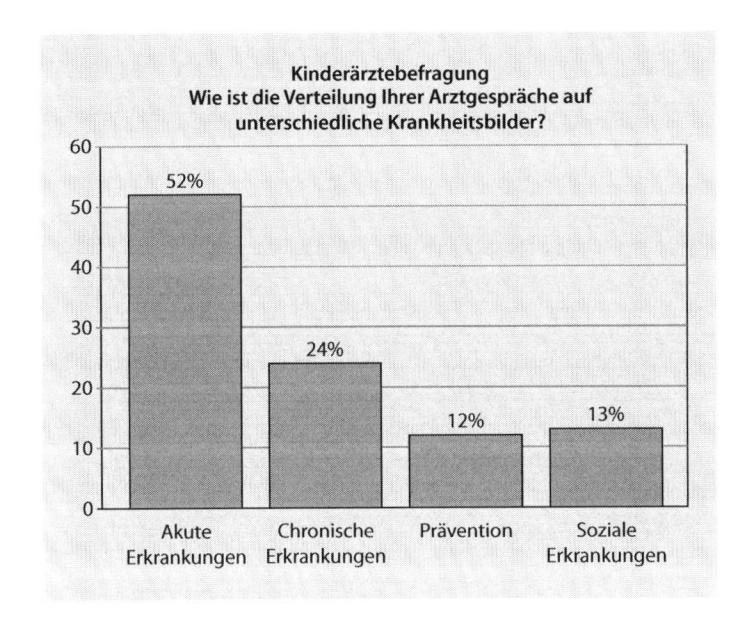

2.5 · Ärztebefragung zu kommunikativen Gewohnheiten

Kinderärztebefragung
Wie ist die Verteilung Ihrer Arztgespräche auf unterschiedliche Krankheitsbilder?

- Akute Erkrankungen: 52%
- Chronische Erkrankungen: 24%
- Prävention: 12%
- Soziale Erkrankungen: 13%

Abb. 2.8 Prozentuale Verteilung der täglichen Elterngespräche in Abhängigkeit von der Erkrankung des Kindes

gaben sich natürlich deutliche Unterschiede zwischen den niedergelassenen Kinder- und Jugendärzten und den Klinikärzten.

2.5.6 Aggressive Eltern

Auf die Frage, ob der Kinderarzt mit aggressivem Verhalten von Eltern konfrontiert wird, gaben 97 % an, bereits entsprechende negative Erfahrung in ihrer täglichen Arbeit gemacht haben. Die anschließende Frage sollte ermitteln, wie häufig aggressives elterliches Verhalten im Berufsalltag tatsächlich auftritt. Von den Befragten antworteten 37 % ein- bis zweimal im Jahr, 50 % ein- bis zweimal im Monat und 12 % ein- bis zweimal pro Woche; 80 % der Ärztinnen und Ärzte erlebten verbale Bedrohungen, 20 % wurden auch mit Gewaltandrohungen konfrontiert. Gewalterfahrungen kolportierten 2 % der Ärzte.

> 97 % der befragten Ärzte haben Erfahrungen mit aggressivem Verhalten von Eltern, 20 % sahen sich Gewaltandrohungen, 2 % Gewaltausübung ausgesetzt!

2.5.7 Eigene Wahrnehmung

Gefragt wurde auch: »Wie erleben Sie für sich selbst die täglichen Gespräche mit Eltern?« Dabei wurde bezogen auf die erfragte Wahrnehmung als Antwortvariante »Eher ja oder eher nein« vorgegeben.

Kinderärztebefragung
Wie erleben Sie für sich selbst die täglichen Arztgespräche mit Eltern?

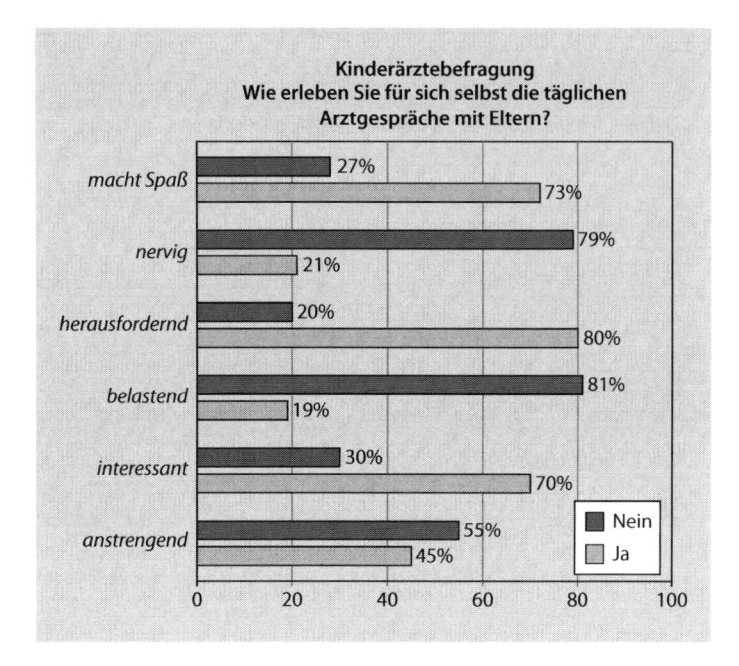

Kategorie	Nein	Ja
macht Spaß	27%	73%
nervig	79%	21%
herausfordernd	20%	80%
belastend	81%	19%
interessant	30%	70%
anstrengend	55%	45%

◘ **Abb. 2.9** Selbsteinschätzung der täglichen Arzt-Eltern-Gespräche

Als »anstrengend« empfanden 45 % der Ärzte die nötigen Arzt-Eltern-Gespräche, 70 % bezeichneten die Gespräche mit den Eltern als »interessant«, 80 % gaben an, dass diese Gespräche für sie eine »Herausforderung« seien. Von den befragten Ärzten fühlten sich 20 % durch Elterngespräche »belastet« und teilten auch mit, dass sie diese als »nervig« empfinden. Insgesamt sagten aber 73 %, dass ihnen die Elterngespräche »Spaß« machten und sie diese als »Teil ihrer Arbeit« empfänden (◘ Abb. 2.9).

2.5.8 Kommunikationsschulung

Abschließend wurde noch erfragt, wie die Bedeutung von Kommunikationsschulungen für das ärztliche Gespräch eingeschätzt wird: nur 2 % sagten, dass solche Schulungen nicht wichtig seien, 63 % stuften sie als wichtig und 35 % als sehr wichtig ein. Auf die Frage, ob die Befragten bereits früher an solchen Schulungen teilgenommen hätten, antworteten jedoch lediglich 20 % mit »Ja«, 80 % dagegen mit »Nein«.

2.5.9 Zusammenfassung: zentrale Erkenntnisse der Erhebung

Es handelt sich bei der vorab zusammengefassten Erhebung um die erste umfänglichere Befragung zur Gesprächsführung von Ärzten, die Kinder und Jugendliche sowie deren Eltern behandeln. Ziel war es, konkrete Informationen über das ärztliche Kommunikationsverhalten zu erhalten. Beinahe alle Befragten sehen sich mit aggressivem Verhalten von Eltern konfrontiert, fast zwei Drittel erleben dieses Verhalten mindestens zweimal im Monat. Aus diesem Grunde ist es überaus sinnvoll, sich mit erprobten und erlernbaren Kommunikationstechniken zu beschäftigen, um in solchen kritischen Situationen ein professionelles Verhalten zu zeigen.

Das allgemeine Ergebnis der Befragung bestand darin, dass im niedergelassenen Bereich die Kinderärzte kürzer und häufiger mit den Eltern sprechen, wo hingegen im Klinikalltag Elterngespräche insgesamt seltener vorkommen, für diese aber eindeutig mehr Zeit benötigt wird. Überraschend war, dass 80 % der Ärzte bisher an keinem professionellen Kommunikationstraining teilgenommen haben, gleichwohl nahezu alle Ärzte die Bedeutung solcher Fortbildungen betonten.

Wie viele Stunden, Tage, Monate nehmen wir an ärztlichen Fortbildungen teil, um unser medizinisches Wissen zu erweitern, bzw. auf dem aktuellen Stand zu bleiben? Es stimmt deshalb nachdenklich, wie wenig Zeit hingegen bisher in die »Fortbildung ärztliche Kommunikation« investiert wird. Anhand der Befragungsergebnisse wird deutlich: hier existieren noch erhebliche Reserven für eine größere Zufriedenheit hinsichtlich der Arbeit von Kinder- und Jugendärzten. Wem es gelingt, zielorientierte Gespräche mit großer Eindringtiefe und Nachhaltigkeit auf Seiten der Eltern zu führen, bekommt mit Sicherheit positivere Rückmeldungen über seine berufliche Tätigkeit.

> **Größere Arbeitszufriedenheit bei gleichzeitig geringerem Zeiteinsatz: welch eine verlockende Perspektive!**

Körpersprache – eine Säule der Kommunikation

3.1 Was bedeutet Körpersprache? – 46

3.2 Dechiffrierung körpersprachlicher Signale – 49

3.3 Kleidung als Türöffner zu gelingender Kommunikation – 49

3.4 Botschaft der Körperhaltung – 51

3.5 Mimik – 52

3.6 Augenkontakt – 55

3.7 Gestik – 55

3.8 Stimme – 56

3.9 Training nonverbaler Kommunikation – 56

> Man lügt zwar mit dem Mund, doch durch das, was man dabei macht, sagt man doch die Wahrheit. ◘ Abb. 3.1 «
> Friedrich Nietzsche

Praxisbeispiel: Worüber wird gesprochen?
Chefarzt Dr. Morgenstern ist kurzfristig zu einem Termin beim Geschäftsführer seiner Klinik gebeten worden. Worum es geht, wurde ihm nicht mitgeteilt. Er mutmaßt: Ob es wohl um die zusätzliche Arztstelle gehen, die er vor Wochen beantragt hatte? Oder wollte man ihm mitteilen, dass die Erweiterung der neonatologischen Intensivstation abgelehnt sei? Stellen Sie sich bitte vor, dass Sie das weitere Geschehen mittels Videodokumentation verfolgen könnten. Beobachten Sie die Verhaltensweisen der Akteure.

Während der Chefarzt den Raum des Geschäftsführers betritt, bietet ihm die Sekretärin mit strahlendem Blick einen Kaffee an. Der Chefarzt steht einen kurzen Augenblick im Türrahmen, während der Geschäftsführer, der noch hinter seinem Schreibtisch sitzt, aufspringt und lächelnd auf ihn zu kommt. Seine Augen lachen mit, sein offener direkter Blick ist auf Dr. Morgenstern gerichtet und er kommt in aufrechter Körperhaltung direkt auf den Chefarzt zu. Der Geschäftsführer streckt als erster die Hand zum Gruß aus, beugt den Oberkörper leicht vor, schaut dem Chefarzt in die Augen und lächelt ihn freundlich an. Der Händedruck ist kräftig und mit mehrmaligem Schütteln verbunden. Beide setzen sich und beginnen ihr Gespräch. Leider fehlt von diesem Augenblick an die Tonübertragung, so dass wir nicht hören können, was die beiden besprechen. Die Bildübertragung funktioniert aber weiterhin, die Kamera ist zunächst auf den Geschäftsführer gerichtet.

Schauen wir genauer hin: Der Geschäftsführer hält seinen Körper aufrecht und entspannt und blickt zunächst direkt und aufmerksam in Richtung seines Gesprächspartners. Sein Mund ist geöffnet, der Kopf ein wenig zur Seite geneigt, die Augenbrauen sind hochgezogen und die Gesichtsmuskulatur wirkt entspannt. Im Verlauf der leider noch immer tonlosen Übertragung des Gesprächs sehen wir die Arme des Geschäftsführers zunächst nach vorne gestreckt, mit nach außen geöffneten Handflächen. Später erkennen wir verschränkte Arme des Geschäftsführers, bei gleichzeitig stabilem Blickkontakt und weiterhin entspannter Gesichtsmuskulatur.

Während der stummen Aufzeichnung sieht man kurze Zeit später auch den Chefarzt. Er drückt Kopf und Oberkörper nach hinten, seine Mimik ist unbeweglich und der Blick wirkt starr. Daneben nimmt der Beobachter seinen gesenkten Kopf wahr und einen von unten nach oben gerichteten, prüfenden Blick.

Körpersprache – eine Säule der Kommunikation

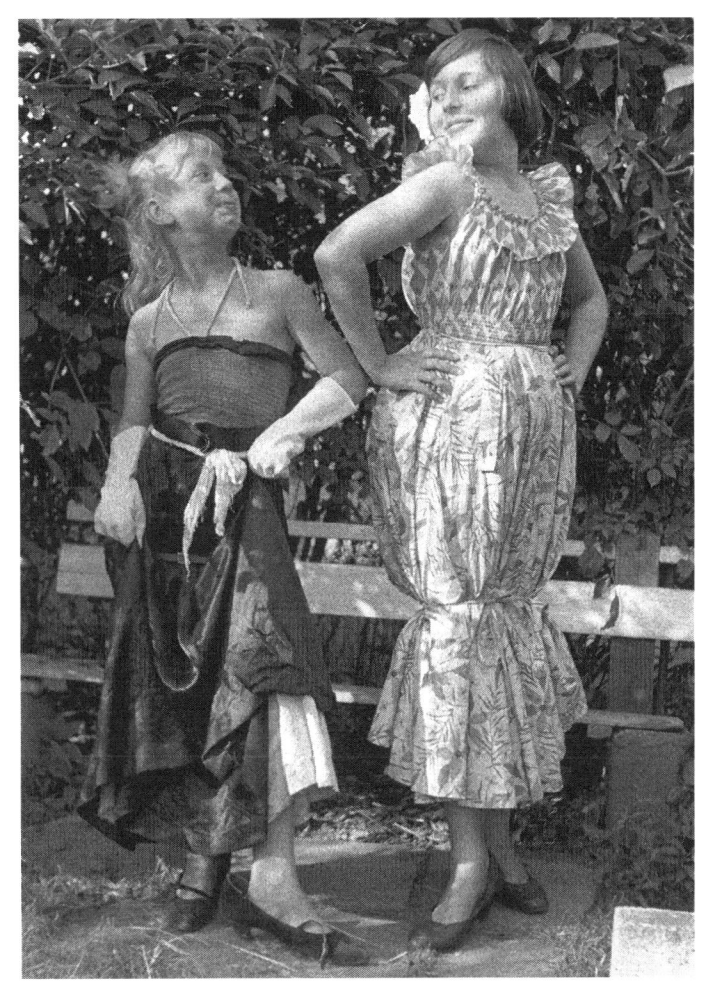

Abb. 3.1 Eindeutige Körpersprache ist der Schlüssel zu guter Kommunikation. (Mit freundl. Genehmigung des Fotoarchivs Ruhr Museum Essen)

> Die Augenbrauen sind hochgezogen und die Lippen zusammengepresst. Zunächst sehen wir ebenfalls verschränkte Arme mit starren Gesichtszügen. Später liegen die verschränkten Hände des Chefarztes auf dem Tisch oder sie wandern gelegentlich zum Mund. Im Gesprächsverlauf wandelt sich die Körpersprache des Chefarztes: der straffe Muskeltonus lässt nach, er scheint sich zu entspannen. Das letzte Bild zeigt Dr. Morgenstern mit lächelndem Gesicht und verschränkten Armen.

Können Sie aus Ihren Beobachtungen erschließen, was der Geschäftsführer wohl dem Chefarzt mitgeteilt hat?
a. Die beantragte Assistenzarztstelle ist gestrichen?
b. Die Intensivstation erhält zwei neue Beatmungsplätze?

Beschäftigen wir uns kurz mit den Besonderheiten der Körpersprache, die Sie in diesem Beispiel beobachten konnten. Am Ende des Kapitels kehren wir noch einmal zu Dr. Morgenstern zurück; Sie werden dann das Resultat dieser stummen Gesprächsaufzeichnung problemlos erkennen können.

3.1 Was bedeutet Körpersprache?

Beim Stichwort Körpersprache fallen Ihnen wahrscheinlich eher Gemeinplätze ein wie »Körpersprache ist, wenn man die Arme vor dem Bauch verschränkt« oder »Das Übereinanderschlagen der Beine zeigt Zu- oder Abneigung zum Gesprächspartner an.« Zwei entscheidende Aussagen zur Körpersprache, die auf den Untersuchungen des amerikanischen Forschers Albert Mehrabian beruhen, sollten Sie sich merken:

> **Der Körper lügt nicht.**
> **Eine Botschaft wird lediglich zu 7 % auf der verbalen Ebene vermittelt.**

Die Worte, die wir sagen, und die Bedeutung, die wir ihnen beimessen, vermitteln also nur einen geringen Anteil unserer Botschaft. Um eine Botschaft zu entschlüsseln, ist es entscheidend, welche Auskünfte unsere Körpersprache erteilt: neben Körperhaltung, Gestik und Augenkontakt beeinflussen auch Tonlage, Sprechgeschwindigkeit und Lautstärke, wie Botschaften empfangen werden (◘ Abb. 3.2).

Körpersprache entsteht immer aus einem komplexen Zusammenspiel mehrerer Faktoren, wie Mimik, Gestik und Haltung beim Gehen, Stehen oder eben auch beim Sitzen. Fokussieren wir uns aber auf die Interpretation einzelner Details, werden wir in die Irre geleitet bzw. riskieren Fehlinterpretationen; jede Gebärde ist prinzipiell mehrdeutig, zudem spielen kulturelle Unterschiede eine nicht zu unterschätzende Rolle.

> **Unser Körper setzt in eine ganz eigene Sprache um:**
> — was in unserem Denken vorherrscht,
> — welche Energie in uns gerade herrscht,
> — welche Ängste uns regieren,
> — welche Gefühle wir ausdrücken wollen.

Wichtig ist schließlich, das augenblickliche Umfeld zu berücksichtigen: in Abhängigkeit von der jeweiligen Situation kann das Verschränken der Arme bedeuten »Ich höre gerne zu« oder aber auch »Jetzt ist genug geredet«, »Ich möchte gern reden« oder »Ich möchte gar nichts mehr hören« (◘ Abb. 3.3).

> **Kein Mensch kann Körpersprache objektiv bewerten, sie ist stets abhängig von den subjektiven Bewertungssystemen des Betrachters.**

3.1 · Was bedeutet Körpersprache?

Körpersprache

- Kleidung
- Gehen
- Stehen
- Sitzen
- Mimik
- Gestik
- Stimme

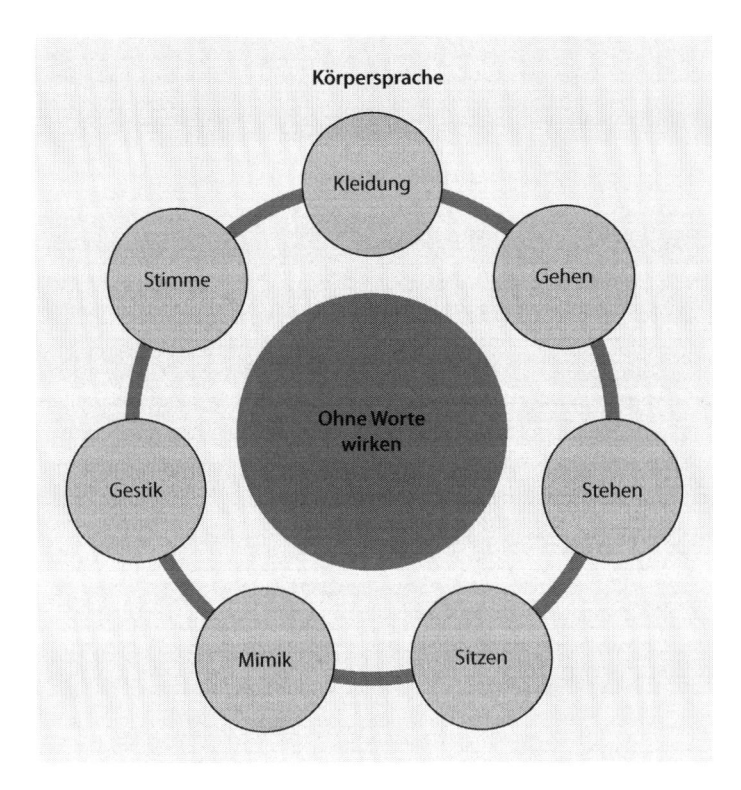

Ohne Worte wirken

◘ Abb. 3.2 Körpersprache. Schematische Darstellung ihrer Komponenten

Körpersprachliche Signale

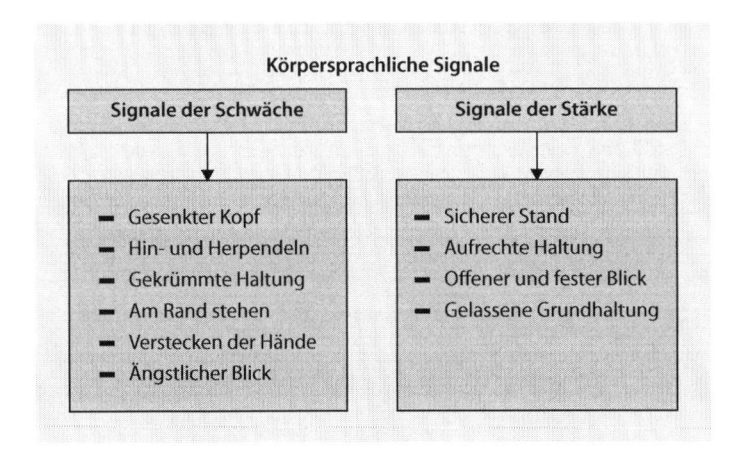

Signale der Schwäche	Signale der Stärke
– Gesenkter Kopf – Hin- und Herpendeln – Gekrümmte Haltung – Am Rand stehen – Verstecken der Hände – Ängstlicher Blick	– Sicherer Stand – Aufrechte Haltung – Offener und fester Blick – Gelassene Grundhaltung

◘ Abb. 3.3 Körpersprachliche Signale von Schwäche und Stärke

Die Interpretation von Körpersprache sollte deshalb vorsichtig erfolgen. Andererseits ist Körpersprache jedoch das primäre und einfachste Kommunikationssystem, welches bereits bei der Geburt beginnt: könnten wir bei einem Neugeborenen oder Säugling nicht die körpersprachlichen Signale von Unwohlsein, Kranksein oder auch Freude erkennen, hätte dieses Kind keine Überlebenschance.

Körpersprache ist unsere erste Kommunikationsform und bleibt eine nicht zu verfälschende Sprache. Sobald wir in der Kindheit gelernt haben, mit Worten umzugehen, messen wir der Körpersprache primär keine große Bedeutung mehr bei. Doch unsere erste Kommunikationsweise ist viel mächtiger als wir es annehmen. Im Laufe unseres Lebens vergessen wir die Körpersprache schlichtweg, wir haben nicht mehr die »Vokabelkenntnisse«, um einfache Szenen zu erkennen und richtig zu interpretieren. Kinder haben einen zunächst unvermittelten Zugang, da sie Unstimmigkeiten zwischen verbal Geäußerten und dem körpersprachlich Ausgedrückten klar wahrnehmen.

»Du gehst jetzt ins Bett!« – Verbindet die Mutter diese Aufforderung mit einem leichten Achselzucken und einem Schmunzeln, lädt sie das Kind ein, eine Diskussion über das Zubettgehen zu eröffnen. Denn körpersprachlich sagt die Mutter aus: »Es kommt jetzt nicht auf ein paar zusätzliche Minuten an, ich meine es eigentlich noch nicht so ernst.«

Bei körpersprachlich eindeutiger Botschaft in Kongruenz mit dem gesprochenen Wort benötigen Eltern häufig auch nur wenige Worte, bis das Kind dann sofort akzeptiert. Spätestens in der Pubertät verliert sich aber das Gleichgewicht von verbalem und nonverbalem Wissen, da der bewusste Zugang zu körpersprachlichen Signalen zu Teilen verloren geht. Als Erwachsener wenden wir unsere bewusste Aufmerksamkeit in der Regel zuvorderst den verbalen Äußerungen zu.

> **Praxisbeispiel: Wie eine Präsentation misslingt**
> Der Geschäftsführer des Hauses hat die Chef- und Oberärzte zu einer Besprechung eingeladen, um ein äußerst wichtiges, von der Klinikleitung bereits beschlossenes Projekt vorzustellen und die Mitarbeiter zur aktiven Mitarbeit aufzufordern. Der Inhalt seiner Ansprache, unterstützt von zahlreichen Powerpoint-Folien, ist stringent, die Zielsetzung klar und die Aufgabenverteilung eindeutig. Doch während seiner Rede verschränkt der Geschäftsführer die Arme, bleibt steif hinter seinem Stehpult stehen und sucht zu den Zuhörenden keinen Blickkontakt. Seine Stimme wirkt monoton, die Ausführungen werden vom Blatt abgelesen. Die Hände nimmt der Geschäftsführer nur zum Umblättern seiner Notizen aus der Tasche. Auf einer Seite des Raums stehen die Leitungskräfte des Hauses, ebenfalls mit verschränkten Armen, gesenktem Kopf und Runzeln auf der Stirn.
> Wenige Monate später: Die Implementierung dieses Projekts ist nicht gelungen; nach einem halben Jahr wird nicht mehr darüber gesprochen.

Der Geschäftsführer hat die Macht der Körpersprache völlig unterschätzt. Sein Körper sendete permanent andere Signale als die gesprochenen Worte, die ganze Körperhaltung drückte Verschlossenheit aus, die Gesten waren sparsam, die Mimik starr, obwohl er gleichzeitig verbal Risikobereitschaft und Begeisterung einforderte.

Bei den Chefärzten und Oberärzten war infolgedessen der Eindruck entstanden, dass der Geschäftsführer selbst nicht hinter den geforderten Anstrengungen für die geplante Veränderung stünde. Sie fühlten sich schon während des Zuhörens um ihre kostbare Zeit betrogen, da sie den Eindruck gewannen, es handele sich erneut um ein Projekt, das als »Rohrkrepierer« abzuhaken sein würde. Jeder ärztliche Mitarbeiter registrierte angesichts der körpersprachlichen Signale, dass ein Engagement sich nicht lohnen würde.

3.2 Dechiffrierung körpersprachlicher Signale

Um Menschen und Situationen besser zu verstehen, ist der erste Schlüssel zum Erfolg, Körpersprache wahrzunehmen und deuten zu können (◘ Abb. 3.4).

> **Praxisbeispiel: Der erste Eindruck zählt**
> Die Mutter des sechsjährigen Florian betritt den Raum, um mit dem Arzt über die Erkrankung ihres Sohnes zu sprechen. Der Arzt begrüßt die Mutter, spricht ein paar Sätze und beide setzen sich. Es sind erst einige Sekunden vergangen, seit sie sich zum ersten Mal begegneten, doch dieser Moment ist eine wichtige Etappe: bereits in diesen wenigen Augenblicken wird anhand des Auftretens ein Urteil über die Person gefällt.
> Vergegenwärtigen Sie sich die körpersprachlichen Signale der Mutter:
> - Wie betrat sie den Raum?
> - Lächelte sie oder war ihre Stirn gerunzelt?
> - Wie setzte sie sich?
> - Wie klang ihre Stimme?

Unbewusst registrieren wir zusätzlich immer Aussehen, Kleidung, Mimik, Körperhaltung und den Klang der Stimme des Gegenübers. Körpersprache lässt das Unsichtbare und Ungesagte – Gedanken, Motive und Handlungen – schnell sichtbar werden. Wichtig ist es aber, sich bewusst zu machen, dass es beim Verstehen der Körpersprache nicht darum geht, von einem ausgewählten körpersprachlichen Signal auf den ganzen Menschen zu schließen (◘ Abb. 3.5).

> Beim Zusammenspiel von Körperhaltung und Mimik ist immer die äußere Situation zu berücksichtigen.

3.3 Kleidung als Türöffner zu gelingender Kommunikation

Die Kleidung eines Menschen kann als Kommunikationsbarriere oder als Türöffner zwischen Menschen zu Erfolg bzw. Misserfolg eines Gesprächs beitragen. Nicht umsonst gilt im Volksmund der Spruch:

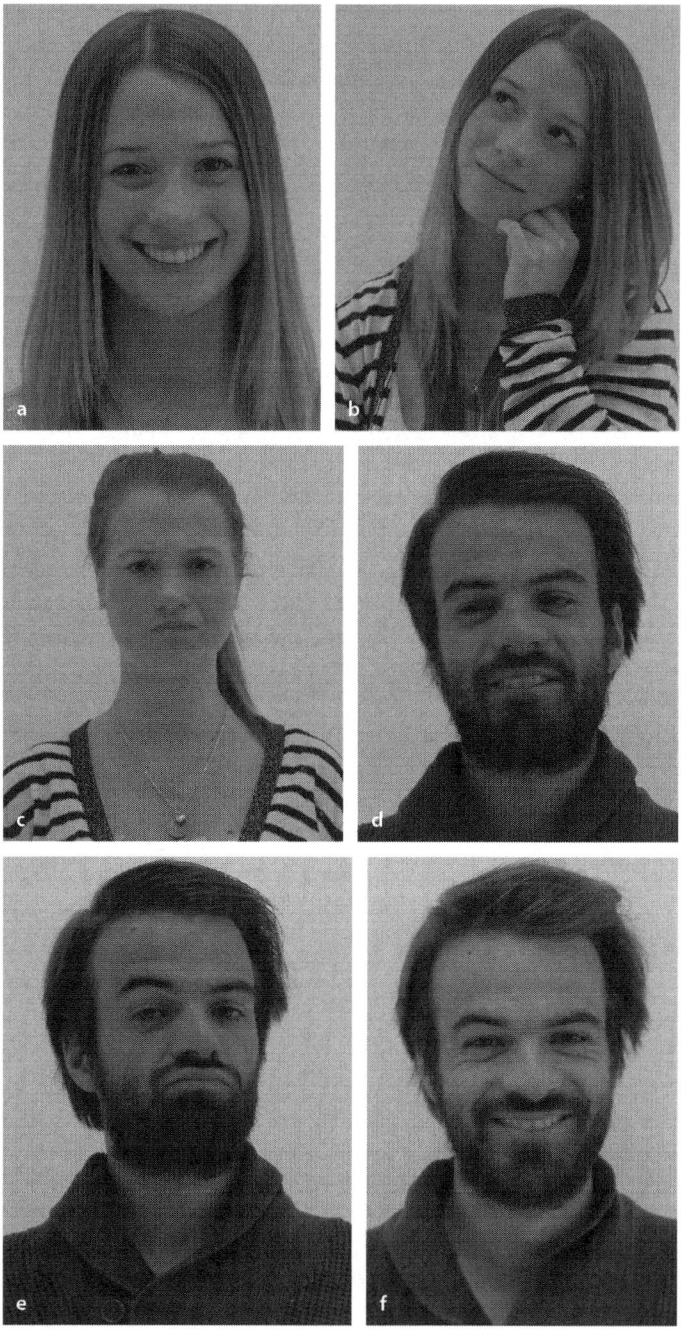

◘ Abb. 3.4a-f. Mit welcher Mutter oder welchem Vater möchten Sie gern sprechen?

»Kleider machen Leute!«. Der Arzt, in seiner Funktion als Assistenzarzt, der den Eltern in einer Kinderklinik mit Anzug, Hemd und Krawatte statt dem üblichen weißen Kittel gegenübertritt, wird erst ein-

3.4 · Botschaft der Körperhaltung

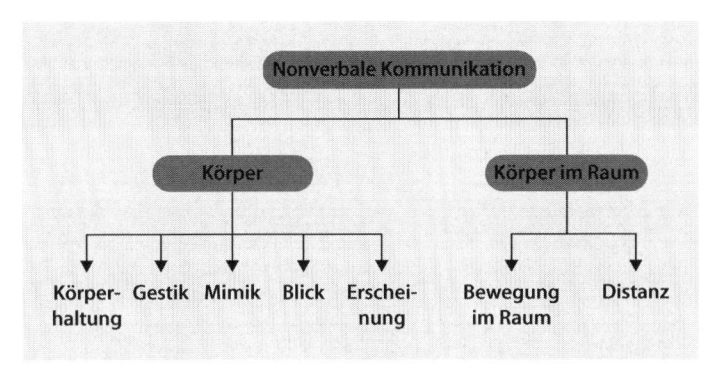

```
                    Nonverbale Kommunikation
                   /                        \
              Körper                      Körper im Raum
         /    |    |    \                 /          \
   Körper- Gestik Mimik Blick Erschei-  Bewegung    Distanz
   haltung                    nung      im Raum
```

Abb. 3.5 Schematische Darstellung der Einflussfaktoren nonverbaler Kommunikation

mal mit Widerstand und Vorurteilen zu kämpfen haben, bis die Eltern sich auf seine Worte und deren Inhalt einlassen können.

Erscheint zu einem Bewerbungsgespräch für eine Chefarztnachfolge ein Kandidat dagegen in Jeans und Hawaiihemd, so wird er von der Auswahlkommission mit Unverständnis und Kopfschütteln bedacht werden. Ungeachtet seiner Worte, Ideen und im Gespräch entwickelter Pläne wird dieser Kandidat mit an Sicherheit grenzender Wahrscheinlichkeit eine Absage bekommen. Ihm fehlt völlig die nötige Empathie für die Situation, was der Bewerber allein nonverbal zum Ausdruck bringt.

Je unkonventioneller und »schräger« Sie körpersprachlich auftreten, umso größere verbale Anstrengungen müssen Sie später vollführen. Wird der Auftritt des Arztes körpersprachlich als unpassend empfunden, startet er bei seinem Gespräch mit den Eltern bereits mit einem Rückstand, den er erst durch den Einsatz enormer Energien innerhalb der Gesprächsführung wieder wett machen kann (Abb. 3.6, Abb. 3.7).

Gelingt es dagegen, die Kommunikation mit den Eltern von Anfang an im Sympathiefeld zu führen, so sind sie wesentlich besser in der Lage, Sachinformationen richtig aufzunehmen.

> Die Wahl der Kleidung und der körpersprachliche Auftritt des Arztes haben erhebliche Auswirkungen auf die Ergebnisse eines auf der Sachebene geführten Gesprächs.

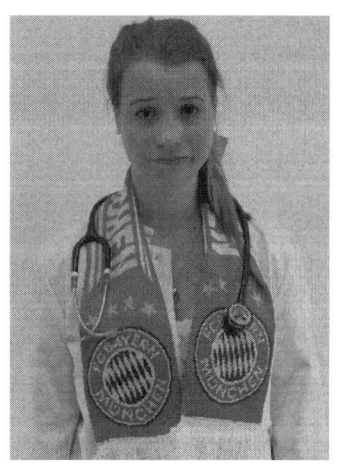

Abb. 3.6 Unangemessene Kleidung als Kommunikationsbarriere

3.4 Botschaft der Körperhaltung

Körperhaltung ist ein Zusammenspiel von Mimik und Gestik sowie der Stimme. Schon an der Körperhaltung ist in der Regel erkennbar, in welchem emotionalen Zustand sich eine Person befindet. Bei einem Elterngespräch sendet eine angespannte Körperhaltung negative Signale an die Eltern, da sie den Eindruck gewinnen müssen, der Arzt sei mit der schwierigen Situation überfordert. Treten Eltern einem

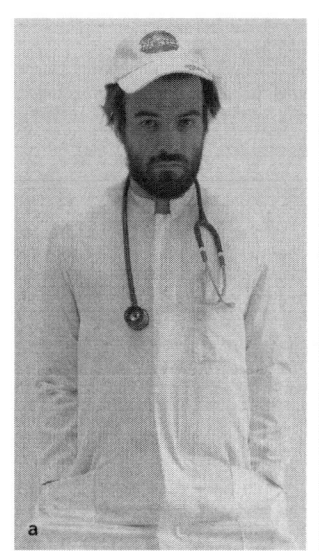

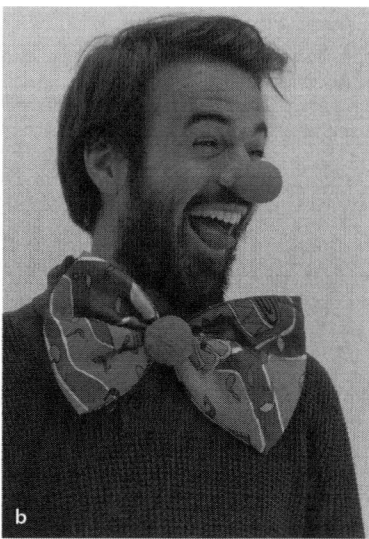

Abb. 3.7a-b. Nicht rollenkonforme Kleidung und körpersprachlicher Auftritt von Arzt und Eltern. **a** Gibt es hier auch einen richtigen Arzt? **b** Ist dies der betroffene Vater?

Arzt gegenüber, der müde und antriebslos wirkt, der mit erschlaffter Muskulatur hinter seinem Schreibtisch sitzt, so fällen sie wahrscheinlich das Urteil, dieser Arzt bringe für ihr Kind neben Gleichgültigkeit nichts auf (Abb. 3.8).

In einer anderen Situation kann aber eine solch unterspannte Haltung auch Gelassenheit und Souveränität vermitteln. Befindet sich der Körper nämlich in einer entspannten und dennoch aufmerksamen Haltung, so vermittelt ein solcher Arzt im Gespräch Ausdauer, Leistungsfähigkeit, Gesamtüberblick und Besonnenheit.

Wer sich gut und stark fühlt, steht aufrecht und offen da – und signalisiert dem potenziellen Gesprächspartner Aufgeschlossenheit und Souveränität.

3.5 Mimik

Den Gesichtsausdruck eines Menschen verstehen wir als Mimik. Bei jeder Begegnung nehmen wir mehr oder weniger stark die Mimik des Gegenübers wahr, gleichzeitig senden wir während eines Gesprächs mit unserer eigenen Mimik bestimmte Botschaften. Üben Sie zu verstehen, was andere Menschen ihren Gesprächspartnern körpersprachlich sagen wollen. Übernehmen Sie die Rolle des eigenen Wahrsagers.

»Florian kann heute noch nicht nach Hause« – Noch während der Arzt diesen Satz ausspricht, wird er innerhalb weniger Sekunden an der mütterlichen Mimik ablesen können, was ihn hieraufhin verbal erwartet. Wird die Mutter sagen »In Ordnung, Herr Doktor, dann

3.5 · Mimik

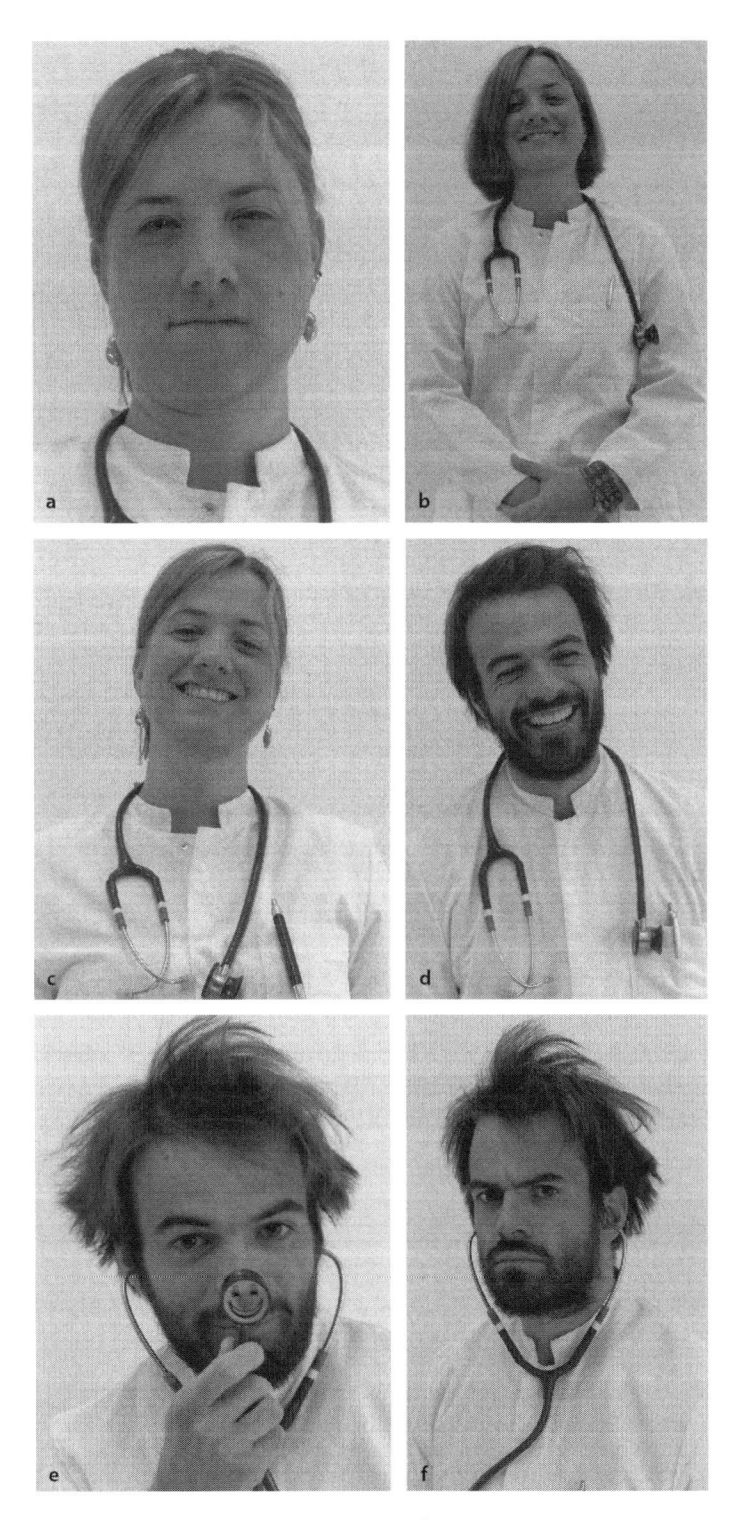

Abb. 3.8a-f. Mit welchem Arzt, mit welcher Ärztin möchten Sie gern sprechen?

Körpersprache

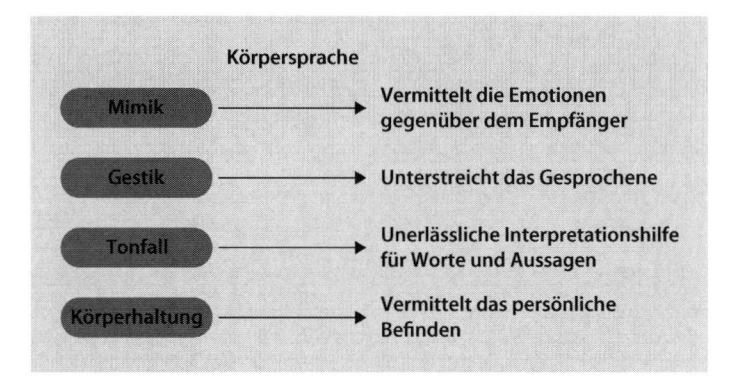

- Mimik → Vermittelt die Emotionen gegenüber dem Empfänger
- Gestik → Unterstreicht das Gesprochene
- Tonfall → Unerlässliche Interpretationshilfe für Worte und Aussagen
- Körperhaltung → Vermittelt das persönliche Befinden

Abb. 3.9 Wirkungen der verschiedenen körpersprachlichen Elemente

warten wir noch bis morgen«? Oder wird sie vehement fordern, heute auf jeden Fall mit ihrem Kind nach Hause gehen zu wollen?

Die menschliche Mimik hat mehrere Funktionen. In erster Linie signalisiert sie Emotionen wie Verärgerung, Zustimmung, Wut und Angst. Auch Ablehnung und Überraschung werden mimisch, körpersprachlich signalisiert. Eine andere Funktion besteht darin, durch gezielte Mimik Gespräche zu steuern, so etwa durch Stirnrunzeln, Augenbrauen hochziehen, Augen aufreißen und Lächeln.

> **Wichtigste mimische Signalgeber: Ausdruck der Augen, Stellung von Mund und Lippen.**

Als Säugling erkunden wir über Mund und Lippen die Welt und geben mimische Signale an unsere Umwelt. Die An- bzw. Entspannung eines Elternteils während des stationären Aufenthalts zeigt sich auch in der Gesichtsmuskulatur und an den Lippen. Sind die Lippen zusammengekniffen oder ein wenig geöffnet? Werden die Auskünfte des Arztes von einem aufrichtigen Lächeln oder heruntergezogenen Mundwinkeln begleitet? Ein nicht inszeniertes Lächeln zeichnet sich durch das Mitlachen der Augen aus und ist intensiver als das künstliche Lächeln, bei dem die Augen nicht involviert sind und die Mimik des Gesichtes eher unbeweglich ist (**Abb. 3.9**).

Zusammengekniffene Lippen signalisieren immer Skepsis und Abwehr – so wie beim Säugling, der den Brei nicht essen will, weil er ihm nicht schmeckt. Die einzige Chance des Säuglings, seine Verweigerung zum Ausdruck zu bringen, besteht darin, den Mund fest und ausdauernd geschlossen zu halten. Ist der Mund jedoch geöffnet, signalisiert der Säugling zugleich Erstaunen, Interesse und den Wunsch, etwas Neues zu erkunden – er bekundet damit im wörtlichen wie übertragenen Sinne »Offenheit«!

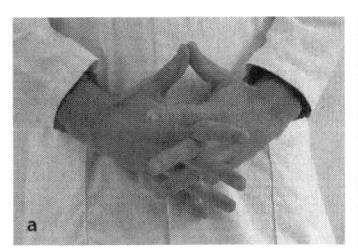

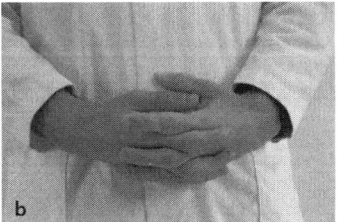

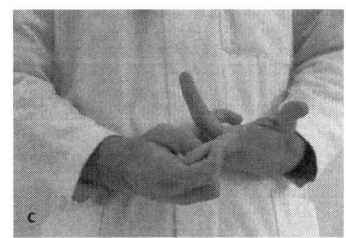

Abb. 3.10a-c. Verschiedene Gesten der Hände. **a** »Gartenzaun« signalisiert Abwehrhaltung, **b** lockere Hände vorm Bauch bedeuten Entspannung, **c** Nervosität zeigt sich an den Händen: Spiel mit dem Ringfinger signalisiert hohe emotionale Involviertheit

3.6 Augenkontakt

Eine besondere Rolle in der Kommunikation spielt der Augenkontakt. »Schau mir in die Augen, Kleines«, raunt Kaa, die Schlange im Dschungelbuch. Und hypnotisiert bekanntlich auf diese Weise ihr Gegenüber. Im westlichen Kulturkreis glauben wir, dass die Augen der Spiegel der Seele sind. Ein stabiler Augenkontakt bedeutet, dass wir mit unserem Gesprächspartner Kontakt aufnehmen, wir keine Angst vor dem Gespräch haben und uns auch nicht »unsichtbar« machen wollen. Mimik und Augenausdruck begleiten unser Denken und unser Fühlen unentwegt, sowohl beim Sprechen als auch beim Zuhören. Passen Mimik und Wortinhalt nicht zusammen, so messen wir – wie im Beispiel mit dem Geschäftsführer – dem körperlichen Ausdruck mehr Gewicht bei als den Worten. Körpersprache, Mimik und Augenausdruck verraten unsere Intentionen – das Gesagte bleibt ungehört.

3.7 Gestik

Verbale Botschaften werden gestisch begleitet. Gestik erleichtert die Kommunikation zwischen Sender und Empfänger, unterstreicht die Signale und Botschaften des Senders. Während der Vater mit Ihnen über das Krankheitsbild seines Sohnes spricht, bemerkt er unbewusst, was Sie durch Ihre Gesten über Ihre innere Haltung preisgeben: sind Sie hektisch oder besonnen, stehen Sie hinter Ihren Aussagen?

Der Einsatz von Gestik kann den sprachlichen Nachdruck verbessern; die Chance auf Verständlichkeit des Arztgesprächs erhöht sich. In der Regel werden Gesten über die Hände vermittelt. Beachten Sie die Hände Ihres Gesprächspartners, sie sind wirklich aufschlussreich: sie sagen sehr viel über die Emotionen und Gedanken des Gegenübers aus. Anspannung und Verunsicherung führen in der Regel zu einer reduzierten Gestik. Gesten können situative Spannungen sowohl reduzieren als auch steigern (Abb. 3.10).

3.8 Stimme

Die Stimme ist nicht nur eine Tür ins Innere, sie wirkt auch in der Außendarstellung. Kommunikation ohne Stimme wird ihr Ziel nicht erreichen. An Stimme bzw. Stimmlage lässt sich leicht erkennen, ob der Chef oder der Vater niedergeschlagen, glücklich oder selbstbewusst sind. Ängstliche und unsichere Ärzte erkennen Eltern nicht nur an der Körpersprache, sondern auch an deren Stimme. Stress ist der Stimme leicht anzuhören, da sich deren Stimmlage dann ändert. Männerstimmen klingen in der Regel monotoner und tiefer als Frauenstimmen, die höher, melodiöser und variantenreicher sind. Emotionen, insbesondere negative, wirken sich unmittelbar auf die Stimmlage aus. Niemand lauscht gern einer gepressten, angestrengten und hohen Stimme. Die Sprechgeschwindigkeit ist ein weiteres den Gesprächspartner erreichendes Signal: wer sehr schnell spricht, wird leichter missverstanden und erschwert dem Gegenüber die Chance, das Gesprochene zu verstehen.

3.9 Training nonverbaler Kommunikation

Patienten, die gefragt wurden, was sie im Arzt-Patient-Gespräch als Störquellen auf nonverbaler Ebene empfanden, beklagten das Fehlen von Blickkontakt, zustimmendem Nicken und/oder Gestik und störten sich am Tippen auf der Tastatur des Computers während des Gesprächs. Nonverbale Signale bestimmen wesentlich die Aufnahme des Inhalts unserer Sprachbotschaften. Gleichzeitig ist es jedoch äußerst schwierig, unser nichtsprachliches Verhalten gezielt einzusetzen, denn:

- wir senden und empfangen gleichzeitig auf vielen Kanälen, wie etwa Mimik, Gestik und Körperhaltung,
- der Empfang einer Aussage ergibt sich immer aus dem Zusammenspiel vieler unterschiedlicher Signale,
- die Bedeutung der einzelnen Signale wird erst in der Situation, in der sie entstehen, analysierbar.

Der Versuch, bewusst einen bestimmten Eindruck zu vermitteln, kann nur gelingen, wenn dieser tatsächlich unserer inneren Haltung entspricht. Versuchen wir einen unserer Haltung wiedersprechenden Eindruck zu vermitteln, wird unser Verhalten schnell als unecht und nicht authentisch dekodiert.

Der beste Ansatzpunkt, die nonverbale Seite des Gesprächs überzeugend zu gestalten, liegt darin, uns zunächst für die zahlreichen nichtsprachlichen Signale unseres Gegenübers zu sensibilisieren. Erklärt ein Arzt einer Mutter zum Beispiel gerade, warum angesichts der Krampfanfälle ihres Sohnes eine antikonvulsive Schutzmedikation dringend notwendig ist, sollte er gleichzeitig in der Lage sein körpersprachlich einzuschätzen, ob sie mit diesem Therapievorschlag einverstanden sein wird.

Kinderärzte haben ihrerseits eine gute Chance, sich Kenntnisse über die Körpersprache zu erarbeiten, denn Kinder senden wunderbare und interessante Sprachbotschaften. Es fällt Kinderärzten in der Regel leicht zu erkennen, wann ein Kind flunkert und wann es die Wahrheit sagt, weil es ihnen gelingt, an Körperhaltung, Blickkontakt, Mund und Gestik Wahres von Unwahrem zu unterscheiden. Daneben sollte sich der Kinderarzt aber auch bewusst machen, dass im Gespräch mit den Eltern für den Erfolg seine eigene Körpersprache genauso bedeutsam ist wie der Inhalt seiner Formulierungen. Wer die Rolle eines »Halbgotts in Weiß« spielt, darf sich nicht wundern, wenn seine noch so wohlgewählten Worte am Schutzschild der Eltern abprallen.

> **Erst wenn Sprache und Körpersprache übereinstimmen, ist davon auszugehen, dass die Sprachbotschaft die Eltern authentisch und glaubwürdig erreicht.**

Aufgabe des Arztes ist es, sich gegenüber den Eltern seine Körpersprache bewusst zu machen und diese zu kontrollieren. Allerdings nicht um den Preis des Verlustes von Natürlichkeit und Authentizität. Wichtig ist es, den Zusammenhang zwischen gesprochenem Wort und nonverbaler Äußerung herzustellen – bei sich und beim Gegenüber. Ein Lächeln, ein mitfühlender Blick, eine wohlwollende Geste der Hände können innerhalb kürzester Zeit bei den Eltern Geborgenheit und Akzeptanz erzeugen. Der Arzt ist der Wissende, von dem man nicht nur fachliche Hilfe, sondern ebenso Verständnis und Einfühlung erwartet.

> **Gelingt es dem Arzt, in einem Arztgespräch positive nonverbale Signale zu senden, so führen diese zu einer verbesserten Compliance der Eltern, was wiederum dem zu behandelnden Kind zu Gute kommt.**

Schauen wir zum Abschluss noch einmal kurz auf unsere stumme Videodokumentation vom Beginn des Kapitels. Konnten Sie die Botschaft des Geschäftsführers aus dessen Gesten »erlesen«? Er teilte Dr. Morgenstern mit, dass er nach ausreichender Prüfung und in Zusammenarbeit mit dem Controlling zu dem Schluss gekommen ist, dass die vom Chefarzt gewünschte Erweiterung der Intensivstation realisiert werden kann, da sie sich rechnen wird. Gute Nachrichten zeitigen andere körpersprachliche Signale als negative; als Arzt sollten sie nicht auf die »Tonspur« angewiesen sein, um die Botschaften zu entschlüsseln.

Zusammenfassung Körpersprache
- Nonverbale Signale nie einzeln deuten
- Konkrete Kommunikationssituation berücksichtigen
- Körpersprache gibt Aufschluss über die Gefühlslage
- Übereinstimmung von Körpersprache und Wortinhalt beachten

Im Anhang (▶ A.2.1.1) finden Sie einige Übungen zur Körpersprache.

Grundlagen verbaler Kommunikation

4.1 Was kommt an? – 60

4.2 Ärztliche Gesprächsführungstechniken – 68

4.3 Formulierungen: Einsatz von Turbos statt Sprachbremsen – 78

4.4 Wer fragt, der führt – 88

> Das größte Problem in der Kommunikation ist die Illusion, sie hätte stattgefunden. ◘ Abb. 4.1 «
> George Bernard Shaw

4.1 Was kommt an?

Praxisbeispiel: Was wird empfangen?
Zwei Ärztinnen kommen aus dem Vortragsraum. Sie haben eben gemeinsam einen Vortrag zur neuen Therapie bei tuberöser Hirnsklerose gehört. Vor der Kaffeemaschine bleiben sie stehen und unterhalten sich.
Frau Dr. Morgenstern: »Also, ich fand den Vortrag irgendwie blass und konturlos.«
Frau Dr. Heiligenberg: »Wirklich? Ich fand ihn sehr gut, klar strukturiert, reduziert auf die wesentlichen Aussagen, nicht so viel Schnickschnack und zahlreiche neue Erkenntnisse.«
Ärztin Morgenstern: »Das ging mir gar nicht so, viele Dinge waren doch alt und für die neuen hat der Referent gar keine richtigen Belege genannt.«
Ärztin Heiligenberg: »Ich fand, er hat sehr differenziert diskutiert.«
Ärztin Morgenstern: »Hast Du wirklich Argumente gehört, das waren doch alles nur Gemeinplätze, die sowieso jeder kennt.«
War es denn nun ein guter, interessanter oder ein langweiliger Vortrag, der nur alte Erkenntnisse wiederholte? Unstrittig ist lediglich die Erkenntnis, dass jeder Mensch in einer bestimmten Situation seine eigene Sicht der Dinge entwickelt. Daraus ergeben sich unterschiedliche Blickwinkel, weshalb jeder Kommunikationsteilnehmer seine eigene Wahrheit in sich trägt.

4.1.1 Grundsätzliche Betrachtungen

Aus wissenschaftlichen Untersuchungen weiß man, dass die gewählten Methoden und Zugangswege der Forscher sehr wichtig, teilweise sogar determinierend für die Ergebnisse sind. Dieses Phänomen haben Gregory Bateson, Heinz von Foerster und vor allem Paul Watzlawick auf die Analyse zwischenmenschlicher Kontakte übertragen. Was uns nicht besonders überrascht, ist die Tatsache, dass die Menschen um uns herum für uns nicht objektiv sind.

Unsere eigene Persönlichkeit ist wie alle permanent damit beschäftigt, Bilder aus unserer Umgebung zu scannen. Diese Bilder werden umgehend gefiltert, bearbeitet und zu neuen Bildern zusammengesetzt. Ein Auto ist ein Auto, darüber dürfte es kaum unterschiedliche Wahrnehmungen geben, aber bei der Frage, welches Auto

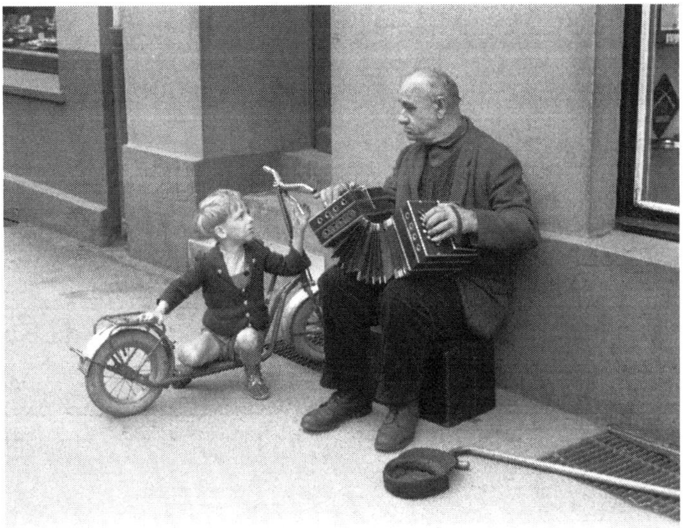

4.1 · Was kommt an?

Abb. 4.1 Gelingende Kommunikation? (Mit freundl. Genehmigung des Fotoarchivs Ruhr Museum Essen)

denn ein schönes Fahrzeug sei, wird die Bewertung bereits deutlich auseinandergehen. Somit wird es auch keine Einstimmigkeit bei der Beurteilung des Eingangs diskutierten Vortrags geben. Im Laufe des Lebens entwickeln wir außerdem eine gewisse Unbeweglichkeit, neue nicht leicht verständliche Sachzusammenhänge zu interpretieren. Wir selektieren und bewerten nach den uns vertrauten Werten und Normen. Aus diesem Grund sind wir ständig damit beschäftigt, wahrzunehmen, emotional zu bewerten, einzuordnen und zu entscheiden, ob wir wann und wie auf eine bestimmte Situation reagieren. Nicht ohne Grund neigen wir dazu, uns mit solchen Menschen zu umgeben, die unsere Sicht auf diese Welt teilen: es erleichtert uns die Arbeit, weil wir dem anderen nicht permanent beweisen müssen, dass nur unsere Sicht der Dinge stimmig ist.

Vorrangiges Ziel für eine erfolgreiche Kommunikation muss es deshalb sein, die am häufigsten eingesetzten eigenen Wahrnehmungsfilter zu erkennen. Ansonsten gelingt es uns nicht, unser Gegenüber ohne Verzerrungen wahrzunehmen. In dem Augenblick, in dem ich als sprechender Mensch erkenne, dass meine Sicht auf die Dinge nicht die einzig mögliche ist, beginne ich, einer fremden Person größte Wertschätzung entgegenzubringen.

> **Praxisbeispiel: Der Auftritt macht's**
> Gegen 16:30 Uhr kam die Bewerberin, die sich um die Stelle als Physiotherapeutin bemüht hatte, ins Zimmer des Chefarztes. Der Chef hatte einen erfolgreichen Tag hinter sich: es war ihm am Morgen gelungen, seinen Geschäftsführer von einem neuen

> Ultraschallgerät für die Kinderklinik zu überzeugen. Daneben hatte ihn die Nachricht seines Sohnes erreicht, dass dieser einen Studienplatz für Medizin erhalten habe. Die Bewerberin war ihm von der Leiterin der Krankengymnastikschule empfohlen worden und hatte eine ansprechende Bewerbungsmappe vorgelegt. Im Gespräch gewann der Chefarzt einen sehr positiven Eindruck; sie wirkte sympathisch und konnte ihm alle Fragen zu seiner Zufriedenheit beantworten.
>
> Zwei Wochen später war dieselbe Bewerberin nochmals eingeladen, um sich im Kreis der Krankengymnasten und Oberärzte vorzustellen. Bei dieser Gelegenheit wirkte sie nervös, fahrig und verschlossen. Zudem hatte sie sich unpassend gekleidet und bei näherer Betrachtung sahen alle, dass ihr Unterarm ein Tattoo zierte. Die Mitarbeiter sprachen sich gegen eine Einstellung der Krankengymnastin aus. Der Chefarzt konnte das nachvollziehen. Was war bloß geschehen? Lag es am Auftreten der Bewerberin, an der Tagesform des Chefs oder einfach nur an der veränderten Situation?

Gute Vorabinformationen, sympathisches Auftreten und situationsangemessene Kleidung überstrahlen andere Merkmale, die in ihrer Bedeutung dahinter zurückbleiben. Angesichts dieses Umstands hatte der Chef bei der ersten Vorstellung der Bewerberin von ihr einen ganz anderen Eindruck als im Zweitgespräch.

Das sogenannte Halo-Phänomen (griech.: »halos«; Lichthof um Sonne oder Mond) wird auch Überstrahleffekt genannt. Was ist darunter zu verstehen? Die Wirkung des ersten Eindrucks ist immer auch von Situation und eigener Stimmung abhängig. Innerhalb kürzester Zeit werden in unserem Inneren unbewusst Bilder aktiviert, die es uns ermöglichen, von etwas Bekanntem auf das Neue zu schließen. Wir neigen dazu, ausgewählten Merkmalen einer anderen Person besondere Bedeutung zuzumessen und daraus Schlüsse zu ziehen. Muss etwa der Assistenzarzt nicht enorm belastungsfähig sein, wenn er berichtet, dass er Marathon läuft?

Warum fällt es uns häufig so schwer, Personen in ihrer Vielfältigkeit angemessen zu würdigen?

Die weitere Erkenntnis lautet, dass es keine allgemeingültige Realität gibt, und wir alle stets und immer die Welt durch unsere ganz individuelle Brille wahrnehmen und interpretieren.

4.1.2 Ein wenig Kommunikationstheorie

> **Man kann nicht nicht kommunizieren.**

Dieser sehr bekannte Satz des österreichischen Psychotherapeuten und Kommunikationsforschers Paul Watzlawick bringt unser Verständnis von Kommunikation auf den Punkt. Er bedeutet nichts anderes, als dass sich jede Person in der Umgebung anderer Menschen permanent in bestimmter Weise verhält und Signale sendet. Aus diesem Grund wird auch Verhalten zu Kommunikation. Übertragen auf die Praxis bedeutet dies, dass Gegenstand der Kommunikation auch ist, welche Kleidung Sie tragen, welche Umgebung Sie für ein Gespräch wählen, zu welcher Uhrzeit Sie das Gespräch führen und ob Sie Tee, Kaffee oder Wasser trinken.

Es ist nötig, das eigene Verhalten zu reflektieren und sich die Frage zu stellen, wie wirken andere Menschen auf mich? Welche Eltern nerven mich permanent? Und welche Eltern können gern noch einmal mit ihrem kranken Kind kommen, selbst wenn das Budget bereits erschöpft ist?

> **Jede Kommunikation hat eine Inhalts- und eine Beziehungsebene.**

Dass jede Kommunikation eine Inhalts- und eine Beziehungsebene in sich trägt, ist das zweite Kommunikationsprinzip, das Watzlawick herausgearbeitet hat. Er ergänzt diese Feststellung dadurch, dass der Beziehungsaspekt den Inhaltsaspekt bestimmt. Nun ist vielleicht zunächst nicht klar, was das eigentlich bedeuten soll. Stellen Sie sich einen Eisberg vor. Was sehen Sie? Eine kleine Spitze über dem Wasser, aber wenn Sie tauchten, einen riesigen Brocken Eis unter der Wasseroberfläche. Was wir oberflächlich sehen, ist in der Regel nur ein Bruchteil des Gesamten. Dieses Bild hat Watzlawick auf die Ebene der Kommunikation übertragen. Denn er sagt in seinen Arbeiten, dass sich 90 % der Kommunikation in Wirklichkeit unter der Oberfläche abspielt. Diesen Bereich bezeichnet er als die Beziehungsebene.

Wer mehr über seinen Gesprächspartner sehen und auch erfahren will, der muss sich die Mühe machen, zu tauchen und sich das ganze Ausmaß des Eisbergs anzuschauen. Dafür benötigt er nicht nur einen guten Taucheranzug, sondern auch einen stabilen Handwerkskoffer, reichlich gefüllt mit Instrumenten. Diese ermöglichen es ihm, den Eisberg unter der Wasseroberfläche genauestens zu untersuchen.

Übertragen auf die Gespräche vermittelt der Sender dem Empfänger über der Wasseroberfläche die sachlichen Aussagen; gleichzeitig werden aber auch ständig Signale aus der Tiefe seines Eisbergs gesendet. Tritt der Arzt nun im ärztlichen Gespräch von oben herab an die Eltern heran, so fühlen sich diese dem Arzt sofort unterlegen und hoffnungslos ausgeliefert. Ihre Bewertung wird dann wohl lauten: »Dieser arrogante Halbgott in Weiß hat mir nicht richtig erklärt, was mit meinem Kind los ist!«

Über Wortwahl, Tonfall, Klang der Stimme und Körpersprache wird im Gespräch dem Gegenüber vermittelt, was ich von ihm halte. Nicht nur die Überlegenheit eines Arztes, sondern ggf. auch seine wahrgenommene Unterlegenheit – permanent schränkt er das eben Gesagte ein, nimmt Urteile zurück oder stellt sich selbst in Frage –, führen bei den Eltern zu einer Bewertung. Insbesondere in dieser

Stresssituation, wenn ihr Kind krank ist, brauchen diese jedoch Struktur und Ordnung, vor allem innerhalb des für sie auch emotional strapaziösen Arztgesprächs. Was kann man von einem Arzt halten, der sich entweder arrogant oder extrem unsicher präsentiert?

Die Eltern werden denken: »Welch geringe Wertschätzung bringt dieser Arzt mir eigentlich in meiner schwierigen Situation entgegen? Soll ich mich dann auf seine diagnostischen und therapeutischen Behandlungsempfehlungen verlassen?« Konflikte zwischen den Gesprächspartnern sind so bereits vorprogrammiert und die Folgen der schlechten Kommunikation werden sich rasch einstellen. Während sich die Eltern entweder aggressiv, ablehnend oder mit wachsendem Widerstand präsentieren, empfindet gleichzeitig der Arzt diese Eltern als Belastung, ist gereizt, zeigt Unverständnis und Frustration angesichts der elterlichen Verweigerungshaltung.

Vielleicht können Sie, lieber Leser, einen Augenblick innehalten und überlegen, mit welchen Eltern Sie nicht gut kommunizieren können, und ab welchem Punkt die Gespräche erfolglos verliefen.

Nach meiner Erfahrung wird misslingende Kommunikation befördert vor allem durch problematische Gesprächsumstände, wie Aggressivität des Gesprächspartners, aber auch die eigene Angst vor komplizierten Situationen. Daneben beeinflussen Widersprüche und Lügen der Gesprächspartner oder auch ein grundsätzlich unkooperatives Verhalten die Gesprächssituation negativ. Zusätzlich sind auf Seiten des Arztes natürlich Zeitmangel, Erschöpfung oder privater Stress mögliche Ursachen dafür, dass ein ärztliches Gespräch nicht gelingt. Als allgemeine Empfehlung gilt deshalb, zunächst den eigenen Eisberg anzuschauen, bevor Sie sich in das Arzt-Patient-Eltern-Gespräch begeben.

4.1.3 Sender-Empfänger-Modell

Wieso kann ein Arzt-Eltern-Gespräch so schwierig, gar missverständlich sein? Der Arzt spricht mit dem Vater über die Erkrankung seines Sohnes, er erklärt ihm die Ursache des Fieberkrampfes und das weitere Vorgehen. Noch vor dem Aussprechen steht die Intention des Gesagten, dann sagt der Arzt etwas, anschließend empfängt der Vater das, was der Arzt gesagt hat und formt es um in das, was er selbst verstanden hat.

Wahrscheinlich ist es eine geraume Zeit her, dass Sie, lieber Leser, »Stille Post« gespielt haben, aber vielleicht kam das Spiel zuletzt bei einem Kindergeburtstag zum Einsatz? Was kommt nach möglichst vielen Stationen am Ende raus und was macht den Reiz dieses Spieles aus? Je verfremdeter die Botschaft ist, die der letzte in der Reihe gehört haben will, umso größer ist der Spaß für alle.

Als Grundprinzip kann sicher gelten, dass die Geschichte, die dem ersten Mitspieler ins Ohr geflüstert wurde, vom letzten nie kor-

4.1 · Was kommt an?

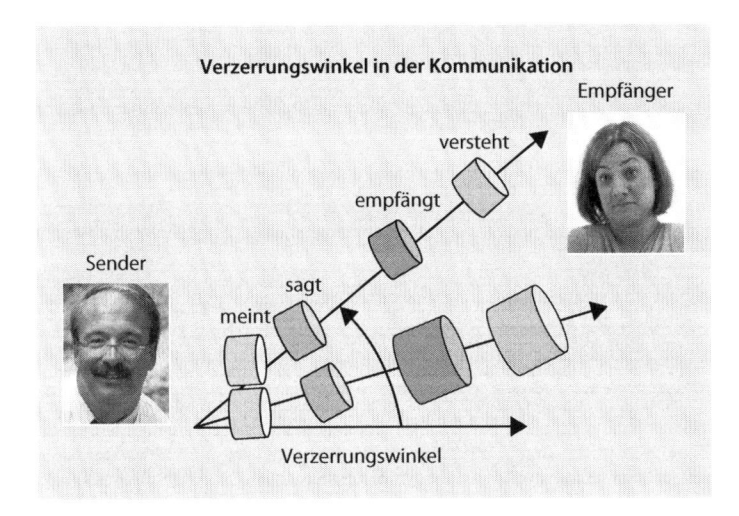

Abb. 4.2 Wie kann es gelingen, den Verzerrungswinkel zu reduzieren?

rekt wiedergegeben wird. Und diese Beobachtung betrifft nicht nur die Kommunikation unter Kindern. Wir Erwachsene verformen die Botschaften mindestens genauso, vielleicht sogar noch etwas stärker, weil wir ausgewählte Komponenten der Nachricht nicht hören, nicht wahrhaben, nicht nachempfinden können oder wollen. Auf dem Weg der Information vom Sender zum Empfänger kommt es also immer zu Verzerrungen (Abb. 4.2).

Der Verzerrungswinkel wird beeinflusst davon, wie der Sender spricht und in welcher Weise der Empfänger das Gesagte wahrnehmen kann. Beim ärztlichen Gespräch ist es natürlich unser Ziel, den Verzerrungswinkel nicht wie bei der »Stillen Post« möglichst groß, sondern eher möglichst klein zu halten.

> Die vom Sender auf den Weg gebrachten Informationen werden vom Empfänger reduziert, vereinfacht, ergänzt, umgedeutet oder erst gar nicht aufgenommen.

4.1.4 Störfaktoren

Wie kommt es zum Phänomen der verzerrten Wahrnehmung? Es existiert keine objektive Wahrnehmung, die das Signal des Senders 1:1 empfängt, denn mit allen Informationen, die tagtäglich auf uns einströmen, müssen wir die bereits genannten Veränderungen vornehmen, um uns selbst zu schützen. Wir sortieren neue Informationen in unsere alten Strukturen, weil wir Sicherheit brauchen, uns schnell zurechtfinden wollen und nur durch Orientierung und Informationsreduktion überlebensfähig sind. Stellen wir uns vor, wir wollten jeden Abend zu Hause die geführten Arzt-Eltern-Gespräche in voller Länge wiedergeben. Ganz abgesehen vom zeitlichen Problem interessierte dies wirklich niemanden und wir liefen Gefahr, dass keiner zuhört. Wir gehen zwar unbewusst davon aus, dass unser Gegenüber genau das versteht, was wir meinen, aber komplettes Verstehen ist die Ausnahme. Dieser Effekt ist in einer privaten Unterhaltung nicht anders als beim ärztlichen Gespräch mit Eltern. Wann immer wir kommunizieren, greifen wir auf Vorstellungen und Begrifflichkeiten zurück, über die wir in der Schatztruhe unserer Lebenserfahrung verfügen, die wir teilweise unbewusst einsetzen, die aber Anlass für Empfangsstörungen beim Empfänger sind.

Diese grundsätzlichen Erkenntnisse haben Konsequenzen auch für das ärztliche Gespräch.

> **Generelle Regeln**
> 1. Wir sollten uns der Subjektivität unserer Person und des Gesagten stets bewusst sein. Diese Subjektivität betrifft sowohl den Sprechenden als auch den Angesprochenen.
> 2. Kommunikation ist immer für Verfälschung anfällig; dies bedeutet jedoch nicht, dass das Gegenüber eine böswillige Absicht verfolgen muss. Auch äußere Störquellen wie Lärm, Hitze, Unterbrechungen, Müdigkeit haben nicht unwesentlichen Anteil an dem, was in einem Gespräch verstanden wird.
> 3. Eltern, die durch eine schwere Erkrankung ihres Kindes traumatisiert sind, hören – geschweige denn verstehen – nicht das, was der Arzt meint und sagt.

Eine Studie aus der Notaufnahme einer Kinderklinik hat ergeben, dass 25 % der Eltern die Klinik verließen, ohne zu verstehen, was jetzt mit ihrem Kind zu tun sei, obwohl der Arzt sie hierüber informiert hatte. Über 90 % konnten sich nicht an den Namen des Arztes erinnern, obwohl er sich namentlich vorgestellt hatte.

4.1.5 Was kann der Sender für eine erfolgreiche Übermittlung der Botschaft tun?

Stellen Sie sich bitte ein Tango- oder Walzertanzpaar vor. Was ist Bedingung zum Gelingen des Tanzes? Wenn beide Tänzer sich im Rhythmus bewegen, kann das Ergebnis erfolgreich und schön sein. Sind Störungen und Missverständnisse zu beobachten, gelingt der Tanz nicht und es kommt in der Regel relativ rasch Streit zwischen beiden Personen auf.

Bewegt sich der Arzt nun mit den Eltern sowohl körpersprachlich als auch verbal im selben Rhythmus und bedient sich desselben Tons, wird ihm das ärztliche Gespräch gelingen. Tritt er der Mutter des Patienten verbal im übertragenen Sinne ständig auf die Füße, wird es zu Verletzungen kommen, infolge derer die Mutter Verstehen und

Behalten der Nachricht verweigern wird. Aus diesem Grund ist essentiell, dass der Sender dem Empfänger genau sagen kann, was er ihm überhaupt mitteilen möchte. Dies gelingt am besten durch eine präzise Gesprächsstrukturierung und eine bewusste Mitteilung über dessen Inhalt. Gelingt es dem Arzt, sich verständlich auszudrücken, erhöht er die Chance enorm, dass die Eltern später auch bereit sind, an der Umsetzung des Gesagten festzuhalten. Die entsprechenden Instrumente aus dem kommunikativen Handwerkskoffer (▶ Kap. 5) werden noch vorgestellt.

4.1.6 Worauf sollte der Empfänger achten?

> **Schnelle Entscheidungen**
> »Wissen Sie, was ich meine?«, fragt der Patient.
> »Ja, ja, ich verstehe vollkommen, was Sie sagen wollen«, antwortet der Arzt.
> Es dauert 250 ms bis wir urteilen, ob wir unseren Gesprächspartner als autoritär, sympathisch, gefühlsbetont, hinterhältig, intelligent oder langweilig einschätzen.

Werden die Eltern befragt, welche Störfaktoren sie im ärztlichen Gespräch wahrgenommen haben, erteilten sie folgende Auskünfte:
- Zuständigkeit der Ärzte war für Eltern unklar
- Ärzte gehen zu wenig auf Befürchtungen ein
- Ärzte waren nicht verständnisvoll
- Ärzte und Pflegende erteilten widersprüchliche Informationen

Wichtigstes Hilfsmittel für den Empfängers ist es, die Spielregeln des **aktiven Zuhörens** (▶ Kap. 5.2) zu beherrschen. Diese Technik ermöglicht es ihm, in das Operationsfeld, also zu dem Punkt, an dem die wichtigsten Informationen anzutreffen sind, einzudringen. Wohl kein Laie möchte erfahren, wie genau der Hautschnitt bei seinem Kind durchgeführt wurde, aber was denn tatsächlich operiert wurde, möchten zweifellos alle Eltern wissen. Aus diesem Grunde ist das **Nachfragen**, um zu erfahren, was der Sender meint, die wichtigste Voraussetzung für ein erfolgreiches ärztliches Gespräch. Das betrifft natürlich auch den Arzt, falls er noch immer nicht verstanden hat, warum die Mutter sich so hartnäckig der wohlgemeinten Therapie für ihren Sohn entziehen möchte. Wer direkt nachfragt, zeigt nicht seine Inkompetenz, sondern sagt dem Gesprächspartner vielmehr: »Ich will verstehen, was Sie zu mir sagen und nur dann kann ich Ihren Sohn erfolgreich behandeln«. Behalten Sie beim Arztgespräch also nicht nur Ihre eigene Tonspur im Auge, sondern stellen Sie sicher, dass Ihre Sendefrequenz mit der Empfangsfrequenz übereinstimmt.

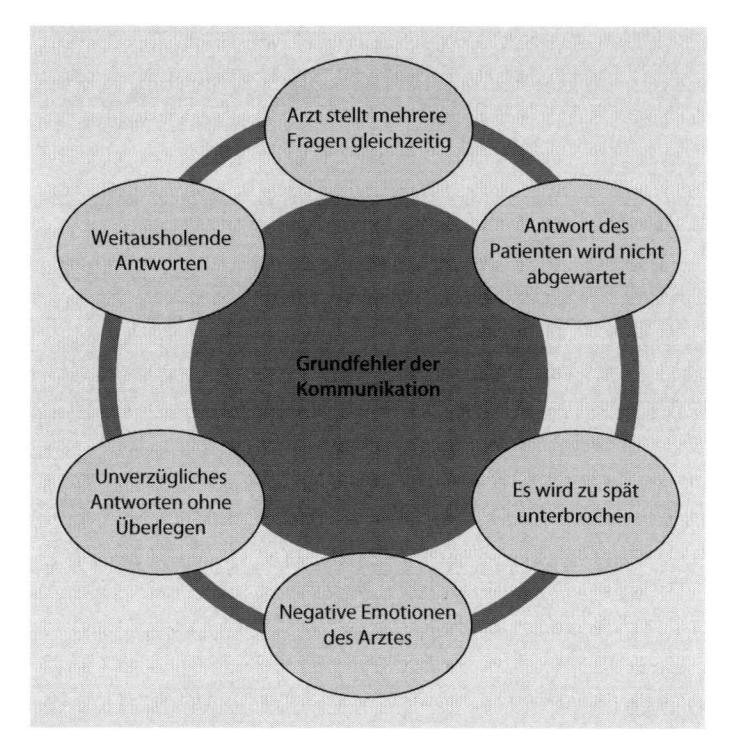

Abb. 4.3 Grundfehler der Kommunikation

- Arzt stellt mehrere Fragen gleichzeitig
- Antwort des Patienten wird nicht abgewartet
- Es wird zu spät unterbrochen
- Negative Emotionen des Arztes
- Unverzügliches Antworten ohne Überlegen
- Weitausholende Antworten

(Grundfehler der Kommunikation)

Was machen wir als Empfänger einer Radiosendung, wenn Rauschen den Empfang stört? Wir justieren die Frequenz nach, um die Informationen des Senders ohne Störsignale empfangen zu können. Im ärztlichen Arztgespräch ist dies nicht anders: häufig müssen wir nachjustieren, wenn das Rauschen zu groß wird (Abb. 4.3).

4.2 Ärztliche Gesprächsführungstechniken

> Die Medizin der Zukunft hängt auch mit der Kommunikation in den verschiedenen Ebenen zusammen. Ärztliche Kommunikation hat immer Auswirkungen auf den Heilungsprozess. Maximilian Gottschlich «

Praxisbeispiel: Alles klar?
Ein Frühgeborenes (27. Schwangerschaftswoche) ist gerade durch das Team im Kreißsaal versorgt und auf die neonatologische Intensivstation verlegt worden. Zwei Stunden später kommt der Vater erstmals auf die Intensivstation, um nach einiger Wartezeit mit der Ärztin zu sprechen.

> Die Ärztin erklärt ihm: »Ihr Kind ist 13 Wochen zu früh gekommen. Ihre Frau hatte einen Blasensprung, weshalb die Sectio nötig war. Die medikamentöse Behandlung zur Lungenreife konnte vorab nicht mehr durchgeführt werden. Zurzeit ist Ihr Kind stabil und wird durch eine Maschine beatmet, die wir hier regelmäßig nutzen. Durch diese Beatmung erhält Ihr Kind normalerweise ausreichend Sauerstoff, es sei denn, es kommt zu Krisen. Die größte Gefahr für Ihr Kind ist im Moment eine Hirnblutung, die jederzeit auftreten kann, ohne dass wir genau wissen können, wann es dazu kommt. Daneben wissen wir im Augenblick natürlich auch nicht, wie lange das Kind tatsächlich beatmet werden muss. Die Nierenfunktion ist in Ordnung, das haben unsere Analysen schon gezeigt. Und sein Herz hat uns Gott sei Dank bisher überhaupt keine Schwierigkeiten gemacht. Ihr Kind muss künstlich ernährt werden; später versuchen wir dann, es über eine Magensonde an Nahrung zu gewöhnen. Die Hauptgefahr geht im Augenblick von einer Infektion aus, aus diesem Grunde haben wir schon eine Behandlung eingeleitet, ohne dass wir erste Ergebnisse hätten, die dies beweisen könnten. Im Einzelfall kann das sogar so weit gehen, dass die Infektion eine mögliche Todesursache ist. Insgesamt, würde ich mal sagen, sind die ersten 14 Tage für Ihr Kind die kritischsten.«
> Einige Zeit später verlässt der Vater die Intensivstation, beim Herausgehen fragt er die Pflegekraft: »Was hat die Ärztin denn eigentlich zu mir gesagt?«

4.2.1 Nutzen von Gesprächsführungstechniken für den Arzt

Der Begriff Gesprächsführungstechnik mag sich zunächst mechanisch anhören. Dies ist in gewisser Weise sogar beabsichtigt, denn Gesprächsführungstechniken sind tatsächlich Instrumente, die helfen können, ärztliche Gespräche besser zu strukturieren. Ziel ist es, Eindringtiefe und Nachhaltigkeit der Botschaft des Arztes für Patienten und Eltern verständlicher zu machen. Solche Gesprächsführungstechniken bringen in der Regel nicht sofort den gewünschten Erfolg, sie müssen regelmäßig und gezielt geübt werden. Kein Kind lernt dadurch laufen, dass es ihm seine Eltern einige Male erklärt haben.

Das ärztliche Gespräch mit Patienten und deren Eltern dient in der Regel nicht dem Austausch von Meinungen und Gedanken, erfüllt entsprechend nicht die Kriterien einer beiläufigen Konversation, sondern verfolgt das Ziel, einen Beitrag zum Verstehen der Erkrankung und ihrer Therapie zu erhalten. Es ist wichtiger Bestandteil der ärztlichen Behandlung. Wer gut spricht, kann heilen und wer diese

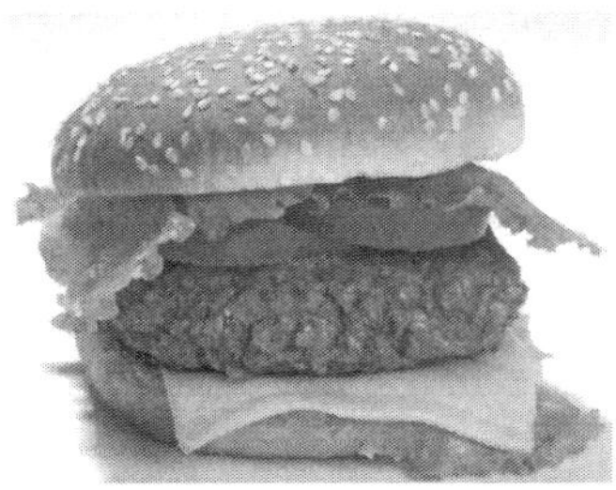

Fähigkeit nicht beherrscht, kann den Patienten kränker hinterlassen als er sich vor dem Arztbesuch erlebte.

4.2.2 Vorüberlegungen sind der halbe Erfolg

Bevor der Arzt mit dem Gespräch beginnt, sollte er einige wenige Vorüberlegungen durchführen.

> **Einstiegsfragen:**
> — Warum führe ich das Gespräch?
> — Was will ich auf der Sachebene sagen?
> — Was ist mein eigentliches Ziel des Gesprächs?

Wichtig ist es auch, sich bereits vorher darüber im Klaren zu werden, wie minimales und maximales Gesprächsziel aussehen sollten. Kann Florian nach Hause oder kann er es nicht? Wenn Florian noch zu krank ist, um schon nach Hause zu gehen, dann bleibt als minimales Ziel, dass er weiterhin im Krankenhaus behandelt werden muss. Könnte Florian allerdings in den nächsten ein, zwei Tagen nach Hause gehen, bestünde das minimale Ziel eventuell auch darin, ihn heute schon nach Hause zu entlassen, wenn es möglich ist, gewisse unterstützende Maßnahmen im ambulanten Bereich einzuleiten.

4.2.3 Sandwichstruktur des Gesprächs

Das von mir nachfolgend vorgestellte Gespräch folgt einer Sandwichstruktur: Einstieg und Ausstieg bilden eine emotionale Klammer für die in der Mitte eingebettete sachliche Botschaft.

Betrachten Sie den BigMac (Abb. 4.4), was sehen Sie? Oben und unten Brot, in der Mitte mehrere Schichten unterschiedlichen Inhalts. So lässt sich auch ein Arztgespräch gliedern: **Einstieg**, **Botschaft**, **Ausstieg**.

Phase 1: Einstieg

Im ersten Teil des Gesprächs steht die Kontaktaufnahme mit den Eltern bzw. dem Patienten im Vordergrund. Es geht darum, ein offenes und freundliches Gesprächsklima zu schaffen, damit die Eltern besser zuhören können. Der Arzt stellt sich namentlich vor und erläutert seine Funktion und Aufgabe. Anschließend begrüßt er die Eltern mit Namen und bringt seine Freude zum Ausdruck: »Schön, dass Sie beide pünktlich kommen konnten« – »Vielen Dank, dass Sie beide am Gespräch teilnehmen« oder »Es ist sehr gut, dass Sie das Röntgenbild Ihres Kindes gleich mitgebracht haben«. Sie mögen jetzt einwenden, dass es sich um belanglose Floskeln handelt, die nicht notwendig sind und eventuell ein gekünsteltes Verhalten des Arztes vor den Eltern

Abb. 4.4 Sandwichstruktur

signalisieren. Aus dem Bereich der Emotionspsychologie gibt es aber Hinweise, dass menschliche Informationsverarbeitungsprozesse eben nicht wie Computer funktionieren, die man einfach einschaltet, sondern dass die Gesprächsergebnisse erheblich durch die jeweilige Stimmung beim Zuhörer beeinflusst werden. Befinden sich Menschen in einem angenehmen Stimmungszustand, so wächst die Fähigkeit des genauen Zuhörens deutlich. Auch besteht plötzlich die Chance, den Gesprächsinhalt besser zu behalten. Erhöhen Sie deshalb durch eine kleine freundliche Einführung die »Betriebstemperatur« der Eltern, die vorab wahrscheinlich sehr niedrig ist, weil sie ängstlich und verkrampft sind.

Erstes Ziel ist es, die Eltern möglichst rasch in das Feld der Sympathie zu führen; sie werden es Ihnen danken. Ein sympathischer Arzt hat größere Chancen, in eine gute Kooperation mit den Eltern zu kommen, als ein Kollege, der sich verschlossen und abwehrend verhält. Dennoch müssen Sie darauf achten, dass sich an dieser Stelle kein zu langes Gespräch entwickelt, da es nicht darum geht, Urlaubserinnerungen auszutauschen; die Einstiegsformulierung ist lediglich der Türöffner für den nächsten Schritt.

Phase 2: Botschaft
Die ärztliche Botschaft besteht immer aus mehreren Teilelementen. Eltern werden über die Ziele des Gesprächs informiert. Der Arzt sagt: »Sie wissen, wir haben einige Untersuchungen bei Chiara durchgeführt. Ich möchte Sie jetzt über deren Ergebnisse informieren und mit Ihnen das weitere Vorgehen planen. Ich werde versuchen, Ihre wichtigsten Fragen zu beantworten, wobei uns für dieses Gespräch etwa 10 Minuten zur Verfügung stehen« (**Informationsphase**).

Der Arzt leitet direkt zum Kern des Gesprächs über, indem er den genauen Sachstand über die bisher durchgeführten Untersuchungen mitteilt, anschließend bittet er die Eltern, ihre Fragen zu diesem Punkt zu stellen, bevor er die Beschlussphase des Gesprächs einleitet. In dieser Phase erläutert er die Therapieoptionen, fragt bei den Eltern nach, ob sie seiner Empfehlung folgen werden und fasst das weitere Vorgehen zusammen: »Ich habe Sie also richtig verstanden, dass Sie damit einverstanden sind, wenn wir heute noch mit der Behandlung beginnen.«

Phase 3: Ausstieg
Ebenso wie eine freundliche Begrüßung der Eltern gehört ein positiver Abschluss zu jedem Gespräch. Möglich wäre es, die positiven Aspekte des Gesprächs noch einmal herauszustellen. Oder Sie geben einen positiven Ausblick für die weitere Behandlung des Kinds: »Ich denke, in ein bis zwei Tagen haben wir…«, »Falls Sie noch Fragen haben, können Sie mich ab…«, »Ich werde Sie umgehend informieren, sobald ich…«

4.2.4 Blick in die ärztliche Wirklichkeit

Gesprächsbeispiel
Soweit die Theorie, schauen wir einen Augenblick in die Praxis.

> **Praxisbeispiel: Wie sage ich es dem unwilligen Vater?**
> Dr. Hohenmorgen macht sich auf den Weg, um mit den Eltern Gips zu sprechen. Die Diagnose bei Florian steht fest: nicht nur auskultatorisch, sondern auch im Röntgenbild des Thorax gibt es eindeutige Hinweise auf das Vorliegen einer Pneumonie. Dr. Hohenmorgen vermutet, dass es sich um ein schwieriges Gespräch mit dem Vater handeln wird. In der Aufnahme hatte dieser bereits bekundet, dass er auf keinen Fall länger als ein, maximal zwei Tage mit seinem Kind auf Station bleiben kann.
> Der Arzt bittet die Eltern in sein Arztzimmer und sagt: »Nehmen Sie doch bitte Platz«. Während der Vater seinen Blick durch den Raum schweifen lässt, beginnt der Arzt mit dem Gespräch. Das Arztzimmer ist sehr unaufgeräumt, Berge von Krankenakten liegen auf dem Schreibtisch und drohen, den Eltern in den Schoß zu fallen. Außerdem machte es bereits Schwierigkeiten, drei freie Stühle zu finden, wodurch sich das Aktenchaos noch intensivierte. Rechts vom Schreitisch des Arztes bemerkt der Vater einen übervollen Mülleimer, aus dem mehrere Pizzakartons herausschauen.
> Dr. Hohenmorgen sagt: »Ich habe Sie zu diesem Arztgespräch gebeten, um Ihnen kurz mitzuteilen, was mit Florian los ist. Wir haben eine Lungenentzündung festgestellt. Diese Lungenentzündung muss mindestens sieben Tage stationär behandelt werden.«
> Vater: »Sie wissen, dass meine Frau schwanger ist und auf keinen Fall so lange hier bleiben kann. Was gibt es denn für andere Lösungen?«
> Dr. Hohenmorgen: »Eine andere Möglichkeit für die Behandlung Ihres Jungen sehe ich momentan nicht. Sie müssen schon ein wenig Zeit mitbringen, bevor wir Florian wieder gesund haben.«
> Vater: »Naja, ich weiß von unserem Kinderarzt, dass man das auch ambulant machen könnte. Außerdem habe ich Zweifel, ob Ihre Diagnose Lungenentzündung wirklich stimmt, denn bis gestern war der Junge doch noch völlig gesund.«
> Dr. Hohenmorgen: »Sie müssen sich schon auf mich verlassen, schließlich ist dies nicht meine erste Diagnosestellung einer Lungenentzündung bei einem Kind und für die stationären Rahmenbedingungen kann ich nun wirklich nichts.«
> Vater: »Ich weiß nicht, warum Sie gleich so aggressiv werden, schließlich geht es ja um die bestmögliche Versorgung unseres Kindes.«

Dies ist ein Beispiel eines unglücklichen Gesprächsverlaufs: relativ schnell ging es darum, wer denn der bessere Arzt sei und wer wem Anweisungen geben kann. Der Arzt spricht unmittelbar über die Diagnose und teilt die Dauer des zu erwartenden stationären Gesamtaufenthalts mit. Der Vater wird nicht zum Ziel geführt, sondern direkt mit der für ihn schwierigen Botschaft konfrontiert. Gleichzeitig werden die Techniken **Empathie**, **aktives Zuhören**, **Zauberfrage** und **Ich-Botschaft** nicht eingesetzt (▶ Kap. 5). Hierbei handelt es sich um wichtige Instrumente zur die Strukturierung eines Gesprächs. Dem Arzt war es auch nicht gelungen, die Gesprächsinhalte strukturiert in geeigneter Reihenfolge vorzutragen. Gleichzeitig spricht er bereits über die Therapie, während der Vater noch nicht einmal das Zutreffen und die Bedeutung der Diagnostik anerkannt hat.

Der Arzt sollte sich immer vorab überlegen, ob er auf undifferenzierte, auch unsachliche oder generalisierte Angriffe der Eltern eingehen will. Es kann sinnvoll sein, sie zu ignorieren und sich unbeeindruckt dem Gesprächsthema zuzuwenden. Ein solches Zurückfinden zum eigentlichen Gesprächsinhalt wirkt in der Regel wesentlich souveräner als der Versuch, geschickt zu kontern oder mit kleinen, witzigen Bemerkungen gegen das Gesagte der Eltern zu halten.

»Zettel-Eltern«

Nehmen wir an, der Arzt hätte es durch eine bessere Strukturierung und Hinzuziehung entsprechender kommunikativer Instrumente geschafft, die Eltern besser zum Ziel zu führen. Während sich der Arzt verabschiedet und zu den Eltern sagt: »Dann sind wir uns ja einig, dass wir umgehend mit der Behandlung von Florian beginnen«, sagt die Mutter zu ihm: »Ja, aber Herr Doktor, ich hab' da doch noch einige Fragen, die ich mir aufgeschrieben habe.«

»Zettel-Eltern« sind für den Arzt gefürchtete Zeitkiller und können einen Gesprächserfolg am Ende völlig zunichtemachen. Wichtig ist es jetzt, die Eltern daran zu erinnern, dass vorher ein zeitlicher Rahmen für die wichtigsten Inhalte des heutigen Gesprächs vereinbart worden war. Dr. Hohenmorgen hatte im Gespräch leider vergessen dies mitzuteilen. In einem solchen Fall fällt es dem behandelnden Arzt wesentlich leichter, das Gespräch ohne die Abarbeitung des Zettels zu beenden. Fragt die Mutter aber jetzt beispielsweise: »Ich wollte sowieso mal wissen, Herr Doktor, warum der Junge so schlecht isst« oder »Ich mache mir solche Sorgen, weil sich das Verhalten des Jungen so verändert hat«, so könnten Sie als behandelnder Arzt sagen: »Ich schlage vor, Frau Schmitz, über dieses wichtige Thema reden wir bei unserem nächsten Termin« oder »An dieser Stelle möchte ich es für heute genug sein lassen, damit wir uns auf die jetzt anliegenden Aufgaben bei ihrem Jungen konzentrieren können.«

4.2.5 Verständlichkeit

> **Praxisbeispiel: »Ich habe es doch deutlich gesagt.«**
> Chef zum Oberarzt: »Ja, lieber Herr Gerümpel, ich habe mich eben nochmals mit unserem DRG-Beauftragten im Headoffice kurzgeschlossen. Die aktuellen offensiven Herausforderungen im DRG-System 2013 mit den neuen Strukturelementen erfordern hier von uns allen einen stärkeren Fokus auf die Schnittstellen im optimierten DRG-Rechnungskorridor. Dies ist notwendig, um die relevanten Schlüsselprozesse effizient durchzuadministrieren und anschließend effiziente omnipotente strategische Solutions aufzusetzen. Wir müssen sofort…«
> Oberarzt: »Ähm…?«

Na, alles klar? Sie werden wahrscheinlich einwenden, so spricht doch niemand im Krankenhaus! Ich empfehle Ihnen in diesem Falle, einmal den Report zu Kooperation für Transparenz und Qualität (KTQ) im Gesundheitswesen Ihres Hauses oder Gutachten von externen Beratern, die dem Haus Prozessoptimierungen vorschlagen, anzuschauen. Sie werden überrascht sein, wie häufig sich komplexe Satzgebilde dank langer unscharfer Erklärungen in keinster Weise mit der von Ihnen erlebten Wirklichkeit im Alltag decken. Die Verständlichkeit des Texts gleicht dem Durchmarsch durch einen dunklen Tunnel. Ziel ist es hingegen, den Verzerrungswinkel in der Kommunikation möglichst klein zu halten.

> **Vier Grundregeln zur Erhöhung der Verständlichkeit (nach Schulz von Thun):**
> 1. Einfachheit
> 2. Gliederung und Ordnung
> 3. Kürze und Prägnanz
> 4. Visuelle oder akustische Stimulanzien

Einfachheit
Die angestrebte Einfachheit eines Gesprächs lässt sich an folgenden Merkmalen erkennen:
- kurze übersichtliche Sätze,
- Benutzung bekannter Wörter,
- Vermeidung von
  - Fremdwörtern,
  - Fachausdrücken und
  - internen Abkürzungen.

4.2 · Ärztliche Gesprächsführungstechniken

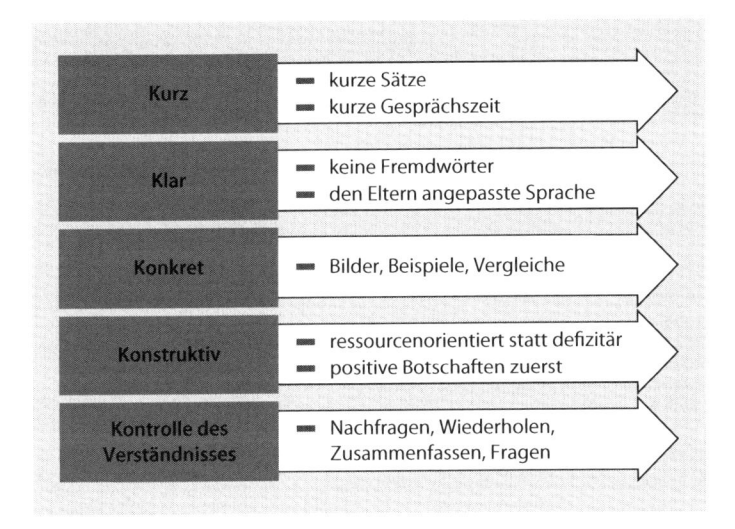

Kurz	— kurze Sätze — kurze Gesprächszeit	
Klar	— keine Fremdwörter — den Eltern angepasste Sprache	
Konkret	— Bilder, Beispiele, Vergleiche	
Konstruktiv	— ressourcenorientiert statt defizitär — positive Botschaften zuerst	
Kontrolle des Verständnisses	— Nachfragen, Wiederholen, Zusammenfassen, Fragen	

Abb. 4.5 Die 5 K der Kommunikation

Kurze und treffend formulierte Sätze erreichen den Adressaten wesentlich besser, weil sie verständlicher und einprägsamer sind als weitschweifige Ausführungen.

> Als Faustregel gilt: Der ideale Satz im strukturierten ärztlichen Gespräch umfasst sieben Wörter. Der Wechsel von kurzen und längeren Sätzen bringt Dynamik in das Gesprochene und verleiht dem Gespräch eine angenehme Sprachmelodie. Zentrale Botschaften sollten aber in Sieben-Wort-Sätze eingebettet sein.

Je stärker der Abstraktionsgrad unserer Aussagen steigt, umso geringer ist deren Verständlichkeit für den Gesprächspartner. Der Zuhörer benötigt einfach mehr Zeit, um Ihre Aussage zu dechiffrieren, speziell wenn es um die Gesundheit seines Kindes geht. Aus diesem Grunde ist er wahrscheinlich nicht in der Lage, einem komplizierten Redefluss, der noch dazu mit hoher Geschwindigkeit auf ihn einströmt, zu folgen (Abb. 4.5).

Verwirrung durch Negation

> »Denken Sie jetzt nicht an einen rosa Elefanten.«
> Was machen Sie? Sie denken an einen rosa Elefanten!

Sagen Sie als behandelnder Arzt: »Ihr Kind hat einen nichtpathologischen Laborwert«, so muss der Empfänger dieser Negation den Inhalt erst einmal in seinem Kopf entwirren. Was heißt »nichtpathologisch«? Ist das nun gut oder schlecht? Sagen Sie als Arzt aber: »Die Laborwerte waren normal«, so ist die Botschaft für den Empfänger direkt klar – und zudem weitaus positiver. Gerade im medizinischen Bereich ist es wichtig, auf den Gebrauch von Fremdwörtern soweit wie möglich zu verzichten und sie, wenn diese wirklich unabdingbar sind, den Eltern zu erläutern. Bedenken Sie immer, dass Ihnen in diesem Moment ein aufgeregter Laie gegenübersitzt. Selbst wenn er Termini wie »Thorax« und »Pneumonie« kennt, wird seine Vorstellung davon eine andere sein als Ihr Verständnis davon. Denken Sie auch daran, dass ein »negativer Befund« für die Eltern – die das Beste hoffen, aber das Schlimmste erwarten – erst einmal ein Schock ist, so positiv das Ergebnis auch sein mag.

Gliederung und Ordnung

Vergegenwärtigen wir uns nochmals das erste Fallbeispiel: einem Vater wird durch eine Ärztin die Situation seines zu früh geborenen Kindes beschrieben, doch der Darstellung fehlte Gliederung und Ordnung. Aus diesem Grund wird der Vater dieses Gespräch wahrscheinlich komplett negieren. Später wird er vielleicht sogar sagen, dass er noch gar nicht mit einem Arzt gesprochen habe. Das Gespräch muss aus der Sicht der Eltern flüssig aufgebaut sein. Klarheit, Kürze, Prägnanz sind die wichtigsten sprachlichen Turbos, um für die Eltern ein schlüssiges Bild zu zeichnen. Versetzen Sie sich selbst in die Rolle des Empfängers: Erkennen Sie als Zuhörer in einem Vortrag den roten Faden der Ausführungen nicht, so werden sie relativ rasch ermüden und abschalten.

Prägnanz

Haben Sie schon einmal auf Ihre **sprachlichen Weichspüler** geachtet, die dazu führen, dass Sie die Eltern vernebeln, die ihrerseits dann vergeblich um Klarheit ringen? Eine wichtige Regel zur positiven Beeinflussung der Qualität des Arztgesprächs besteht darin, auf Abschweifungen zu verzichten. Kommen Sie zu Ihrer Kernbotschaft, die in dem Gespräch thematisiert werden soll und lassen Sie sich nicht auf Abstellgleise des Gesprächs locken, mögen sie auch noch so interessant scheinen. Eltern können das Gesagte am besten behalten, wenn Sie praktische Beispiele über konkrete Geschehnisse einbeziehen, die mit der kindlichen Erkrankung im Zusammenhang stehen.

Optische Begleiter

Ein weiteres, ganz wichtiges Hilfsmittel ist es, optische Reize zu setzen. Visuelle Darstellungen können wir alle besser aufnehmen und behalten. Diese Bilder müssen keinesfalls perfekt sein, reduzieren aber in jedem Falle auf die wesentlichen Gesprächsinhalte. Dies hilft nicht nur Eltern, sondern auch der ärztlichen Darstellung. Nutzen Sie die Chance der Skizze, keine Angst vor komischen Bildern, niemand erwartet von Ihnen Künstlerbilder. Eine kleine Skizze mit dem Behandlungsplan hilft nicht nur den Eltern, sondern auch Ihnen als behandelnder Arzt, weil sie so üben, sich auf das absolut Wichtigste zu beschränken. Häufig wollen die Eltern die »Schmierzettel« mitnehmen, weil es ihnen hilft, noch einmal zu reflektieren, was der Arzt gesagt hat.

4.2.6 Zusammenfasssung Gesprächsnavigation

Ziel im Aufbau des ärztlichen Gesprächs ist, dass der Arzt ein klares Bild über die Strukturierung seines Arztgesprächs hat. Einstieg, Botschaft, Abschluss können drei Schubladen sein, die er öffnet, wenn er mit Eltern spricht. Durch Einfachheit seiner Sprache, Gliederung und Ordnung im Gesagten sowie Kürze und Prägnanz steigert er die Chance, von Eltern besser verstanden zu werden.

Die Aufgabe des Arztes ähnelt der eines Lotsen. Dessen Aufgabe besteht darin, das Schiff durch schwierige Gewässer zu führen. Hierzu benötigt er nicht nur gute Navigationskenntnisse, sondern auch praktische Fähigkeiten, um das Schiff im richtigen Augenblick sicher zu lenken. In diesem Bild kommt den Eltern eher die Rolle des Kapitäns zu, der letztlich das Ziel der Reise bestimmt und auch über die Schiffsgeschwindigkeit entscheidet. Der Arzt kennt die »Untiefen«, macht Vorschläge zur Navigation, erklärt den von ihm empfohlenen Kurs und lenkt die Eltern im vorgegebenen Zeitrahmen in den Zielhafen. Wichtig ist, dass Arzt wie Lotse wissen, dass die Verantwortung letztlich beim Kapitän, also bei den Eltern, liegt.

Spielregeln zur Gesprächsgestaltung
- Entscheiden Sie sich klar für oder gegen ein Gespräch
- Achten Sie auf den richtigen Zeitpunkt
- Gehen Sie nie ohne ein Ziel ins Gespräch, formulieren Sie Ihr minimales und maximales Gesprächsziel
- Achten Sie auf eine gute Gesprächsatmosphäre
- Kommunizieren Sie eindeutig und klar in drei Schritten
- Fragen Sie so lange, bis Sie sicher sein können, Klarheit oder Verständnis erreicht zu haben
- Stellen Sie empathische Fragen
- Stellen Sie sicher, dass Ihre Botschaft so angekommen ist, wie sie gemeint war
- Fassen Sie abschließend das Wichtigste und die gemeinsame Vereinbarung zusammen

Tab. 4.1 Türöffner der Kommunikation	
Ungeeignete Formulierungen	Bessere Formulierungen
Das Schöne an der Therapie ist, sie hat so gut wie keine Nebenwirkungen	Nach unseren Erfahrungen wird die Therapie sehr gut vertragen
Ich möchte Ihnen die Angst nehmen, dass…	Ich möchte Ihnen die Sicherheit geben, dass…
Es gibt keine Wechselwirkungen mit den anderen von Ihnen eingenommenen Medikamenten	Das Präparat ist mit anderen Medikamenten gut zu kombinieren

4.3 Formulierungen: Einsatz von Turbos statt Sprachbremsen

» Ich weiß erst dann, was ich gesagt habe, wenn ich gehört habe, was beim anderen angekommen ist. «
Norbert Wiener

Oft treffen wir nicht den richtigen Ton bei den Eltern, weil wir Formulierungen einsetzen, die wie Kerzenlöscher wirken. Wir brauchen aber Türöffner (Tab. 4.1), um die Eltern zu erreichen.

Könnten Sie sagen, wie häufig Sie im Arztgespräch die Worte »müssen«, »nicht« und »versuchen« gebrauchen? Beobachten Sie sich und fertigen Sie eine interne Liste über die Häufigkeit des Gebrauchs dieser Worte an.

Praxisbeispiele: Verwirrende Botschaften
Beängstigende Beruhigung
— Bei der Visite sagt der Arzt zur Mutter: »Der Wert ist nicht pathologisch.«
— Die Mutter denkt: Ach je, auch noch ein nichtpathologischer Wert.

Ich weiß, dass ich nichts weiß
— Der Oberarzt sagt zu einer Mutter, deren Kind seit drei Tagen in der Klinik ist, während der Visite: »Was Ihr Kind eigentlich hat, weiß ich noch immer nicht. Ich habe schon so viel ausgeschlossen und nichts ist dabei herumgekommen.«
— Die Mutter denkt: Oh Gott, wo bin ich denn hier? Wenn der Arzt schon nicht weiß, was meinem Kind fehlt, wer soll's denn dann wissen?

Solche negative oder auch unklare Formulierungen erzeugen beim Gesprächspartner in der Regel unbewusst Stressreaktionen.

Vernichtendes Lob
— Der Chef sagt zu einer Assistenzärztin: »Das haben Sie nicht schlecht gemacht.«

Tab. 4.2 Wertschätzung durch geeignete Wortwahl

Negativaussage	Positive Alternative
Das weiß ich nicht, da müssen Sie meine Mitarbeiterin fragen	Ich werde mich für Sie informieren
Am Mittwoch haben wir keine Sprechstunde	Sie können Donnerstag oder Freitag kommen
Ich habe im Moment keine Zeit	Ich bin gleich für Sie da

Fühlten Sie sich gelobt oder getadelt? Wie würden Sie empfinden, wenn er stattdessen sagte:
– »Wirklich gut, Frau Burgweg, wie Sie das gemacht haben.«

Bei welcher Formulierung fühlen Sie sich wohl positiver angesprochen (Tab. 4.2)?

4.3.1 Nein-Sager

Eines der am meisten gebrauchten Worte in der deutschen Sprache ist das Wort »nicht«. Normalerweise wird es eingesetzt, wenn man etwas verbieten will. Untersuchungen zeigen, dass Kinder und Jugendliche bis zum 18. Lebensjahr etwa 200.000 Mal das Wort »Nein« hören.

Wir benutzen negative Formulierungen auch dann, wenn wir letztendlich etwas Positives ausdrücken möchten: Im Rahmen des Aufklärungsgesprächs für die Operation ihres Sohnes sagt der Anästhesist: »Vor der Operation müssen Sie **keine** Angst haben, schwerwiegende Komplikationen sind eigentlich **noch nicht** vorgekommen. Ich sehe **keinen** Grund, warum Sie sich jetzt Sorgen machen sollten.«

Unterschrieben Sie als Mutter nun leichten Herzens den Aufklärungsbogen?

Ein anderes Wort, welches wir in Arztgesprächen häufig verwenden, ist das Wort »aber«. Es wird sowohl von den Eltern, als auch von den behandelnden Ärzten eingesetzt. Chef sagt zum Assistenzarzt: »Ich sehe, wie viel Arbeit Sie sich mit den Arztbriefen gemacht haben, **aber** wir hatten ausgemacht, dass Sie mir die Briefe am Ende der letzten Woche vorlegen.«

Fühlen Sie sich jetzt gelobt oder getadelt?

Formulierungen mit »Kerzenlöscherfunktion«
– trotzdem
– aber
– dennoch
– müssen

Der Arzt sagt zu einem adipösen Jugendlichen: »Sascha, ich finde es ganz toll, dass Du Dich jetzt mehr bewegst, aber Du musst mindestens

Tab. 4.3 Beeinflussung des Verzerrungswinkels

Formulierung des Senders	Interpretation des Empfängers	Alternativformulierung
Die Wunde ist nicht schlecht verheilt	Gut ist sie nicht verheilt	Die Wunde verheilt ganz toll
Das tut nicht weh	Angenehm ist es wohl nicht	Das ist einfach und schnell erledigt
Max' Entwicklung ist nicht verkehrt	Gut ist sie wohl nicht	Alles entwickelt sich bei Max sehr gut
Sie brauchen keine Angst bei der Untersuchung zu haben	Harmlos ist die Untersuchung wohl nicht	Die Untersuchung geht schnell und ist bei Kindern einfach

noch 10 kg abnehmen.« Das Wort »aber« ist immer problembezogen und nicht lösungsorientiert. Aus diesem Grunde wird der Junge den ersten Teil der Botschaft entweder gar nicht oder nur am Rande mitbekommen. Hilfreich kann es sein, dass Wort »aber« durch »und« oder »gleichwohl« zu ersetzen oder den Satz mit dem Wort »wenn« an eine positive Bedingung zu knüpfen. Der Arzt formuliert alternativ: »Florian, ich finde es toll, dass Du Dich jetzt viel mehr bewegst und wenn Du noch 10 kg abnimmst, hast Du es geschafft.«

Der Arzt sagt zum Assistenzarzt: »Ihr Vortrag heute Morgen war erstklassig und hat viel Anklang gefunden, aber jetzt müssen wir über die immer noch ausstehenden Arztbriefe sprechen.« Lesen Sie den Satz erneut und ersetzen Sie einmal »aber« durch »und«. Bei welchem Satz entwickeln Sie wohl ein positiveres Gefühl? **Tab. 4.3** zeigt Beispiele ausgewählter Formulierungen, deren mögliche Interpretationen und Alterantivvorschläge.

> **Praxisbeispiel: Der Drang zum Zwang**
> Thema des Arztgesprächs ist die neu diagnostizierte Epilepsie bei Ole. Der Kinderarzt sagt zur Mutter: »Sie müssen Ihrem Kind nur die Tabletten geben, dann wird es mit den Krampfanfällen keine Probleme mehr geben.«
> Ohne dass es der Mutter bewusst ist, entwickelt sie plötzlich im Gespräch einen deutlichen Widerstand gegen die Empfehlungen des Arztes. Sie sagt: »Ich weiß nicht. Man liest doch so viel Schlechtes über solche Medikamente.«
> Dem behandelnden Arzt ist die plötzliche Abwehr zunächst nicht erklärlich, da er die Mutter bisher als offen und lösungsorientiert kennengelernt hat. Was mag in ihr vorgehen?
> Bei der Mutter aktualisiert das Wort »müssen« ein Erleben aus ihrer Kindheit: deren eigene Mutter hat es sehr häufig eingesetzt und ihr ständig Einschränkungen auferlegt. Die Mutter weiß aus dieser Zeit auch, dass man jetzt ordentlich Widerstand leisten muss, um die als Willkür erlebten elterlichen Entscheidungen mit all ihren Einschränkungen zu unterlaufen. Aus diesem Grunde gestaltet sich das Arztgespräch plötzlich sehr schwierig. Die Mutter ist blockiert und kann gar nicht mehr richtig zuhören. Dieser

Tab. 4.4 Positive Verstärkung der Kommunikationsbotschaft

Aussage	Bestärkende Alternative
Max sollte die Tabletten einmal täglich nehmen	Einmal täglich genommen, nützen diese Tabletten gegen erneute Krampfanfälle
Man sollte diese Therapie lebenslang begleitend durchführen	Diese Therapie dauerhaft eingesetzt, schützt Ihr Kind lebenslang
Sie sollten das nicht so eng sehen	Sie können das auch positiv sehen
Ich würde erst einmal abwarten	Warten Sie bitte noch zwei Wochen, dann können wir sehen, was sich alles schon verbessert hat

Schritt läuft in der Regel unbewusst ab, weshalb auch die Mutter nicht erklären könnte, warum sie zum Arzt ihres Kindes plötzlich kein Vertrauen mehr hat.

4.3.2 Verbale Weichspüler und Konjunktive

Der Oberarzt sagt zur Mutter, nachdem sie nach den Befunden ihres Sohnes gefragt hat: »Normalerweise würde ich sagen, vermutlich kein pathologischer Befund, ich sag jetzt einfach Mal, dass es nicht auffällig ist.«

Formulierungen wie »vielleicht«, »ein bisschen«, »vermutlich«, »wahrscheinlich« oder Sätze: »Ich will mal sagen…«, »Ich würde normalerweise sagen…«, »Sag ich mal…« sind sogenannte verbale Weichspüler der Kommunikation . Diese Redewendungen suggerieren sowohl Eltern als auch dem kranken Kind oder Jugendlichen, dass Sie als Arzt nicht hinter den Aussagen stehen, die Sie gerade gemacht haben.

Der Chefarzt sagt zu der Mutter, die heute mit ihrem Kind entlassen wird: »Wenn es bei Sarah mit diesem Medikament nicht besser wird, sollten Sie sich melden.« Die Mutter erhält also den Auftrag, genau zu beobachten, wann es schlechter wird. Besser wäre es, wenn sie die Anweisung bekäme: »Ich gebe Ihnen diese Tabletten mit. Achten Sie bitte genau darauf, wann es Ihrem Kind besser geht.« In diesem Falle wird die Mutter ihren Fokus genau auf die Verbesserung des Zustands ihres Kindes legen, und nicht auf erste Warnsignale. Eine andere Formulierung wäre: »Ich als behandelnder Arzt kann nicht genau voraussagen, welche der vielen positiven Wirkungen des Medikaments bei Ihrem Kind zuerst auftreten wird« (◘ Tab. 4.4).

Ein weiteres Wort, auf das Sie achten sollten, ist »**versuchen**«. Auch dieses Wort bringt wenig Nutzen bei Eltern und Patienten. Sagt der Arzt zum adipösen Jugendlichen: »Die Untersuchung hat gezeigt, dass bei Dir alles in Ordnung ist. Du musst jetzt nur versuchen, 10 kg abzunehmen«, wird der antworten: »Ja, das werde ich versuchen, Herr

Doktor.« Diese Zusage kann der Jugendliche schnell und leichten Herzens geben; immerhin entspricht sie ja der Wahrheit, denn er hat schon mindestens zehnmal versucht abzunehmen, es hat nur bisher nie funktioniert. Aus diesem Grunde geht der Jugendliche kein Risiko ein, wenn er dem Arzt verspricht, dass er es wieder versuchen wird.

> **Der Versuch entspricht nicht der Tat, und nur die Tat kann den Erfolg bringen.**

Der Arzt sagt zur Mutter: »Die Lumbalpunktion werde ich gegen 11:00 Uhr versuchen. Meist ist sie kein Problem.«

> **Zu überlegen ist immer, was Sie den Eltern/Patienten/Mitarbeitern vermitteln wollen: Lob, Kritik oder Kritik und Würdigung oder vielleicht nur Lob?**

4.3.3 Formulierungen mit Lösungspotenzial

Vergessen Sie »ob« und nutzen Sie »wie«, »was« und »welche«

Der Arzt fragt die Mutter, nachdem er im letzten Gespräch gesagt hat, dass bei Moritz ein Antikonvulsivum notwendig ist: »Ich möchte gerne wissen, ob Sie sich schon Gedanken über die neue Therapie bei Moritz gemacht haben.« Antwort der Mutter: »Nein habe ich nicht.« Wollte der Arzt diese Antwort hören? Bestimmt nicht, denn sein Ziel besteht nicht darin zu wissen, ob sich die Mutter Gedanken macht, er möchte vielmehr wissen, welche Gedanken sich die Mutter gemacht hat und wie sich die Weiterbehandlung ihres Kindes gestalten soll.

Besser fragte der Kinderarzt die Mutter:
- »Welche Gedanken haben Sie sich denn gemacht?«
- »Wie sieht Ihre Meinung zu den weiteren Schritten bei Moritz aus?«
- »Was genau steht für Sie jetzt aktuell im Vordergrund?«

> **Das Wörtchen »ob« fördert die Nein-Haltung, Bindewörter wie »welche«, »was« und »wie« helfen dem Gesprächspartner, Ideen und Möglichkeiten zum weiteren Vorgehen zu entwickeln.**

»Immer« stimmt nie

Die Mutter sagt zum Arzt:
- »Immer hat Florian so Kopfweh.«
- »Immer ist ihm so schlecht.«
- »Immer hat er so Bauchweh.«

Mit dem Wort »immer« suggeriert die Mutter, das Kind litte in der Vergangenheit rund um die Uhr unter der beschriebenen Symptomatik: Kopfschmerzen, Bauchschmerzen, Übelkeit. Durch die Wahl des Wörtchens »immer« erscheint das Problem riesig und unüberwindbar. Aus diesem Grund ist es die Aufgabe des Arztes, das Problem auf seine tatsächliche Größe zu reduzieren. Gleichzeitig werden die Türen für künftige Problemlösungen geöffnet. Dies kann dadurch gelingen, dass der Arzt zunächst die Formulierung »in der Vergangenheit« für die Symptombeschreibung einsetzt.

»Immer noch keine Lösung?!«

Angenommen Sie sind als Arzt in einer Kinderklinik oder Gemeinschaftspraxis zu dem Schluss gekommen, dass Sie unter der Last der Arbeit leiden. Vielleicht würden Sie das ausdrücken mit dem Satz: »Ich finde meine Arbeit immer so schwer…« Eine einfühlsame Mitarbeiterin würde eventuell entgegnen: »Ihre Arbeit ist aber auch schwer. Sie haben immer die schwierigsten und kompliziertesten Patienten. Ich finde man kann sagen, Sie haben wirklich eine unglaublich schwere Arbeit.«

In diesem Augenblick würden Sie als Arzt sich wahrscheinlich erleichtert fühlen, weil Sie sich endlich einmal richtig verstanden fühlen. Der Fokus in der Aussage der Kollegin lag auf der schweren Last Ihrer Arbeit. Wie reagieren Sie aber, bemerkte die Kollegin im Anschluss an ihren ersten Satz: »Irgendwie haben Sie noch keinen Weg gefunden, es sich etwas leichter zu machen.« Mit dieser Bemerkung würde plötzlich der Blickwinkel in eine Richtung mit dem Ziel der Veränderung geworfen.

Ein anderer Fall: Sie beklagen sich als Ärztin in der Weiterbildung bei Ihrem Chef darüber, dass Sie es bisher nicht schaffen konnten, Ihre Doktorarbeit zu Ende zu bringen. Der Chef antwortet: »Ja, das ist sehr bedauerlich. Eine Doktorarbeit abzuschließen und gleichzeitig zu arbeiten, bringt sehr, sehr viel Arbeit mit sich, das man nur schaffen kann, wenn man viel Fleiß und Disziplin an den Tag legt. Ich bedauere Sie wirklich.«

Spüren Sie in der Formulierung Energie für einen Lösungsansatz oder lediglich das Gefühl der Anteilnahme? Ein anderer Chef würde vielleicht zu Ihnen sagen: »Sie haben Ihr wichtiges Ziel, die Fertigstellung Ihrer Doktorarbeit, noch nicht erreicht. Wahrscheinlich haben Sie einfach noch keine geeignete Strategie entwickelt, wie Sie erfolgreich mit diesem Thema umgehen können. Gehen Sie doch bitte alle Möglichkeiten durch, was nach Ihrem Ermessen als nächstes zu tun ist, um Ihr Ziel zu erreichen. Wenn sie Hilfe benötigen, können wir uns im Anschluss gern einmal zusammensetzen.«

Will die Assistenzärztin die Doktorarbeit wirklich abschließen, braucht sie neue Lösungsansätze. Allein verbales Bedauern und Trösten wie in der Antwort oben anzutreffen, bringt die junge Ärztin nicht weiter, obwohl es sich für sie insgesamt wahrscheinlich besser anfühlt.

Und noch ein weiteres Beispiel zu diesem Punkt: Ein ärztlicher Kollege klagt immer darüber, dass er zu viel zu tun, die schlimmsten Dienste, die schlimmsten Patienten und den meisten Stress habe. Am Mittagstisch erwähnt er erneut die enormen Belastungen, denen er ausgesetzt sei. Die anderen Ärzte hören schon gar nicht mehr richtig zu, da sie diese Litanei häufig genug haben hören müssen. Eine Kollegin sagt schließlich: »Meinst Du nicht, dass Du uns langsam nervst mit deinem permanenten Gejammer.« Der Angesprochene ist überrascht angesichts so viel Offenheit. Zunächst beginnt er erneut, die Wahrhaftigkeit seiner Stresssituation zu erläutern. Gleichzeitig fühlt er sich von der Kollegin angegriffen und sagt: »Du hast leicht reden mit Deinem ruhigen Posten in der Spezialambulanz.« Anschließend entwickelt sich ein heftiger Disput, der leicht zu einer Eskalation führen kann. Was wäre aber passiert, hätte die Kollegin gesagt: »Ich finde es richtig traurig und auch bedenklich, dass Du bisher keinen Weg gefunden hast, um aus deinem Hamsterrad herauszukommen.«

> **Tipps und Überlegungen zur Gesprächsgestaltung**
> — Klare Entscheidung für oder gegen ein Gespräch
> — Beachtung des richtigen Zeitpunkts
> — Empathische Vorbereitung auf das Gespräch
> — Formulieren Sie Ihr minimales und maximales Gesprächsziel
> — Eine gute Gesprächsatmosphäre ist der Türöffner für gute Ergebnisse
> — Teilen Sie Ihre Kommunikation in vier Schritte auf: Beobachtung, Gefühl, Bedürfnis, Bitte/Erwartung
> — Halten Sie Balance zwischen Inhalts- und Beziehungsebene: keine Schuldzuweisungen, keine Urteile
> — Kennen Sie Ihre Gefühle und Bedürfnisse, hören und fragen Sie empathisch
> — Fragen Sie solange, bis Sie Klarheit haben
> — Wählen Sie auch in Konfliktsituationen eine bedürfnisorientierte Sprache. Suchen Sie nach den Bedürfnissen des anderen und versuchen Sie eine Win-win-Situation zu erzeugen.
> — Stellen Sie sicher, dass Ihre Botschaften ankommen. Fassen Sie zum Schluss das Wichtigste und Ihre Vereinbarungen zusammen.

4.3.4 Wertschätzung fördernde Formulierungen

> **Praxisbeispiel: Der kleine Unterschied**
> Am Morgen betritt Frau Roseneck die Kinderarztpraxis von Dr. Heiligenberg. Sie ist für 8:00 Uhr angemeldet, weil bei Philipp Blut abgenommen werden soll. Doch als erstes sagt die Helferin zu ihr: »Ich kann nichts dafür, dass Sie heute warten müssen. Gehen Sie nach hinten durch, im Moment habe ich keine Zeit für Sie.« Drei negative Botschaften in einem Satz! Was denken Sie, wie die Mutter darauf reagiert?
> Alternativ hätte die Arzthelferin sagen können: »Ich überlege gerade, wie ich Ihnen beim Überbrücken der Wartezeit helfen

Tab. 4.5 Formulierungsalternativen auch in der Konfrontation

Abwertende Formulierung	Respektvolle Formulierung
Sie sollten erst denken, bevor Sie sprechen!	Ich nehme an, dass was Sie jetzt gesagt haben war spontan und unzensiert!
Das kann ja sein, aber deshalb brauchen Sie noch lange nicht so schimpfen!	Ich gebe Ihnen Recht, aber Ihr Ton macht mir zu schaffen!
Sie reden zu viel und zu lange!	Darf ich mal unterbrechen, damit ich am Ball bleibe?!
Ach, das ist doch Quatsch, was Sie sagen!	In diesem Punkt bin ich entschieden anderer Meinung!

kann, nehmen Sie bitte in Raum 4 Platz, ich bin gleich für Sie da und bringe Ihrem Kind etwas zu lesen.«

Sprachliche Wertschätzung ist auch immer eine Frage der richtigen Wortwahl, und für die Mutter im Krankenhaus macht es bereits einen großen Unterschied, wenn sie auf eine Frage die Auskunft erhält: »Das weiß ich nicht, da müssen Sie meine Kollegin fragen.« Oder ob Sie sagen: »Ich werde mich für Sie informieren und gebe Ihnen gleich eine Rückmeldung.«

Nehmen wir an, Sie sitzen in einer dieser langweiligen Besprechungsrunden, wo alles bereits gesagt wurde, nur noch nicht von jedem. Sie merken, wie Ihr inneres Team zunehmend, zumindest körpersprachlich zur Verspannung und Verärgerung führt. Endlich reißt Ihnen der Geduldsfaden und Sie sagen: »Es wird hier viel zu viel geredet und viel zu lange. Wir müssen jetzt zum Abschluss kommen, zudem ist hier sehr vieles was gesagt wird, nicht qualifiziert, um uns weiterzubringen.«

Durch diese Worte ist eine abwertende Konfrontation eingeleitet und die Zuhörenden fühlen sich angegriffen und werden sich mit großer Wahrscheinlichkeit verbal wehren.

Eine andere Möglichkeit wäre, in der gleichen Situation zu sagen: »Darf ich mal unterbrechen, damit ich am Ball bleibe, in einigen Punkten bin ich entschieden anderer Meinung. Wir wollen jetzt abschließend festlegen, wie wir zu einer Einigung kommen.« (Tab. 4.5)

Die Mutter auf Station spricht die Stationsschwester an: »Die Ärztin hat mir gesagt, dass ich um 12:00 Uhr die Papiere bekomme, damit ich mit meinem Sohn endlich das Krankenhaus verlassen kann.« Die Stationsschwester antwortet: »Da kann ich Ihnen jetzt nicht helfen, ich weiß auch gar nicht, ob die Ärztin überhaupt noch im Haus ist. Da müssen Sie später noch einmal kommen, damit wir das klären können.«

»Da kann ich Ihnen nicht helfen« ist natürlich eine glatte Lüge. Wir können immer helfen, vielleicht allein indem wir zuhören, Möglichkeiten zu helfen schaffen und dem Hilfesuchenden Alternativen anbieten. Auch in Situationen, in denen von Seiten der Eltern un-

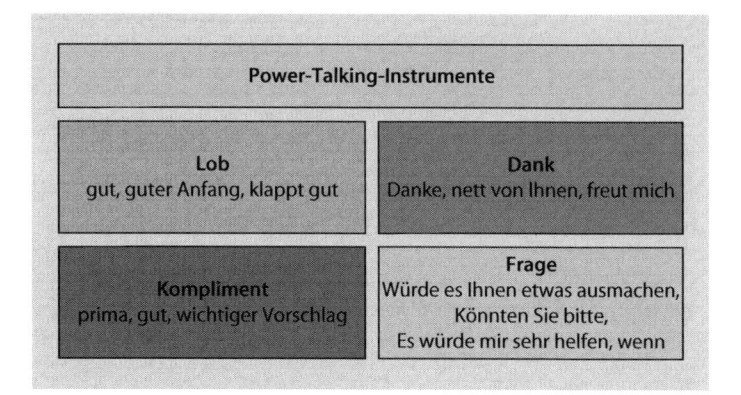

```
┌─────────────────────────────────────────────┐
│           Power-Talking-Instrumente          │
├──────────────────────┬──────────────────────┤
│         Lob          │         Dank         │
│ gut, guter Anfang,   │ Danke, nett von      │
│ klappt gut           │ Ihnen, freut mich    │
├──────────────────────┼──────────────────────┤
│     Kompliment       │        Frage         │
│ prima, gut,          │ Würde es Ihnen etwas │
│ wichtiger Vorschlag  │ ausmachen,           │
│                      │ Könnten Sie bitte,   │
│                      │ Es würde mir sehr    │
│                      │ helfen, wenn         │
└──────────────────────┴──────────────────────┘
```

Abb. 4.6 Power-Talking-Instrumente

erfüllbare Erwartungen im Raum stehen, können wir wenigstens Teilangebote machen, Alternativen aufzeigen und versuchen, die Gründe für die inakzeptable elterliche Forderung herauszufinden. Dies alles macht aber Arbeit.

4.3.5 Professionelle Freundlichkeit

> **Praxisbeispiel: Lassen Sie mich doch in Ruhe**
> Die Mutter sagt zur Ärztin: »Sie haben mein Kind immer noch nicht untersucht und auf eine Rückmeldung, wann die Kernspintomographie durchgeführt wird, warte ich auch noch.«
> Die Ärztin entgegnet: »Heute ist für mich einfach ein ganz harter Tag, es ist verdammt viel los. Aus diesem Grunde müssen Sie noch warten. Ich weiß selbst noch nicht, vielleicht kann ich es Ihnen in den nächsten Stunden sagen. Außerdem bin ich hier nur der Spätdienst und eigentlich auch nicht richtig zuständig.«

Die Assistenzärztin transportiert in ihrer Rede zahlreiche negative Botschaften. Sie signalisiert der Mutter, dass sie genervt, überfordert, inkompetent, unsicher und frustriert ist. All die »verbotenen« Worte interessieren die Mutter in keinster Weise, sie beeinflussen aber ihr Empfinden nachhaltig negativ. So kann kein Vertrauensverhältnis entstehen. Aus diesem Grunde empfiehlt es sich, die Instrumente des »Power Talking« (Fey 2010) einzusetzen (◘ Abb. 4.6). Wer die Spielregeln der professionellen Freundlichkeit im beruflichen Kontext beherrscht, kann deren Eigenschaften konstruktiv nutzen. Im Vordergrund steht der Wunsch, Eltern, Patienten, Mitarbeitern freundlich gegenüberzutreten und ihren Bedürfnissen Aufmerksamkeit zu schenken. Seien Sie mutig, auch in verzwickten Lagen, gehen Sie die Dinge aktiv an und stellen Sie sich der Herausforderung, auch in schwierigen Situationen freundlich zu bleiben. Dies ist manchmal

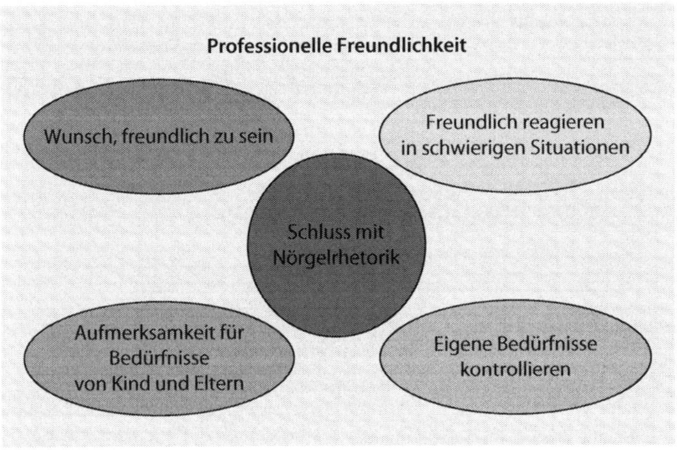

Abb. 4.7 Elemente professioneller Freundlichkeit

nicht einfach, allerdings führt diese körpersprachliche Freundlichkeit zu verblüffend positiven Reaktionen. Voraussetzung ist natürlich, dass Sie Ihre eigenen Bedürfnisse kennen und im Rahmen Ihres Berufs kontrollieren.

Wir als die behandelnden Ärzte sind die Profis und nicht die gestressten ängstlichen Eltern noch dazu mit einem kranken Kind. Power Talking führt in der Regel zu einer Entspannung der Situation: Lob, Dank und Komplimente öffnen plötzlich Türen, die vorher verschlossen waren.

Wie könnte das konkret aussehen: »Danke, dass Sie das U-Heft mitgebracht haben« und »Prima, dass sie mir diesen wichtigen Vorschlag gleich am Anfang unseres Gesprächs mitgeteilt haben«.

»Würde es Ihnen etwas ausmachen, wenn wir zuerst über die Behandlung von Florian sprechen?« oder »Wäre es für Sie möglich, mich ein wenig zu unterstützen, indem Sie jetzt hier noch etwa eine halbe Stunde auf mich warten? Anschließend habe ich dann auch Gelegenheit, in Ruhe mit Ihnen zu sprechen.«

Turboformulierungen
- Bei geäußerter Kritik: »Gut, dass Sie es ansprechen…«
- Unerwartetes Lob: »Schön, dass Sie…«
- Aktive Entgegnung bei Lob: »Nett von Ihnen«
- Verständnis zeigen: »Ich kann gut nachvollziehen…«

Zeigen Sie Verständnis für die schwierige Lage der Eltern und bedanken Sie sich, wenn beispielsweise etwas Nettes gesagt wurde. Wer professionell freundlich ist, erfährt ein hohes Maß an positiver Rückmeldung durch die Eltern und wird nach getaner Arbeit seinen Arbeitsplatz mit mehr innerer Gelassenheit und Zufriedenheit verlassen (Abb. 4.7). Verzichten Sie auch bewusst auf die gelegentlich zu beobachtende »Nörgelrhetorik«; Sie haben Ihren Beruf schließlich freiwillig gewählt mit dem Ziel, kranken Kindern und deren Eltern zu helfen. Millionen von Menschen, die tagtäglich einer vielleicht weniger geliebten Arbeit nachgehen, tauschten gern mit unserer Rolle als Arzt und speziell der des Kinder- und Jugendarztes.

4.4 Wer fragt, der führt

> Wer viel redet erfährt wenig. Wer viel fragt erfährt viel.
Russisches Sprichwort

> **Praxisbeispiel: Anamnesegespräch I**
> Ein 16-jähriges Mädchen kommt in die Klinik für Kinder und Jugendliche mit Bauchschmerzen. Hören wir zunächst in das Anamnesegespräch hinein:
> Arzt: »Kannst Du mir erst einmal sagen, was Dein Problem ist.«
> Jugendliche Patientin: »Ich habe immer Bauchschmerzen.«
> Arzt: »Erinnerst Du Dich, ob Du in letzter Zeit auch einmal keine Bauchschmerzen hattest?«
> Patientin: »Eigentlich nicht.«
> Arzt: »Gibt es Situationen, in denen Du keine Bauchschmerzen hast?«
> Patientin: »Nein.«
> Arzt: »Gibt es eine Möglichkeit, wie Du es Dir gut gehen lassen kannst?«
> Patientin: »Da fällt mir im Moment nichts ein, ich habe halt wirklich immer diese Bauchschmerzen.«
> Arzt: »Gibt es einen ersten Schritt, wodurch Du wieder Kraft und Mut schöpfen kannst, damit Du keine Bauchschmerzen hast?«
> Patientin: »Ich weiß nicht, ich hatte eigentlich gehofft, dass Sie mir jetzt endlich helfen können, aber ich bin wahrscheinlich wirklich ein schwieriger Fall…«

4.4.1 Welche Fragen zu welchem Zeitpunkt

Fragen zu stellen, ist ein einfaches Mittel, um die Gedanken und Gefühlswelt eines Patienten kennenzulernen.

> **Vorteile von Fragetechniken**
> Wer fragt,
> - gewinnt Zeit,
> - erhält Informationen,
> - kann Konflikte vermeiden,
> - eröffnet sich und dem anderen neue Perspektiven.

In Abhängigkeit vom Alter des Kindes stellen wir als Kinderärzte die Fragen natürlich auch häufig an die Eltern, weshalb sich hier »Übersetzungsfehler« ergeben können. Dennoch, der bewusste Einsatz von Fragen ist eine der effektivsten Techniken der Gesprächsführung. Aus diesem Grunde ist es wichtig, die verschiedenen Fragentypen zu kennen und diese je nach Situation unterschiedlich einzusetzen. Mit Hilfe von Fragen lassen sich auch Blockaden in einem Gespräch lösen. Als Grundregel gilt, dass die Fragen, die vom Arzt gestellt werden, einen Bezug zu dem Thema von Patient/Eltern haben.

> Fragen sollten immer nur einen Aspekt ansprechen, weil Sie sonst Gefahr laufen, dass die vom Patienten gegebenen Antworten eher zu Verwirrung und Verzettelung führen.

Ein weiteres wichtiges Kriterium ist, dass die gestellten Fragen ohne Wertung vorgetragen werden. Fragt der Arzt: »Wie können Sie nur auf den abwegigen Gedanken kommen, wir glauben, dass Ihr Kind hier simuliert?«, führt dies wahrscheinlich dazu, dass bei Patient oder Mutter die Antwort blockiert wird, weil sie sich Gedanken dazu machen, was für ein unsympathischer Arzt Sie eigentlich sind. Auf sogenannte suggestive, nicht wertneutral formulierte Fragen reagieren Patient oder Elternteil meist mit Aggression in verschiedenen Ausprägungen. Mit tatsächlichen Fragen kommen Sie jedoch leicht aus der kommunikativen Defensive.

Mit den richtigen Fragen aus der Defensive
— Kritische Fragen stellen
— Keine wertenden Fragen formulieren
— Pausen einlegen
— Freundliche Standhaftigkeit zeigen
— Eigene Fragen nicht selbst beantworten

4.4.2 Grundlagen der Fragetechnik

Die wichtigsten Fragentypen
— Offene Fragen: »Wie geht es Ihrem Kind?«
— Geschlossene Fragen: »Hast Du heute noch Kopfschmerzen oder nicht?«
— Alternativfragen: »Möchten sie Montag oder Dienstag zur Kontrolle kommen?«
— Hypothetische Fragen: »Stellen Sie sich vor, wir hätten dieses Problem gelöst, wie fühlte sich Ihr Kind dann?«
— Zirkuläre Fragen: »Wenn ich den Freund Ihres Sohnes fragten, was würde der mir wohl sagen?«

- Skalierende Fragen: »Wenn Du deine Bauchschmerzen bewertest, wie stark sind sie heute (Skalierung von 0–10)?«

Offene Fragen

Mit Hilfe von offenen Fragen gibt der Arzt der Mutter Raum und er signalisiert Interesse an sämtlichen Informationen, die wichtig sein können, um die Situation ihres kranken Kindes besser verstehen zu können. Offene Fragen beginnen mit dem Buchstaben »W«: »wie, was, wann, welche, wobei, wieso, weshalb«. Am Anfang eines Anamnesegespräches sind offene Fragen insbesondere bei verängstigten und schüchternen Eltern sinnvoll. Die Nebenwirkungen einer offenen Frage liegen in der Gefahr, dass das befragte Elternteil einen Redeschwall mit diffusen, auch widersprüchlichen Angaben ergießt, der wenig zur Klärung beiträgt. Offene Fragen zeitigen zudem ab und an ganz andere Ergebnisse als erwartet.

Konstruktive W-Fragen
- Was wollen Sie erreichen, was haben Sie bisher gefunden…?
- Wann…?
- Welche Ideen haben Sie, welche Fähigkeiten helfen Ihnen, mit der schwierigen Situation umzugehen?
- Wer…?
- Wie…?
- Woran…?
- Wodurch…?

Praxisbeispiel: Offene Frage, gezieltes Nachfragen
Arzt: »Wie verlief die Entwicklung von Florian?«
　Mutter: »Bei Florian gab es überhaupt keine Probleme, er hat sich völlig normal entwickelt.«
　Der Arzt fragt sicherheitshalber noch einmal gezielt nach, da er aus den Vorarztbriefen andere Informationen hat: »Bekam Florian Krankengymnastik?«
　Mutter: »Ja, seit seinem sechsten Lebensmonat hat er vom Kinderarzt Turnen verordnet bekommen. Später hat er dann Ergotherapie gemacht.«

Bei einer Warum-Frage handelt es ebenfalls um eine offene Frage, jedoch löst diese beim Befragten in der Regel Skepsis und Ablehnung aus: »Warum hat Ihre Tochter versucht, sich umzubringen?« Durch die Warum-Frage fühlt sich der Angesprochene unter Druck gesetzt. Es könnte für ihn der Eindruck entstehen, dass es sich um ein »Verhör« handele. Zusätzlich entwickelt der Antwortende wahrscheinlich das Gefühl, sich rechtfertigen zu müssen. Aus diesem Grunde ist es sinnvoll, die Frage zu einer »Wie-« oder »Was-Frage« umzuformulieren: »Was könnten die Gründe für das Verhalten Ihrer Tochter sein?«

- **Vorteile offener Fragen**

Offene Fragen bieten die Chance auf neue Informationen, da sie keine Vorgabe beinhalten. Der Antwortende behält in der Beantwortung einen großen Freiraum. Möglicherweise erzählt er plötzlich Begebenheiten, die bisher zu keinem Zeitpunkt erwähnt wurden. Dies ermöglicht dem Arzt die Weitung des Blickwinkels, um eventuell auch an ganz andere Erkrankungen zu denken als zunächst ins Auge gefasst. Daneben lernt der Arzt die Sichtweise der Eltern kennen; wie viel Angst, wie viele Vorbehalte werden plötzlich spürbar. Gleichzeitig signalisiert der Arzt den Eltern Interesse, Wertschätzung und Gleichberechtigung auf der Gesprächsebene.

- **Nachteile offener Fragen**

Die Beantwortung offener Fragen bringt auch viele Nebensächlichkeiten zu Tage. Es droht die Gefahr, den roten Faden zu verlieren und den Arzt mit Informationen zu vernebeln, die für das aktuelle Problem irrelevant sind. Zusätzlich stellt sich natürlich die Frage nach der aufzuwendenden Zeit, da Gespräche, in denen offene Fragen eingesetzt werden, immer größere zeitliche Ressourcen benötigen.

Geschlossene Fragen

Bei der Beantwortung geschlossener Fragen muss sich der Befragte zwischen mehreren Möglichkeiten entscheiden. Die Form der geschlossenen Frage hat vor allen Dingen seine Berechtigung, wenn eine gezielte Information eingeholt werden soll. Auch wenn das Gespräch in eine bestimmte Richtung vorangetrieben werden muss, bietet sich dieser Fragentyp bevorzugt an. Der Informationswert der Antwort ist entsprechend eher gering einzuschätzen. Es besteht zudem die Gefahr, dass der Gesprächspartner geschlossene Fragen als Suggestivfragen ansieht und sich unter Druck gesetzt fühlt. Führungskräfte im Krankenhaus neigen dazu, überwiegend geschlossene Fragen zu stellen, weil dieser Fragentyp vermeintlich effektiv zu sein scheint. Für den Fragenden ergibt sich eine schnelle Lösung; scheinbar.

Bei geschlossenen Fragen hat der Fragende immer ein bestimmtes Bild, ein ausgewähltes Szenario im Kopf, dessen Bestätigung er dann abfragt. In einer Notfallsituation, wie z. B. die Versorgung eines bewusstlosen Kindes, ist dieser Fragentyp natürlich angebracht: »Hat Florian Diabetes?« oder: »Hatte er schon früher einmal einen Krampfanfall?«

- **Vorteile geschlossener Fragen**
— präzise und umgrenzte Antworten,
— Schnelligkeit in der Beantwortung und
— hohe Effizienz der Gesprächssteuerung.

- **Nachteile geschlossener Fragen**
- Antwort ergibt in der Regel keine Neuigkeiten,
- der Befragte fühlt sich wahrscheinlich eingeengt,
- Eltern gewinnen relativ rasch den Eindruck, der Arzt habe zu wenig Zeit für die Erhebung der erfragten Fakten.

Alternativfragen

Mit dieser Fragenart bieten Sie dem Befragten die Möglichkeit, zwischen zwei oder auch mehreren Alternativen auszuwählen. Letztendlich handelt es sich um eine Variante geschlossener Fragen: die Antworten sind bereits formuliert, von dem Befragten wird als Antwort lediglich die Zustimmung zu einer der angebotenen Lösungen erwartet.

»Sollen wir nun mit Valproat beginnen oder zunächst Ethosuximid versuchen?« Diskutiert werden soll also nicht mehr, ob überhaupt eine Behandlung der Absencen durchgeführt wird, sondern nun, im Augenblick der Entscheidung, stehen lediglich alternativ noch zwei Medikamente zur Auswahl. Alternativfragen stehen immer am Ende eines Gesprächs und versuchen, die zuvor geführten Diskussionen auf zwei oder drei Möglichkeiten zu verdichten.

Mutter zum Arzt: »Ich gehe davon aus, dass Sie heute, spätestens morgen mir und meinem Kind ein Einzelzimmer zur Verfügung stellen.« Kann der Arzt dies nicht mit Sicherheit zusagen, ist es sinnvoll es auch entsprechend zu artikulieren: »Frau Linsenbusch, Sie zeigen zwei Alternativen auf, die sich so leider heute noch nicht mit Sicherheit festlegen lassen. Es geht für mich zunächst darum, dass wir die Erkrankung Ihres Sohnes in den Fokus nehmen.«

Hypothetische Fragen

»Stellen Sie sich vor, es wäre Ihr Kind, Herr Doktor, wie würden Sie vorgehen?« Hit Hilfe einer hypothetischen Frage lässt sich die Sichtweise des Gesprächspartners zwar in einer konstruierten, aber durchaus realistischen Situation einholen und abschätzen. Die Eltern machen häufig davon Gebrauch, weil sie eine Orientierungshilfe auf der Beziehungsebene erhoffen. Es wird mit dieser Frage ein konkreter Praxisbezug hergestellt. Zusätzlich erlaubt sie einen Einblick in die Haltung des Gegenübers.

Zirkuläre Fragen

Die Mutter berichtet, dass die Entwicklung von Florian völlig normal verlaufen sei und er sich insgesamt altersgemäß verhielte. Der Patient wurde aber dieser Darstellung widersprechend vom Kinderarzt eingewiesen, um die Entwicklungsverzögerung des Jungen abzuklären.

Arzt zur Mutter: »Ich würde gerne Ihren Kinderarzt im Anschluss an unser Gespräch anrufen, um auch ihn nochmals zu befragen. Was denken Sie, was er mir zu Florians Entwicklung sagen wird?«

Mit Hilfe von zirkulären Fragen gelingt es häufig, einen Perspektivwechsel einzuleiten, um so auch neue Gesichtspunkte einer anderen Person in einem festgefahrenen Gespräch zu erhalten.

- **Vorteile zirkulärer Fragen**
- rasche Herstellung einer Brücke zum Umfeld,
- Gelegenheit zur Selbstreflexion auf Seiten des Befragten.

Die Mutter berichtet über die Beziehung zum Umfeld: weil sie von ihrer eigenen Rolle entrückt wurde (Rollentausch), gibt sie plötzlich Informationen preis, die sie vorher nicht erwähnt hat.

Skalierende Fragen
Ein 14-jähriges Mädchen klagt bei der Visite dem behandelnden Arzt: »Ich habe wieder so Bauchweh.«

Arzt: »Stell Dir bitte eine Skala von 0–10 vor: Der Wert 10 bedeutet, dass die Schmerzen so stark sind, dass der Bauch in wenigen Augenblicken auseinanderreißt. Wenn Du den Punktwert 6 vergibst, heißt das, Du hast starke Bauchschmerzen, die Dich daran hindern, im Internet zu surfen. Liegen die Bauchschmerzen bei 2–3, so bedeutet das, dass Du sie zwar spürst, aber dennoch Deinen Vergnügungen nachgehen kannst. Sag mir jetzt einfach wie Du die Schmerzen heute einschätzt.«

Das Mädchen antwortet: »Heute liegen die Schmerzen bei 2–3.«

In der Regel erhält man hier eine wegweisende Antwort, die auch dazu führt, dass der behandelnde Arzt eine Einschätzung vornehmen kann, wie intensiv die Schmerzen heute, in diesem Augenblick, bei seiner Patientin tatsächlich sind. Die skalierende Frage hilft, für den Außenstehenden Unterschiede zwischen scheinbar identischen Sachverhalten sichtbar zu machen. Zusätzlich wird der Patient zur Selbstreflexion und Selbsteinschätzung gezwungen.

4.4.3 Vorsicht: Fragefallen!

Es genügt nicht, das Leitmotiv – Wer fragt, der führt – einfach durch eine Aneinanderreihung von Fragen, die an Patienten, Eltern oder Mitarbeiter gerichtet werden, umzusetzen.

> **Gut fragen will geübt sein!**

Ziel ist es, eine geeignete Frage zum richtigen Zeitpunkt im Gesprächsverlauf zu stellen, um Ihr selbstgesetztes Gesprächsziel am besten und zeiteffektivsten zu erreichen. Am Anfang des Arztgesprächs sollten zunächst offene Fragen stehen. Später dann, wenn eine Präzisierung notwendig ist, folgen geschlossene Fragen. Zirkuläre und hypothetische Fragen sind angebracht, um Gesprächsblockaden aufzulösen und neue Blickwinkel zu entwickeln.

Vorsicht ist bei Suggestivfragen geboten; Arzt zur Mutter: »Sie sind doch belastbar, das halten sie doch aus, oder?« Ungeduldigen Ärzten passiert es leider sehr oft, dass sie ihre Fragen schon selbst beantworten, weil sie die Antwort der Eltern nicht abwarten können und auch nur eine bestimmte Auskunft hören möchten. Diese Vorabbeantwortung der Fragen hilft natürlich überhaupt nicht weiter. Der Einsatz geeigneter Fragetechniken schafft Vertrauen zwischen Arzt und Eltern. Zusätzlich ist es dem Arzt möglich, schon frühzeitig die Einwände der Eltern zu erkennen. Insgesamt sind Fragen deshalb geeignete Instrumente für die Steuerung eines Arztgesprächs.

Problematisch ist es, wenn Sie erkennen, dass es sich bei den Eltern um Dauerredner handelt. Stellen Sie hier offene Fragen, laufen Sie Gefahr, im Redeschwall der Eltern unterzugehen. In einem solchen Fall dürfen Sie das Gespräch nicht einfach laufen lassen. Bedenken Sie, dass auch ein Dauerredner einmal Luft holen muss, in diesem Augenblick müssen Sie das Gespräch wieder aktiv an sich ziehen.

Wichtige Tipps für Fragen
- Nur eine Frage pro Satz
- Blickkontakt zu Patient/Eltern
- Antwort abwarten
- Regeln des »aktiven Zuhörens« beachten
- Fragen muss geübt werden

Fragen als Denkanstöße
- Wie würde es aussehen, wenn…?
- Was würde passieren, wenn…?
- Wäre dies nicht eine Hilfe für den Patienten?
- Wie können wir Hilfen installieren, die nachhaltig funktionieren?

Praxisbeispiel: »Sie an meiner Stelle…«
Der Arzt sagt zur Mutter: »Für diese kleine Operation brauchen wir bei Ihrem Kind dennoch eine Vollnarkose, da eine lokale Narkose zu unsicher ist.«

Mutter (aggressiv): »Ich will keine Vollnarkose für mein Kind, würden Sie das denn auch Ihrer Frau für Ihr eigenes Kind vorschlagen?«

Arzt: »Ich gehe sofort auf Ihre Frage ein, möchte aber vorher gern wissen, was der Hintergrund für Ihre Frage ist.« (Gegenfrage)

Mutter: »Ich möchte wirklich wissen, ob das Risiko einer Vollnarkose bei einem so kleinen Eingriff nicht viel zu hoch ist.«

Arzt: »Wir haben eigene Kinder und ich würde dieses Vorgehen auch meiner Frau empfehlen. Aber allein wichtig ist, welches

4.4 · Wer fragt, der führt

> Risiko Sie mit sich selbst vereinbaren können.« (Wechsel der Gesprächsebene)
> Mutter: »Ja, das ist eine gute Frage, eigentlich möchte ich gar kein Risiko eingehen, vor allem möchte ich nicht, dass zweimal eine Narkose durchgeführt wird.«

Auf diesem Weg wird nicht nur die Aggressivität der Mutter abgebaut, sondern auch eine tragfähige Basis für das gemeinsame Vorgehen geschaffen.

4.4.4 Führen heißt fragen

> **Praxisbeispiel: Anamnesegespräch II**
> Vergegenwärtigen wir uns noch einmal das erste Beispiel: das Anamnesegespräch mit dem 16-jährigen Mädchen, das sich wegen Bauchschmerzen in der Klinik für Kinder und Jugendliche vorstellt. So könnte ein erfolgreicheres Gespräch aussehen:
> Arzt: »Was kannst Du mir denn zunächst über Dein Anliegen sagen?«
> Patientin: »Ich habe immer so Bauchweh.«
> Arzt: »Du hast oft so viel Bauchweh, wann genau traten die Beschwerden aber denn in der letzten Zeit mal etwas weniger oder vielleicht gar nicht auf?«
> Patientin denkt nach – Arzt muss jetzt schweigen können.
> Patientin sagt: »Eigentlich nur als ich mich mal aufgerafft hatte, zum Sport zu gehen.«
> Arzt: »In welcher Situation gelang es Dir denn, Dich aufzuraffen?«
> Patientin: »Zunächst hatte ich eigentlich wieder keine Lust, aber dann war es irgendwie doch ganz schön beim Sport, aber das ist schon über vier Wochen her.«
> Arzt: »Wie war das genau, als Du keine Bauchschmerzen hattest?«
> Patientin: »Es war ein bisschen wie früher und mit dem Bauch auch nicht mehr so schwer.«
> Arzt: »Wenn alles nicht mehr so schwer war, wie erscheint es Dir denn dann?«
> Patientin: »Irgendwie leichter, ich bin einfach beschäftigt mit dem, was mich interessiert.«
> Arzt: »Welche Hilfestellungen kannst Du Dir denn vorstellen, um Dich öfter mal mit Sachen zu beschäftigen, die Dich interessieren?«

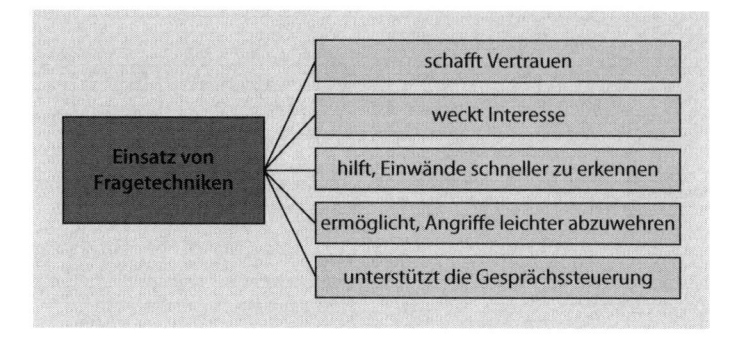

```
                    ┌─ schafft Vertrauen
                    │
                    ├─ weckt Interesse
  Einsatz von       │
  Fragetechniken  ──┼─ hilft, Einwände schneller zu erkennen
                    │
                    ├─ ermöglicht, Angriffe leichter abzuwehren
                    │
                    └─ unterstützt die Gesprächssteuerung
```

Abb. 4.8 Zusammenfassung: Nutzen von Fragetechniken

Patientin: »Na ja, ich müsste mich halt einfach zu Etwas aufraffen, auch wenn ich eigentlich keine Lust habe.«
Arzt: »Und was könnte ein erster Schritt sein, damit Du das hinbekommst?«
Patientin: »Ich müsste eine Freundin bitten, mich vorm Sport anzurufen und mich aufzufordern mitzugehen.«

Praxisbeispiel: Bewerbungsgespräch
Im Bewerbungsgespräch werden Sie vom Chefarzt nach Ihrer persönlichen Belastbarkeit befragt:
- Offene Frage: »Wie belastbar sind Sie?«
- Geschlossene Frage: »Sind Sie belastbar?«
- Suggestivfrage: »Sie sind doch sehr belastbar, oder?«
- Alternativfrage: »Sind Sie wenig, mittel oder hoch belastbar?«
- Hypothetische Frage: »Was würden Sie tun, wenn wenige Minuten vor Ihrem geplanten Arbeitsende eine Ihnen bekannte sehr besorgte Mutter anruft und Sie bittet, heute noch ihren Sohn anzuschauen?«
- Zirkuläre Frage: »Was glauben Sie, wie Sie hinsichtlich Ihrer Belastbarkeit von Ihren Kollegen eingeschätzt werden?«
- Skalierende Frage: »Wie schätzen Sie ihre Belastbarkeit auf einer Skala von 0–10 ein?«

Was denken Sie, auf welche Frage wird die aussagekräftigste Antwort kommen?

In **Abb. 4.8** ist der Nutzen von Fragetechniken zusammenfassend dargestellt.

Daneben finden Sie im Anhang (▶ A.2.1.2) zwei Übungen zu diesem Abschnitt.

Handwerkszeug der ärztlichen Gesprächsführung: die vier wichtigsten Instrumente

5.1 Empathie – 98

5.2 Aktives Zuhören – 101

5.3 Zauberfragen – 109

5.4 Ich-Botschaften – 113

5.5 Wie das Handwerkszeug perfekt eingesetzt wird – 117

> Wenn Dir jemand wirklich zuhört, ohne Dich zu verurteilen, ohne den Versuch zu machen, die Verantwortung für Dich zu übernehmen oder Dich nach seinem Muster zu formen, dann fühlt sich das verdammt gut an. ◘ Abb. 5.1 «
> Carl Rogers

5.1 Empathie

Praxisbeispiel: Schlechter Start
Die Mutter schien völlig abgehetzt, nun war sie froh, zum vereinbarten Zeitpunkt an Ort und Stelle zu sein. Gegen 6 Uhr musste sie mit ihrem behinderten Kind aufstehen, es versorgen und mit dem Auto in die Kinderklinik fahren. Als erstes hatte sie Probleme, einen behindertengerechten Parkplatz zu finden, weshalb sie in großer Sorge war, ob sie es noch pünktlich schaffen würde. Im Vorgespräch hatte die Ärztin sie eindringlich darauf hingewiesen, dass sie spätestens um 8 Uhr da sein müsse, damit der diensthabende Arzt ihr Kind noch vor der Besprechung aufnehmen könne; 8:05 Uhr stand sie nun der Aufnahmeschwester gegenüber.
  Die Aufnahmeschwester sagt: »Sind Sie aber spät dran, hat man Ihnen denn nicht gesagt, dass Sie vor 8 Uhr hier sein müssen! Jetzt müssen Sie erst einmal warten.«
  Die Schwester ist nicht in der Lage, sich in die Rolle der Mutter einzufühlen. Infolgedessen wird sie von der Mutter auch nicht als empathisch wahrgenommen. Die Schwester hätte aber vielleicht sagen können: »Sie sind zwar etwas spät, doch ich sehe, wie sehr sie sich abgehetzt haben. Es ist ja auch nicht ganz einfach, um diese Uhrzeit bei uns einen Parkplatz zu bekommen. Ich schau mal, ob ich den Doktor noch für Sie herbeizaubern kann. Und wenn ich ihn nicht erwische, fangen wir zusammen einfach schon mal an, die nötigen Formulare auszufüllen«. Mit dieser Begrüßung hätte die Mutter sich von der Schwester empathisch angenommen gefühlt.

5.1.1 Funktion im Dialog von Kinderarzt und Eltern

Empathie bedeutet, durch respektvolles Verstehen Kontakt zu einem anderen Menschen aufzunehmen. Grundvoraussetzung ist, dass eigene Wünsche, Bewertungen und Ratschläge für einen zeitlich befristeten Augenblick zurückgestellt werden können, es stehen also Achtung und Respekt vor dem Gegenüber im Zentrum. Im Vordergrund des Gesprächs steht das Verständnis für die emotionale Botschaft des anderen. Empathie ist die Voraussetzung für eine Beziehungsstabilität.

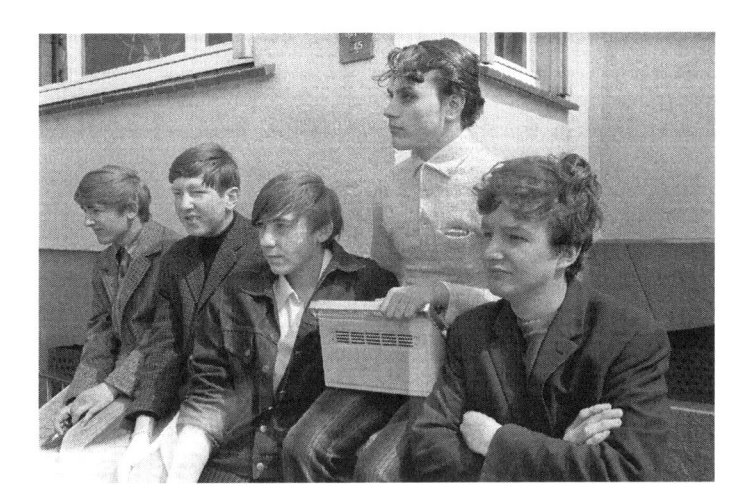

Abb. 5.1 Zuhören ohne Urteil. (Mit freundl. Genehmigung des Fotoarchivs Ruhr Museum Essen)

Ein empathischer Zuhörer geht eine kurze Strecke auf dem inneren Weg des anderen mit, hört aufmerksam zu und versucht, die Welt des anderen aus seinem Blickwinkel zu betrachten. Es ist eine der größten Herausforderungen an den Kinderarzt, permanent und unmittelbar die sich meist stark unterscheidenden Sichtweisen unterschiedlichster Menschen zu verstehen und nachzuempfinden sollen. Der Kinderarzt – ob in Klinik oder Praxis – sollte zumindest anfänglich seine Bewertungen zurückstellen. Insbesondere bei einem kranken Kind bedarf es großer empathischer Fähigkeiten, um die Sorgen, Nöte und Ängste der Eltern nachzuempfinden.

Wissenschaftliche Untersuchungen belegen, dass Ärzte ein hohes Maß an Empathie aufbringen. Die höchsten Empathiewerte wurden aber leider bei Medizinstudenten im ersten Jahr ihres Studiums gemessen. Andere Erhebungen zeigen daneben, dass die Arbeitszufriedenheit der Kinder- und Jugendärzte sehr eng mit deren Empathie für Eltern und Kinder korreliert.

> **Praxisbeispiel: Gar nicht richtig krank?**
> An einem Samstagnachmittag betritt eine Mutter mit ihrem kranken Säugling auf dem Arm die Aufnahme einer Kinderklinik. Sie tritt auf die Aufnahmeschwester zu und erklärt: »Lea trinkt so schlecht. Ich glaube, es liegt an ihrem Schnupfen.«
> Die Aufnahmeschwester fragt: »Hat sie Fieber?«
> Die Mutter entgegnet: »Nein, Fieber habe ich nicht gemessen.«
> Die Aufnahmeschwester antwortet: »Ich glaube, dass wir für Ihr Kind gar nicht zuständig sind, sie gehen am besten in den kinderärztlichen Notdienst. Hier müssen sie sehr lange warten, weil unsere behandelnden Ärzte mit tatsächlich kranken Kindern beschäftigt sind.«

Stellen Sie sich vor, Sie sind der diensthabende Kinderarzt und Sie gehen jetzt zu dieser Mutter in den Raum. Können Sie nachvollziehen, warum diese Mutter möglicherweise so schwierig ist, obwohl Sie Kind und Mutter doch nur helfen wollen. Diese Mutter wieder ins Sympathiefeld zurückzuführen, wird Sie Nerven, Zeit und Geduld kosten. Und dies alles, weil die Schwester nicht gesagt hat: »Finde ich richtig, dass sie gleich mit Ihrem Kind zu uns gekommen sind, um zu klären, ob es krank ist. Der behandelnde Arzt ist gerade im Kreißsaal, ich sage ihm schnell Bescheid, es wird aber noch dauern und in der Zwischenzeit schaue ich schon einmal nach Ihrem Kind.«

Zahlreiche Studien zeigen, dass der aufnehmende Arzt die Schlüsselstellung innehat. Wird dieser von den Eltern als empathisch wahrgenommen, lassen sich destruktive Verhandlungen, Missverständnisse und Konflikte deutlich reduzieren.

Warum können sich Menschen spontan verstehen? Wodurch fühlen sie sich dem Gegenüber nah, insbesondere in einer Situation, die von Eltern eines erkrankten Kindes als bedrohlich empfunden wird?

Die Wissenschaft geht heute davon aus, dass sogenannte Spiegelnervenzellen oder auch Empathieneuronen unser Gehirn mit intuitivem Wissen über die Absichten von Menschen versorgen. Spiegelneurone gelten als die neurobiologische Basis von Empathie, denn sie melden uns, was Menschen in unserer Nähe fühlen und auf welche Weise wir geeignete Hilfestellung geben können. Empathische Kommunikation ist vielleicht die anspruchsvollste Aufgabe, die zudem maßgebend den Erfolg unseres ärztlichen Gesprächs bestimmt.

> **Empathie ist die wichtigste Fähigkeit des Menschen, um Beziehungsstabilität zu einem anderen Menschen herzustellen. Voraussetzungen sind:**
> — **Selbstwahrnehmung,**
> — **Wissen um Ambivalenz und**
> — **zeitlich befristetes Zurückstellen eigener Wünsche und Bedürfnisse.**

5.1.2 Empathie und Mitleid

Beim sogenannten »aktiven Zuhören« (▶ Kap. 5.2) geht es vordergründig darum, rational zu verstehen, was den anderen bewegt und welche Hilfestellung gegeben werden kann. Es wird deshalb nicht zwingend von echtem Mitgefühl begleitet. Wichtig ist es, zwischen Empathie und Mitleid zu differenzieren. Letzteres bedeutet, dass der Arzt den Patienten bzw. die Eltern bedauert und deren Hilflosigkeit beispielsweise in einer aussichtslosen medizinischen Situation teilt.

Der Kinderarzt klärt die Eltern im Gespräch auf, dass bei ihrem Sohn ein Hirntumor entdeckt wurde. Während die Mutter zu weinen beginnt, versucht der Arzt, sie zu trösten: »Bitte steigern Sie sich nicht so hinein; es wird schon wieder werden. Ich kenne einen sehr guten

Neurochirurgen, der wird die Sache schon richten. Dieser Befund ist kein Grund zur Verzweiflung, das wird schon wieder.«

Der Arzt ignoriert völlig, dass es momentan ausschließlich um die Gefühle und Bedürfnisse der betroffenen Mutter geht. Seine eigenen Gefühle und vorgetragenen Wertungen sollten in dieser äußerst belastenden Situation umgehend im Hintergrund stehen. Wie könnte der Arzt alternativ formulieren? Würde er sich so äußern: »Das ist sicherlich eine extrem belastende Nachricht für Sie. Ich werde versuchen, Sie in dieser Lage bestmöglich zu unterstützen und zu beraten«, signalisierte er Empathie für die schwierige Situation der Mutter. Diese Aussage brächte sein Verständnis für die Gefühlswelt der Mutter deutlich besser zum Ausdruck.

5.2 Aktives Zuhören

> Was die kleine Momo konnte wie kein anderer, das war: Zuhören. Das ist doch nichts Besonderes, wird nun vielleicht mancher Leser sagen, zuhören kann doch jeder. Aber das ist ein Irrtum. Wirklich zuhören können nur ganz wenige Menschen. Und so wie Momo sich aufs Zuhören verstand, war es ganz und gar einmalig. Momo konnte so zuhören, dass dummen Leuten plötzlich sehr gescheite Gedanken kamen. Nicht etwa weil sie etwas sagte oder fragte, was den anderen auf solche Gedanken brachte, nein, sie saß nur da und hörte einfach zu. Mit aller Aufmerksamkeit und aller Anteilnahme. Dabei schaute sie den anderen mit großen, dunklen Augen an, und der Betreffende fühlte, wie in ihm auf einmal Gedanken auftauchten, von denen er nie geahnt hätte, dass sie in ihm steckten. «
> Michael Ende: Momo

5.2.1 Wer hört wem zu?

Praxisbeispiel: Der abwesende Arzt
Die Eltern von Max mussten auf den behandelnden Arzt ihres Sohnes über eine Stunde warten. Man hatte ihnen gesagt, dass der Oberarzt gleich kommen würde. Sie wollten endlich wissen, was mit ihrem akut schwer erkrankten Jungen ist. Während der Wartezeit hatten die Eltern ausreichend Zeit, sich mit der neuen Situation auseinanderzusetzen. Das Zimmer, in dem man sie zu warten gebeten hatte, bot den Anblick auf Aktenberge, unsortierte Papierstöße und einen überfüllten Abfalleimer. Der Vater fühlte sich ausgesprochen unwohl, gleichzeitig war er aufgeregt und wie gelähmt. Unmittelbar vorher hatte er mit seiner Frau gestritten, weil sie einen stationären Aufenthalt mit Max auf jeden Fall verhindern wollte. Beinahe erleichtert war der Vater als der Arzt nun endlich kam.

> Arzt: »Wir haben Max untersucht und festgestellt, dass er eine ganz schwere Lungenentzündung hat. Er muss schon länger erkrankt sein, da die Entzündung bereits so ausgeprägt ist.«
> Vater: »Meinen Sie, dass wir zu spät gekommen sind?«
> Arzt: »Das kann ich nicht sagen.«
> Mutter an den Vater gewandt: »Ich finde es unmöglich, dass Du mich hier reinreißen und mir die Schuld zuschieben willst.«
> Arzt: »Lassen Sie mich doch bitte jetzt erst einmal erzählen, wie es mit Ihrem Sohn weitergeht.«
> In diesem Moment geht die Tür auf und eine Schwester tritt ein. »Herr Doktor, Sie müssen sofort kommen, Peter in Zimmer 10 kriegt sehr schlecht Luft.«
> Der Arzt stürmt davon, im Raum macht sich zwischen den Eltern ein eisiges Schweigen breit. Gefühlte 10 Minuten später kommt der Arzt zurück, setzt sich auf den Stuhl und stöhnt: »Verzeihen Sie, dies ist heute ein anstrengender Tag für mich. Wo waren wir gerade stehen geblieben? Ach ja, wir hatten begonnen, über ihren Sohn zu sprechen. Also ich erkläre Ihnen jetzt, wie die Sache steht. Max hat eine komplizierte Lungenentzündung, die sofort behandelt werden muss, den genauen Erreger kennen wir nicht. Wir sehen sehr viele Infiltrate auf der Lunge und müssen dementsprechend auf alles vorbereitet sein. Vielleicht braucht er auch eine Drainage, um die Lunge zu entlasten, weil wir dort einen Erguss gefunden haben.«
> Der Vater ruft aus: »Ich verstehe gar nichts!« In diesem Augenblick kommt eine Kollegin herein, die sich umziehen will, weil ihr Dienst zu Ende ist. Der Arzt sagt zu den Eltern: »Sie sehen, es ist hier sehr hektisch. Ich denke wir sprechen morgen in Ruhe über ihren Sohn, jetzt muss ich leider auch weiter.«

Jeder Arzt befindet sich in der Regel unter Druck und im Zeitmangel. Auf der anderen Seite zeigen die Eltern wegen der Erkrankung ihres Kindes typische Stresssymptome. Um Frustration auf beiden Seiten zu vermeiden, kommt die Methode des aktiven Zuhörens (◘ Abb. 5.2) zum Einsatz.

Schauen wir einmal auf das geschilderte Beispiel, um zu sehen, warum weder Empathie noch aktives Zuhören angewendet werden konnten: Grundvoraussetzung für erfolgreiches aktives Zuhören ist, für angenehme Gesprächsbedingungen zu sorgen, Störungen auszuschalten und ausreichend Gesprächszeit einzuräumen. Alle diese Rahmenbedingungen fehlen in unserem Beispiel. Im oben geschilderten Gespräch ist es dem Arzt zudem in keinster Weise gelungen, die Motivlage der Eltern kennenzulernen, sie gleichsam freizulegen. Man konnte hier außerdem sehen, dass aktives Zuhören unter Ungeduld und Stress nicht gelingen kann.

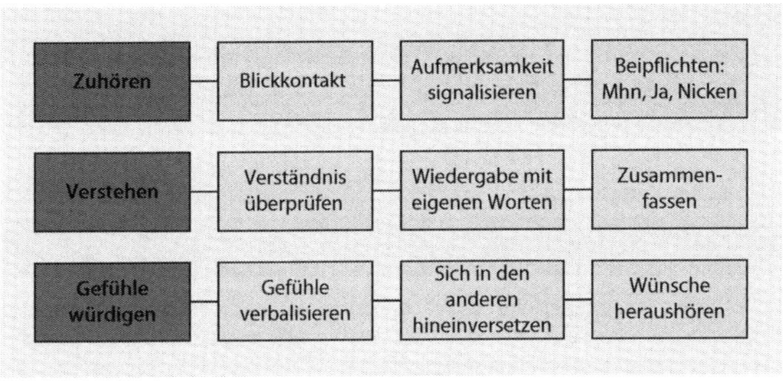

5.2 · Aktives Zuhören

Abb. 5.2 Schematische Darstellung der Elemente des aktiven Zuhörens

Zuhören – Blickkontakt – Aufmerksamkeit signalisieren – Beipflichten: Mhn, Ja, Nicken

Verstehen – Verständnis überprüfen – Wiedergabe mit eigenen Worten – Zusammenfassen

Gefühle würdigen – Gefühle verbalisieren – Sich in den anderen hineinversetzen – Wünsche heraushören

Wann wird aktives Zuhören nicht gelingen?
- Ich-Bezogenheit
- mangelndes Einfühlungsvermögen
- Ungeduld
- starkes Selbstdarstellungsbedürfnis

Erkennen Sie weitere Gründe, warum das aktive Zuhören in unserem Beispiel nicht funktioniert hat? Zuhören bedeutet einfach mehr, als den anderen nur reden zu lassen. Häufig wird die Zeit, in der die Eltern sprechen, genutzt, Gegenargumente bereitzulegen, um dann anschließend gezielter und schlagkräftiger zum Ziel zu kommen. Das Fazit solcher Gespräche ist nicht selten, dass beide, Eltern und Arzt, das Gefühl hatten, niemand habe wirklich auf die Argumente des anderen gehört. Es fühlt sich an als hätte man zu einer Wand gesprochen. Schlechte Zuhörer neigen zu Ich-Bezogenheit und fehlender Geduld. Steht zudem das eigene Selbstdarstellungsbedürfnis im Vordergrund, kann aktives Zuhören ebenfalls nicht gelingen.

Aktives Zuhören geht von der Erkenntnis aus, dass die Auffassungen des Gegenübers sinnvoll sind, und es für den Zuhörenden durchaus Arbeit bedeuten kann, deren Sinn zu erfassen. Wenn der behandelnde Arzt nicht verstanden hat, was die Eltern eigentlich wirklich bewegt, dann ist ihm aktives Zuhören noch nicht gelungen. Gleichzeitig gilt: aktives Zuhören bedeutet keinesfalls, der Arzt müsse der Elternsicht zustimmen.

Praxisbeispiel: Der souveräne Oberarzt
Die Assistenzärztin spricht den Oberarzt an: »Hast Du mal kurz Zeit für mich?«

Oberarzt: »Ja klar, für Dich doch immer, worum geht's denn?«

Assistenzärztin: »Kollege Maushöhle hat gerade angerufen und mich heruntergeputzt wegen des fehlenden Arztbriefs.«

> Oberarzt: »Ach, der 'Fehldiagnosenarzt', der bläst sich doch nur auf. Der soll mal lieber anständige Diagnosen stellen. Da würde ich mir keinen Kopf machen.«
> Assistenzärztin: »Er drohte aber, den Chef anzurufen. Wenn das nicht besser würde, schickt er keine Patienten mehr.«
> Oberarzt: »Quatsch, das traut er sich doch gar nicht. Ich glaube, ich sehe ihn am Samstag beim Fußball, da kann ich ihn ja mal ansprechen.«

Dieses Beispiel soll nochmals illustrieren, was aktives Zuhören nicht ist. Ist es Ihnen aufgefallen? Der Oberarzt tritt souverän, energisch und selbstbewusst auf, beruhigt die Mitarbeiterin und ist bemüht, ihre Sorgen zu zerstreuen, ohne sie jedoch tatsächlich verstanden zu haben. Seine Antworten entbehren der Haltung des aktiven Zuhörens, der Oberarzt ist nicht bereit, die Situation seiner Kollegin einfühlsam wahrzunehmen. Er beginnt seine Entgegnung mit einer negativen Bewertung des niedergelassenen Kollegen. Und an keiner Stelle des Gesprächs ließe sich belegen, dass der Oberarzt versucht hätte zu verstehen, was die Assistenzärztin wirklich bewegt.

5.2.2 Funktionsweise

Der Empfänger signalisiert dem Sender durch eine Vielzahl verbaler und auch nonverbaler Signale, dass er ihm zuhört. Doch auch hier existieren feine Unterschiede.

Beim **direktiven Zuhören** wird dem Gesprächspartner zwar Aufmerksamkeit signalisiert, allerdings werden im Anschluss vorschnelle Lösungen präsentiert (»Mach dir keinen Kopf.«– »Das darf doch nicht wahr sein.«– »Jawohl, das war längst fällig.«). Durch diese Äußerungen signalisiert der Empfänger, dass er sich nicht in die Situation des Senders einfühlen möchte.

Beim **nichtdirektiven aktiven Zuhören** geht der Empfänger anders vor: Er nimmt sich Zeit für die Sichtweise des anderen, er ist an dessen Aussagen interessiert, er fällt kein Urteil und ist erst zufrieden, wenn er verstand, was der andere tatsächlich meint.

5.2.3 Teilschritte

Anhand des Praxisbeispiels sollen die Teilschritte des aktiven Zuhörens erläutert werden.

Schritt 1: Nonverbale Aufmerksamkeitszeichen

Der Oberarzt hört zunächst einmal zu was die Assistenzärztin zu sagen hat, ohne sie zu unterbrechen. Während er zuhört sendet er nonverbale Signale, um seine Aufmerksamkeit zu signalisieren:

- Kopfnicken,
- Kopfneigung,
- Bewegung der Augenbrauen.

Zusätzlich drückt der Oberarzt durch seine Körperhaltung aus, dass er sich jetzt komplett auf den Gesprächspartner eingestellt hat.

Schritt 2: Verbale Aufmerksamkeitstechniken

- **Nachfragen**

Diese einfache Technik stellt sicher, dass man Eltern oder den Kollegen auch korrekt verstanden hat. In unserem Beispiel fragte der Oberarzt eventuell: »Was genau meinst Du, wenn Du sagst, der Kollege hätte Dich 'heruntergeputzt'?« Oder: »Um welchen Arztbrief geht es eigentlich?«

- **Paraphrasieren**

Paraphrasieren meint die Wiederholung des Gesagten mit eigenen Worten. Assistenzärztin: »Dann habe ich versucht, den Kollegen Maushöhle anzurufen, aber da war ständig besetzt.« Oberarzt: »Du konntest ihn also telefonisch nicht erreichen?« Assistenzärztin: »Ja genau, erst am nächsten Tag habe ich ihn erwischt.«

Die Entgegnung »Du konntest ihn also telefonisch nicht erreichen« transportiert keine neue Information, sie signalisiert der Assistenzärztin aber, dass sie verstanden wurde. Es handelt sich um eine inhaltliche Wiederholung ohne Bewertung, die auf die Sachebene der Botschaft zielt.

- **Verbalisieren**

Gefühle, von denen der Zuhörer annimmt, dass sie den Sender einer Botschaft bewegen, werden vom Empfänger ausgesprochen. Assistenzärztin: »Dann habe ich versucht, telefonisch zu Dr. Maushöhle vorzudringen, aber in seiner Praxis ging keiner ran.« Oberarzt: »Das hat Dich sicher ziemlich gestresst, oder?« Assistenzärztin: »Ja genau, ich wollte doch unbedingt den aktuellen Befund mitteilen.«

> Der Sender kann einer geäußerten Vermutung (Verbalisierung) über seine Gefühls- und Motivlage auch widersprechen, wenn der Empfänger die Situation falsch gedeutet hat.

Gelegentlich fehlinterpretiert ein Arzt auch die erteilte Auskunft einer Mutter: »Neben den ständigen Bauchschmerzen fehlt dem Jungen momentan auch der Antrieb, er ist ständig müde!« Arzt: »Das belastet Sie ziemlich, oder?« Mutter: »Nein, eigentlich nicht, dass dieses Problem noch hinzukam, hat mich eher überrascht.«

- **Zusammenfassen**

Der letzte Teilschritt des aktiven Zuhörens ist das Zusammenfassen: Indem der Gesprächspartner die wesentlichen Punkte, die er gehört hat, noch einmal darstellt, gibt er dem Sender die Möglichkeit festzustellen, ob alles richtig verstanden wurde.

Auch hierzu ein Beispiel: Der Arzt hat mit der Mutter lange über die Behandlung von Florian gesprochen. Die Mutter hat große Vorbehalte gegen eine antibiotische Therapie, da sie eine solche Behandlung aus anthroposophischer Sicht für nicht wünschenswert hält. Dies hat der Arzt im Gespräch mit ihr herausgefunden und die Notwendigkeit der von ihm vorgeschlagenen Therapie nochmals dargestellt, indem er das aktive Zuhören praktizierte. Abschließend fasst er das Gesprächsergebnis zusammen: »Wenn ich Sie richtig verstanden habe, Frau Sonnenberg, sind sie jetzt damit einverstanden, dass wir möglichst rasch eine antibiotische Behandlung bei Florian durchführen. Die Behandlung erfolgt über die Vene und wird ergänzt durch eine homöopathische Zusatzmedikation.«
Oder aber ein weiteres Beispiel: Die Ärztin hat mit der Mutter über die Notwendigkeit einer kernspintomographischen Untersuchung bei ihrer Tochter gesprochen. Sie beschließt das Gespräch: »Aus meiner Sicht habe ich verstanden, dass Sie jetzt mit der kernspintomographischen Untersuchung bei Ihrem Kind einverstanden sind.«

> **Aktives Zuhören**
> a. Wertschätzungsinteresse:
>   – »Ich wüsste gern wie«
>   – »Erzählen Sie bitte, wie genau es dazu kam…«
> b. Inhaltliches Verständnis:
>   – »Ich fasse hier schon einmal kurz zusammen, was ich bisher verstanden habe…«
>   – »Wenn ich Sie richtig verstehe…«
> c. Emotionales Verständnis:
>   – »Sie sind ganz nervös, wenn Sie daran denken…«
>   – »Das war sicherlich schwer zu ertragen.«

Aktives Zuhören (◘ Abb. 5.3) bedeutet, mit Ohren, Augen, Herz und Verstand beim Gegenüber zu sein.

❯ **Effekte des aktiven Zuhörens:**
— weniger Stress,
— mehr Kreativität,
— gesteigerte Aufnahmebereitschaft,
— größere Zielgenauigkeit.

5.2.4 Grenzen

▪ **Wann ist aktives Zuhören nicht angebracht?**
Auch hierzu ein Beispiel: Oberarzt sagt zum Assistenzarzt: »Sie haben bei diesem Kind aber ziemlichen Mist gebaut.« Arzt: »Sie scheinen gerade sehr aufgebracht zu sein, ich höre da sogar Wut heraus.« In dieser Situation wäre es zweifellos klüger gewesen, eine konkrete Frage zu

5.2 · Aktives Zuhören

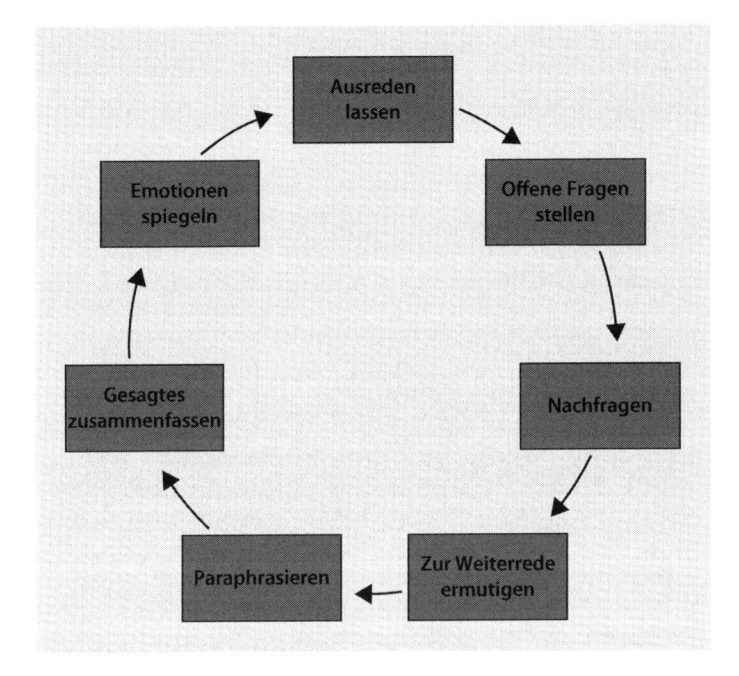

Abb. 5.3 Techniken des aktiven Zuhörens

stellen, um die eigene Betroffenheit deutlich zu machen. Das Spiegeln der Gefühle des Gesprächspartners hilft hierbei nicht. Der klaren Ansage des Oberarztes hätte der Arzt nur inhaltlich begegnen sollen.

> Im Rahmen eines verbalen Angriffs oder in einer Notfallsituation können mit Blick auf die gebotene Eile nicht alle Schritte des aktiven Zuhörens praktiziert werden.

Im Mitarbeitergespräch deutet eine Ärztin an, Schwierigkeiten mit ihrem Partner zu haben. Chef: »Sie wirken heute sehr bedrückt. Die Situation scheint Sie doch sehr mitzunehmen.« Ärztin: »Ja, meine familiäre Situation liegt mir auf der Seele, aber darüber möchte ich nicht sprechen.«

Da der Chef im Gespräch die Gefühle der Mitarbeiterin verbalisiert, tritt er automatisch in das persönliche Hoheitsgebiet der Ärztin ein. Möchte der Gesprächspartner hierüber jedoch nicht sprechen, muss dies unbedingt akzeptiert werden. In dieser Situation verbietet es sich, die Technik des aktiven Zuhörens weiter einzusetzen.

5.2.5 Fazit: aktives Zuhören bereitet den Boden

- **Formulierungshilfen**

Aktives Zuhören umfasst die Teilschritte Nachfragen, Paraphrasieren, Verbalisieren sowie Zusammenfassen. Grundsätzlich soll hier noch einmal hervorgehoben werden, dass es hierfür nötig ist, für einen kurzen Augenblick einen Perspektivwechsel vorzunehmen, um den Gesprächspartner in seiner Welt zu verstehen. Bevor Sie als behandelnder Arzt die Eltern eines Patienten nicht tatsächlich verstanden haben, sollten Sie weder eigene Bewertungen noch schnelle Lösungen präsentieren.

> Für Ärzte, speziell Kinderärzte, ist aktives Zuhören von besonderer Bedeutung: ohne diesen Schlüssel kann es nicht gelingen, die Türen zu Eltern, aber auch Mitarbeitern zu öffnen.

Formulierungshilfen aktives Zuhören
- Allgemein: »Verstehe ich Sie richtig«
- Bedürfnisse: »Sie benötigen vor allem«
- Werte: »Ihnen ist besonders wichtig«
- Prinzipien: »Für Sie ist es selbstverständlich«
- Regeln: »Aus Ihrer Sicht scheint unabdingbar«
- Theorien: »Ihnen erscheint logisch«
- Ziele: »Sie streben in erster Linie an«
- Einschränkungen: »Sie können sich nicht vorstellen«

Wie ließe sich am besten antworten? In der kinderpsychiatrischen Abteilung fragt ein 16-jähriger Patient den Arzt: »Was habe ich angestellt, um in dieser Hölle zu landen?«

■■ Welche Reaktionen lösen die unterschiedlichen Sätze aus:
a. »Was meinst du denn, was Du angestellt hast?«
b. »Du musst Dich erst mal beruhigen und die Medizin einnehmen.«
c. »Wir sind hier nicht in der Hölle, sondern auf einer kinderpsychiatrischen Station.«
d. »Du hast nichts falsch gemacht, es geht Dir bestimmt bald wieder besser.«
e. »Hier hast du die Chance, endlich einmal an all deinen Problemen zu arbeiten.«
f. »Ich höre Dich fragen, was du falsch gemacht hast, um in dieser Hölle zu landen.«

■■ Lösungen:
a. Verhör
b. Ratschlag
c. Korrektur
d. Trost
e. Belehrung
f. aktiv Zuhören

Zwei weitere Übungen zum aktiven Zuhören finden Sie im Anhang (► A.2.1.3).

Tab. 5.1 Unterschied Empathie und aktives Zuhören

Empathie	Aktives Zuhören
– Selbstwahrnehmung – Gefühle/Bedürfnisse der Eltern deuten – keine Ratschläge – keine Bewertungen	– Nonverbale Unterstützung – Nachfragen: »Was genau meinen Sie?« – Paraphrasieren: »Sie konnten also nicht…« – Verbalisieren: »Es hat Sie ziemlich gestresst« – Zusammenfassen: »Wenn ich Sie richtig verstanden habe…«

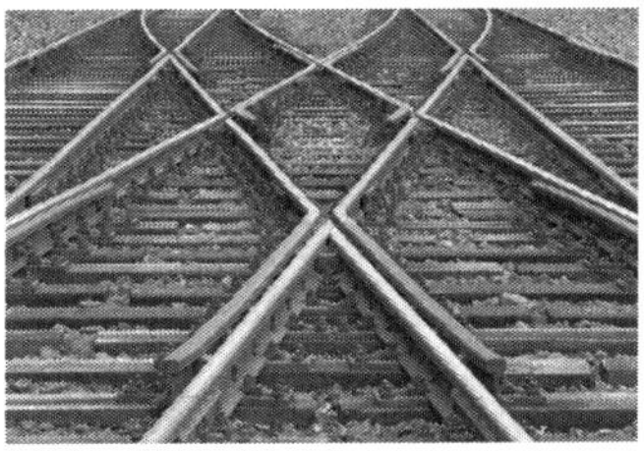

Abb. 5.4 Schienenwechsel in der Kommunikation

5.2.6 Unterschied Empathie und aktives Zuhören

Der Einsatz von Empathie und/oder aktivem Zuhören (Tab. 5.1) bedeutet immer auch einen Schienenwechsel (Abb. 5.4).

5.3 Zauberfragen

5.3.1 Tür zum Patienten

> **Praxisbeispiel: Korrekt, aber auch richtig?**
> Ein Jugendlicher mit Leukämie bekennt der Ärztin nach der Diagnosestellung: »Ich habe solche Angst vor der Chemotherapie.«
> Ärztin: »Ach, Angst musst Du vor der Chemotherapie wirklich nicht haben. Es gibt heute so viele erfolgreiche Präparate, die gut vertragen werden. Studien belegen, dass mit den neuen Medikamenten die Nebenwirkungen deutlich gesunken und gleichzeitig deine Chancen, wieder gesund zu werden, gestiegen sind.«
> Reagiert die Ärztin mit ihrer Antwort adäquat auf das Anliegen des Jugendlichen? Sendet sie Zeichen der Empathie? Setzt sie die Technik des aktiven Zuhörens ein? Sicher nicht!
> Der Jugendliche entgegnet: »Was machen wir denn, wenn die Chemotherapie nicht wirkt?«
> Ärztin: »Die Erfolgswahrscheinlichkeit ist mit diesen Medikamenten in der heutigen Zeit so hoch, dass diese Gefahr bei Dir ausscheidet. Darüber würde ich mir jetzt überhaupt keine Gedanken machen, das kriegen wir schon hin.«
> Der Jugendliche antwortet: »Na ja, hoffentlich haben Sie Recht und ich werde wieder gesund.«

Die Ärztin erteilt Ratschläge und breitet ihr gebündeltes medizinisches Wissen aus. Diese Ratschläge gehen nicht auf die individuellen Bedürfnisse des fragenden Patienten ein. Aus diesem Grund fühlt sich der Jugendliche nicht richtig ernst genommen. Es ist also nicht verwunderlich, wenn er in eine passive Patientenrolle schlüpft.

Was könnte die Ärztin besser machen? Bevor wir diese Frage beantworten, wenden wir uns einer anderen Situation zu. Bei einem Spaziergang durch den Wald beobachten Sie, wie ein etwa dreijähriges Kind beim Rennen stürzt. Es schreit heftig und kann sich nur schwer beruhigen. Was wird die Mutter tun? Sie wird auf das Kind zugehen, wird intuitiv versuchen, es zu beruhigen und wahrscheinlich zu ihm sagen: »Wo tut es denn genau weh?« Das Kind wird jetzt wohl auf das verletzte Knie zeigen. Die Mutter sagt: »Zeig mir deine Wunde« und wird das Knie genau untersuchen. Sie stellt die Zauberfrage: »Soll ich einmal pusten?« Nachdem das schmerzende Knie genau inspiziert wurde, gelingt es in der Regel durch intensives Pusten den Schmerz zu reduzieren oder ihn gar ganz zu vertreiben.

Sie werden nun vielleicht fragen, was diese Situation mit dem oben erzählten Beispiel des Jugendlichen zu tun hat. Gehen wir doch einmal in die Szenerie hinein: Stellen Sie sich vor, die Ärztin würde eine Zauberfrage stellen: »Wovor genau hast Du Angst?« Oder: »Was genau ist denn dein Problem?« Plötzlich könnte der Jugendliche bekennen: »Ich habe solche Angst davor, meine schönen Haare zu verlieren.« Auf diese konkret benannte Sorge könnte die Ärztin dann auch gezielt reagieren.

Können Zauberfragen also auch dem Kinderarzt, inklusive Inspektion der Verletzung und Pusten auch im Klinikalltag helfen? Erst nach deren Implementierung ist es dem Arzt möglich, individuelle Antworten zu geben, die der besonderen Bedürfnislage des Patienten Rechnung tragen.

❯ **Zauberfragen öffnen die Türen zu Patienten und Eltern!**

Praxisbeispiel: Nächtliche Heimsuchung
Sie sind als diensthabende Ärztin unterwegs. Ihr Dienst ist heute sehr anstrengend, da viele Patienten in die Notfallambulanz kommen und Sie auch auf den Stationen schwerwiegende Probleme beschäftigen. Gegen 2:00 Uhr legen Sie sich im Bereitschaftszimmer aufs Bett. Gerade sind Sie eingeschlafen, da ruft Sie die Schwester an, um Ihnen telefonisch mitzuteilen: ein sechs Jahre alter Junge sei mit Husten in die Aufnahme gekommen. Während Sie sich aus dem Bett quälen, schlaftrunken auf den Weg machen, bemerken Sie, wie in Ihnen Ärger hochsteigt. Warum muss ich mich jetzt, zu dieser Uhrzeit, um diese Mutter mit ihrem Kind kümmern?
  Bei Ankunft in der Aufnahme erwartet Sie ein aktiver und wacher Sechsjähriger in gutem Allgemeinzustand. Die Mutter wirkt dennoch sehr verängstigt und besorgt. Aus ihrer Schilderung geht hervor, dass Florian seit etwa sechs Wochen hustet und sie schon mehrmals den Kinderarzt aufgesucht haben. Eine Lösung habe sich bisher immer noch nicht eingestellt.

5.3 · Zauberfragen

> Sie ringen um Fassung, um nicht zu entgegnen: »Was führt Sie hier eigentlich zu mir mitten in der Nacht mit einem Problem, das schon seit Wochen besteht? Meinen Sie, dies sei wirklich ein Grund, mich als Ärztin in einer Kinderklinik um diese Uhrzeit aufzusuchen? Ich habe hier schwerstkranke Kinder zu versorgen. Ich weiß nicht, was das soll, dass Sie hier mitten in der Nacht Ihr Kind vorstellen. Würden Sie damit auch um 3:00 Uhr morgens zu Ihrem Kinderarzt gehen?«
>
> Sie sprechen dies alles nicht aus und machen sich an die Untersuchung des Kindes. Während derer hustet Florian einmal. Der Auskultationsbefund ist unauffällig, die Temperatur ist nicht erhöht und auch sonst lässt sich bei dem Jungen nichts Auffälliges beobachten. Sie sagen zur Mutter: »Ich kann momentan nichts feststellen. Ihrem Jungen geht es gut, weitere Maßnahmen sind derzeit nicht notwendig, gehen Sie morgen wieder zu Ihrem Kinderarzt.«
>
> Die Mutter erwidert: »Aber irgendetwas muss der Junge doch haben, sonst wäre ich doch nicht gekommen.« Sie antworten: »Also ich kann aktuell nichts feststellen und halte ihn für gesund.« Die Mutter reagiert zunehmend erregter: »Ich finde, Sie haben ihn noch nicht einmal richtig untersucht. Ich erzähle Ihnen doch hier keine Märchen und komme sicher nicht, weil ich nichts Besseres zu tun habe.«
>
> Sie übergeben der Mutter den ausgefüllten Notfallzettel und verabschieden sich mit dem Ratschlag: »Ich kann im Moment nichts für Ihren Jungen tun. Morgen gehen Sie aber bitte unbedingt zu Ihrem Kinderarzt.«

Sie mögen auf der Sachebene völlig korrekt gehandelt haben, dennoch haben Sie die Mutter mit ihrem Problem nicht erreicht. Würde man die Mutter fragen, so wäre sie mit Ihnen als Ärztin mit Sicherheit unzufrieden. Sie berichtete bestimmt, wie desinteressiert und oberflächlich ihr Kind untersucht wurde.

Am nächsten Tag erhält der Chef der Kinderklinik einen Anruf des Geschäftsführers: es habe sich eine Mutter beschwert, weil die diensthabende Ärztin der Kinderklinik in der Nacht einen Patienten namens Florian völlig unprofessionell behandelt habe. Sie sei arrogant und belehrend aufgetreten und habe der Mutter mit ihrem kranken Sohn nicht geholfen. Eine erneute Konsultation dieser Klinik lehne die Mutter aufgrund dieses Ereignisses ab.

Der Chefarzt ist zunächst einmal gezwungen, die nächtliche Situation durch Befragung von Ärztin und ggf. auch Nachtschwester genau zu recherchieren. Der oben beschriebene Sachverhalt bestätigt sich. Medizinisch gesehen haben Sie nichts falsch gemacht. Dennoch werden Sie gebeten, eine schriftliche Stellungnahme zu den Ereignissen abzugeben. Als nächsten Schritt verfasst der Chefarzt ein Antwortschreiben an den Geschäftsführer, der seinerseits der Mutter ein Entschuldigungsschreiben zukommen lässt.

5.3.2 Wo versteckt sich das Problem?

Leider vergaßen Sie, die Zauberfrage zu stellen! Auf der Sachebene erteilten sie zutreffende Auskünfte, aber ohne der Mutter gegenüber Empathie zu bekunden. Auch wenn Ihr Vorgehen der nächtlichen Uhrzeit geschuldet sein mochte, die Mutter fasste auf keinen Fall Vertrauen zu Ihnen als Ärztin. Die Formulierung »Ihr Kind ist momentan gesund« dringt nicht bis zum Großhirn der Mutter vor, denn »gesund« kann der Junge doch nicht sein, sonst wäre sie ja nicht mitten in der Nacht in die Klinik gekommen.

Sie übersahen, dass Fragen nötig sind. Ihre ja eigentlich entlastende Aussage, dass das Kind gesund ist, führte bei der Mutter eher zur Aggression. Mit diesem Vorgehen stellten Sie Ihre Bewertung der Situation in den Vordergrund, ohne vorher eine stabile Brücke zur Mutter gebaut zu haben. Aus diesem Grunde waren Sie als behandelnde Ärztin auch chancenlos bei der Mutter; niemand darf sich wundern, dass am nächsten Tag ein Brief beim Geschäftsführer lag.

5.3.3 Handlungsalternativen

Gehen wir zurück zur beschriebenen Szene und spielen sie noch einmal durch, diesmal mit einer neutral agierenden Person: Die Ärztin kommt gegen 3:00 Uhr morgens ins Untersuchungszimmer. Sie stellt sich kurz vor und fragt: »Was ist genau mit Ihrem Sohn?«

Mutter: »Florian hat seit sechs Wochen Husten. Der Husten nimmt immer mehr zu und heute Nacht war es besonders schlimm.«

Ärztin: »Ich werde Ihren Sohn jetzt erst einmal untersuchen und dann überlegen wir gemeinsam, wie es weitergehen kann.« Sie untersucht Florian und kann keinen pathologischen Befund feststellen. Während der Untersuchung fragt sie die Mutter: »Was war in dieser Nacht anders, dass Sie so in Sorge versetzt sind?« (Zauberfrage: »Zeig mir Deine Wunde«)

Mutter: »Florian hat schon in den Nächten zuvor schlecht Luft bekommen, aber heute Nacht waren plötzlich seine Lippen ganz blau.«

Ärztin: »Gut, dass Sie mir diesen Hinweis geben. Wir überprüfen rasch noch die Sauerstoffsättigung im Blut.« (Empathie)

Die Messung der Sauerstoffsättigung zeigt einen normalen Wert. Ärztin: »Es war richtig, dass Sie gleich gekommen sind, wenn Sie so in Sorge waren. Die Sauerstoffsättigung ist in Ordnung, ich kann Sie wirklich beruhigen. Im Augenblick liegt bei Florian also nichts Akutes vor, dass es notwendig machte, ihn hier zu behalten. Ich empfehle Ihnen, Ihren Kinderarzt heute im Laufe des Tages noch einmal aufzusuchen. Sie müssen sich im Moment keine Sorgen machen und können mit Ihrem Kind jetzt beruhigt nach Hause gehen.«

Es darf als sicher gelten, dass die Mutter am nächsten Tag keinen Beschwerdeanruf beim Geschäftsführer tätigen wird. Vielleicht meldet sie sich sogar beim Chefarzt der Kinderklinik und teilt mit, wie engagiert und einfühlsam die diensthabende Ärztin in der vergangenen Nacht gewesen sei.

> Sachlich richtige Informationen kommen bei Eltern erst an, wenn vorab Empathie gezeigt wurde. Diese Empathie stellt sich schnell und zuverlässig durch Zauberfragen ein.

5.4 Ich-Botschaften

Praxisbeispiel: Oberarzt sagt seine Meinung
Der Oberarzt hat sich mit Eltern zum Gespräch verabredet. Er sitzt mit ihnen am Schreibtisch in seinem Arztzimmer, zieht den Kittel aus und blickt den Eltern in die Augen. Der Arzt lächelt und sagt: »Ich möchte Ihnen als Oberarzt der Station zur Krankheit Ihres Sohnes auch noch ein paar Tipps geben.«
  Eltern: »Ja, gerne…«
  Oberarzt: »Also ich finde, dass Sie mit Max viel zu engstirnig sind. Ich meine, Sie müssen auch bereit sein, dem Jungen Luft zum Atmen zu geben.«
  Eltern: »Ja, aber…«
  Oberarzt: »Ich will Ihnen wirklich nicht zu nahe treten, ich will nur helfen, diesen Ratschlag zu beherzigen: Sie dürfen sich Ihrem Kind nicht so verschließen.«
  Eltern: »Ja, ähm…«

Handelte es sich bei den Aussagen des Oberarztes um eine Ich-Botschaft, die der Situation angemessen wäre? Nein, sicherlich nicht.

5.4.1 Eigenschaften und Wirkung

Entscheiden Sie selbst, ob das folgende Beispiel die an eine Ich-Botschaft anzulegenden Kriterien erfüllt.

Praxisbeispiel: Ein Fall von Diskriminierung?
Bei der stationären Aufnahme in der Kinderklinik sagt ein ausländischer Vater zur behandelnden Ärztin: »Ich will unbedingt ein Einzelzimmer haben. Ich erwarte von Ihnen, dass Sie ein Auge zudrücken und das geregelt bekommen.«
  Ärztin: »Momentan ist kein Einzelzimmer frei.«

> Vater: »Sie geben mir doch nur kein Einzelzimmer, weil ich Ausländer bin. Ich finde das absolut nicht in Ordnung. Wäre ich Privatpatient, gäbe es bestimmt keine Probleme.«
> Ärztin: »Ich bin mitnichten ausländerfeindlich. Ich verstehe Ihr Anliegen, dennoch kann ich Ihrem Wunsch nicht nachkommen, einfach, weil wir aktuell leider kein freies Einzelzimmer zur Verfügung haben.«

Das Grundprinzip einer Ich-Botschaft ist einfach: sie besteht aus einem kurzen Satz, der eine Situation ausschließlich aus dem Blickwinkel des Sprechenden beurteilt. Ich formuliere das, was ich gerade wahrnehme, oder eventuell auch das, was mich stört, was mich freut oder wovon ich meine, dass es in der jeweiligen Situation angebracht bzw. unpassend sei. Ich-Botschaften spiegeln entsprechend immer die rein subjektive Sicht des Sprechenden. Sie transportieren keine Wahrheiten, sondern Einstellungen und Verhaltensbewertungen.

Rein sprachlich unterstellt der Vater der diensthabenden Ärztin mit der Formulierung »Sie sind ausländerfeindlich« eine bestimmte Einschätzung seiner Person. Diese Einschätzung ist mit einem massiv negativen Vorurteil besetzt.

Hätte die Ärztin geantwortet »Reden Sie hier doch nicht so einen Blödsinn!«, wäre sie rasch in ein Streitgespräch verwickelt worden, da sie nun ihrerseits dem Vater gegenüber eine Schuldzuweisung formuliert hätte. Indem sie antwortet »Ich bin nicht ausländerfeindlich« macht sie deutlich, dass sie sich nicht auf die Ebene dieser aggressiven Unterstellung begeben wird. Weitere Kommentare ihrerseits zu diesem Thema unterblieben und wären auch weder angebracht noch hilfreich.

Ich-Botschaften können Kritik durch ein konstruktives Feedback entkräften und somit verhindern, dass sich eine eskalierende Situation ergibt. Eine solche Zuspitzung vermeidet die Ärztin geschickt, indem sie eine Ich-Botschaft einsetzt.

Während die Ärztin den Eltern das Therapiekonzept ihres Sohnes erklärt, kramt die Mutter in ihrer Tasche. Die Ärztin schließt daraus, dass die Mutter nicht aufmerksam zuhört, und registriert auch, dass sie infolgedessen selbst beim Reden zunehmend ungehaltener wird. Sie sagt zur Mutter: »Können Sie bitte mit dem Herumkramen in der Tasche aufhören. So kann man sich nicht richtig unterhalten, und Sie verstehen nicht, was ich Ihnen zu sagen habe.« Oder aber die Ärztin formuliert: »Ich kann dieses Gespräch nur schlecht führen, wenn ich mich nicht richtig konzentrieren kann. Mir ist es aber wichtig, dass Sie mich richtig verstehen können.«

Welche Antwort wird bei der Mutter besser ankommen und damit den Fortgang des Gesprächs erleichtern? Die Ärztin bemerkt das situativ unpassende Verhalten der Mutter und stellt dies in den Vordergrund. Sie sagt aber glücklicherweise nicht etwa: »Hören Sie mir bitte endlich gut zu« oder »Können Sie immer so schlecht zuhören?«,

Tab. 5.2 Formulierungsalternativen im Konfliktfall

	Du-Botschaft	Ich-Botschaft		
		Variante 1	Variante 2	Variante 3
Aussagen	Sie sind immer so unzuverlässig mit Ihren Arztbriefen!	Ich finde, dass Sie unzuverlässig sind.	Es ärgert mich, weil Sie unzuverlässig sind.	Ich ärgere mich darüber, dass Sie einen zugesagten Termin nicht einhalten. Ich habe damit ein Problem, weil ich mich nicht auf Sie verlassen kann.
Bewertungen	– von oben herab – strafend – Signal: »So nicht!«	– von oben herab – Signal: »Ändern Sie sich endlich!«	– Gefühle benannt – Signal: »Aller Anfang ist mühselig!«	– Beschreibend – Gefühl benannt – klar, offen – Signal: »Da geht's lang!«

sondern sie beschreibt ihr eigenes Gefühl und teilt dies der Mutter in einer Ich-Botschaft mit. Im Interesse eines guten Gesprächsverlaufs verzichtet die Ärztin auf eine Schuldzuweisung. Hätte sie jedoch gesagt: »Ihr Herumkramen in der Tasche führt dazu, dass Sie nicht verstehen können, was ich Ihnen zu Ihrem Sohn sagen will« entgegnete die Mutter eventuell: »Ich krame überhaupt nicht in meiner Tasche und im Übrigen kann ich Ihnen sehr gut zuhören.« Durch einen solchen Dialog begeben sich beide Gesprächspartner relativ schnell in ihren eigenen Schützengraben. Die Mutter fühlt sich angegriffen und ihr Selbstwertgefühl ist verletzt. Die logische Konsequenz wäre, dass sich das Gesprächsklima dramatisch verschlechtert und letztendlich der vollständige Dialog in ein Streitgespräch mündete. Zweifellos aber wird die medizinische Botschaft der Ärztin nicht nachhaltig bei der Mutter ankommen können. Mit dem Einsatz ihrer Ich-Botschaft hingegen spricht die Ärztin von ihrem Gefühl, verzichtet auf die negative Bewertung der anderen Person und öffnet dennoch die Tür für eine Verhaltensänderung auf Seiten der Mutter.

5.4.2 Entscheidung nötig: Du- oder Ich-Botschaft?

Ein Arzt hat das Verfassen eines wichtigen Arztbriefs an den behandelnden Kinderarzt seines Patienten „verschlafen". Der Kollege ruft daraufhin den Chefarzt an und beschwert sich über die Verzögerung. Die Aufgabe des Chefarztes ist es jetzt, diese Rückmeldung an den Arzt weiterzugeben, um deutlich zu machen, dass sein Verhalten zu Schwierigkeiten geführt hat und gleichzeitig sicherzustellen, dass derlei in Zukunft nicht mehr auftritt. Tab. 5.2 versammelt verschiedene Antwortmöglichkeiten.

Tab. 5.3 versammelt einige weitere Beispiele aus der täglichen Praxis.

Tab. 5.3 Beispiele von Du- und Ich-Botschaften

Sprecher	Problem	Du-Botschaft	Ich-Botschaft
Chef	Medizinische Sachverhalte werden in Elterngesprächen zu kompliziert ausgedrückt	Ihr Fachchinesisch versteht doch kein Vater	Ich bin in Sorge, dass der Vater die schwierigen fachlichen Inhalte der Erkrankung seines Kindes nicht nachvollziehen kann
Eltern	Unzufriedenheit mit ärztlicher Entscheidung	Sie sind nicht kompetent	Mich haben Ihre Argumente für die vorgeschlagene Behandlung meines Sohnes nicht überzeugt
	Ungünstige Kommunikationssituation	Sie sprechen zu leise	Ich habe Mühe, Sie zu verstehen
	Unaufmerksamkeit	Sie hören gar nicht zu	Ich fühle mich nicht ernst genommen

Tab. 5.4 Ich-Botschaften zur Mitteilung positiver und negativer Botschaften

Positiver Inhalt	– Es macht mir Freude, mit Ihnen zusammenzuarbeiten – Ich habe den Eindruck, dass wir jetzt eine gute Lösung gefunden haben – Ihr positives Feedback zu meinem Vortrag höre ich gern
Negativer Inhalt	– Ich fühle mich bedrängt – Ich bin besorgt, dass unsere gute Zusammenarbeit leiden könnte – Ich erlebe es als schwierig, unter diesen Umständen mit Ihnen zusammenzuarbeiten

Es zeigt sich, dass in allen Beispielen Ich-Botschaften nicht nur der Verbesserung des Gesprächsklimas dienen, sondern es dem Gegenüber auch leichter machen, die inhaltlichen Botschaften anzuerkennen. In ◘ Tab. 5.4 finden Sie weitere Ich-Botschaften, auch für den Fall, dass negative Inhalte kommuniziert werden müssen.

5.4.3 Nutzen

Vorwürfe, Schuldzuweisungen und Rechtfertigungen von Seiten des Arztes verkomplizieren Gesprächssituationen. In jedem Fall erhöhen sie den Zeiteinsatz, der notwendig ist, um die Eltern im ärztlichen Gespräch zu erreichen. Aus diesem Grund ist es sinnvoll, den eigenen Blickwinkel mit eindeutigen Positionen und Ich-Botschaften zu darzustellen. Ich-Botschaften führen zu Klarheit im Gespräch und signalisieren den Eltern die Haltung des behandelnden Arztes. Ich-Botschaften können auch hilfreich sein, um Verhaltensveränderungen beim Gesprächspartner zu erzeugen. Schuldzuweisungen an den Gesprächspartner sind dagegen nicht sinnvoll. Die Formulierung sollte so gewählt sein, dass der Arzt unmissverständlich mitteilt, was ihn persönlich am Verhalten

5.5 · Wie das Handwerkszeug perfekt eingesetzt wird

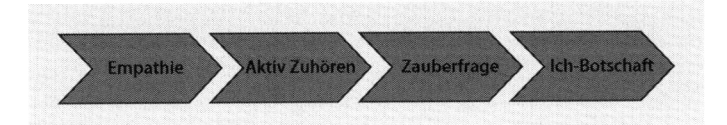

> Empathie > Aktiv Zuhören > Zauberfrage > Ich-Botschaft

Abb. 5.5 Ich-Botschaften formulieren

von Mutter bzw. Vater stört. Beachten Sie aber bitte, dass Ich-Botschaften niemals am Anfang eines Gesprächs stehen dürfen, weil sie dann möglicherweise als Arroganz und Überheblichkeit aufgefasst werden.

> **Ich-Botschaften (Abb. 5.5) dürfen niemals am Anfang eines Gesprächs stehen. Sie erfüllen ihren Zweck nur, wenn vorab Empathie glaubwürdig vermittelt, aktives Zuhören praktiziert und wo sinnvoll Zauberfragen gestellt wurden.**

Das primär verwendete Wort des Arztes sollte im Rahmen von Empfehlungen den Eltern gegenüber »Ich« sein. Hierbei geht es nicht um eine übertriebene Selbstdarstellung, sondern darum, den eigenen Standpunkt als erfahrener Arzt deutlich zu machen: »Ich als medizinischer Experte rate Ihnen…« erzeugt bei den Eltern eine wesentlich größere Überzeugungskraft als wenn der Arzt sagte »Man könnte Florian ab morgen eigentlich behandeln.«

> **Eltern zu führen heißt auch, sich als Entscheidungsverantwortlicher zu bekennen.**

5.5 Wie das Handwerkszeug perfekt eingesetzt wird

Tipps zur optimalen Gesprächsgestaltung (Abb. 5.6)
- Treffen Sie eine klare Entscheidung für oder gegen ein Gespräch.
- Wählen Sie den richtigen Zeitpunkt.
- Bereiten Sie sich empathisch auf das Gespräch vor.
- Formulieren Sie Ihr minimales und maximales Gesprächsziel.
- Bedenken Sie: eine gute Gesprächsatmosphäre ist der Türöffner für gute Ergebnisse.
- Kommunizieren Sie klar.
- Teilen Sie den Kommunikationsprozess in vier Schritte:
    - Beobachtung
    - Gefühl
    - Bedürfnis
    - Bitte/Erwartung
- Halten Sie Balance zwischen Sach- und Beziehungsebene: keine Schuldzuweisungen, keine Urteile.

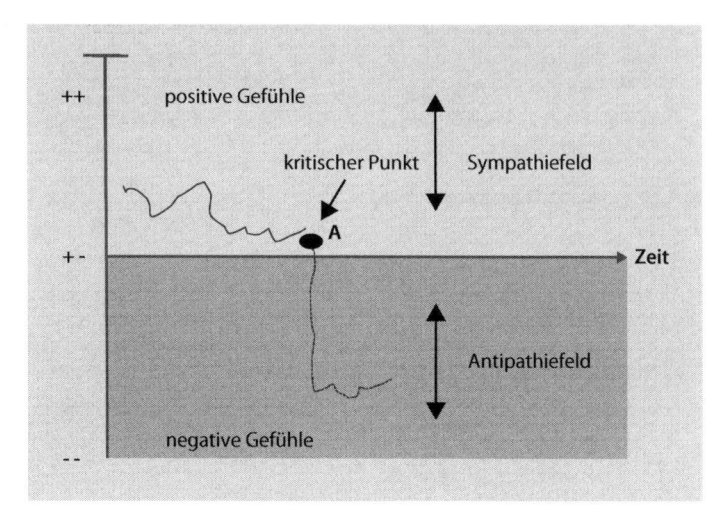

○ **Abb. 5.6** Gesprächsführungsziel: Eltern im Sympathiefeld führen, Abstürze ins Antipathiefeld vermeiden. A Absturz

- Vergegenwärtigen Sie sich Ihrer eigenen Gefühle und Bedürfnisse.
- Hören und fragen Sie empathisch.
- Fragen Sie solange, bis Sie Klarheit haben.
- Wählen Sie auch in Konfliktsituationen eine bedürfnisorientierte Sprache. Suchen Sie nach den Bedürfnissen des anderen und versuchen Sie eine Win-win-Situation zu erzeugen.
- Stellen Sie sicher, dass Ihre Botschaften ankommen. Fassen Sie zum Schluss das Wichtigste und Ihre Vereinbarungen zusammen.

Kommunikationseinfluss der eigenen Haltung

6.1 Vier-Ohren-Modell – 120

6.2 Das Innere Team oder Pluralität ist unser Leben – 135

6.3 Riemann-Thomann-Modell: Turbolader der ärztlichen Gesprächsführung? – 143

6.4 Gewaltfreie Kommunikation nach Rosenberg – 166

6.5 Wertequadrat – 175

> Willst Du ein guter Arzt sein, höre zuerst in Dich selbst hinein. Willst Du ein guter Gesprächspartner sein, dann lass Dich auf den anderen ein. ◘ Abb. 6.1 «
(frei nach Friedemann Schulz von Thun)

6.1 Vier-Ohren-Modell

Praxisbeispiel: Mutter stört Schwester bei der Arbeit
Die Mutter hatte sich mit ihrem dreijährigen Sohn abgehetzt, um rechtzeitig zum Behandlungstermin in der Klinik zu sein. Bei der telefonischen Anmeldung hatte man ihr gesagt, sie möge spätestens gegen 9:00 Uhr da sein, weil sonst die ambulante Operation nicht mehr durchgeführt werden könne. Am Morgen war auch ihr zweiter Sohn krank geworden, so dass die Oma noch kurzfristig als Babysitter einspringen musste. Endlich war sie in der Kinderklinik. Wie durch ein Wunder hatte sie es noch geschafft und trat, gehetzt und ziemlich nervös, 8:59 Uhr durch die Eingangstür. Was wohl der heutige Tag für sie bringen würde? Ob alles klappt? Ob die Ärzte und Kinderkrankenschwestern Ihnen wohl freundlich begegneten? Sie hatte aus den Berichten anderer Mütter schon so manches Unerfreuliches gehört, weshalb es nicht gerade Anlass zu großen Erwartungen gab.
Die Schwester in der Anmeldung richtet das Wort an sie: »Frau Mauerberg nehmen Sie doch erst einmal Platz, es wird noch etwas dauern.« Die Schwester signalisierte der Mutter, sich ruhig im Wartezimmer hinzusetzen. Durch die Art, wie sie diese Aufforderung aussprach, brachte sie zum Ausdruck, dass sich Mutter und Kind nun eine Weile gedulden müssten, da noch einige Zeit vergehen würde bevor der Arzt komme.
»Mütter vergessen immer, dass sie hier nicht die Einzigen sind«, dachte die Schwester, als sich Frau Mauerberg sichtbar widerwillig in die Wartehalle begab. Noch während die Aufnahmeschwester ihre Aufforderung aussprach, fühlte Frau Mauerberg bereits den Stich: »Oh je, die sind hier aber im Stress« und es entstand der Eindruck, dass sie lediglich ein Kassenpatient und deshalb nicht wirklich wichtig sei. Die Schwester wollte ihr eigentlich sagen: »Setz' dich hin, stör' uns hier nicht bei der Arbeit und warte, bis Du mit Deinem Kind dran bist.«
Eigentlich bittet die Schwester Mutter und Kind lediglich um etwas Geduld: »Nehmen Sie bitte Platz und warten einen Augenblick«, währenddessen die Mutter etwas ganz anderes hört.

In der ärztlichen Praxis spielt die gute Kommunikation eine entscheidende Rolle. Nachrichten sind Botschaften mit Bedeutungsinhalt, die vom Sender an den Empfänger übertragen werden. Da diese Nachrichten von der sendenden Person auf bestimmte Art und Weise »ko-

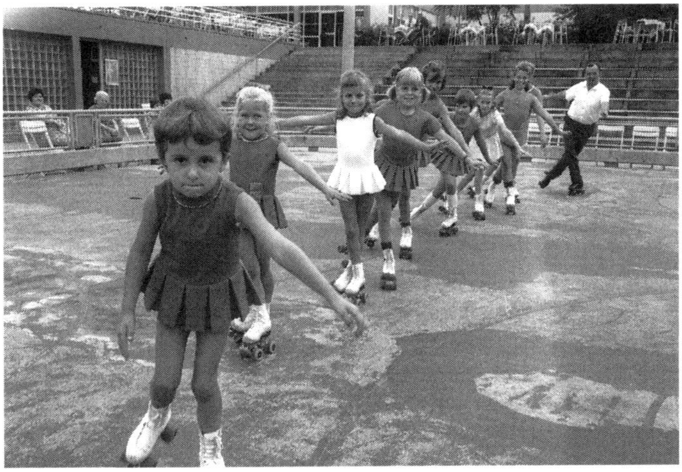

6.1 · Vier-Ohren-Modell

Abb. 6.1 Haltungsvarianten. (Mit freundl. Genehmigung des Fotoarchivs Ruhr Museum Essen)

diert« sind, müssen die Signale vom Empfänger auch erst entziffert werden. Bei dieser Entschlüsselung durch den Empfänger kann es häufig zu Missverständnissen in der Kommunikation kommen.

6.1.1 Warum Botschaften anders verstanden werden

Missverständnisse zwischen Sender und Empfänger sind die Regel. Hundertprozentiges Verstehen gilt als die Ausnahme bei der Kommunikation. Der deutsche Psychologe und Kommunikationswissenschaftler Friedemann Schulz von Thun hat mit einem einfachen Modell zu erklären versucht, warum es so häufig und auch so leicht zu Missverständnissen kommt.

Wollte die Schwester wirklich zum Ausdruck bringen, was die Mutter gehört hat, oder hat die Mutter deren Aufforderung einfach nur ins »falsche Ohr« bekommen? Schulz von Thun geht davon aus, dass man mit allem, was man sagt, auf verschiedenen Ebenen Botschaften und Informationen sendet. Diese Botschaften sind dem Sender nicht alle bewusst, haben aber permanent Einfluss auf den Gesprächspartner. Häufig spricht man deshalb auch von »Botschaften zwischen den Zeilen«.

> Nach Schulz von Thun gibt es vier unterschiedliche »Ohren« (Abb. 6.2), die durch eine Nachricht bedient werden:
> - Sachebene: Worüber ich informiere
> - Selbstoffenbarungsebene: Was ich von mir zu erkennen gebe
> - Beziehungsebene: Was ich vom Gesprächspartner halte
> - Appellebene: Was ich beim Gesprächspartner erreichen möchte

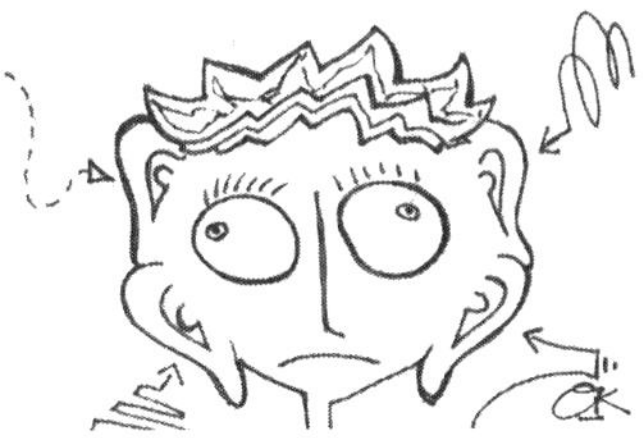

Abb. 6.2 Schematische Darstellung des Vier-Ohren-Modells

Eine entsprechende Standortbestimmung zur Selbsteinschätzung finden Sie im Anhang (▶ A.2.1.4).

6.1.2 Kommunikationsebenen

Sachebene
Auf der Sachebene geht es primär um die Mitteilung von Daten, Fakten, Inhalten und klaren Statements: Florian hat Epilepsie, Max hat einen Hirntumor und Michaela kann heute noch nicht nach Hause.

Selbstoffenbarungsebene
Während der Arzt/die Schwester sprechen, senden sie auch Botschaften über ihre eigene Person. Wie fühlt sich der Sprechende? Fühlt er sich wohl bei der Übermittlung der Diagnose? Oder ist er eventuell durch den Nachtdienst niedergeschlagen oder durch eine eigene Erkältung geschwächt? Auf dieser Ebene wird häufig verbal nichts gesagt, sondern körpersprachlich gesprochen. Wer nach dem Nachtdienst mit den Eltern über eine ernste Diagnose spricht, präsentiert eine andere Selbstoffenbarung, als käme er gerade aus dem Urlaub.

Beziehungsebene
Durch Wortwahl, Tonfall und Körpersprache des Arztes erhält die Mutter Signale darüber, wie sie eingeschätzt wird; ist sie die nette sympathische Frau Henkenberg, bei der meine Tochter doch in den Kindergarten ging, dürfte die Beziehung eine andere, als wenn Mutter Ungeheuer vor uns steht, die schon des Öfteren mit ihrem zweiten Kind, einem ständig schreienden Säugling, bei uns war und immer verlangte, sofort behandelt zu werden.

Auf der Beziehungsebene ist zunächst gar nicht entscheidend, was der Sender jetzt spricht, sondern was sich eventuell bereits im Vorhinein zwischen dem Sender und dem Empfänger ereignet hat – oder sich gerade an Beziehung zwischen Sender und Empfänger entwickelt. Ist es die nette Frau Treppchen, die auf Station immer so kooperativ ist? Oder ist es Frau Lenchen, die mit immer neuen Fragen unablässig nervt? Diese Erfahrungen beeinflussen unsere Fähigkeit, miteinander zu sprechen – und verstanden zu werden. Ist die Beziehung gestört, ist das Risiko erhöht, dass die Mutter etwas anderes versteht, als das, was der Arzt auf der Sachebene formulierte. Selbst wenn sich zwei sprechende Menschen vorher noch nie begegnet sind, entwickelt sich innerhalb kürzester Zeit eine Einschätzung über deren Beziehungsstand. Häufig wird diese »Schnelldiagnose« zunächst einmal über unsere Körpersprache ausgelöst. Wie sieht der Arzt diese Mutter eigentlich tatsächlich? Machen Arzt respektive Mutter ein freundliches oder ein angespanntes, unfreundliches Gesicht? Entsprechend nimmt sich der Empfänger der Botschaft als Mensch in bestimmter Weise vom Sender ab- oder auch aufgewertet wahr: »Wenn der Arzt mit mir sprechen möchte, wieso steht er dann so nah bei bzw. so weit weg von mir?« – »Warum macht er eigentlich einen so gehetzten Eindruck?« – »Er nimmt gar keinen Blickkontakt mit mir auf.«

Zusätzlich registriert der Empfänger der Botschaft relativ genau, wie Tonfall und Mimik des Sprechenden ihm begegnen. Unterm Strich zieht der Empfänger der Botschaft Bilanz, wie der andere ihn einschätzt; umgekehrt tut dies natürlich auch der Sprechende innerhalb weniger Sekunden.

Appellebene
Eine weitere Kommunikationsebene ist die Appellebene. Der Sender nimmt durch die Art von Wortwahl und Tonfall immer Einfluss auf den Empfänger. »Ratschläge sind Schläge«, insbesondere dann, wenn sie in einem Tonfall artikuliert werden, der dem Empfänger vermittelt, dass es hier nur um sein bedingungsloses Befolgen derselben gehe. Wird andererseits auf der Appellebene die ärztliche Empfehlung sowohl körpersprachlich als auch sachlich zögerlich und unsicher vorgetragen, sendet der Sprecher damit auch nur einen schwachen Appell. Aus einem solchen Appell wird die Mutter schließen, der Arzt sei sich mit seinen Empfehlungen wahrscheinlich nicht allzu sicher. Nicht umsonst heißt es im Volksmund: »Der Ton macht die Musik«.

»Sie müssen Ihrem Kind nur endlich die Tabletten verabreichen, dann klappt es auch.« Oder: »Gut wäre, wenn Sie es schaffen könnten, Florian vielleicht regelmäßig die Tabletten zu geben.« Im ersten Satz wird vom Arzt ein sehr starker Appell, im zweiten Satz ein nur schwaches Signal gesendet. Das Vier-Ohren-Modell soll mit einem Beispiel aus dem Arztalltag illustriert werden (◘ Abb. 6.3, ◘ Abb. 6.4).

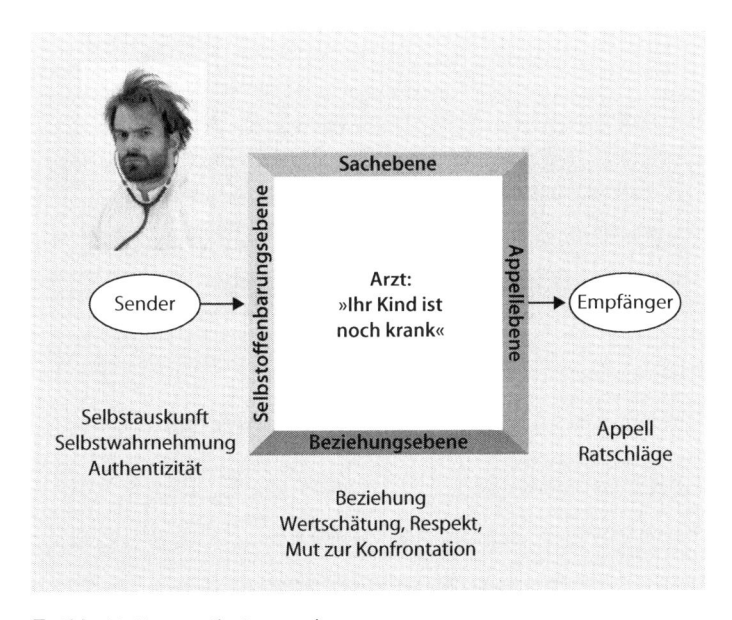

◘ Abb. 6.3 Kommunikationsquadrat

Sachebene
- Kind kann nicht nach Hause

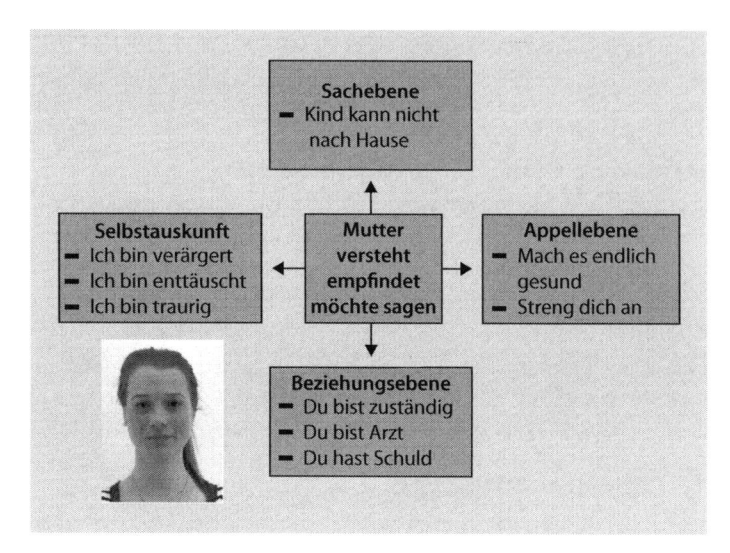

Selbstauskunft
- Ich bin verärgert
- Ich bin enttäuscht
- Ich bin traurig

Mutter versteht empfindet möchte sagen

Appellebene
- Mach es endlich gesund
- Streng dich an

Beziehungsebene
- Du bist zuständig
- Du bist Arzt
- Du hast Schuld

◘ **Abb. 6.4** Was hört die Mutter? Von der Sachebene auf Selbstoffenbarungs-, Beziehungs- und Appellebene

---

Praxisbeispiel: Was wird gesagt – was wird gehört?
In der allmorgendlichen Besprechung meldete sich am Freitag Frau Dr. Ehrenfels und verkündete: »Ich habe mich spontan entschieden, am Wochenende eine Fortbildung zu besuchen. Aus diesem Grunde bin ich am Montag nicht im Hause.«
  Was wird der Chef antworten?
  »Frau Dr. Ehrenfels, ich muss Sie leider enttäuschen, am Montag brauchen wir Sie dringend, weil wir schwach besetzt sind. Sie wissen ja, zwei weitere Kollegen sind in Urlaub. Aus diesem Grunde erwarte (starker Appell) ich, dass Sie hier sein werden. Was Sie am Wochenende machen, ist Ihnen selbstverständlich freigestellt.«
  Frau Dr. Ehrenfels entgegnet: »Wenn ich mal einen Tag fehle, bricht ja hier nicht gleich alles zusammen. Es geht im Übrigen auch um meinen Rechtsanspruch als Arbeitnehmer, mich fortzubilden. Sie wissen doch, wie wichtig die Zertifizierung ist.«
  Chef: »Ich bedaure, an meiner Beurteilung der Situation hat sich nichts geändert.«
  Frau Dr. Ehrenfels: »Wenn Sie der Auffassung sind, wir seien zu schlecht besetzt, kann ich Ihnen nur beipflichten. Ich appelliere ganz dringend an Sie, für eine bessere personelle Besetzung in der Klinik zu sorgen.«

Warum entwickelt sich plötzlich so ein heftiger Disput zwischen Chef und Assistenzärztin?

Frau Dr. Ehrenfels reagiert auf die barsche Rückmeldung ihres Chefs ihrerseits aufgebracht. Ist sie so erregt, weil sie sich über seinen nachdrücklichen Appell ärgert? Oder liegen bereits ältere Verletzungen auf der Beziehungsebene vor? Auf jeden Fall fühlt sie sich momentan, wahrscheinlich aber auch schon in der Vergangenheit, von ihrem Chef nicht adäquat angesprochen. Kamen vielleicht Erinnerungen hoch, weil der Chef ihr bereits vor einem Jahr eine Fortbildung nicht genehmigt hatte? Seine rigorose Ablehnung gepaart mit dem körpersprachlichen Signal, nur er als Chef entscheide über solche Dinge in letzter Instanz, hat sie sehr geärgert.

> Die Beziehungsebene ist die störungsanfälligste der vier Kommunikationsebenen, insbesondere dann, wenn die zwischenmenschliche Beziehung im Vorhinein bereits vorbelastet ist.

Im Rahmen dieses Gesprächs stehen plötzlich zwischen Chef und Frau Dr. Ehrenfels zwei Probleme: ihre unterschiedliche Auffassung auf der Sachebene und die Beeinträchtigung der Beziehungsebene.

Der Chefarzt hat jetzt lediglich noch wenige Sekunden Zeit, einen weiteren Kardinalfehler zwischenmenschlicher Kommunikation zu vermeiden; kommt es jetzt noch dazu vor allen Kollegen zur Austragung der gerade diagnostizierten Beziehungsstörung auf der Sachebene, so wird sich der Konflikt nicht nur verhärten, sondern weiter zuspitzen; eine Lösung wäre dann nicht in Sicht. Bevor die Krise auf der Beziehungsebene nicht repariert ist, ist eine konstruktive, für beide Seiten akzeptable Lösung nicht möglich. Hierzu könnte beispielsweise diese Bemerkung des Chefs führen: »Ich finde Ihr Verhalten unverschämt, Sie wollen offenbar auf Kosten der Gruppe einen Tag blau machen. Schließlich könnten Sie sich auch mal ein Beispiel an mir nehmen. Für mich ist es selbstverständlich, am Montag hier meiner Arbeit nachzugehen, auch wenn ich am Wochenende auf einem Kongress war.« Indem der Chef dies entgegnete, signalisiert er Frau Dr. Ehrenfels und auch den anwesenden Kollegen auf der Selbstoffenbarungsebene »Ich bin wunderbar und Sie, Frau Ehrenfels, sind problematisch und egoistisch. Hören Sie mir endlich gut zu, damit Sie es demnächst besser machen können!« Häufig wird Selbstoffenbarungsebene zur Selbstdarstellung genutzt; der Chef signalisiert: »Seht her, ich bin der Größte«.

Oder aber der Chef versucht, mit dem Satz »Ein Freizeitausgleich für Wochenendweiterbildungen ist meines Wissens im Tarifvertrag nicht vorgesehen. Aus diesem Grunde erwarte ich, dass Sie am Montag in alter Frische zur Verfügung stehen«, das Gespräch wieder auf die Sachebene zu bringen. Wird der Chef es schaffen, die schwierige konfrontative Situation zu entzerren?

Ist er sich nicht sicher, wie er unmittelbar eine positive Wendung erzielen kann, sollte er vielleicht zunächst vorschlagen: »Frau Dr. Eh-

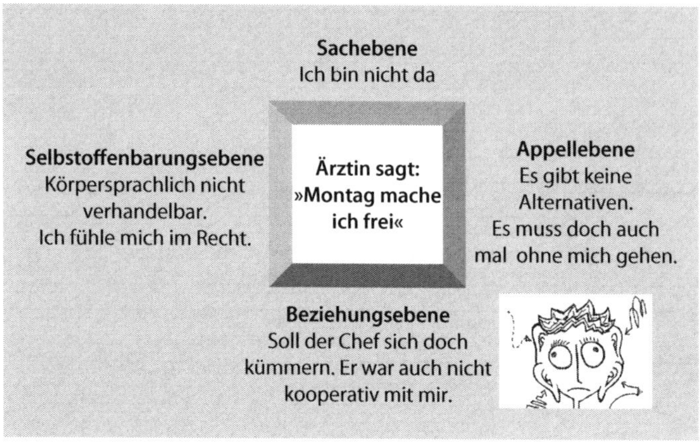

Sachebene
Ich bin nicht da

Selbstoffenbarungsebene
Körpersprachlich nicht verhandelbar.
Ich fühle mich im Recht.

Ärztin sagt:
»Montag mache ich frei«

Appellebene
Es gibt keine Alternativen.
Es muss doch auch mal ohne mich gehen.

Beziehungsebene
Soll der Chef sich doch kümmern. Er war auch nicht kooperativ mit mir.

Abb. 6.5 Sprecher sendet auf vier Ebenen

renfels, ich darf Sie bitten, im Anschluss an diese Besprechung zu mir zu kommen, damit wir die Frage in Ruhe klären können.«

Will der Chef weiter öffentlich diskutieren, könnte er sagen: »Also Frau Ehrenfels, Sie wollen meine Ablehnung Ihres Antrags offenbar absolut nicht verstehen, gerade auch angesichts Ihres enormen Einsatzes für unsere Klinik?« Mit großer Wahrscheinlichkeit wird Frau Dr. Ehrenfels entgegnen: »Genauso ist es.« Ist so ein klarer Punktsieg für die Assistenzärztin errungen? Liegt der Chef am Boden in Anwesenheit aller ärztlichen Kollegen? Mit diesem Satz hat der Chef jedoch lediglich Verständnis (aktives Zuhören), keinesfalls aber Zustimmung signalisiert. Der nächste Satz könnte lauten: »Lassen Sie uns gemeinsam nach einer Lösung suchen, in der die Sicherstellung der Patientenversorgung und Ihr Wunsch nach einem freien Montag berücksichtigt werden können. Aus diesem Grunde schlage ich vor, dass wir uns gleich nach dieser Besprechung in meinem Zimmer zusammensetzen.«

> **Ist die Beziehungsebene gestört, nutzt es dem Sprecher auch nichts, die Tonlage auf der Appellebene zu verschärfen.**

Natürlich bleibt es dem Chef in jedem Falle überlassen, sollte er die Personalsituation als zu kritisch ansehen, im Vier-Augen-Gespräch zur Assistenzärztin zu argumentieren: »Ich halte Ihren Wunsch nach Freizeitausgleich nach einer solchen Fortbildung am Wochenende für berechtigt. Weil mir das Wohl von Patienten und Eltern, aber auch der anderen Ärzte im Team am Herzen liegt, bitte ich Sie, auf diese Fortbildung zu verzichten, falls Sie es nicht schaffen, Ihren Dienst am Montag anzutreten.« Die Ärztin sagt: »Montag mache ich frei.«

Während die Ärztin mit in ihrer Sprache auf vier Ebenen sendet (**Abb. 6.5**), hört der Chefarzt auf vier Ohren (**Abb. 6.6**) zu.

6.1 · Vier-Ohren-Modell

Sachebene
Patientenversorgung ist gefährdet

Selbstoffenbarungsebene
Ich gebe nicht nach. Wer ist denn hier der Chef?

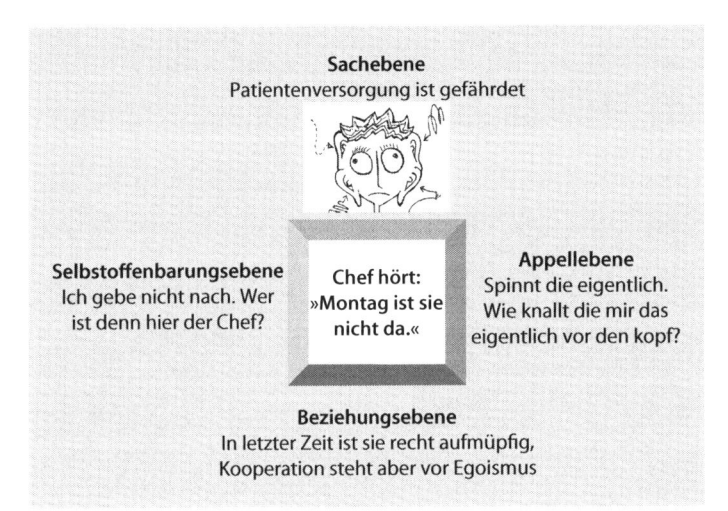

Chef hört: »Montag ist sie nicht da.«

Appellebene
Spinnt die eigentlich. Wie knallt die mir das eigentlich vor den kopf?

Beziehungsebene
In letzter Zeit ist sie recht aufmüpfig, Kooperation steht aber vor Egoismus

Abb. 6.6 Empfänger hört mit vier Ohren

6.1.3 Was hören Sie?

Praxisbeispiel: Visite
Eine Mutter fragt den Arzt bei der Visite: »Wann wird der Husten bei Moritz endlich besser?«

Was hören Sie, lieber Leser? Entscheidend wird sein, in welcher Beziehung Sie zu dieser Mutter stehen. Ist es die Mutter, die Sie bei jeder Visite immer wieder mit denselben Fragen konfrontiert und entsprechend nervt? Eine andere Situation wäre es, wenn es die Mutter ist, die Sie ganz sympathisch finden, weil die schon so tapfer mit ihrem Kind in der überfüllten Klinik ausgeharrt und sich dennoch nicht beschwert hat?

Auf der Sachebene will Moritz' Mutter lediglich sagen, dass ihr Kind noch immer hustet. Deutet Sie vielleicht auf der Selbstoffenbarungsebene an, dass der Junge oder sie es nicht mehr aushalten? Hierüber informiert die Körpersprache der Mutter. Oder denken Sie vielleicht: »Ist ihre Frage ein Hinweis auf das schwindende Vertrauen in mein medizinisches Können? Will sie vielleicht gar sagen, dass ich die Behandlung ihres Sohnes überhaupt nicht im Griff habe?« (Beziehungsebene). Zweifellos wollte Moritz' Mutter mir jedoch zurufen (Appellebene): »Streng Dich an, damit der Junge endlich gesund wird! Das Krankenhaus geht mir ganz schön auf die Nerven.«

Praxisbeispiel: Im Zwiespalt
Spät am Abend kam Dr. Pechstein aus der Klinik nach Hause. Durch Nacht- und anschließenden Tagdienst war er ziemlich erschöpft. Er weiß zwar, dass die langen Arbeitszeiten gegen das Arbeitszeitgesetz verstoßen, doch in seinem Haus war es unverändert nicht gelungen, neue Regelungen zu finden. Der Chef sagt, er finde keine Leute, und die Verwaltung war der Meinung, dass deren Einstellung viel zu teuer wäre. Beim Abendessen mit seiner Frau und den beiden Kindern teilt er seiner Familie mit, dass er am Wochenende an einer Fortbildung teilnehmen wird. Seine Frau entgegnet: »So selten wie Du zu Hause bist, kannst Du nicht jetzt schon wieder auf eine Fortbildung gehen. Unter Deiner ständigen Abwesenheit leiden auch schon unsere Kinder.«

Während sein Gehirn diese Sätze noch transformiert, erreichen ihn bereits die ersten Hochrechnungen zur Entschlüsselung der Botschaft auf seinen vier Empfangskanälen:
— Sachebene: Eigentlich hat seine Frau nur gesagt, dass er selten zu Hause ist.
— Beziehungsebene: Wollte sie aber vielleicht daneben mitteilen, dass ich ein schlechter Vater bin und die Familie vernachlässige? Meint sie tatsächlich, dass mir mein Beruf wichtiger ist als die Familie?
— Selbstoffenbarungsebene: Vielleicht wollte sie auch sagen: »Ich fühle mich von Dir in der Erziehung allein gelassen, und selbst am Wochenende, wenn Du einmal frei hättest, muss ich hier den Laden schmeißen, darüber bin ich sehr wütend.«
— Appellebene: Ihm fällt ein, dass seine Frau in letzter Zeit häufig mit einem ehemaligen Studienkollegen telefoniert. Vielleicht bedeutet ihre Rückmeldung auch: »Kümmere Dich endlich um uns, reduziere Dein berufliches Engagement und wach auf, sonst bin ich bald weg«?

Nach einem Augenblick des Zögerns antwortet er:
— Sachebene: »Woran machst Du diesen Vorwurf eigentlich fest, und welches Wochenende in der Vergangenheit war ich denn überhaupt weg?
— Beziehungsebene: »Im Übrigen fühle ich mich von Dir ungerecht behandelt, was soll ich denn sonst noch alles tun? Mach mir nicht ständig Vorwürfe.«
— Selbstoffenbarungsebene: »Siehst Du denn nicht, wie müde ich bin, und wie sehr mich meine Arbeit aktuell belastet?«
— Appellebene: Wäre er es ihm an diesem Abend besser gegangen, hätte er vielleicht auch antworten können: »Ich brauche jetzt Deine Unterstützung, diese Fortbildung ist besonders wichtig für meine Karriere. Deshalb bitte ich Dich um Deine Zustimmung und am nächsten Wochenende machen wir zusammen mit den Kindern einen Ausflug.«

Auf der Sachebene ist es primär einfach, rationale Erklärungen heranzuziehen. Werden aber die emotionalen Aspekte vernachlässigt, die möglicherweise der eigentliche Grund für die stattfindende Auseinandersetzung sind, wird es auch auf der Sachebene keine einvernehmliche Lösung geben.

Findet ein Gespräch ausschließlich auf der Beziehungsebene statt, speziell in einem Konflikt, droht recht rasch die Gefahr, dass persönliche Verletzungen des Gegenübers sowohl Sachklärung als auch Selbstoffenbarung erschweren.

Wird im Gespräch eine vorschnelle Lösung auf der Appellebene präsentiert, führt dies auch zu Problemen, wenn die Beziehungsebene nicht stabil ist, weil sich der Gesprächspartner weigern könnte, sich so früh mit Ihnen in eine Lösung zu begeben.

Erst wenn die Mutter den Arzt als Person und Experte akzeptiert, wird sie sich seinem starken Appell, was für ihr Kind zu tun sei, nicht mehr unbewusst verschließen. Denn wer würde schon den Anordnungen eines Arztes Folge leisten, den man als arrogant und belehrend wahrgenommen hat, insbesondere wenn er eine so schwerwiegende Therapie wie beispielsweise die Einnahme von Tabletten gegen Krampfanfälle anordnet?

> Auch noch so zutreffende Sachargumente können nicht gewürdigt werden, wenn die Beziehungsebene durch Aversionen, Vorurteile oder schlechte Erfahrungen beschädigt ist.

Erst wenn auf der Beziehungsebene die nötige »Betriebstemperatur« stabil ist, wird die Sachinformation des Arztes zur Erkrankung des Kindes von den Eltern aufgenommen werden können.

Praxisbeispiel: Aufklärungsgespräch

Dr. Kirchenstück kam auf die Station zurück, er war gerade in der Notfallambulanz, weil eine Kollegin wegen ihres kranken Kindes nach Hause hatte gehen müssen. Jetzt mussten möglichst noch alle Arztbriefe für die zu entlassenden Kinder fertiggestellt sowie noch einige Elterngespräche geführt werden. Er hatte seiner Frau versprochen, heute pünktlich nach Hause zu kommen, weil sie gemeinsam ins Kino gehen wollten. Sie hatte einen Babysitter organisiert, um die Kinder ins Bett zu bringen, und sie wollten sich einen kinderfreien Abend gönnen.

Er wusste, dass er auch noch ein Gespräch mit Familie Marcobrunn führen musste, da sich heute herausgestellt hatte, dass Florian Epilepsie hat. Er hatte der Mutter diesen Befund am Morgen bereits angedeutet. Jetzt ging es nicht nur darum, die Diagnose, sondern auch die Einzelheiten der Therapie zu besprechen. Der Junge war normal entwickelt, die Diagnose einer Absencen-Epilepsie war gesichert, da er auf der Station sowohl klinische als auch im EEG entsprechende Auffälligkeiten gezeigt hatte.

Bei der Visite heute Morgen hatte Florians Mutter ihm außerdem erzählt, dass der Junge vor drei Jahren schon einmal einen großen Anfall gehabt habe. Nach Rücksprache mit dem Oberarzt war klar, dass der Junge mit Valproinsäure behandelt werden muss.

Gegen 17:30 Uhr kommt Florians Vater, das Gespräch kann endlich beginnen. Dr. Kirchenstück stellt sich vor und sagt: »Vielen Dank Herr Marcobrunn, dass Sie zu diesem Gespräch kommen konnten. Ich bin der betreuende Arzt Ihres Sohnes. Wir haben heute sehr viele Untersuchungen durchgeführt und ich möchte mit Ihnen jetzt die wichtigsten Ergebnisse besprechen. Anschließend sollten wir dann auch festlegen, wie es mit Florian weitergeht. Unsere Untersuchungen haben ergeben, dass Florian eine Epilepsie hat.«

Während er die Eltern mit freundlichem Blick anschaut, setzt er seine Ausführung fort: »Bei Florian handelt es sich um eine Absencen-Epilepsie. Es liegt eine Störung im Gehirn zugrunde, die abrupt immer wieder kurze Abwesenheitszustände auslöst. Diese Unterbrechungen müssen Sie sich wie einen zeitweisen Stromausfall für das Gehirn vorstellen. Bei diesen Aussetzern ist der Junge nicht bei Bewusstsein und er weiß auch nicht, was er tut. Die Erkrankung kann man heutzutage gut mit Medikamenten behandeln, was wir Ihnen unbedingt empfehlen. Wie ich heute Morgen erfahren habe, hat sich Florian ja sehr gut entwickelt, und die Vorsorgeuntersuchungen waren immer unauffällig. Dies ist ein gutes Zeichen und ich hoffe, dass wir ihn in den nächsten Tagen, wenn wir ihn behandeln können, recht rasch anfallsfrei bekommen. Auch für seine schulische Weiterentwicklung und für sein sportliches Engagement im Turnverein ist es wichtig, möglichst rasch Anfallsfreiheit zu erzielen.

Leider muss er, um ihn richtig einzustellen, wie wir das nennen, noch ein paar Tage bei uns bleiben. Wir müssen für ihn die individuell richtige Tablettenmenge festlegen. Zusätzlich müssen die Tabletten langsam eingeschlichen werden, um Nebenwirkungen zu vermeiden. Während dieser Zeit wird er beobachtet, um mögliche Nebenwirkungen frühzeitig zu erkennen. Das Medikament, das wir Ihnen empfehlen, zeigt bei richtiger Dosierung in fast allen Fällen keine Nebenwirkungen. Haben Sie bis zu diesem Punkt Fragen an mich?«

Vater: »Was heißt das: In fast allen Fällen keine Nebenwirkungen? Und wie sieht das überhaupt langfristig aus mit meinem Sohn?«

Dr. Kirchenstück antwortet: »Die Tabletten muss Florian regelmäßig über mehrere Jahre nehmen, um zu verhindern, dass es erneut zu Anfällen kommt. Am Anfang kann er etwas müde sein, was sich dann aber später legt. Gelegentlich wird auch im weiteren Verlauf darüber berichtet, dass eine Appetitsteigerung zu beobachten ist. Ein weiterer Punkt, den wir besprechen müssen, ist, dass dieses Medikament auch eine Leberschädigung verursachen kann. Dies beunruhigt Sie sicherlich, was ich verstehen kann.«

Mutter: »Was soll das denn heißen, Sie wollen meinem Kind ein Medikament geben, das die Leber schädigt?!«

Arzt: »Heute ist man in der Lage, die Frühzeichen einer solchen Leberschädigung rasch zu erkennen. Außerdem weist Ihr Sohn keinerlei Risikofaktoren auf, weshalb es extrem unwahrscheinlich ist, dass diese Nebenwirkungen bei Florian überhaupt auftreten. Das Risiko ist geringer, als bei einer Impfung oder beim Autofahren.«

Mutter: »Also ich finde das schon heftig, ich weiß nicht. Würden Sie Ihren Jungen denn mit so einem Medikament behandeln?«

Arzt: »Ich kann Ihre Sorge verstehen. Im ersten Moment hört sich das nicht gut an. Wenn es mein Junge wäre, würde ich ihn aber auch mit diesem Medikament behandeln (Selbstoffenbarung), weil es von großer Bedeutung ist, dass er möglichst rasch anfallsfrei wird, um Folgeschäden für sein Gehirn zu vermeiden.«

Während der Arzt spricht, überlegt der Vater, was wohl das Beste für seinen Sohn ist. Seine Frau hat bereits einige Fragen gestellt, die der junge Assistenzarzt klar und verständlich beantwortete. Insgesamt fühlt er sich ganz wohl bei dem Gespräch, obwohl er eigentlich gehofft hatte, dass Florians Behandlung ohne Medikamente auskäme (Selbstoffenbarung). »Wirkt der Arzt eigentlich gehetzt«, überlegt der Vater, »oder ist er vielleicht einfach nur müde? Gott sei Dank ist er nicht so ein Schwätzer wie einige andere selbstherrliche Halbgötter in Weiß, die immer alles wissen, keinen Zweifel zulassen und einen ganz schwindelig reden. Diese Sorte von Ärzten geht mir ja so auf den Zeiger, vor allem wenn sie mir noch Vorschriften machen wollen, was ich mit meinem Kind zu tun habe.« (Appellebene)

Der Vater bittet den Arzt, ihm noch einmal genau zu sagen, wie der weitere Verlauf geplant sei und lässt sich den Namen des Medikaments aufschreiben. Dr. Kirchenstück sagt abschließend: »Ich schlage vor, dass wir uns morgen noch einmal zusammensetzen. Überlegen Sie mit Ihrer Frau in Ruhe, ob Sie meinem Vorschlag zustimmen können. Vielleicht haben Sie auch wichtige Fragen, die Ihnen noch einfallen, und die wir dann morgen gemeinsam klären können. Wir verpassen auf jeden Fall nichts, wenn die Behandlung bei Ihrem Sohn erst morgen beginnt.« Der Arzt verabschiedet sich von den Eltern mit Handschlag und sagte: »Bis morgen um 11:00 Uhr.«

Tab. 6.1 Verschiedene Kommunikationsebenen

Formulierung	Kommunikationsebene
– Wenn wir in der Behandlung Ihres Kindes auf Antibiotika verzichten, riskieren Sie eine schwere lebensbedrohliche Erkrankung. – Ich möchte Sie informieren, dass der Verzicht auf Kortison mit dem Risiko einer schweren lebensbedrohlichen Folgeerkrankung einhergeht.	Sachebene
– Das viele Essen ist gar nicht gut für Dich. – Auf Süßigkeiten und fette Speisen einfach mal verzichten.	Appellebene
– Wenn wir das Kortison nicht verabreichen dürfen, müssen Sie halt die Konsequenzen für Ihr Kind tragen. – Ich mache mir Sorgen, wenn Sie Ihrem Kind das Kortison vorenthalten, aber ich kann es natürlich nicht entscheiden.	Beziehungsebene
– Manchmal zeigen Medikamente solche Nebenwirkungen, das kann man nicht vorhersehen. – Es tut mir leid, dass Ihr Kind diese Nebenwirkungen bekommen hat. Ich versichere Ihnen, dass dies nicht vorherzusehen war.	Selbstoffenbarungsebene

Tab. 6.1 stellt nochmals einige Beispiele für das Ansprechen der verschiedenen Kommunikationsebenen zusammen.

> Jede gesprochene Nachricht transportiert neben dem Sachinhalt auch Informationen zu Befindlichkeit des Sprechers (Selbstoffenbarung) und seiner Beziehung zum Angesprochenen (Beziehungsebene). Auf der Appellebene werden Handlungsanweisungen an den Empfänger gesendet.

6.1.4 Erreichbarkeit mit vier Ohren

Während der Arzt spricht, bedient er mit seinen Worten die vier Hörrohren der Eltern.
Die Eltern denken auf dem:
- Sachohr: Was will der Arzt mir eigentlich sagen?
- Beziehungsohr: Wie sieht der Arzt mich in meiner Rolle als Elternteil? Welche Wertschätzung in der täglichen Versorgung des Kindes erfahre ich durch diesen Arzt?
- Selbstoffenbarungsohr: Was sagt der Arzt eigentlich über sich aus? Stimmt seine Körpersprache mit dem, was er mir sagen will, überein? Wie angespannt, wie erfahren, wie kompetent wirkt dieser Arzt eigentlich auf mich?
- Appellohr: Was erwartet dieser Arzt von mir? Was soll ich mit meinem Kind machen?

Hört der Empfänger überwiegend auf dem Beziehungsohr, ist die Gefahr groß, dass sämtliche Informationen, die den Empfänger über das Sachohr erreichen sollen, nicht empfangen werden. Wichtig ist es für den Arzt, stimmig zu kommunizieren. Nach Schulz von Thun ist diese Stimmigkeit eine vierdimensionale Angelegenheit. Stimmen die Frequenzwellen von Sender und Empfänger in allen vier Ebenen überein, so gelingt das perfekte Gespräch.

Betrachten Sie es doch einmal aus der Sicht eines Fußballers. Dieser übt einzelne Techniken des Fußballspielens permanent – mit immer neuen Varianten. Wesentlich für seinen Erfolg im Spiel ist aber, dass er blitzschnell Entscheidungen treffen kann, welche Technik er in welcher Situation anwenden soll. Diese Entscheidungen laufen in der Regel unbewusst ab. Für den Spieler kann das bedeuten, dass er den Ball abgibt oder selbst schießt, rechts oder links vorbeigeht oder auch eventuell stehen bleibt. Kreative und flexible Spieler, die viele Techniken beherrschen, sind in der Lage, auch in schwierigen Spielsituationen zu glänzen.

Auch in der Kommunikation spielen wir mit vier Bällen. Wer ausschließlich Tore auf dem Sachfeld schießt und gleichzeitig auf dem Beziehungsfeld Eigentore zulässt, kann kein Spiel gewinnen. Ärzte sind zudem in Gefahr, einen zu großen Appellschnabel einzusetzen. Wird dieser auch noch kombiniert mit dem Drang zur Selbstdarstellung, wird es schwerfallen, die Eltern zur Mitarbeit zu bewegen.

Erst wenn auf der Beziehungsebene eine stabile Formation steht, werden Tore auf der Sachebene zu erzielen sein. Wer jedoch alle Signale auf dem Beziehungsohr empfängt, läuft Gefahr, als Auswechselspieler zu enden. Ziel muss es sein, auf allen vier Feldern ein Heimspiel zu entwickeln. Wichtig ist der Mut zum Appell, kombiniert mit Respekt vor dem Hoheitsgebiet des Gegenübers. Vergessen Sie, dass Sie als behandelnder Arzt wissen, was für den Patienten richtig ist, und vergegenwärtigen Sie sich, dass es im Gespräch nur darum geht, die Eltern auf den richtigen Weg zu bringen.

Arzt sagt zur Mutter: »Sie müssen selbst wissen, was sie tun, da habe ich Ihnen überhaupt nicht reinzureden. Jeder muss über das Wohl seines Kindes selbst entscheiden.« Oder: »Ich sage ihnen, was für mich wichtig ist und wovon ich als Kinderarzt überzeugt bin, dass es die richtige Behandlung für Ihr Kind ist. Eine Entscheidung können nur Sie selbst treffen, denn ich bin natürlich nicht in Ihrer Situation.«

Bei ausgewählten Ärzten ist der Appellschnabel zu groß geraten und gleichzeitig besitzen sie auch noch einen Hang zur Selbstdarstellung. Wie und was gesendet und gehört wird, entscheidet sich immer in Abhängigkeit von Situation, Beziehung und innerer Verfassung beider Beteiligten.

> **Wichtigste Voraussetzung für eine gute ärztliche Gesprächsführung ist die möglichst hohe Stimmigkeit in der Kommunikation.**

Das Kommunikationsquadrat von Schulz von Thun zeigt, dass die Stimmigkeit in der Kommunikation eine vierdimensionale Angelegenheit, sowohl vom Empfänger als auch vom Sender einer Sprachbotschaft, ist. Kommt es zu Missverständnissen, ist es wichtig, keine Schuldzuweisungen zu verteilen, denn das Missverständnis und die Kommunikation bedingen sich wie Schwimmen und Wasser schlucken: Es kommt vor und im Normalfall ist es unbeabsichtigt. In der Regel reagieren die Eltern kranker Kinder auf diejenige Botschaft, die sie am stärksten wahrnehmen. Günstig ist es, wenn der behandelnde Arzt sich dann auch auf diesen Sprachkanal einlassen kann.

6.1.5 Kommunikationsstörungen

Die Selbstoffenbarungsebene bezieht sich allein auf die Person des Sprechenden. Es geht nur um dessen offenbarten Gefühle und Werte sowie seine Körpersprache. Erst auf der Beziehungsebene kommt der Empfänger ins Spiel. Sie betrifft in unserem Fall die Wechselwirkung zwischen Arzt und Eltern/Patient. Es geht um die Interaktion beider Personen und die darin zum Ausdruck gebrachten Vertrauensbeweise.

Mutter zum Arzt: »Ich bin nicht mehr bereit, das Chaos in dieser Klinik zu akzeptieren.«

Arzt: »Was meinen Sie eigentlich! Sehen Sie nicht, was hier los ist!«

Versuchen Sie konsequent, nicht auf dem Beziehungsohr zu hören. Dies kann besonders schwierig sein, wenn Eltern Sie Ihrer Arbeit wegen verbal angreifen. Halten Sie das Beziehungsohr dennoch verschlossen.

Arzt: »Ich gebe mir doch solche Mühe, dass mit Ihrem Sohn alles möglichst gut klappt. Ich weiß nicht, wie wir jetzt vertrauensvoll im Sinne Ihres Kindes zusammenarbeiten sollen?«

Ärzte haben die Aufgabe, Eltern bzw. Patienten Sachinformationen zu übermitteln. Mit Hilfe des Vier-Ohren-Modells lässt sich gut erklären, wie und wann es zu Störungen im Arztgespräch kommt. Solange das Beziehungsohr der Eltern geöffnet ist, können die Sachinformationen des Arztes verstanden werden. Ist das Sachohr der Eltern jedoch verschlossen ist, wird dies in der Regel durch den sprechenden Arzt wahrgenommen. Jetzt läuft er Gefahr, den Druck auf der Appellebene automatisch zu erhöhen, woraus resultiert, dass sich die Beziehungsebene zwischen Arzt und Eltern weiter verschlechtert. Störungen in der Kommunikation zwischen Eltern und Kinderarzt sind vielgestaltig. Ist der Appell des Arztes zu stark oder aber auch zu schwach, werden die Eltern nicht befolgen, was er empfiehlt. Verschließt sich das Beziehungsohr der Eltern, gehen ihnen alle Sachinformationen verloren. Die gefährlichste Störquelle aber ist Selbstoffenbarungsebene: Ist der Auftritt des Arztes überzogen oder der

Situation nicht angemessen, wird er das Arztgespräch nicht erfolgreich führen können.

- **Urteilen Sie selbst**

Oberarzt sagt zum Assistenten:
»Ihre Arztbriefe fehlen wieder. Sind sie immer noch nicht geschrieben!«
Was sagt der Oberarzt mit seinen vier Sprachschnäbeln zum Assistenten?
Sachebene:
Selbstoffenbarungsebene:
Beziehungsebene:
Appellebene:
Im Anhang (▶ A.2.1.4) finden Sie zwei weitere Übungen zum Vier-Ohren-Modell.

6.2 Das Innere Team oder Pluralität ist unser Leben

» Wer zum anderen Menschen ausschreiten will, muss erst bei sich selbst gewesen sein. «
Martin Buber

> **Praxisbeispiel: Klare Entscheidung?**
> Gegen 19:30 Uhr schaut Herr Dr. Schlossberg, leitender Oberarzt in der Kinderklinik, auf die Uhr. In diesem Moment fällt ihm ein, dass seine Frau ihn zum Abendessen erwartet, gleichzeitig spürt er auch die Erschöpfung eines langen Arbeitstags. Er freut sich darauf, nach Hause zu gehen, sich ein wenig umsorgen zu lassen und heute Abend auch noch etwas Zeit mit seinen Kindern zu verbringen. Er ist jetzt seit 6:30 Uhr in der Klinik, fühlt sich erschöpft und sagt sich, dass er eigentlich lang genug gearbeitet habe. Eigentlich hat er sich außerdem vorgenommen, jeden Abend mindestens eine halbe Stunde zu laufen. Ein paar physische Signale vermeldeten ihm, dass er seine körperliche Fitness sehr vernachlässige. Während er über beide Möglichkeiten nachdenkt und jetzt zu einer Entscheidung kommen möchte, schaut er auf seinen Schreibtisch. Berge aktueller Publikationen, die unbedingt gelesen werden wollten, liegen neben dem Telefon. Es ist sein persönliches Ziel, in diesem Jahr seine Habilitationsschrift einzureichen. Sein Chef hat auch schon ungeduldig nachgefragt, wann er diese Arbeit endlich vorlegen könne. Er hat ihm zugesagt, in den ruhigeren Abendstunden mehr Zeit für seine Habilitation einzusetzen. Dr. Schlossberg strebt an, als habilitierter Arzt einmal selbst Chef einer großen Kinderklinik zu werden. Am Schreibtisch

> sitzend sinniert er laut: »Wenn ich jetzt nach Hause gehe oder aber Sport mache, kann ich das mit den drei noch zu lesenden Publikationen für heute Abend wieder vergessen.«
> Während er noch überlegt, klingelt das Telefon. Er sieht auf dem Display, dass es eine Station ist, die ihm sicherlich mitteilen will, dass der Vater, mit dem er eigentlich noch sprechen wollte, jetzt da sei. »Soll ich das Gespräch annehmen oder bin ich schon weg?« Dr. Schlossberg ist hin- und hergerissen, viele Stimmen konkurrieren in ihm und dennoch muss er sich schnellstmöglich zu einer Entscheidung durchringen. Welche Entscheidung er treffen wird, wissen wir nicht.

6.2.1 Jeder Mensch ist viele

Vom Philosophen und Schriftsteller Novalis ist der Satz überliefert »Jeder Mensch ist viele«. Er bringt zum Ausdruck, dass wir Menschen Anteile verschiedener Persönlichkeiten in uns tragen.

Der Hamburger Psychologe Friedemann Schulz von Thun hat diese Beobachtung zu einem Persönlichkeitsmodell entwickelt, welches er »inneres Team« nennt. Schulz von Thun ist der Auffassung, »dass der Mensch kein einheitliches Wesen ist, in dem die Kräfte seiner seelischen Bauweise mit sich einig wären. Die innere Vielfalt und Gegensätzlichkeit machen das eigentlich Menschliche aus.« Um die innere Vielfalt des Menschen beschreiben zu können, wählt er die Metapher »innere Stimmen«, die sich zu bestimmten Themen und Ereignissen in uns zu Wort melden. Diese inneren Stimmen sind in uns stets präsent und fordern unsere Persönlichkeit heraus.

In Oberarzt Dr. Schlossbergs innerem Team sagt eines dieser Teammitglieder: »Kümmere Dich endlich um Deine Gesundheit und geh' laufen!«, während in ihm eine andere Stimme zuruft: »Kümmere Dich endlich um Deine Frau und Deine Kinder, sonst kommen sie Dir abhanden!«. Ein weiterer Stammspieler erinnert ihn daran, dass er doch eigentlich Chef einer Klinik werden will, weswegen es unabdingbar ist, sich endlich um die Habilitation zu kümmern. Außerdem meldet sich eine weitere Stimme, die ihm sagt: »Du bist doch eigentlich Kinderarzt geworden, um Eltern und ihren kranken Kindern zu helfen, also geh' auf Station!«

6.2.2 Mannschaftsaufstellung

Dieser scheinbar zerstrittene Haufen kann in vielen Situationen überaus lästig sein. Betont werden soll, dass es sich bei diesem Phänomen auf gar keinen Fall um eine seelische Störung handelt, sondern um die ganz normale menschliche Verhaltensweisen, die letztendlich Ausdruck unserer inneren Pluralität ist. Grundvoraussetzung einer

Tab. 6.2 Mitglieder des inneren Teams

Funktion	Selbstauskunft
Schwache	Mir wächst die Sache über den Kopf
Zuneigungsbedürftige	Ich möchte gelobt werden
Professionelle	Ich möchte kompetent erscheinen
Rücksichtsvolle	Ich sollte seine knappe Zeit nicht beanspruchen
Selbstständige	Ich benötige keine Hilfe
Zufriedene	Meine Auskünfte sind in Ordnung

stabilen Persönlichkeit ist es, eine Mannschaftsaufstellung zusammenzustellen, die es ermöglicht, eine Entscheidung in eine stimmige Richtung zu treffen (Tab. 6.2).

Schulz von Thun überträgt dieses Modell gern auf die Gegebenheiten des Theaters. Auch hier gibt es Hauptdarsteller, die von anderen Schauspielern unterstützt werden. Hinter dem Vorhang im Theater in uns können sich ebenfalls weitere Schauspieler verbergen. Wer trifft nun die Entscheidung, was gemacht wird? Entscheider ist das sogenannte Oberhaupt im inneren Team.

Im Vordergrund steht dann plötzlich die Frage: Was möchte Dr. Schlossberg tatsächlich tun? Wie will er sein Ziel erreichen und wer sind die Hauptdarsteller? Dr. Fit, der sagt, er muss Sport machen? Der innere Schweinehund, der ruft: »Du bist kaputt, erhol Dich erst«? Der Karrierist, der unzufrieden mault: »Gib endlich Gas, damit die Arbeit fertig wird«? Aber auch der Familienmensch in ihm wird zu Wort kommen wollen und ruft ihm zu: »Fahr endlich nach Hause, Deine Kinder brauchen Dich«. Schließlich meldet sich auch noch der gute Arzt in ihm, der sagt: »Geh endlich auf Station und schau nach dem Patienten und dem Vater.«

In dieser Situation muss sich Herr Oberarzt Dr. Schlossberg zu einer Entscheidung durchringen:
– Was wird er tun?
– Wie sieht seine Mannschaftsaufstellung an diesem Abend aus?
– Wer ist das Oberhaupt in seinem inneren Team?
– Kann er es schaffen, einen Kompromiss anzubieten?

Sein Ziel muss es sein, die professionellen Perspektiven des inneren Teams kurz zu analysieren, was im Folgenden erläutert werden soll.

Vier Schritte zur Entscheidungsfindung
1. Selbstklärung: Welche Teammitglieder in mir wollen heute gehört werden?

2. Adäquate innere Mannschaftsaufstellung: Welche Teammitglieder sind heute aktiv?
3. Umgang mit dem Schattenkabinett: Nicht alle inneren Teammitglieder können heute aufgestellt werden. Sie sind von Ausgrenzung bedroht und können den Erfolg eventuell gefährden. Welche inneren Absprachen sind nötig, damit sie sich nicht zu »Terroristen« und »Verhinderern« entwickeln.
4. Handhabung der inneren Pluralität: Wer ist der diensthabende Offizier, der an der Kontaktlinie zum wirklichen Leben mir die Befehle für heute gibt?

6.2.3 Inneres Schattenkabinett

Eine besondere Gefährdung, selbstgesteckte Ziele nicht zu erreicht, geht vom sogenannten Schattenkabinett aus.

Praxisbeispiel: Stellungswechsel
Stellen sie sich vor, Sie bewerben sich als Assistenzarzt im dritten Berufsjahr um eine Stelle in einer anderen Stadt. Ihr Ziel ist es, in einer größeren Kinderklinik mehr Erfahrungen zu sammeln. Deshalb haben Sie die Bewerbung schließlich auch abgeschickt. Beruhigt haben Sie sich mit dem Hinweis, dass Sie sowieso keine Chance auf eine Einladung haben und sich die Sache schnell erledigt haben würde. Wider Erwarten werden Sie aber vom Chef der Klinik zu einem Bewerbungsgespräch eingeladen. Auf dem Weg zum Vorstellungsgespräch werden in Ihnen sehr viele Stimmen laut:
— »Endlich etwas Neues«, ruft der Veränderer. »Es ist ja nicht mehr auszuhalten in meiner Klinik, alles kenne ich schon.«
— »Oh je, eine neue Stadt, da muss ich mich ja total umstellen.« (Bremser)
— »Eine neue Wohnung zu finden, wird sicher schwierig sein.« (Zweifler)
— »Hoffentlich sind die neuen Kollegen nett. Vielleicht gibt der neue Chef mir die Chance, endlich meine Doktorarbeit fertigzustellen.« (Maximierer)
— »Schön wäre auch, dass ich wieder etwas näher bei meinen Eltern lebte.« (Familienmensch)
— »Die Dienstbelastung wäre etwas geringer, weil es viel mehr Assistenten gibt.« (Pragmatiker)

In Ihnen tobt eine wahre »Schlacht«, die noch nicht zu Ende ist, obwohl sie das Zimmer des Chefarztes für das Bewerbungsgespräch bereits betreten haben. Der Chefarzt führt mit Ihnen das Gespräch. Zum Abschluss bedanken Sie sich und bringen zum Ausdruck, dass Sie die ausgeschriebene Stelle gerne haben möchten. Der Chef verspricht, Ihnen in den nächsten Tagen Bescheid zu geben, damit Sie rechtzeitig kündigen können. Zehn Tage später erhalten Sie die schriftliche Mitteilung, dass Sie leider nicht genommen wurden. Nähere Angaben zu den Beweggründen dieser Absage werden im Brief nicht gemacht. Dies hinterlässt Sie mit der bohrenden Frage: Warum habe ich die Stelle nicht bekommen? Es könnte es sein, dass es Ihnen nicht gelungen ist, den potenziellen neuen Chef von Ihrem Vorhaben zu wechseln, so zu überzeugen, dass er Ihnen die Stelle gegeben hat.

Überträgt man das Modell des inneren Teams auf die beschriebene Situation und schaut einmal hinter den Vorhang, so können sich weitere Überlegungen ergeben. Der Chef, der mit Ihnen das Gespräch geführt hat, hat relativ schnell gemerkt, dass Ihre innere Mannschaftsaufstellung disharmonisch war. Während des Gesprächs haben sich in Äußerungen Teammitglieder zu Wort gemeldet, die ihm signalisierten, dass Sie noch nicht hundertprozentig entschlossen sind, Sie vielleicht sogar Angst haben zu wechseln. Zusätzlich ist der Chef relativ rasch zu dem Schluss gekommen, dass bei Ihnen zu viele Querulanten im inneren Team ihr Unwesen treiben.

Diese Zweifler traten zwar nicht offen auf die Bühne, körpersprachlich und auch an der Wortwahl jedoch konnte man sie zwischen den Zeilen ständig hören. Der Chef entschied, dass es eher schwierig wäre, diesen Kollegen in das gute Team seiner Klinik zu integrieren. Was der Chef auch immer konkret gedacht haben mag, das Schattenkabinett hat den Erfolg in der Bewerbungssituation vereitelt und Ihr diensthabender Offizier hat es nicht geschafft, Ihr inneres Team zum Ziel zu führen. Schade, angesichts der Mühe, die Sie sich gemacht haben (◘ Abb. 6.7).

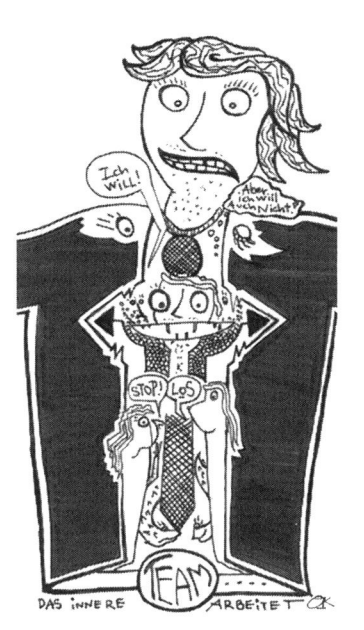

◘ Abb. 6.7 Inneres Team in Aktion

6.2.4 Wer gewinnt?

Sie werden vielleicht fragen, was das Bild des inneren Teams mit Ihrem Arbeitsalltag als Kinderarzt zu tun habe? Dazu noch ein weiteres Beispiel:

Praxisbeispiel: Mannschaftsaufstellung
Nach der morgendlichen Besprechung geht der Chef der Kinderklinik auf Frau Dr. Sonnenberg zu und bittet sie, kurz mit ihm in sein Arbeitszimmer zu kommen. Frau Dr. Sonnenberg ist seit zwei Jahren im Haus, außerordentlich fleißig und sehr zuverlässig. Dem

Chef war dies recht rasch aufgefallen und so hatte er sich entschlossen, Frau Dr. Sonnenberg heute anzusprechen.

Der Chef: »Frau Dr. Sonnenberg, mir fällt auf, dass Sie in letzter Zeit sehr gut gearbeitet haben. Ich bin sehr froh, dass Sie in unserem Team sind. Gerade in den letzten Tagen habe ich die Anfrage einer Fachzeitschrift erhalten, die mich bittet, neue Erkenntnisse zu Kindesmisshandlungen zusammenzutragen. Ich fände es gut, wenn Sie die Sache übernehmen könnten, da ich zurzeit mit einem Gutachten beschäftigt bin. Selbstverständlich würde ich Sie auch namentlich in der Publikation erwähnen. Bei der nächsten Fortbildung für Kinderärzte könnten Sie darüber berichten. Was meinen Sie, wäre das eine Aufgabe für Sie?«

Die Ärztin antwortet spontan: »Oh ja, das wäre toll, wenn ich das übernehmen dürfte.« Während Frau Dr. Sonnenberg an diesem Tag ihre Stationsarbeit problemlos absolviert, melden sich gegen Abend die ersten Stimmen des inneren Teams:

- Der Zweifler: »Das schaffst Du nie, die Verantwortung für eine solche Publikation ist einfach noch zu groß für Dich.«
- Der Perfekte: »Setz Dich hin und mach erst einmal eine Planung, wie Du die Sache genau angehen willst.«
- Der Optimist: »Natürlich kriege ich das hin, ich hab' schon ganz andere Sachen geschafft.«
- Der Schmeichler: »Ist doch toll, wie der Chef sofort an Dich gedacht hat.«
- Der Nörgler: »Verdammt, warum soll ich mir diese Arbeit eigentlich zusätzlich in meiner Freizeit aufhalsen, dann komme ich wieder nicht zum Sport.«
- Der Familienmensch: »Eigentlich wollte ich mich doch jetzt endlich mal um meine kranken Eltern kümmern.«

Die Ärztin ist nun gut beraten, zunächst eine innere Konferenz einzuberufen, um mit Hilfe aller inneren Stimmen Klarheit über die eigene Position und das weitere Vorgehen zu gewinnen. Ziel muss es sein, einen Kompromiss zur Mannschaftsaufstellung auszuhandeln und zu entscheiden, wer die Mannschaftsführung übernimmt.

Der erste Punkt ist die Klärung der Frage »Will ich diesen Auftrag des Chefs überhaupt ausführen?« Wenn diese Entscheidung gefallen ist, werden zahlreiche Unterstützer des Projekts vom inneren Team auf die äußere Bühne gezerrt. Wichtig ist es aber, jetzt mit den Teammitgliedern des Schattenkabinetts Sondervereinbarungen zu treffen. »Wie sehen meine Kompromisse aus? Wie beruhige ich die Kritiker des Plans?« Frau Dr. Sonnenberg schlägt sich folgendes Vorgehen vor: Sie beschließt, einmal in der Woche Sport zu machen, und alle vier Wochen ihre kranken Eltern zu besuchen.

> Ein weiterer wichtiger Punkt besteht darin, auch der Frage nachzugehen, wie es eigentlich mit der inneren Pluralität des Chefs aussieht. Wird er auch morgen noch von dieser Idee begeistert sein? Gilt sein Versprechen, mich mit auf die zu publizierende Arbeit zu setzen? Kommt es wirklich dazu, dass ich vor den Kinderärzten diesen Beitrag präsentieren kann?

Seit Jahren beobachte ich in der Klinik, dass viele in der Weiterbildung befindliche Ärzte und Ärztinnen es nicht schaffen, ihre in der Regel während des Studiums begonnene Doktorarbeit zu Ende zu bringen. Hierfür gibt es die vielfältigsten Gründe.

> **Praxisbeispiel: Wer verhindert die Fertigstellung der Doktorarbeit?**
> Bei vielen Ärzten erzeugt dies eine tiefe Traumatisierung. Die Doktorarbeit wird weder durch den Totengräber des inneren Teams zu Grabe getragen, noch fände sich im Team ein knallharter Draufgänger, der sagt: »Jetzt ist Schluss, die Arbeit wird fertiggestellt, koste es was es wolle.« Auch in diesem Beispiel sind zahlreiche Teammitglieder mit unterschiedlichen Zielen aktiv. Neben den Ermöglichern gibt es im inneren Team die Verhinderer, die es immer wieder schaffen, eine Entscheidung zu vertagen.
> Im Rahmen eines Selbstcoaching könnte es gelingen, die oben beschriebenen Perspektiven der inneren Mannschaftsaufstellung einmal durchzugehen. Fragen könnten sein:
> - Wer ist auf meiner inneren Bühne verantwortlich dafür, dass ich diese Arbeit nicht fertigstelle?
> - Wer unterstützt die Verhinderer?
> - Warum sind meine Ermöglicher zu schwach?
> - Muss ich vielleicht die gesamte Mannschaftsaufstellung verändern?
> - Benötige ich einen Hardliner oder vielleicht eher einen Wortgewandten, der endlich einen Stammplatz bekommen muss, um zum Erfolg zu gelangen?
> - Müssen die Teammitglieder Opferlamm und/oder Diplomat im inneren Team von ihren Stammplätzen abgelöst werden?
>
> Möglicherweise gelingt es durch die Beantwortung dieser Fragen, zu einer tragfähigen Entscheidung zu kommen.

6.2.5 Fazit: Strukturiertes Vorgehen für eine erfolgreiche Mannschaft!

Unser Wesen ist pluralistisch veranlagt, wir sind nicht immer ein Herz und eine Seele. Aus diesem Grund bedingt jede gelingende Kommunikation vorab eine Selbstklärung. Diese Notwendigkeit betrifft uns

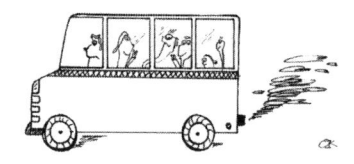

Abb. 6.8 Wer sind Fahrer und Passagiere in diesem Bus?

als behandelnde Ärzte insbesondere. Wie sollen wir Eltern von einer Therapie überzeugen, an deren Erfolg wir selbst nicht glauben? Wie soll Frau Dr. Sonnenschein einen guten Vortrag halten, wenn ihr inneres Team (Abb. 6.7) sie ständig attackiert: »Du kannst das nicht.«

In uns sprechen immer mehrere Stimmen, es herrschen teilweise bürgerkriegsähnliche Zustände. Mit Hilfe eines arbeitsfähigen inneren Teams lässt sich die interne Mannschaftsaufstellung strukturiert gestalten.

> **Welche Mannschaftsaufstellung hat Ihr Team?**
> - Kämpfer
> - Dialogbereiter
> - Entertainer
> - Mitfühlender
> - Dompteur
> - Didaktiker

Wesentlich ist es zu akzeptieren, dass die eigenen Teammitglieder unkündbar sind und ständiger Betreuung bedürfen.

> **Erfolgreiche Mannschaftsaufstellung**
> - Selbstklärung: Welche Wortmelder wollen berücksichtigt werden?
> - Funktionszuweisung: Wer steht auf dem Platz?
> - Schattenkabinett: Teammitglieder, die den eigenen Erfolg torpedieren
> - Wachsamer Umgang mit der inneren Pluralität (Teammitgliedern) des Gesprächspartners

Bin ich im eigenen Bus unterwegs, sollte ich auch wissen, wer am Lenkrad des vollbesetzten Gefährts sitzt. Hilfreich kann es auch sein zu wissen, wohin die Reise geht, wo die Schwarzfahrer sitzen, ob eventuell blinde Passagiere zugestiegen sind oder sich vielleicht sogar Saboteure im Bus befinden (Abb. 6.8).

Eine weitere wichtige Erkenntnis kann auch sein zu realisieren, dass manche Menschen nur einen eher kleinen Kreis von Teammitgliedern haben, die in der Lage sind, den Bus zu steuern. Klarheit und gegebenenfalls ein Fahrerwechsel können Lösungen für Probleme bringen, die vorher nicht zu lösen schienen.

In nächster Zeit werden Sie wahrscheinlich wieder einen Kongress besuchen. Achten Sie bei den wissenschaftlichen Vorträgen auf Folgendes: Sagt der Vortragende am Anfang gleich »Ich bin gar kein Experte auf diesem Gebiet« oder »Ich hatte wenig Zeit, mich auf das Thema vorzubereiten«, dann ist die Wahrscheinlichkeit eines langweiligen Vortrags leider sehr hoch. Vielleicht kommt dann währenddessen noch: »Es tut mir leid, dass Sie in der letzten Reihe meine

Folien nicht lesen können«, dann können Sie davon ausgehen, dass hier ein ungeeigneter Fahrer den Bus des Vortragenden steuert. Sagt der Referent auch noch »Einige Folien sind in englischer Sprache, weil ich keine Zeit hatte, sie zu übersetzen« so ist der Zuhörer endgültig bedient. Schade um seine Zeit.

Im Anhang (▶ A.2.1.5) finden Sie eine Übung zur Identifikation Ihrer inneren Antreiber im Team.

6.3 Riemann-Thomann-Modell: Turbolader der ärztlichen Gesprächsführung?

Praxisbeispiel: Ein Thema, zwei Reaktionen
Kinderklinik, Samstagnachmittag im Winter. Gegen 16:10 Uhr betritt ein Vater mit seinem sechs Monate alten Säugling die Aufnahmeabteilung der Kinderklinik. Der Vater ist gut gekleidet und geht direkt auf die Aufnahmeschwester zu, die gerade mit einem anderen Kind und deren Eltern beschäftigt ist. Der Vater sagt: »Mein Kind ist sehr krank. Ich will, dass ein Arzt mein Kind sofort untersucht. Ich habe außerdem wenig Zeit, da ich in einer Stunde zu einem Management-Meeting muss, und vorher möchte das mit meinem Sohn geklärt sein.«

Verbal und körpersprachlich macht er der Schwester deutlich, dass schnellstmöglich etwas passieren muss. Wie wird die Schwester reagieren? Sie sagt: »Setzen Sie sich bitte in die Eingangshalle, ich komme, sobald ich es schaffe.« Der Vater geht zurück in die Eingangshalle, bleibt aber mit seinem kranken Kind auf dem Arm direkt neben der Tür stehen. Während er wartet, beobachtet der Vater, dass sich ein Arzt der Aufnahme nähert. Der Vater denkt »Gott sei Dank haben Ärzte hier auch noch mal einen weißen Kittel an« und geht ohne zu zögern direkt auf den diensthabenden Arzt zu. »Sie sind doch der diensthabende Arzt hier, oder? Könnten Sie sich bitte umgehend um meinen Sohn kümmern?«

Der Arzt entgegnet freundlich: »Ich verstehe Ihre Angst um Ihr krankes Kind. Ich denke, dass ich in etwa 30 Minuten nach ihm schauen kann. Vorher muss ich noch einige andere Patienten behandeln. Versuchen Sie in der Wartezeit erst einmal ein wenig zu entspannen. Vielleicht kann Ihnen die Schwester ein Glas Wasser oder einen Kaffee bringen. Danach können wir alles in Ruhe besprechen.«

Was mag der Vater jetzt denken? Und was denken Sie: kommt es in diesem Moment zur Explosion? Der Arzt hatte es doch nur gut gemeint.

Wenige Minuten später betritt eine Mutter mit einem Säugling dieselbe Notaufnahme. Sie wirkt sehr verängstigt, zögert,

> wen sie ansprechen soll, und entschließt sich erst nach einer Weile, die Türklinke des Raums zu drücken, in dem die Aufnahmeschwester sitzt.
> Die Mutter sagt mit leiser Stimme: »Meinem Kind geht es so schlecht, ich bin so unruhig und mache mir große Sorgen, ob es etwas ganz Schlimmes ist. Ich weiß mir nicht mehr zu helfen und bin richtig verzweifelt. Bitte holen Sie doch schnell einen Arzt, ich halte es nicht mehr aus.« Die Schwester weist sie darauf hin, dass sie zunächst noch ein anderes Kind zu versorgen hat, so lange möge sie sich draußen hinsetzen. Die Mutter nimmt draußen Platz und wartet. Als der diensthabende Arzt an ihr vorbeigeht, traut sie sich nicht, ihn anzusprechen.

Wo liegen die Gemeinsamkeiten, wo die Unterschiede der beiden geschilderten Situationen?

Der Vater ist im Stress, weil er seinen Termin nicht verpassen möchte. Die Mutter ist voller Sorge, weil sie Angst hat, jede medizinische Hilfe käme für ihr Kind zu spät. Angesichts dessen ist auch sie im Stress, obwohl es sich nach außen anders darstellt. Beide möchten, dass ihr krankes Kind möglichst rasch von einem Arzt untersucht wird. Die Art der Inszenierung, um dieses Ziel zu erreichen, kann aber unterschiedlicher nicht sein.

Dass das Verhalten verschiedener Menschen auch verschieden ist, ist nicht überraschend. Um die Unterschiedlichkeit persönlichen Verhaltens zu erklären, benötigt man auch als Arzt ein plausibles Modell. Nachfolgend möchte ich Ihnen das Modell der vier Grundstrebungen der Persönlichkeit nach Riemann vorstellen.

6.3.1 Theorie

Das Riemann-Thomann-Modell wirft ein sehr versöhnliches Licht auf die Unterschiede menschlichen Verhaltens. Es erlaubt uns, andere in ihrem Kommunikations- und Situationsverhalten besser zu verstehen.

»Grundformen der Angst« lautet der Titel von Fritz Riemanns Werk aus dem Jahr 1975. Der Psychoanalytiker beschreibt dort vier Grundrichtungen menschlichen Verhaltens: Nähe, Distanz, Dauer, Wechsel. Nach seiner Theorie trägt jeder Mensch diese früh entwickelten und individuell unterschiedlich ausgeprägten Grundstrebungen in sich. Die vier Ausprägungen der Persönlichkeit beschreiben etwas Grundlegendes, im zwischenmenschlichen Alltag Bedeutsames. Das Modell kann helfen, auf schnelle und strukturierte Weise sich selbst, aber auch andere besser zu verstehen. Eine Weiterentwicklung dieses Modells ergab sich aus den Arbeiten von Christoph Thomann und Friedemann Schulz von Thun (1988).

Wir alle kennen Situationen, in denen unsere Gesprächspartner nicht so reagieren, wie wir es jetzt eigentlich erwartet haben. War es nicht ein gut gemeinter oder einfühlsamer Vorschlag, den ich als Ärztin der Mutter gerade unterbreitete? Plötzlich aber reagiert die Mutter ganz eigenartig, scheint gekränkt und ist meinen Ausführungen überhaupt nicht mehr zugänglich. Sie will einfach nur noch nach Hause und hört überhaupt nicht mehr zu.

Fragen Sie sich gelegentlich auch während der Gespräche mit Eltern in Klinik oder Praxis wovon es abhängt, ob Eltern die Kernpunkte Ihrer Ausführung behalten? Es gibt Situationen, in denen Sie dieselben Worte wählen und die Botschaft erreicht die Eltern dennoch nicht. Kommt es zu Konflikten im Gespräch, spitzt sich die Wahrnehmung der Unterschiedlichkeit plötzlich dramatisch zu. Wer verstehen will, wie solche Szenen entstehen und wie man sie eventuell vermeiden kann, sollte weiterlesen. Denn meist werden sie auch durch das eigene Sprachverhalten ausgelöst.

6.3.2 Riemann-Koordinatensystem

Tragen wir die von Riemann beschriebenen vier unterschiedlichen menschlichen Verhaltensweisen zunächst einmal in einem Koordinatensystem als Endpunkte ein. Grundsätzlich lassen sich in diesem Koordinatensystem für jeden Menschen unterschiedlich viele Positionen, zu unterschiedlichen Zeitpunkten, in unterschiedlichen Situationen bestimmen. Da wir Menschen glücklicherweise allesamt verschieden sind, benötigen wir auch ein unterschiedliches Maß an Nähe, Distanz, Dauer und Wechsel, um uns in unserer Rolle wohl zu fühlen. Im Laufe der Jahre hat jeder Mensch dabei ein sogenanntes Heimatgebiet entwickelt. Dies ist der Bereich, in dem er sich persönlich am wohlsten fühlt, nicht immer liegt dieses Heimatgebiet an einem der Pole, sondern es kann auch zwischen unterschiedlichen Ausprägungen angesiedelt sein.

Bevor Sie nun weiterlesen, empfehle ich Ihnen, zunächst einmal herauszufinden, wo Ihr persönliches Heimatgebiet liegt. Im Anhang (▶ A.2.1.6) finden Sie die entsprechenden Übungen und Auswertungen hierzu. Zielführend sind die Fragen: Wo ist Ihr persönliches Heimatgebiet? Wann haben Sie ein Auswärtsspiel?

Und, haben Sie Ihr Heimatgebiet der vier Grundstrebungen des Menschen herausgefunden? Überrascht? Oder lagen Sie richtig? Es kann gelegentlich auch hilfreich sein, eine Ihnen vertraute Person den Fragebogen zu Ihrer Person ausfüllen zu lassen. Stimmen Selbst- und Fremdbild dann überein, so zeigt dies, dass Sie nicht nur eine gute Selbstwahrnehmung haben, sondern auch sicher sein können, dass Selbst- und Außenwahrnehmung nicht diskrepant sind.

Lassen Sie mich im Folgenden zunächst die vier Grundtendenzen näher beschreiben (◘ Abb. 6.9). Wichtig ist die Feststellung, dass

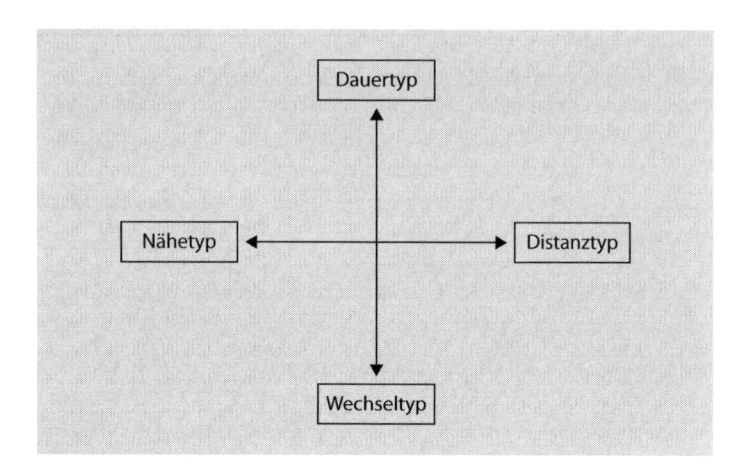

Abb. 6.9 Schematische Darstellung des Riemann-Thomann-Modells

es keinen richtigen oder falschen Typ gibt. Jede Grundtendenz ist gleich gut oder auch gleich schlecht. Niemand ist ein besserer oder ein schlechterer Mensch, weil er ein Nähe- oder ein Distanztyp ist.

6.3.3 Vier Persönlichkeitstypen

Nähetyp

- Stärken

Menschen mit einer ausgeprägten Nähestrebung zeigen verstärkt Mitgefühl, Zuneigung, Mitmenschlichkeit und Selbstlosigkeit. Sie als behandelnde(r) Arzt oder Ärztin versuchen, eine bessere Beziehung zu den schwierigen Eltern aufzubauen, die die Therapie bei ihrem Kind ablehnen. Sie bieten fürsorgliche Unterstützung an und sind immer am Wohlergehen anderer interessiert. Nähemenschen können sich leichter als andere in Situationen einfühlen, zeigen Geduld und mehr Verständnis für die schwierige Situation eines Gesprächspartners. Für ihr eigenes Wohlbefinden ist es wichtig, dass sie das Gefühl haben, Teil einer Gruppierung oder eines Teams zu sein.

- Schwächen

Die Stärken eines Menschen sind in ausgewählten Situationen auch seine Schwächen. Der Nähetyp zeigt sich häufig konfliktscheu, verfällt leicht in eine Opfermentalität und benötigt mehr Anerkennung als andere. Sätze wie die folgenden können Hinweise auf das Vorliegen des Nähetyps sein:

– Wieder muss ich alles machen weil sich ja sonst keiner um diese Sache kümmert.
– Mir ist vor allem wichtig, dass das Team gut zusammenhält.
– Alleingänge führen uns nicht weiter.

- **Krisenverhalten**

In Krisen sucht der Nähetyp stärker Wärme und Akzeptanz. Er klagt schneller andere Menschen an, dies vor allen Dingen in Situationen, in denen er sich unverstanden fühlt. Häufig wird er dies aber nicht offen aussprechen, weil er den Konflikt scheut. Bei kontroversen Diskussionen innerhalb des Teams wird der Nähetyp mehr als andere zu vermitteln versuchen, weil Harmonie ihm mehr wertvoller ist als die Zieldurchsetzung. Im Zweifelsfall kann er seine Wünsche auch zurückstellen.

Zu seinem Arbeitsplatz in Krankenhaus oder Praxis steht er in der Regel wie eine nährende Mutter zu ihrem Kind. Kommt es allerdings zu Unzufriedenheit, weil er sich unverstanden fühlt, greift der Nähetyp auch rasch zu Mitteln der emotionalen Erpressung. Im Gespräch mit anderen werden dann Vorwürfe formuliert, die beim Gegenüber Schuldgefühle auslösen sollen: »Ist das immer noch nicht gelaufen?« oder »Man kann sich doch auf niemanden verlassen«, oder »Wieso muss ich mich hier um alles kümmern?«

Gern hört man den Nähetyp zu den Eltern sagen: »Wenn Ihnen das Vorgehen noch nicht richtig vor Augen steht, wofür ich volles Verständnis habe, so biete ich Ihnen an, später noch einmal vorbeizukommen, um mich in Ruhe mit Ihnen zusammenzusetzen. Wir sollten dann alle Einzelheiten bezüglich der weiteren Behandlung Ihres Kindes erneut besprechen, damit Sie mit gutem Gewissen zustimmen können. Ich kann gut nachvollziehen, dass Sie unserem Therapievorschlag im Moment noch nicht zustimmen können, aber ich denke, wir erzielen Einigkeit hierüber.«

Distanztyp
- **Stärken**

Menschen mit der Tendenz zur Distanzierung bevorzugen Eigenständigkeit und vor allem sachbezogene Analysen. Wichtig sind ihnen eine starke Individualität und das Gefühl der Freiheit hinsichtlich ihrer Entscheidungen, da Unabhängigkeit für sie ein sehr hohes Gut ist. Ihre Stärken sind die logische Durchdringung von Problemen und deren sachliche, bevorzugt vernünftige Analyse. Wichtig für den Distanztyp sind Daten, Fakten und Analysen, die ihm ohne lange Ausführungen vorgetragen werden. Als selbstständig denkender Mensch ist er der Überzeugung, dass er seine Entscheidungen eigenständig, ohne Druck von außen treffen kann. Aus diesem Grunde lässt er sich auch nicht gern in seine Entscheidung hineinreden.

- **Schwächen**

Der Distanztyp neigt eher zur Abgrenzung von anderen Menschen, ist misstrauisch und leicht zu kränken. In der Regel ist er kein Teamplayer und widersetzt sich gelegentlich Teamentscheidungen, weil er sie für sich als nicht bindend einstuft; mag das Team ruhig etwas beschlossen haben, für ihn muss dies nicht bedeuten, dass er da mitzieht.

Der Distanztyp will mit genauen Zahlen und präzisen Informationen überzeugt werden. Die Argumente müssen logisch sein, die Statistiken glaubhaft und neu und sämtliche Angaben sollten einer wissenschaftlichen Überprüfung Stand halten. Besonders empfindlich reagiert er, wenn ihm Aufgaben »aufgedrückt« werden, deren Sinn er nicht sieht, und bei denen die Entscheidung hierüber nicht von ihm selbst getroffen wurde.

- **Krisen**

Krisen müssen eiskalt durchdacht werden, bevor man Entscheidungen fällt. Dies unternimmt der Distanztyp in der Regel allein und ohne Rücksprache. Ein gewisser Abstand kann ihm helfen, mit der Situation zu Recht zu kommen. Kommt er nicht weiter, holt er dennoch nicht unbedingt Rat oder Hilfe bei anderen, sondern versucht grundsätzlich alles dafür zu tun, die Situation selbst unter Kontrolle zu bekommen. Fühlt sich der Distanztyp angegriffen, verfügt er über ein erhebliches Potenzial an Kampfmitteln: Rational klar strukturierte Argumente, gepaart mit ein wenig Zynismus, vorgetragen in »Eiseskälte« sind die Markenzeichen eines Distanztyps. Häufig stößt sein Auftreten, besonders in Krisen, auf Ablehnung der anderen Gesprächspartner, weil er körpersprachlich und verbal Arroganz und Überheblichkeit ausstrahlt.

Dauertyp
- **Stärken**

Der Dauertyp entwickelt seine ganz große Stärke, wenn es um Genauigkeit, Ordnungssinn und Ausdauer geht. Werte, Stabilität, Pflichtgefühl und Zuverlässigkeit gilt es aus seiner Sicht unbedingt zu verteidigen. Der Dauertyp ist sehr gut geeignet, um ein Projekt wie die KTQ-Zertifizierung erfolgreich umzusetzen. Einmal getroffene Entscheidungen müssen »durchgezogen« werden. Termine, Fristen und Zeitmanagement hat er im Blick und er erledigt seine Arbeiten, wie zugesichert, fristgerecht. Schriftliche Anweisungen und klare Formulierungen, wie Arbeitsprozesse zu organisieren sind, sind seine Domäne. Regelmäßige Kontrollen und Überprüfungen sind für ihn kein Problem, weil er sich hierdurch nicht gegängelt, sondern eher unterstützt fühlt.

- **Schwächen**

Als Schwäche erweist sich seine Schwierigkeit, schnelle, dringend notwendige, kurzfristige Entscheidungen zu treffen. Hier erweist er sich als eher unflexibel und pedantisch. Er wird versuchen, nach den Grundsätzen »Keine Entscheidung ist besser als eine unsichere« und »Vertagungen sind besser als Entschlüsse« zu handeln. Ist beispielsweise die Gegenfinanzierung eines neuen Projektes nicht zweifellos gesichert, wird der Dauertyp einem solchen Plan auch nicht zustimmen.

- **Krisen**

Kommt es zu Krisen, muss er zunächst seine Innen- und Außenwelt ordnen. Neue Berechnungen sind notwendig, um der akuten Krise Herr zu werden. Unvorhergesehene Dinge und außerplanmäßige Veränderungen versetzen ihn in Unruhe und führen beim Dauertyp dazu, dass er die Waffe des Formalismus gnadenlos einsetzt. Stehen Ordnung und Regeln auf dem Spiel, gilt es, mit Macht, unter Einsatz von Druck und Sanktionen feindliche Strömungen zu bekämpfen. Schließlich gilt es, unumstößliche Grundsätze zu erhalten.

Überzeugen lässt sich der Dauertyp stets mit Verweis auf Erfahrungen. Gesetzesverweise und Regeln sowie Auskünfte von echten Kapazitäten lassen ihn zustimmen. Auch Testergebnisse, Siegel, Zertifikate und Garantien helfen dem Dauertyp, eine Entscheidung mittragen zu können. Seine größte Sorge gilt dem Kontrollverlust, der es ihm verwehrte, Ordnung und Zuverlässigkeit sicherzustellen.

Wechseltyp

- **Stärken**

Menschen mit Tendenz zu wechselnden Haltungen lieben Veränderungen und sind immer bereit, sich mit Neuheiten zu beschäftigen. Zudem sind sie risikofreudig, ohne dass sie sich deshalb innerem Stress ausgesetzt sehen. Der Wechseltyp zeigt große Kontaktfreude zu anderen Menschen und steht spontanen Ideen grundsätzlich und zu jeder Zeit aufgeschlossen gegenüber. Allerdings sind Routinearbeiten ein Gräuel für ihn. Aufträge, speziell von Vorgesetzten, sollten zudem so formuliert sein, dass sie wirklich Spaß versprechen. Andernfalls werden sie vom Wechseltyp lieber umformuliert. Grundsätzlich sollten solche Aufträge aus seiner Sicht die Kriterien von Abenteuer, Wagnis und Experimentierfreude erfüllen. Spontane und schnelle Entscheidungen sind für ihn gute Entscheidungen. Rat und Unterstützung von Fachleuten sind in der Regel nicht einzuholen, da diese die eigenen Entscheidungsprozesse nur verzögern.

- **Schwächen**

Fehlende Ausdauer, die aber notwendig wäre, um ein Projekt zum Abschluss zu bringen, gehört zu den Schwächen des Wechseltyps. Details langweilen ihn zu Tode, er will Betriebsamkeit und schnelle Entscheidungen. Außerdem neigt er zu Unzuverlässigkeit, kann sich an Dinge, die gestern gewesen waren, heute nicht mehr richtig erinnern. Schriftliche Reaktionen auf Forderungen und Wünsche eines anderen hält er für eine Zumutung. Im Zweifelsfall wird er abstreiten, Pläne von gestern, die ihm heute nicht mehr gefallen, gestern überhaupt befürwortet zu haben.

Der Ausspruch »Was kümmert mich mein Geschwätz von gestern. Es kann mich doch niemand daran hindern, jeden Tag klüger zu werden« wird Konrad Adenauer zugeschrieben, um ihn als Realpolitiker zu kennzeichnen, der schnell und flexibel auf veränderte Umstände reagieren konnte. Im Umgang mit anderen Menschen wirkt dieses Zitat eher oberflächlich. Häufig fehlt dem Wechseltyp die Fähigkeit, sich in das Verhalten anderer Menschen hineinzudenken, weil er viel zu sehr mit sich selbst beschäftigt ist, und die Wertschätzung des anderen für ihn Gefühlsduselei ist.

- **Krisen**

In Krisen folgt der Wechseltyp der Strategie des Ablenkens oder Flüchtens. Probleme werden auch gern bagatellisiert, weil Sachargumente seiner Einschätzung nach völlig überbewertet sind. Dramen lassen sich leicht inszenieren. Menschen sind jederzeit auswechselbar, auch in Führungspositionen, und der Drang zur Selbstdarstellung steht immer im Vordergrund. Als Waffe setzt er bevorzugt Dramatisierung und Problemzuspitzung ein. »Schwarz oder weiß«, dazwischen sieht er nichts. Der Wechseltyp schießt und ist bereits in Aktion, wenn andere noch geduldig im Schützengraben liegen und abwarten.

Menschen mit Wechselneigungen lassen sich rasch überzeugen, werden Einzigartigkeit bzw. Originalität eines Projekts hervorgehoben. Sie müssen, wie es bei Kindern so schön heißt, »Feuer und Flamme sein«, dann werden alle Energien mobilisiert. Wer Projekte vorschlägt, in denen Neuland betreten wird und neue Ansätze Anwendung finden sollen, die in anderen Bereichen noch nicht eingesetzt wurden, wird vom Wechseltyp dessen volle Unterstützung bekommen. Kosten und Zweifel spielen eine untergeordnete Rolle, Hauptsache, der Plan wird möglichst rasch umgesetzt.

Betont werden soll erneut, dass keine der Persönlichkeitsorientierungen in Reinform, sondern alle vier in unterschiedlichen Mischungen anzutreffen sind (◘ Abb. 6.10).

6.3.4 Allgemeines

Bevor ich hier aufzeige, wie bedeutsam und hilfreich die Berücksichtigung des Riemann-Thomann-Modells im ärztlichen Gespräch sein kann, sollen noch einige Dinge zum allgemeinen Verständnis vorgetragen werden. Nach den Autoren Riemann und Thomann hat jeder Mensch ein sogenanntes Heimatgebiet, einen aktuellen Standort und daneben auch die Chance auf Entwicklungsmöglichkeiten durch Grenzverschiebungen. Kein Mensch ist nur Wechseltyp, denn jeder von uns besitzt glücklicherweise Anteile von Nähe, Distanz und Dauer, die in unterschiedlichen Situationen zum Ausdruck kommen. Wie stark wir die unterschiedlichen Tendenzen ausleben, hängt immer von persönlichen Erfahrungen und der jeweiligen Situation ab. Je enger die eigenen Grenzen des Heimatgebiets beim Einzelnen sind, je peripherer sie im Koordinatensystem liegen, umso unbeweglicher wird sein Verhalten sein. Auch die Fähigkeit, Veränderungen zuzulassen, ist deutlich größer, wenn das Heimatgebiet dem Kreuzungspunkt der Koordinaten näher liegt.

6.3 · Riemann-Thomann-Modell: Turbolader der ärztlichen Gesprächsführung?

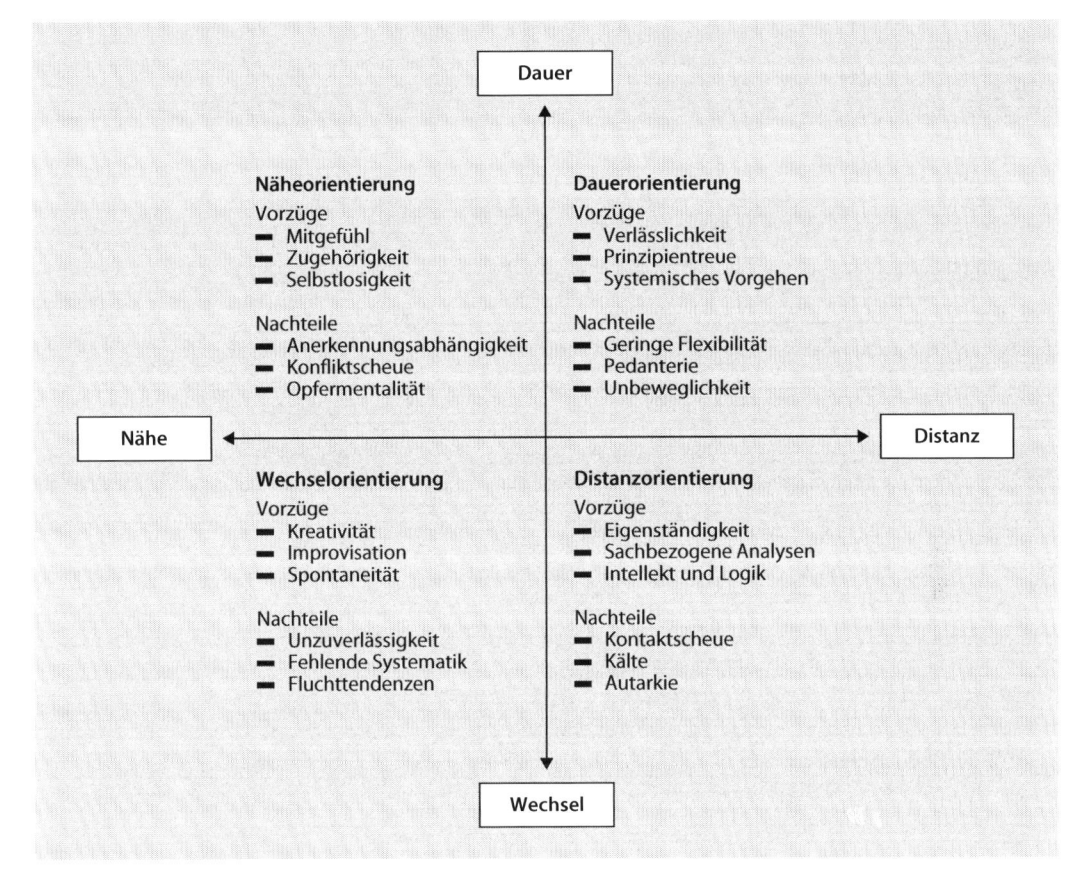

```
                          Dauer
                            ↑
Näheorientierung                    Dauerorientierung
Vorzüge                             Vorzüge
  – Mitgefühl                         – Verlässlichkeit
  – Zugehörigkeit                     – Prinzipientreue
  – Selbstlosigkeit                   – Systemisches Vorgehen

Nachteile                           Nachteile
  – Anerkennungsabhängigkeit          – Geringe Flexibilität
  – Konfliktscheue                    – Pedanterie
  – Opfermentalität                   – Unbeweglichkeit

Nähe ←——————————————————————————————→ Distanz

Wechselorientierung                 Distanzorientierung
Vorzüge                             Vorzüge
  – Kreativität                       – Eigenständigkeit
  – Improvisation                     – Sachbezogene Analysen
  – Spontaneität                      – Intellekt und Logik

Nachteile                           Nachteile
  – Unzuverlässigkeit                 – Kontaktscheue
  – Fehlende Systematik               – Kälte
  – Fluchttendenzen                   – Autarkie

                            ↓
                         Wechsel
```

◘ **Abb. 6.10** Vor- und Nachteile der vier Persönlichkeitstypen des Riemann-Thomann-Modells

Eine Mitarbeiterin mit Heimatgebiet im Dauerbereich kann dort Aufträge mit hervorragenden Leistungen erfüllen. Wird sie aber mit Aufgaben betraut, die Voraussetzungen verlangen, die in einem anderen Gebiet liegen, können erhebliche Schwierigkeiten auftreten. Würde man beispielsweise einen Wechseltyp zum Controller machen, wäre dies gleichzusetzen mit dem Versuch, einem Talkmaster einen Arbeitsplatz im Finanzamt zu geben.

Ist der Geschäftsführer ein starker Dauertyp, kann das von ihm geleitete Krankenhaus Schwierigkeiten haben, sich in neuen und innovativen Märkten zu positionieren, weil er eventuell Entscheidungen für neue Projekte blockiert oder vertagt. Diese Entwicklung ist für viele Mitarbeiter dann überraschend, da man ihn angesichts hoher Verlässlichkeit und Stringenz doch für besonders fähig hielt. Zu dieser Einschätzung war der Aufsichtsrat bei seiner Personalentscheidung gekommen, weil man ihn als exzellenten stellvertretenden Geschäftsführer kennengelernt hatte. In seiner bisherigen Position waren die Fähigkeiten eines Dauertyps angebracht, die ihm in seiner neuen Funktion als Geschäftsführer nun aber eher im Weg stehen.

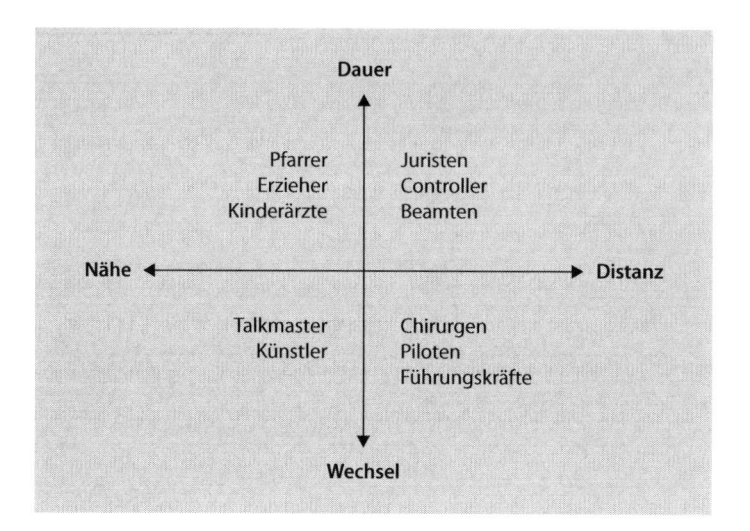

```
                        Dauer
                          ↑
              Pfarrer    │  Juristen
              Erzieher   │  Controller
              Kinderärzte│  Beamten
                         │
  Nähe ←─────────────────┼─────────────────→ Distanz
                         │
              Talkmaster │  Chirurgen
              Künstler   │  Piloten
                         │  Führungskräfte
                          ↓
                        Wechsel
```

◻ **Abb. 6.11** Berufszuordnungen nach dem Riemann-Thomann-Modell

Grundsätzlich sind »Ausflüge« in benachbarte Gebiete für den Einzelnen zwar möglich, sie kosten aber in der Regel mehr Kraft und wesentlich mehr Aufmerksamkeit. Gerade in einer Krise sind wir nicht flexibel, nicht gesprächsbereit und möchten uns nicht so gern auf einen anderen Typ einlassen.

Ist Ihr Partner in der Kinderarztpraxis eher ein Nähetyp und Sie fühlen sich im Bereich des Distanzmenschen wohler, ist zu erwarten, dass es zu Spannungen kommt, gelingt es nicht, gemeinsam geltende Spielregeln festzulegen. Wir erleben immer wieder Menschen, die sich privat völlig anders geben als im beruflichen Kontext. Das Riemann-Thomann-Modell findet hierfür eine Erklärung: hat jemand seinen Schwerpunkt im beruflichen Kontext im Distanzbereich lebt er daneben sein Bedürfnis nach Wechsel privat z. B. durch risikofreudige Hobbies oder Abenteuerreisen aus.

◻ Abb. 6.11 ordnet verschiedene Berufe verschiedenen Heimatgebieten zu.

6.3.5 Riemann-Thomann-Modell im ärztlichen Alltag

Wo immer wir beruflich unterwegs sind, treffen wir auf Eltern und/oder Patienten. Kommen diese Menschen zu uns, geschieht dies meist nicht freiwillig. Eltern kommen mit Fragen zur Gesundheit ihres Kindes und befinden sich in der Regel in einer krisenhaften Situation. In diesem Ausnahmezustand werden sie sich also tendenziell eher in ihr Heimatgebiet zurückziehen. Stimmt dies zufällig mit jenem des behandelnden Arztes überein, so ergeben sich gute Synergiemöglichkeiten (◻ Abb. 6.12).

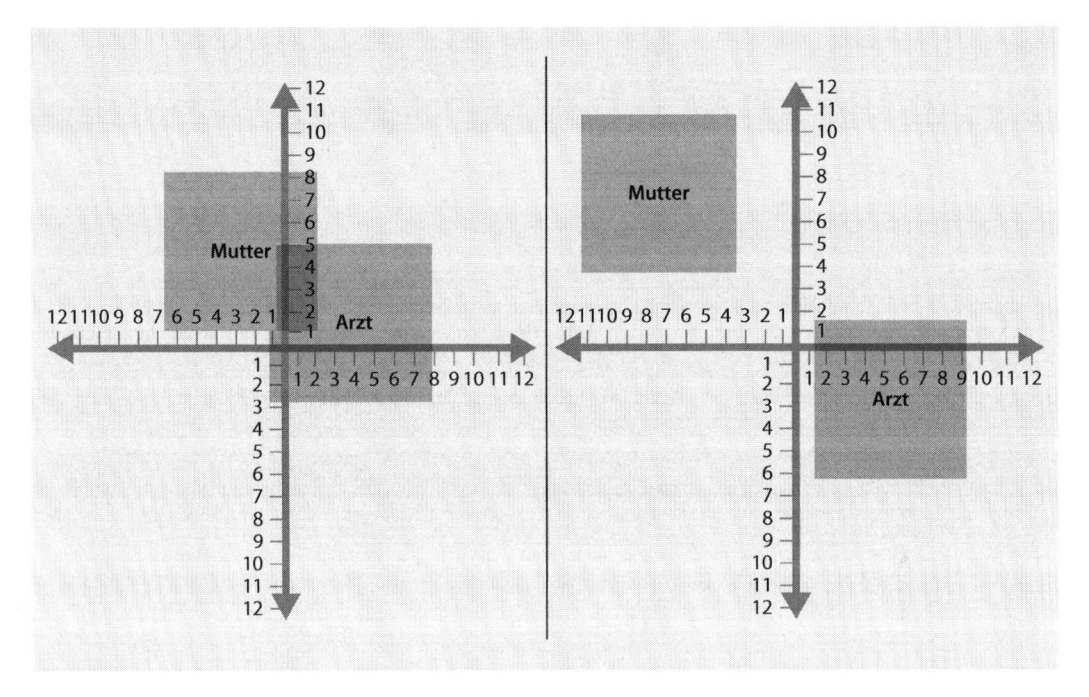

Abb. 6.12 Zusammenhang zwischen Riemann-Thomann-Modell und Erfolg im ärztlichen Gespräch

Passen die Heimatgebiete der Gesprächspartner dagegen nicht zusammen, können Missverständnisse und Ressentiments Raum greifen, insofern es dem Arzt nicht gelingt, seinen Kommunikationsstil auf das Heimatgebiet der Eltern einzustellen (Tab. 6.3).

Der Nähe-Elterntyp wird eher jemanden benötigen, der ihm das Gefühl von Geborgenheit und Verständnis entgegenbringt. Auf der anderen Seite wird ein Vater, der eher ein Distanztyp ist, verlangen, dass ihm möglichst rasch, klipp und klar gesagt wird, was sein Kind hat, wie lange die Behandlung dauert, und wie die Prognose ist. Er benötigt einen anderen Kommunikationsstil von Seiten des Arztes, dessen Auskünfte sich inhaltlich natürlich nicht unterscheiden, der aber seine Argumente so vorträgt, dass das Gegenüber sich möglichst rasch zurechtfindet. Diesem Vater würde es beispielsweise eher helfen, werden die Nebenwirkungen eines Medikaments vom Arzt ungefragt und klar ausgesprochen. Läse er sie erst später im Internet nach, bestätigte sich sein gegenüber Ärzten immer schon vorhandenes Misstrauen erneut.

Eine Mutter, die eher ein Nähetyp ist, wird dagegen einer Valproat-Medikation nicht zustimmen, wenn der Arzt die Nebenwirkung eines möglichen Leberversagens mit Daten, Fakten und Literaturhinweisen in den Vordergrund seines Gesprächs stellt.

Zeigen Eltern Tendenzen eines Dauertyps, so wird es zu Störungen und Verunsicherungen führen, wenn der Arzt Überzeugungsmethoden einsetzt, die eher aus dem Bereich des Wechseltyps stammen.

Tab. 6.3 Überzeugende Argumente und Methoden in Abhängigkeit vom Persönlichkeitstyp

Persönlichkeitstyp	Überzeugungsmittel
Dauertyp	Erfahrungen Gesetze Regeln Aussagen von Autoritäten Referenzen Testergebnisse Siegel Zertifikate Garantien
Wechseltyp	Einzigartigkeit bzw. Originalität Experimentalcharakter Wir betreten Neuland! Richtiger Zeitpunkt für einen neuen Ansatz
Distanztyp	Präzise Zahlen Präzise Informationen Kausalitäten Genaue Problemanalysen Logik Belege Statistiken
Nähetyp	Verweis auf eigenes Gefühl Einladung zum Nachempfinden Hinweis auf Einzelschicksale mit emotionaler Dimension Argumentation mit dem Gemeinwohl Parallelen zu humanitären Vorbildern

Sprechen Sie als Arzt in dieser Konstellation von neuartigen Supertherapien, die nun erstmalig in Deutschland ausprobiert werden, vielleicht noch mit gleichzeitigem Hinweis darauf, dass neue Ansätze verfolgt werden, die noch nicht genau wissenschaftlich untersucht sind, erzeugen Sie mit dieser positiv gedachten Mitteilung beim Dauertyp massive Abwehr. Den Wechseltyp würden diese Argumente wesentlich eher überzeugen.

Versuchen Sie als Praxisinhaber mit dem Heimatgebiet Dauertyp Ihre Arzthelferin hinsichtlich Ordnungssinn, Genauigkeit und Kontrolle »zu erziehen«, die für Sie die wichtigsten Voraussetzungen für ein erfolgreiches Arbeiten mit den Eltern sind, so wird dies funktionieren, insofern die Mitarbeiterin ein ähnliches Heimatgebiet hat. Fühlt sich die Arzthelferin jedoch viel stärker im Wechselbereich zu Hause, so werden Auseinandersetzungen nicht ausbleiben. Die einhergehenden Kontroversen und Konflikte werden so lange fortbestehen, wie es zu keiner offenen Aussprache gekommen ist.

Gehen wir noch einmal zurück auf das eingangs erwähnte Beispiel, das die Situation in der Aufnahme der Kinderklinik beschrieb.

Klar ist, beide Eltern sind im Stress und wollen dasselbe: ihr Kind soll untersucht werden.

Der Vater zeigt Tendenzen des Distanztyps, die Mutter des Nähetyps. Hätte der diensthabende Arzt gesagt: »Ach, jetzt regen Sie sich doch bitte nicht so auf, das kriegen wir doch in den Griff mit Ihrem Jungen. Das ist meist nicht so schlimm, so etwas haben wir hier doch ständig. Machen Sie sich bitte keine Sorgen, ein fieberndes Kind ist unser täglich Brot. In einigen Minuten bin ich auch bei Ihnen, dann schaue ich mir Ihr Kind an, und wir besprechen in Ruhe, wie es weitergehen kann. Außerdem können Sie mir helfen. Ich muss jetzt erst mal in den Kreißsaal zu einer Spontangeburt. Naja, Sie wissen ja selber, so etwas kann ein bisschen dauern. In der Zwischenzeit schaut die Schwester schon einmal, was sie für Ihr Kind tun kann.« Wer von beiden wird sich jetzt wohl aufregen, und wer wird sich leidlich beruhigt ins Wartezimmer setzen?

Der Vater wird überhaupt in den Worten des Arztes keine adäquate Reaktion sehen können. Wahrscheinlich wird er gleich verlangen, dass der Oberarzt oder der Chef des Hauses kommen sollen, oder er wird die Klinik umgehend verlassen, um sich richtige, kompetente Ärzte für sein Kind zu suchen.

Die Mutter wird allerdings denken: »Was für ein sympathischer Arzt. Er hat sich gleich um mich gekümmert. Es ist für mich auch kein Problem, wenn ich jetzt etwas warten muss.«

Was könnte der Arzt zu dem Vater sagen, um ihn zu erreichen? »Herr Kalkmergel, ich habe schon von Ihrem Kind gehört, die Schwester hat mich informiert. Die Sache ist die, ich muss mich jetzt noch mit einem anderen Patienten beschäftigen. Anschließend schaue ich sofort nach Ihrem Kind. Ich gehe davon aus, dass es nichts Schlimmes ist. Vielleicht können Sie Ihren Termin etwas nach hinten verschieben. In meiner Abwesenheit wird die Schwester schon einmal Fieber messen und mit Ihnen den Papierkram machen. In 10 Minuten bin ich wieder da und dann geht es sofort los.«

In beiden Fällen hat der Arzt nichts anderes gesagt, als dass er das Kind nicht sofort untersuchen kann. Beide Eltern müssen warten. Dennoch erhält er durch geschickte Kommunikation (◘ Tab. 6.4) die Chance, das Tor der Verständigung zu beiden zu öffnen. Daneben erspart er sich Diskussionen, Streit und Stress, die es vor allem mit dem Vater gegeben hätte.

Als Assistenzarzt im dritten Jahr der Weiterbildung haben Sie sich überlegt, dass Sie gern eine zusätzliche Ausbildung zum Neurodermitistrainer machen möchten. Ihr Ziel ist es, nicht nur die Freistellung durch Ihren Chef für die sich über mehrere Wochen erstreckende Ausbildung, sondern daneben auch die Zusage für die Übernahme der finanziellen Kosten von der Klinik zu erhalten. Vorher stellen Sie erste Überlegungen an, wie Sie Ihren Chef von Ihrem Vorhaben und Ihren Wünschen überzeugen können.

Tab. 6.4 Geeignete Kernbotschaften in Abhängigkeit vom Persönlichkeitstyp

Persönlichkeitstyp	Nutzenargumente	Nachteilargumente
Dauertyp	– mehr Sicherheit – größere Kontrolle – höhere Kontinuität – größere Ordnung – höhere Zuverlässigkeit – höhere Garantie	– Verlust von Sicherheit – Störungsgefahr – Vergeudung – Verschwendung – Chaos – Kontrollverlust
Nähetyp	– Günstig für viele Menschen – Verbesserung der Beziehungen – Hohe soziale Verantwortung – Fürsorge – Wohlergehen anderer	– Kälte – Herzlosigkeit – Profitorientierung – Zu Lasten der Schwachen – Aushöhlung der Gemeinschaft – Isolation
Wechseltyp	– Veränderung – Neuheit – Innovation – Experiment – Pioniertat	– Stagnation – Entwicklungsstau – Verpasster Anschluss – Monotonie – Lähmende Routine
Distanztyp	– Logik – Belege – Selbstständigkeit von Entscheidung und Auswahl – Unabhängigkeit	– Hohe Abhängigkeit – Fehlender wissenschaftlicher Beleg – Schwäche

- **Was sind die Hauptargumente?**
– Großes Interesse an der Erkrankung
– Vorerfahrung oder längere Beschäftigung mit dem Krankheitsbild
– Bisher kein Spezialist in der Klinik
– Gute Außenwirkung bei niedergelassenen Kinderärzten
– Rekrutierung neuer Patienten für die Klinik

- **Wie könnten Sie Ihre Argumente für das Gespräch mit dem Chef positionieren?**

Ziel ist es, eine Entscheidung für die Ausbildung zum Neurodermitistrainer zu erreichen. Die Argumente, mit denen Sie Ihren Chef überzeugen wollen, unterscheiden sich lediglich in der sprachlichen Ausgestaltung. Spielen wir die Varianten einfach einmal durch, nehmen wir an, der Chef ist Dauertyp, Sie argumentieren:
– Erfahrung mit der standardisierten Neurodermitis-Therapie
– Studienbelege mit namhaften Autoritäten
– Zertifikat als Neurodermitis-Zentrum
– Verlässliche neue Einnahmen

Ist er hingegen ein Wechseltyp, ziehen Sie diese Argumente heran:
– erste Klinik, die einen Neurodermitistrainer hätte
– enormer Imagegewinn für die Klinik

- Wirkung über die Grenzen der Stadt hinaus
- neue Eltern in der Klinik
- Neuland betreten, bevor es andere in der Stadt machen

Handelt es sich bei Ihrem Chef um einen Nähetyp, erreichen Sie Ihr Ziel eventuell unter Verweis auf:
- Unterstützung für die Eltern
- Reduktion der Belastungssituation der betroffenen Familien
- Geeigneter Ansprechpartner für diese Klientel
- endlich ein Gesprächstherapieangebot neben Salben

Ist Ihr Chef ein Distanztyp, helfen ggf. diese Argumente:
- Vorgehen durch neue Studien aus den USA untermauert
- Studienaufbau referieren
- Klinikeinnahmen werden die Ausgaben um 10.000 EUR jährlich übersteigen
- Möglichst präzise Information über den geplanten Ablauf der Schulungen in der eigenen Klinik
- Aufforderung an den Chef, sich seine eigene Meinung zu bilden, bevor er die Entscheidung mitteilt

Gelang es Ihnen, den richtigen Persönlichkeitstyp im Klinikchef zu identifizieren, dann dürfte Ihnen eine Zusage sicher sein – und wahrscheinlich zusätzlich noch ein Achtungsgewinn für Ihr Engagement.

6.3.6 Ein kleiner Test

> **Praxisbeispiel: Eltern »ausbalancieren«**
> Stellen Sie sich bitte vor, Sie sind die behandelnde Ärztin und machen sich auf den Weg, um den Eltern Winklerberg für deren acht Jahre alten Sohn Albert die Diagnose Epilepsie zu erläutern. Zusätzlich möchten Sie die Eltern auf die Notwendigkeit weiterer Diagnostik und die dann anstehende Therapie einstimmen. Ihnen ist bekannt, dass Herr Winklerberg als Pilot bei der Lufthansa arbeitet und seine Frau momentan zu Hause ist, um sich um die drei Kinder zu kümmern. In der Anamnese haben Sie außerdem gelesen, dass das erste Kind der Familie Winklerberg vor Jahren an einer Leukämie erkrankt war und sich zurzeit in Remission befindet. Sortieren Sie zunächst Ihre Argumente, strukturieren Sie das Gespräch und platzieren Sie Ihre Worte so, dass Sie die Eltern erreichen. Ihr erster Eindruck von den Eltern auf Station war, dass Herr Winklerberg sein Heimatgebiet am ehesten im Distanzbereich, und Frau Winklerberg wahrscheinlich im Nähebereich hat.

Anamnestische Angaben

Angesichts der Anfallsbeschreibung mit linksfokalen Zuckungen, Bewusstseinstrübungen und anschließendem Nachschlaf ist davon auszugehen, dass es sich bei dem Jungen um komplex-fokale Anfälle handelt. Diagnostisch stehen jetzt noch eine Kernspintomographie, ggf. eine Lumbalpunktion und verschiedene Stoffwechseluntersuchungen an.

Der Junge ist normal entwickelt und besucht die 2. Klasse der Regelschule; in der Anamnese sind keine Vorerkrankungen. Mütterlicherseits soll es bei der Großmutter des Patienten eine Epilepsie in der Jugend gegeben haben. Genaue Angaben gibt es hierzu nicht, da dies vor 70 Jahren der Fall war und die Großmutter inzwischen verstarb.

Gesprächsaufbau

Sie haben einen Termin mit den Eltern ausgemacht, der Vater hat sich frei genommen und während Sie den Raum mit den wartenden Eltern betreten bemerken Sie die dort anzutreffende ungute Atmosphäre. Der Vater drückt körpersprachlich hohe Aggressivität aus.

Bevor Sie mit dem Gespräch beginnen können, sagt der Vater: »Na endlich, ich habe gedacht, Sie kommen nicht mehr, wir waren schließlich für 16:00 Uhr einbestellt und jetzt ist es schon 16:20 Uhr. Ich schlage vor, dass Sie uns jetzt die wesentlichen Dinge ganz komprimiert mitteilen.« Seine Frau unterbricht ihn und sagt: »Rolf, nun lass die Ärztin doch erst einmal etwas sagen. Deine Ungeduld und Hektik sind unerträglich. Im Gegensatz zu Deiner Arbeit bist Du hier nicht der Chef. Ich habe so große Angst, dass etwas Schlimmes herausgekommen ist.«

Intuitiv erfassen Sie, dass dies kein leichtes Gespräch wird, weil die Eltern unterschiedlichen Grundtypen angehören und sich offensichtlich jeder von ihnen bereits stark in sein Heimatgebiet zurückgezogen hat.

Gesprächseröffnung: »Vielen Dank, dass Sie beide kommen konnten.« An den Vater gewandt: »Bei Ihrem Terminkalender ist das sicherlich nicht ganz einfach. Es tut mir leid, wenn mich etwas verspätete. Ich bin zu spät, weil ich gerade noch mit dem Labor telefoniert habe, um die letzten noch ausstehenden Befunde Ihres Sohnes zu bekommen. Nehmen Sie doch bitte Platz, damit wir in Ruhe über Albert sprechen können. Erzählen Sie mir bitte einfach noch einmal genau, was mit Ihrem Sohn eigentlich in den letzten Tagen los war.«

Die Mutter berichtet noch einmal die bereits bekannte Anamnese, kann noch einige Ergänzungen geben, wobei sie darauf hinweist, dass der Junge auch vor den Anfällen schon etwas verändert gewesen war (Empathie, aktives Zuhören). Der Vater hält sich zunächst völlig zurück, auf die gezielte Frage der Ärztin, ob er auch etwas beobachtet habe, was in diesem Zusammenhang von Wichtigkeit sei, erteilt er knapp Auskunft: »Nein, ich war in den letzten Tagen beruflich im Ausland unterwegs«.

Sie sagen: »Gut war, dass Sie so früh diese Aussetzer bei Ihrem Kind beobachtet haben. Und richtig war es dann, umgehend eine kinderneurologische Abklärung veranlasst zu haben.«

Mutter: »Ja, das war nicht ganz einfach, weil unser Kinderarzt erst meinte, dass es sich bloß um eine Verhaltensauffälligkeit des Jungen handelte. Ich will nach den jüngsten Ereignissen sowieso den Kinderarzt wechseln. Meinen Sie nicht auch, Frau Doktor, dass ich das machen sollte? Schließlich ist mein Vertrauen in den Kinderarzt verloren gegangen, nach allem was vorgefallen ist.«

Sie antworten und führen das Gespräch wieder zurück: »Ich denke, dass wir das zu einem späteren Zeitpunkt noch einmal in Ruhe besprechen sollten. Jetzt möchte ich Ihnen gern das genaue Vorgehen bei Albert erläutern. Aufgrund des EEG-Befunds und der genauen Beschreibung durch Sie haben wir keinen Zweifel, dass es sich um epileptische Krampfanfälle handelt.«

(Pause)

Die Mutter sagt: »Oh nein, das hat meine Mutter früher auch gehabt. Sie wurde dann jahrelang mit Tabletten behandelt, die sie aber nie richtig anfallsfrei gemacht haben. Die Nebenwirkungen des Medikaments waren schwer zu ertragen.«

Ärztin: »Das ist eine wichtige Information, zu der ich später noch etwas sagen möchte, um Ihnen hierzu auch noch einige neue Informationen zu geben. Zunächst werde ich Ihnen aber erläutern, was wir jetzt vorschlagen und wie wir weiter vorgehen. Der nächste Schritt wird sein, eine Kernspintomographie des Schädels bei Ihrem Jungen zu machen, um sicher auszuschließen, dass es keine sichtbaren organischen Ursachen gibt, die ursächlich für die Epilepsie sind.«

»Meinen Sie, dass der Junge einen Hirntumor hat?« mischt sich der Vater ein, »So sagen Sie doch hier bitte klipp und klar, was sie wirklich denken« (Kommentar: Weiche Kommunikation ist Gift für den Vater, aber Balsam für die Mutter).

An den Vater gewandt: »Sicherlich könnte auch ein Hirntumor dahinterstecken. Zusätzlich können auch andere Ursachen wie eine ältere Entzündung oder eine Hirnnarbe die Ursache sein.«

Die Mutter entgegnet: »Das ist ja schrecklich. Allein die Vorstellung, mein Kind habe einen Hirntumor, macht mir solch schreckliche Angst.«

Vater: »Wann können Sie die Untersuchung machen? Ich habe gehört, das dauert immer sehr lange. Da wir Privatpatienten sind, gehe ich jedoch davon aus, dass dies schnell erledigt ist« (Kommentar: Der Vater verlangt Klarheit, die Mutter stürzt beim Begriff »Hirntumor« ab).

Ärztin: »Den genauen Zeitpunkt kann ich Ihnen jetzt noch nicht sagen. Ich benötige erst Ihr Einverständnis. Anschließend werde ich mit der Röntgenabteilung sprechen, um möglichst rasch einen Termin zu bekommen. Sind Sie denn beide mit dieser Untersuchung einverstanden?«

Mutter: »Ich weiß nicht, muss das denn wirklich jetzt sein, das ist doch die Untersuchung, bei der Albert so lange ruhig liegen muss, oder? Außerdem ist es, glaube ich, fürchterlich laut, wodurch man schnell Platzangst bekommt. Können wir das nicht noch ein wenig zurückstellen?«

Vater: »Nein, ich will jetzt möglichst schnell Klarheit. Sind denn noch andere Untersuchungen notwendig? Was ist denn dann noch zu tun?«

Sie greifen das auf: »Gut, dass Sie dies ansprechen, denn ich wollte jetzt auch zu diesem Punkt kommen. Der Junge braucht einen dauerhaften Schutz gegen die Krampfanfälle, weil diese sich jederzeit wiederholen können. Um seine Entwicklung aber nicht zu gefährden, muss der Junge unbedingt an allen Aktivitäten teilnehmen können. Wichtig ist auch, dass er weiter Fußball spielt. Ich würde Ihnen ein Medikament empfehlen, zu dem schon langjährige Erfahrungen vorliegen. Diese Erfahrungen belegen eindeutig einen guten Erfolg, bei gleichzeitig geringen bis keinen Nebenwirkungen.«

Der Vater unterbricht und fragt: »Was für Nebenwirkungen sind bekannt? Wie groß ist mit diesem Medikament die Wahrscheinlichkeit, dass der Junge anfallsfrei wird?«

Sie erläutern: »Als Nebenwirkungen werden vor allem anfänglich Müdigkeit, ein gewisser Appetitverlust und fehlende Konzentrationsfähigkeit beschrieben. Diese Nebenwirkungen beobachten wir bei 5–10 % aller behandelten Kinder. Dies steht auch im Einklang mit der Literatur (Kommentar: Argumente für den Distanztyp). In den letzten Wochen hatten wir zwei Kinder, die neu eingestellt wurden, bei denen überhaupt keine Nebenwirkungen beobachtet wurden. Das war natürlich für Eltern und Kind ganz toll, vielleicht klappt es ja bei Ihrem Kind auch, denn wir sollten möglichst erst einmal positiv denken« (Kommentar: Argumente für den Nähetyp).

Vater: »Wie geht es denn nun weiter?«

Mutter: »Ich möchte mir das alles erst noch einmal überlegen, bevor ich zustimme, dass mein Kind dauerhaft ein Medikament bekommt. Ich werde auch meine beste Freundin zu Rate ziehen, die ist Psychologin und weiß immer Rat.«

Vater: »Mensch Elfriede, hör' doch mal richtig zu. Der Junge braucht die Behandlung ohne Wenn und Aber. Deine Psychologin kannst Du vergessen, was soll die denn dazu sagen? Die hat doch davon überhaupt keine Ahnung.«

Ärztin: »Ich schlage vor, dass Sie beide sich erst einmal beraten und wir morgen ein weiteres Gespräch führen. Vielleicht haben Sie bis dahin auch neue Fragen, die ich Ihnen beantworten kann. Ich kann Ihnen sicherlich morgen auch sagen, wann wir die Kernspintomographie durchführen können. Können wir zunächst einmal so verbleiben?«

Vater: »Ja, ich bin damit einverstanden, ich werde auf jeden Fall auch noch einmal den Rat eines anderen Arztes einholen.«

Ärztin: »Dies ist sicherlich eine gute Idee, vielleicht warten Sie aber solange, bis wir alle Befunde haben. Wir können Ihnen gerne auch einen zweiten Arzt mit dem nötigen Spezialwissen empfehlen. Um wie viel Uhr würde es denn bei Ihnen morgen am besten gehen? Ist 12:00 Uhr eine Zeit, mit der Sie sich anfreunden können?« Die Eltern stimmen zu und Sie verabschieden sich.

Auswertung

Die Mutter entspricht eher dem Nähetyp, der Vater dem Distanztyp. Diese unterschiedlichen Tendenzen gilt es, im Gespräch mit verschiedenen Argumenten gut zu bedienen. Es ist sicherlich die Königsklasse der Kommunikation, ein hinsichtlich ihrer Persönlichkeitstypen unterschiedliches Elternpaar auszubalancieren. Diese Aufgabe ist nicht leicht, deshalb machen Sie es sehr geschickt, indem Sie beide Elternteile mit unterschiedlichen, aber in der Sache identischen Argumenten bedienen.

Ihr Ziel ist es, im heutigen Gespräch die Zustimmung zu Kernspintomographie und Behandlung des Jungen zu erhalten. Zusätzlich sprechen Sie die Themen Nebenwirkungen und Dauertherapie an. Das Thema Prognose lassen Sie zunächst weg, weil zu diesem Zeitpunkt bisher keine überzeugende Aussage hierzu gemacht werden kann. Die Eltern, speziell der Vater, stellten auch beim heutigen Gespräch zur Prognose noch keine Fragen.

Ist die Kernspintomographie unauffällig, ergibt sich hier eine andere Auskunft als würde eine hirnorganische Läsion wie z. B. eine Gyrierungsstörung festgestellt. Auf der einen Seite präsentieren Sie Daten und Fakten, zusätzlich bringen Sie Argumente für den Nähetyp, indem Sie viel Verständnis für und Rücksichtnahme auf die Ängste der Mutter zeigen. Aus diesem Grunde ist es auch geschickt, einen zweiten Gesprächstermin zu vereinbaren, um der Mutter ein wenig Zeit für die alternativlose Entscheidung zu geben. Auch dem Wunsch des Vaters, einen weiteren Arzt zu befragen, widersprechen Sie nicht. Erfreulicherweise übernehmen Sie auch hier die aktive Rolle, indem sie den Vater sogar bei der Auswahl des Fachkollegen unterstützen wollen.

> **Praxisbeispiel: Zusammenarbeit zweier gegensätzlichen Typen?**
> Der Chef der Kinderklinik wird von der Geschäftsführung beauftragt, entsprechende Vorkehrungen für die Umsetzung von KTQ in der Klinik zu treffen. Insbesondere wird er gebeten, ein oder zwei Ärzte zu benennen, die das Projekt in der Kinderklinik begleiten sollen. In der wöchentlichen Oberarztbesprechung schneidet der Chef dieses Thema an und fragt, wer von den Oberärzten bereit sei, bei der Umsetzung dieses Projekts mitzuarbeiten. Man einigt sich, dass Oberarzt Dr. Feuerberg und seine Oberarztkollegin Frau Dr. Muschelkalk eine erste Sichtung vornehmen.

Gleichzeitig sollen beide neue Richtlinien konzipieren, die dann als Anweisungen für die Stationen fungieren werden. Es wird ein Zeitraum von sechs bis acht Wochen für die Bearbeitung vereinbart, bevor man sich erneut zusammensetzen will.

In den nächsten Wochen beginnen beide ihre Arbeiten. Die Oberärztin Frau Dr. Muschelkalk legt großen Wert darauf, dass die formulierten Verschriftungen für die nächsten Jahre Bestand haben. Sie überprüft penibel potenzielle Entwicklungen, analysiert die Prozesse sehr genau und ist auch um exakte sprachliche Formulierungen bemüht. Oberarzt Dr. Feuerberg bringt ständig neue Ideen mit ein, verwirft gern auch einen Vorschlag, den er vor einigen Tagen noch leidenschaftlich verfocht. Um das Projekt schnell voran zu bringen, findet er es nicht sinnvoll, sich in Kleinigkeiten und exakte Formulierungen zu »verbeißen«.

In den folgenden Wochen entwickelt sich zunehmend ein Konflikt, der nicht nur die Motivation beider Oberärzte beeinträchtigt, sondern sich auch auf andere Bereiche in der Klinikzusammenarbeit ausweitet. Auch dem Chef bleibt nicht verborgen, dass die Stimmung im Team zunehmend bedrückt ist, weil Spannungen zwischen den beiden Oberärzten vorliegen. Für eine Klärung bittet er die Oberärzte zu einem Gespräch, um sich die Fortschritte in diesem Projekt erläutern zu lassen. In diesem Gespräch erkennt der Chef rasch, dass hier völlig unterschiedliche Arbeitsstile aufeinandertreffen. Jeder ist zudem von seiner Methodik überzeugt. Eine gemeinsame Lösung zu finden, ist nicht leicht.

Frau Dr. Muschelkalk hat ihr Heimatgebiet im Dauertyp und Herr Dr. Feuerberg zeigt Tendenzen des Wechseltyps, zumindest in diesem Projekt. Dies ist aus Chefsicht überraschend, da er weiß, dass Frau Dr. Muschelkalk durchaus zu Risiken bereit ist. Erst letztes Jahr hat sie ihren gesamten Jahresurlaub für einen Einsatz mit »Médecins sans frontières« eingesetzt. Wie kann der Chef das Projekt dennoch zum Erfolg führen?

Es gibt zwei Möglichkeiten:
- Er definiert zwei unabhängige Arbeitsfelder, womit einhergeht, dass jeder der Oberärzte seinen Bereich bearbeitet und die Zusammenführung später bei ihm erfolgt.
- Die zweite Möglichkeit bestünde darin, bei beiden Oberärzten die Wertschätzung der unterschiedlichen Arbeitsweisen zu erreichen.

Eine Einigung könnte beispielsweise so aussehen, dass Frau Dr. Muschelkalk sich um Kontinuität und Verschriftung kümmert. Und Kollege Dr. Feuerberg müsste dann sein Augenmerk auf die Bereiche Innovation, neue methodische Ansätze und wissenschaftliche Studien legen. Wenn dieses Zusammenspiel gelingt, weil sich beide darauf einlassen können, sind sicherlich auch hervorragende Ergebnisse zu erwarten. Möglicherweise müsste der Chef beide Teilprojekte dann zu einem Gesamtwerk zusammenführen.

Und noch ein Beispiel für den Typenkonflikt und eine mögliche Lösung:

> **Praxisbeispiel: Neue Beatmungsprotokolle auf der Intensivstation**
> Oberarzt Dr. Eichberg hat auf einer großen neonatologischen Intensivstation in einer anderen Klinik hospitiert. Anschließend führt er in seinem Haus eine neue Beatmungstechnik ein. Assistenzarzt Königsfels, der auf der Intensivstation im Schichtdienstmodell arbeitet, übergibt er die Aufgabe, für diese neue Beatmungstechnik eine genaue Dokumentation zu verfassen. Der Assistenzarzt macht sich an eine Ausarbeitung des Dokumentationsblatts. Sein Wunsch ist es, möglichst viele Informationen gleichzeitig aufzunehmen, aus diesem Grund benötigt er mehrere Gesprächstermine mit dem Oberarzt.
> Da es noch einige Unklarheiten aus Sicht des Assistenzarztes gibt, verlangt er immer wieder neue Gesprächstermine, um diese ausführlichen Informationen abzusichern. Der Oberarzt sagt: »Jetzt hören Sie mal zu, geben Sie endlich Gas. Wir brauchen möglichst schnell dieses Dokumentationsblatt, halten Sie nicht so lange an Einzelheiten fest. Schließlich habe ich auch noch einige andere Projekte, die laufen müssen.«
> Der Assistenzarzt fühlt sich missverstanden und reagiert verärgert und denkt: »Soll er sein Blatt halt selber machen, ich bin doch nicht sein Lakai, nur weil er so chaotisch ist. Die Dokumentation soll schließlich nicht nur ein paar Tage genutzt werden, um dann festzustellen, dass dies alles so nicht geht.« Um dem Oberarzt entgegenzukommen, beginnt der Assistenzarzt jetzt immer sein Gespräch: »Ich hoffe, ich störe Sie jetzt nicht, aber ich habe noch einige Fragen, die sich gerade ergeben haben.« Die Situation spitzt sich zu, da der Oberarzt, sowohl körpersprachlich, als auch später verbal zu erkennen gibt, wie genervt er von der Sache ist. Hätte er das Projekt doch bloß einem anderen Assistenzarzt gegeben, dann wäre die Sache längst erledigt.
> Auch hier treffen unterschiedliche Typen aufeinander, weshalb die Gefahr besteht, dass es zur Eskalation zwischen den Kollegen kommen wird. Um diese zu vermeiden, ist es die Aufgabe des Oberarztes, auf den Assistenzarzt zuzugehen, denn er hat Dr. Königsfels ausgewählt. Der Oberarzt könnte dem Assistenzarzt seine Anerkennung für dessen Arbeitseifer und Genauigkeit

aussprechen. Desweiteren könnte er darauf hinweisen, dass eine wissenschaftliche Arbeitsweise insgesamt ein hohes Maß an Eigenverantwortung verlangt. Ergänzend würde er signalisieren, dass er für alle Fragen zur Verfügung steht, die der Assistenzarzt aus eigenem Antrieb nicht erschließen kann. Ziel sei es aber, innerhalb einer Woche das neue Dokumentationsblatt einzusetzen, auch wenn natürlich noch nicht alle Regeln der Genauigkeit erfüllt sein könnten.

Noch ein Fall, bei dem zwei unterschiedliche Riemann-Thomann-Typen aneinander vorbeireden.

Praxisbeispiel: Unerwartete Reaktion
Die Fachärztin Dr. Roseneck braucht für ihre Schwerpunktbezeichnung in der Neuropädiatrie dringend neurophysiologische Untersuchungen. Sie scheut sich zunächst, ein klärendes Gespräch mit dem Oberarzt bzw. Chefarzt zu führen, weil sie häufig das Gefühl hat, mit beiden nicht auf derselben Wellenlänge zu sein. Endlich entschließt sie sich doch zu einem Vorstoß, nachdem sie seit langem keine Untersuchungen mehr machen konnte. Mit klopfendem Herzen betritt sie das Zimmer des Chefs.

Frau Dr. Roseneck sagt: »Vielen lieben Dank, dass Sie einen Augenblick Zeit für mich haben. Ich werde Sie bestimmt nicht lange aufhalten, ich weiß ja, wie kostbar Ihre Zeit ist. Es ist mir aber wichtig, Ihnen noch einmal zu sagen, wie gerne ich bei Ihnen arbeite. Ich fühle mich hier sehr wohl, und ich möchte gerne möglichst alles richtig machen. Was soll ich nur tun, damit Sie mit mir wirklich zufrieden sind? Ich finde es so schade, dass Sie sich nicht ein wenig mehr Zeit für meine Ausbildung nehmen. Es wäre viel schöner, wenn Sie mich stärker fördern würden. Was müsste ich denn machen, damit das mit diesen neurophysiologischen Untersuchungen jetzt endlich klappt?«

Der Chef erwidert: »Was Sie sich im Einzelfall wünschen, ist gar nicht relevant. Entscheidend ist, dass die Patientenversorgung gut läuft. Bringen Sie gute Leistungen und plappern Sie hier nicht über Ihre Gefühle. Für mich ist entscheidend, dass Sie Ihre Arbeit gut und selbstständig machen. Mit den neurophysiologischen Untersuchungen, das wird sich finden, die werden Ihnen vom Oberarzt zugeteilt, sobald sich dafür Möglichkeiten ergeben.«

Die Ärztin Dr. Roseneck verlässt verletzt den Raum des Chefs und verliert jeglichen Mut, ihn eventuell noch ein weiteres Mal anzusprechen. Sie überlegt fortan: »Was soll ich bloß machen? Ich habe mir doch im Gespräch so viel Mühe gegeben.«

6.3 · Riemann-Thomann-Modell: Turbolader der ärztlichen Gesprächsführung?

Dauertyp bei
- Verlust von Sicherheit
- Chaos
- Störung
- Unsicherheit
- Verschwendung
- Vergeudung

Nähetyp bei
- Kälte
- Arroganz
- Herzlosigkeit
- Profitorientierung
- Isolation

Wechseltyp bei
- Stagnation
- Wiederholungen
- Routine
- Statistik
- Regeln

Distanztyp bei
- drohender Abhängigkeit
- Wissenschaftlich unsauber
- Mein Gefühl sagt mir ...
- Keine klaren Konzepte
- Bevormundung

Abb. 6.13 Wann fühlen sich Eltern im Arztgespräch mit Ihnen nicht wohl?

Auch in diesem Beispiel treffen unterschiedliche Menschen mit verschiedenen Heimatgebieten aufeinander (Abb. 6.13). Während Frau Dr. Roseneck die typischen Zeichen eines Nähetyps zeigt, ist der Chef eher ein Distanz-, vielleicht auch ein Dauertyp. Frau Dr. Roseneck möchte mit dem Chef »verbal kuscheln«, aus diesem Grunde wählt sie zahlreiche Begrifflichkeiten aus dem Feld von Beziehung und Selbstoffenbarung, die ihrem Heimatgebiet entsprechen. Der Chef bevorzugt hingegen klare Appelle auf der Sachebene und fühlt sich sichtlich unwohl mit den Formulierungen der Assistenzärztin. Je stärker sie verbal an ihn »heranzurücken« sucht, umso eher versucht er, Frau Dr. Roseneck durch klare Appelle auf Distanz zu halten. Natürlich wäre es die Aufgabe des Chefs gewesen, anders auf seine Assistenzärztin einzugehen, etwa indem er gefragt hätte: »Wie viele Untersuchungen brauchen Sie denn noch? Wie stellen Sie sich das vor? Was für einen Kompromiss können wir finden?«

Auch Frau Dr. Roseneck könnte ihm entgegenkommen, hätte sie sich im Vorhinein überlegt, wie sie zu Ergebnissen im Sinne von Absprachen mit ihrem Chef kommen könne. Ein klar durchdachter Vorschlag ihrerseits hätte rasch zu einem konstruktiven Gespräch geführt. Hätte sie beispielsweise gesagt: »Ich habe schon mit dem Oberarzt der Erwachsenenneurologie gesprochen. Dort könnte ich einige neurophysiologische Untersuchungen durchführen. Die würden mir auch recht rasch zeigen, wie es genau geht. Ich müsste allerdings einmal in der Woche einen Nachmittag freinehmen. Dennoch wäre dieses Vorgehen sicherlich auch für unser Haus günstig. Im Anschluss könnte ich dann meine Erfahrung wiederum an andere ärztliche Mitarbeiter weitergeben. Was meinen Sie?«

Welcher Chef würde einem solchen konstruktiven Vorschlag widersprechen wollen?

6.4 Gewaltfreie Kommunikation nach Rosenberg

» Wenn Sie sich das Leben schwer machen wollen, dann konzentrieren Sie sich auf das, was andere falsch machen und benutzen Sie die Wörter gut, schlecht, immer, nie. Wenn Sie sich das Leben noch schwerer machen wollen, dann denken Sie darüber nach, was Sie falsch machen und vergleichen sich mit anderen. Und wenn es Ihnen noch schlechter gehen soll, dann denken Sie an das, was andere Personen über Sie denken. «
Marshall Rosenberg

Praxisbeispiel: Konfliktentstehung
In der Morgenbesprechung berichtet der Chefarzt über die neuen Richtlinien des Robert-Koch-Instituts. Ziel ist es, die Sicherheit von Früh- und Neugeborenen in Bezug auf Infektionsrisiken zu erhöhen: »Die Politik ist sehr aktiv geworden, nachdem es zu Todesfällen kam.« Nachdem der Chef die wichtigsten Punkte erläutert hat, wendet er sich an den zuständigen Oberarzt der neonatologischen Intensivstation, Herrn Dr. Reiterpfad: »Ich bitte Sie, sich darum zu kümmern, dass diese neuen Bestimmungen möglichst rasch bei uns umgesetzt werden. Der Geschäftsführer hat sich auch schon erkundigt, wie schnell wir das hinkriegen.«
   Der Oberarzt entgegnet: »Die neuen Bestimmungen vom RKI machen extrem viel Arbeit, ich weiß nicht, wie ich das zusätzlich erledigen soll.«
   Der Chef antwortet: »Ach, ich gebe Ihnen drei Monate Zeit dafür. Sie kriegen das schon hin.«
   Der Oberarzt erwidert: »Diese Arbeit ist in drei Monaten nicht zu schaffen.«
   Der Chef sagt laut und etwas genervt: »Warum sind Sie eigentlich so abweisend? Schließlich sind Sie mein Oberarzt und zuständig für die Neonatologie. Diese neuen Bestimmungen müssen nun mal schnellstmöglich umgesetzt werden. Das kann doch nicht so schwierig zu verstehen sein. Jetzt geben Sie mal Gas und die Sache läuft.«
   Bisher hatte der Chefarzt den Eindruck, dass er mit der Delegierung neuer Aufgaben an seine Oberärzte gut zurechtkam. In letzter Zeit bemerkte er allerdings, dass es mit den Oberärzten nicht mehr so rund lief. Häufig endete ein harmlos beginnendes Gespräch in Missverständnissen und konnte sich zum Konflikt entwickeln. Dies geschah unabhängig davon, ob er klare Ansagen machte oder die Oberärzte um die Lösung eines anstehenden

Problems bat. In diesem Fall ging es doch schließlich um die Zukunftssicherung der Klinik.

Der Blickwinkel der Oberärzte ist ein anderer, sie empfanden es alle zunehmend als Belastung, dass der Chef ihnen permanent neue Aufgaben übertrug. Sie hatten doch schließlich schon alle genug zu tun. Nach Einschätzung des neonatologischen Oberarztes hätte der Chef doch mindestens einen anderen Kollegen mit dieser Aufgabe betrauen können. Besonders verärgert war er, dass der Chef offenbar bereits wieder vergessen hatte, dass er aktuell sehr viel Energie und Zeit in seine Habilitation steckte. Jetzt müsse der Chef endlich lernen, Prioritäten zu setzen, die Arbeiten gerecht zu delegieren, und sich nicht ständig neue Aufgaben von der Geschäftsführung aufdrücken zu lassen. Außerdem nervte es ziemlich, dass er unablässig erwähne, welche Aufgaben noch nicht erledigt seien.

Kann »gewaltfreie Kommunikation« in diesem Fall Hilfestellung geben?

6.4.1 Definition

Zuerst ein wenig Theorie und Historie zu diesem Begriff. Die gewaltfreie Kommunikation (GFK) ist ein Handwerkszeug, um Konflikte konstruktiv auf Augenhöhe zu klären und nachhaltige Lösungen zu finden. Bei folgenden Problemen kann die Anwendung der gewaltfreien Kommunikation eine Hilfestellung sein:
- Emotional schwierige Situationen mit Verlust von Souveränität und Gelassenheit.
- Wahrnehmung der geäußerten Vorwürfe und Kritik als persönliche Angriffe.
- Diskrepanz zwischen verbalem »Ja« der Mitarbeiter zu einer neuen Aufgabe, jedoch körpersprachlich klarem »Nein«.

Der Begriff »gewaltfrei« ist in diesem Zusammenhang abgeleitet aus dem indischen Begriff »Ahimsa«. Ahimsa bezeichnet eine Lebenseinstellung, die grundsätzlich eine Schädigung und Verletzung anderer Menschen zu vermeiden sucht. Hierzu gehört auch die Veränderung der eigenen Gedankenwelt mit der Auflösung möglicher Feindbilder.

Gewaltfreie Kommunikation wurde von Dr. Marshall Rosenberg, einem amerikanischen Psychologen, entwickelt. Rosenberg hat bei Carl Rogers studiert, dem die Einleitung der Kommunikationswende in unserer Gesellschaft zugeschrieben wird. Der entscheidende Perspektivwechsel bestand darin, von einer direktiven Gesprächsführung unter dem Motto »Ich weiß schon, was Ihnen fehlt«, hin zu einer ressourcenorientierten und behutsamen Kommunikation zu gelangen. Rosenbergs Idee war es, darauf hinzuweisen, dass im Fokus unseres

Denkens häufig Fragen nach Schuld, Strafe, Recht bzw. Unrecht, nach richtig oder falsch, gut oder schlecht stehen.

Indem der Oberarzt zum Assistenzarzt sagt: »Ich habe Ihnen schon dreimal erklärt, dass Sie bei einem obstruktiven Kind zunächst eine Inhalationstherapie ansetzen sollen, bevor Sie hier irgendwelche Medikamente spritzen«, sagt er dem Assistenten ziemlich klipp und klar: »Du bist eine Flasche und trägst die Schuld, wenn es dem Patienten nicht schnell besser geht.«

Wenn wir in unserer Bewertung zu der Einschätzung kamen, dass der andere ein falsches Verhalten gezeigt hat, was machen wir dann üblicherweise? Verbal bekämpfen wir sein Verhalten, vielleicht strafen wir auch, mindestens aber geben wir dem anderen zu erkennen, dass er Schuld hat. Um aus diesem Teufelskreis der gegenseitigen Schuldzuweisung herauszukommen, empfiehlt Rosenberg, eine Sprache zu wählen, die sich an den eigenen Bedürfnissen orientiert.

6.4.2 Vier Schritte des Rosenberg-Modells

> Das Modell der gewaltfreien Kommunikation nach Rosenberg gliedert die Kommunikation in vier Schritte:
> - Beobachtungen,
> - Gefühle,
> - Bedürfnisse,
> - Bitten/Aufforderungen.

Schritt 1: Beobachtung

Die Assistenzärztin sagt zur Kollegin: »Ich habe mich so geärgert, dass ich vom Kollegen Morgenstern dreimal ein falsches Ergebnis vorgelegt bekommen habe.«

Handelt es sich aus Ihrer Sicht dabei um eine Beobachtung oder eher eine Bewertung?

Wer beobachtet, soll zunächst einmal genau beschreiben, was passiert ist. Erfahrungen zeigen, dass wir alle sehr schnell Beurteilungen und Bewertungen hinzuziehen. Diese Beurteilungen behindern dann aber einen konstruktiven Lösungsansatz.

Der Chefarzt sagt zum Oberarzt: »Ich habe festgestellt, dass Sie mir den fehlenden Arztbrief noch nicht gegeben haben« (Beobachtung). Anders klingt es, sagte der Chef: »Sie scheinen unfähig zu sein, mir die Arztbriefe rechtzeitig vorzulegen« (Bewertung).

In einigen Fällen fällt es uns nicht leicht, sprachlich Beobachtung und Bewertung auseinanderzuhalten (◘ Abb. 6.14a). Die Formulierung: »Bei den letzten drei Terminen sind Sie zu spät gekommen« (Beobachtung) wird sicher anders verstanden als sagte die Arzthelferin »Sie kommen zu Ihren Terminen immer zu spät« (Bewertung). ◘ Tab. 6.5 soll Formulierungsalternativen verdeutlichen.

Tab. 6.5 Wertschätzende Kommunikation: Beobachtung vs. Bewertung

Beobachtung mit Bewertung	Beobachtung ohne Bewertung
Immer kommen Sie zu spät.	Bei unseren letzten drei Terminen kamen Sie 15 Minuten nach dem vereinbarten Zeitpunkt.
Sie sind unzuverlässig.	Wir hatten abgesprochen, dass ich Ihre Arztbriefe bis 15:00 Uhr bekomme. Jetzt ist es bereits 16:30 Uhr.
Herr Klingenberger schiebt das Schreiben seiner Arztbriefe vor sich her.	Ich habe den Arztbrief von Herrn Schmidt vier Wochen nach der Entlassung des Patienten noch nicht auf meinem Tisch.
Sie sind nie da, wenn man Sie braucht.	Ich habe Sie heute Morgen auf Station nicht angetroffen.

Schritt 2: Gefühl

Der zweite Schritt des GFK-Modells besteht darin, dass der Sprechende sein Gefühl klar ausdrückt.

Im Berufsalltag ist das führende Gefühl im Fall von Konflikten der Ärger. Kein anderes Gefühl ist so häufig die Ursache für – mindestens sprachliche – Gewalt. Kann ich die andere Person für Fehler und Missgeschicke verantwortlich machen, bewerte also sein Handeln als falsch, so habe ich die Chance, mich richtig zu ärgern und fühle mich dadurch gleichzeitig selbst entlastet. Immer, wenn Sie einer anderen Person sagen, was falsch an ihr ist, was sie verkehrt macht und was Sie unbedingt geändert wissen wollen, kommt es zur sprachlichen Auseinandersetzung. Erwarten Sie in solch einer Situation bitte nicht, dass die andere Person Lust hätte, Ihre Forderungen unverzüglich umzusetzen.

Formulierte der Oberarzt in unserem Beispiel: »Ich fühle mich angegriffen« oder »Ich fühle mich missbraucht, weil Sie mir ständig neue Arbeit aufbrummen«, so vermischte er Gefühle mit Urteilen. Mit diesen Worten würde dem Chef klar signalisiert, was er seinerseits falsch gemacht hat. Zusätzlich brächte der Oberarzt zum Ausdruck, der Andere möge sich möglichst rasch ändern. Würde der Oberarzt allerdings sagen »Ich bin frustriert«, »Ich bin sauer« oder »Ich bin traurig, dass Sie mir ständig neue Arbeit übertragen«, fühlte sich der Gesprächspartner nicht gleich angegriffen (Abb. 6.14b).

Schritt 3: Bedürfnis

In dem eingangs beschriebenen Fall treffen zwei deutlich unterschiedliche Bedürfnisse aufeinander. Der Chef möchte möglichst rasch die neue Bestimmung des RKI im Haus umsetzen, um die Neonatologie abzusichern. Auf der Gegenseite hat der Oberarzt das Bedürfnis, mit seinem Wunsch ernst genommen zu werden, sich jetzt habilitieren zu können. Muss er weitere Arbeiten übernehmen, führt dies bei ihm zu

Frustration und Verärgerung, weil der Chef seine Bedürfnisse nicht berücksichtigt.

Antwortet der Oberarzt dem Chef »Ich ärgere mich, weil Sie mir ständig neue Arbeiten zuteilen. Sie kommen doch mit den Prioritäten nicht klar«? Oder sagt er »Ich ärgere mich, weil es mir wichtig ist, dass Prioritäten gesetzt werden. Ich benötige für meine Arbeitsplanung zuverlässige Absprachen mit Ihnen«?

Besitzt der Sprechende keine Verbindung zu seinen eigenen Bedürfnissen, so kommen im Gespräch recht rasch Disharmonie und Aggression auf. Lösung ist dann überhaupt keine in Sicht, weil die Bedürfnislage nicht geklärt wurde. Die Chance, Probleme oder Konflikte zu lösen, ergibt sich erst, wenn die zugrundeliegenden Bedürfnisse beider Gesprächspartner auch beiden klar vor Augen stehen (◘ Abb. 6.14c).

Schritt 4: Bitte oder Auftrag

Der vierte und letzte Schritt im GFK-Modell ist die Bitte bzw. im Berufsalltag eher der Auftrag. Die formulierte Bitte des Sprechenden birgt die Möglichkeit, dem Gesprächspartner mitzuteilen, auf welche Weise dieser zur Befriedigung dieses Bedürfnisses beitragen kann. Diese Bitte muss konkret, positiv formuliert und handlungsorientiert sein.

»Sind Sie bereit, die Umsetzung der RKI-Richtlinien innerhalb von drei Monaten sicherzustellen?« wäre in unserem Beispiel eine aktions- und lösungsorientierte Bitte. Eine Bitte hat jedoch nur dann eine realistische Chance erfüllt zu werden, wenn zwischen den Sprechenden auf der Beziehungsebene keine atmosphärischen Störungen vorliegen. In einer funktionierenden Beziehung ist eine Bitte die Kurzform wertschätzender Kommunikation (◘ Abb. 6.14d).

Wenn der Kinderarzt in der Praxis sagt: »Los jetzt, wir müssen diese Arbeiten bis heute Abend erledigt haben«, so werden seine Mitarbeiter nicht eine Forderung, sondern eine Bitte hören. Voraussetzung hierfür ist allerdings, dass es sich um ein gut funktionierendes Team handelt.

Die Bewertung desselben Satzes vom selben Kinderarzt gesprochen ändert sich jedoch sofort, wenn der beschworene Teamgeist vom Team nicht wahrgenommen wird. Dann transportiert die Aufforderung eine völlig überzogene, nicht realisierbare Forderung, die das Team heute auf gar keinen Fall zu leisten bereit ist.

Es existieren drei Formen von Bitten an andere Personen, die zudem unterschiedliche Funktionen erfüllen:

- Handlungsbitte: »Sind Sie heute bereit, das Protokoll zu führen?« (Wunsch nach Handlung)
- Beziehungsbitte: »Was denken Sie, wenn Sie das hören?« (Frage nach der Beziehungsebene)
- Rückkopplungsaufforderung: »Könnten Sie bitte meinen Auftrag in Ihren Worten zusammenfassen?« Oder: »Könnten Sie mir bitte sagen, was Sie verstanden haben?«

6.4 · Gewaltfreie Kommunikation nach Rosenberg

Beobachtung

Was ist genau passiert?

Ich habe mich geärgert, dass meine Kollegin mir dreimal ein falsches Ergebnis vorlegte → Keine Beobachtung, sondern Bewertung!

a Frau Musenhang legte den Arztbrief zum dritten Mal vor, wobei im Text erneut eine wichtige Diagnose fehlte

Gefühl

Ich fühle mich falsch verstanden → »Falsch verstanden« ist kein Gefühlsäußerung, sondern eine Bewertung einer anderen Person

b Ich bin ärgerlich, weil ich unter Druck stehe und der Kinderarzt endlich den Arztbrief bekommen soll

Bedürfnis

Wann haben Sie welches Bedürfnis?

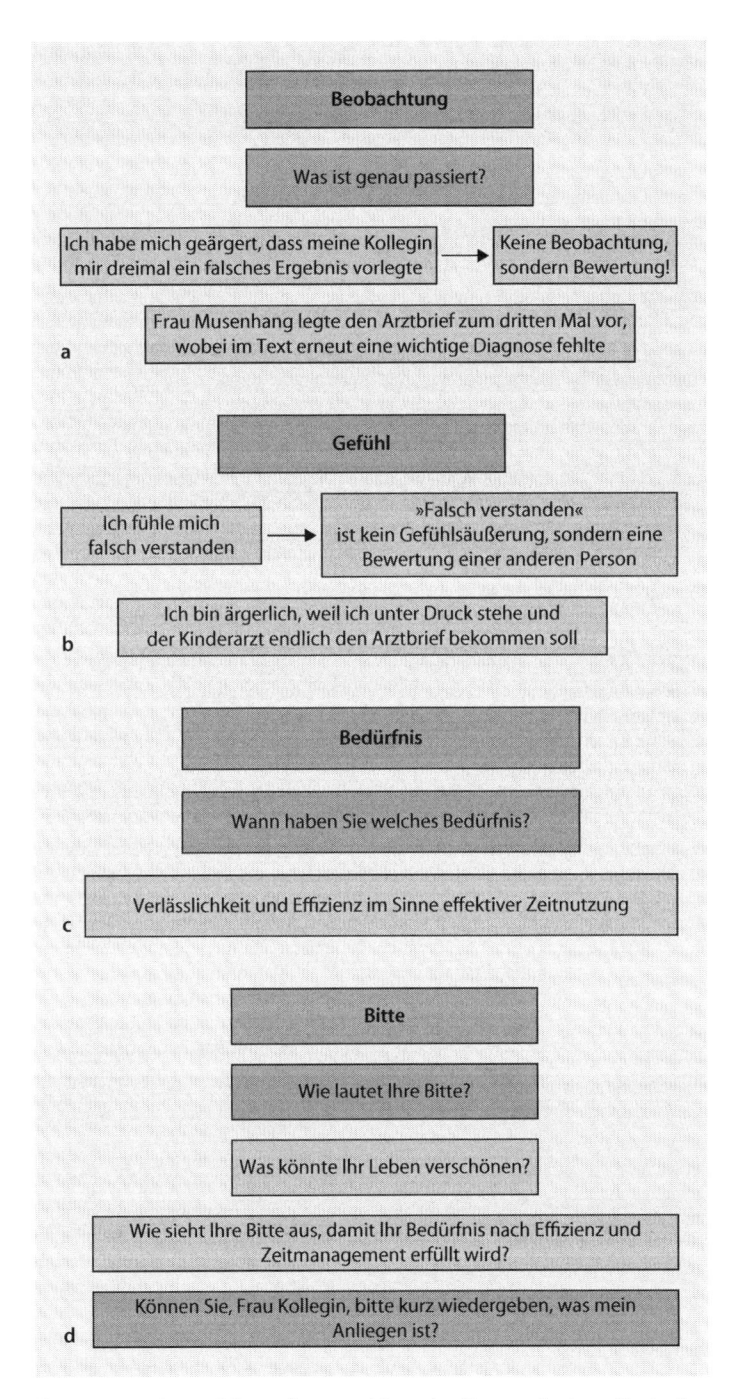

c Verlässlichkeit und Effizienz im Sinne effektiver Zeitnutzung

Bitte

Wie lautet Ihre Bitte?

Was könnte Ihr Leben verschönen?

Wie sieht Ihre Bitte aus, damit Ihr Bedürfnis nach Effizienz und Zeitmanagement erfüllt wird?

d Können Sie, Frau Kollegin, bitte kurz wiedergeben, was mein Anliegen ist?

Abb. 6.14a–d. Vier Schritte der wertschätzenden Kommunikation: **a** Beobachtung, **b** Gefühl, **c** Bedürfnis, **d** Bitte

Tab. 6.6 Wertschätzende Kommunikation: Formulierungsalternativen

Trennende Sprache	Verbindende Sprache
Ich bin verärgert, weil…	Ich bin ärgerlich, weil ich mich auf Absprachen verlassen möchte.
Ihre Präsentation war super.	Ihre Präsentation hat mich gedanklich sehr unterstützt. Danke!
Wenn Sie das nicht geregelt bekommen, müssen wir über Alternativen sprechen.	Was wäre nötig, damit Sie diese Arbeit zu Ende bringen können?
Die Eltern sind nicht zu uns gekommen, weil Sie sie nicht richtig informiert haben.	Die Mutter hat mir mitgeteilt, dass sie mit ihrem Kind nicht zu uns kommt, da sie wichtige Informationen nicht bekam. Können Sie mir sagen was genau passiert ist?
Nein, es wird keine Gehaltserhöhung für Sie geben.	Sie möchten mit Ihrer gesamten Arbeit gesehen und wertgeschätzt werden. Ich bedaure, eine Gehaltserhöhung kann dennoch nicht gewährt werden.

Häufig ist es notwendig, die Klarheit des Auftrags beim Empfänger noch einmal zu erfragen, um spätere Missverständnisse zu vermeiden.

6.4.3 Umsetzung in der Praxis

Im Berufsalltag kommt es vor, dass die Formulierung einer Bitte der aktuellen Situation nicht angemessen ist. Chef oder Oberarzt müssen nicht in jeder Situation um etwas bitten, sondern können aus ihrem Rollenverständnis heraus auch erwarten, dass erteilte Aufgaben von ihren Mitarbeitern ordnungsgemäß erledigt werden. Dennoch sollte auch in komplizierten Gesprächssituationen darauf geachtet werden, sich Formulierungen zu bedienen, die der verbindenden, nicht der trennenden Sprache verpflichtet sind (Tab. 6.6).

Kommt ein Mitarbeiter zum wiederholten Male morgens zu spät zur Arbeit, lautete die Formulierung nach Rosenberg: »Herr Schmidt, Sie kommen heute zum dritten Mal zur Morgenbesprechung zu spät (Beobachtung). Hierüber bin ich sehr verärgert (Gefühl), denn ich benötige Verlässlichkeit (Bedürfnis). Aus diesem Grunde erwarte ich, dass Sie künftig pünktlich erscheinen« (Auftrag).

Auf den ersten Blick scheint der Unterschied zwischen einem Auftrag und einer Bitte ganz einfach zu sein. Die Bitte gewährt dem Gegenüber Entscheidungsfreiheit, die Forderung nicht. Sagt eine Mutter zu ihrem sechsjährigen Sohn, er möchte bitte sein Zimmer aufräumen, ist dies nur solange eine Bitte, solange bei Nichterfüllen keine Bestrafung angekündigt wird.

Wenn der Oberarzt den Stationsarzt bittet, etwas zu erledigen, so ist dies in der Regel mehr als eine Bitte, sondern eher eine Forderung oder eine Anweisung.

Schauen wir jetzt noch einmal auf das Fallbeispiel eingangs. Der Oberarzt kommt relativ rasch zur Bewertung, dass es wieder einmal eine Unverschämtheit des Chefarztes sei, ihm weitere Aufgaben zu übertragen. Antwortete der Oberarzt nach GFK, könnte seine Entgegnung wie folgt lauten:

- »Die neuen Bestimmungen bedeuten einen Arbeitsmehraufwand von etwa acht Stunden in der Woche für mich« (Beobachtung).
- »Ich bin frustriert, ich bin sauer und traurig« (Gefühl).
- »Für mich ist es wichtig, dass Klarheit über die Dringlichkeit der Aufgaben besteht« (Bedürfnis).
- »Bitte benennen Sie die Prioritäten meiner Arbeit. Ich bitte darum, dass mir durch das Team andere Arbeiten abgenommen werden. Alternativ ist lediglich, dass Sie die Frist bis zur Fertigstellung der Umsetzung der RKI-Richtlinien verlängern« (Bitte).

6.4.4 Zusammenfassung: Gewaltfreie Kommunikation

Mit Hilfe der gewaltfreien Kommunikation nach Rosenberg kann es gelingen, beim Gesprächspartner sein Ziel zu erreichen. Wer den Empfänger jedoch durch seine Aussagen verletzt, indem er sich beispielsweise über dessen Fehler aufregt, blockiert eine wirklich konstruktive Lösung. Voraussetzung gelingender Kommunikation ist in Anlehnung an Rosenberg, dass der Sprechende eine Haltung einnimmt, die geprägt ist von Respekt, Wertschätzung und Achtung dem anderen gegenüber.

Ziel ist es, ein Geschehnis nicht moralisch zu bewerten. Nach der Benennung eigener Bedürfnisse kann der Zuhörende die Motivlage des anderen erkennen. Bei Rosenberg sind vier Phasen zu unterscheiden:

- Beobachtung des Geschehenen: »Mir ist aufgefallen,…«
- Benennen eigener Gefühle: »Ich bin verletzt; verärgert…«
- Benennen eigener Bedürfnisse: »Ich benötige Verlässlichkeit/ Toleranz…«
- Konkrete Handlungsbitten/Aufforderungen: »Ich erwarte/bitte…«

Einige knappe Beispiele mögen diese Technik erneut illustrieren.

Praxisbeispiel: Der unzuverlässige Assistenzarzt
Oberarzt zum Assistenzarzt: »Ich kann mich momentan nicht auf Sie verlassen.« Vorausgegangen war, dass der Assistenzarzt vom

Oberarzt benötigte Unterlagen nicht rechtzeitig vorgelegt hatte. Formulierungsalternative in Anwendung der GFK-Technik:
- »Wir hatten vereinbart, dass ich die Unterlagen bis 15:00 Uhr bekomme« (Beobachtung).
- »Ich bin irritiert und verärgert« (Gefühl).
- »Ich möchte mich auf Absprachen verlassen können« (Bedürfnis).
- »Bitte informieren Sie mich künftig rechtzeitig, wenn Sie einen Abgabetermin nicht einhalten können« (Bitte) oder: »Ich erwarte, dass Sie mir bis spätestens morgen die Unterlagen vorlegen« (Auftrag).

Praxisbeispiel: Der übergangene Chefarzt
Chefarzt zum Geschäftsführer: »Ich fühle mich übergangen, wenn Sie ausschließlich mit meinem Oberarzt über das neue Projekt sprechen.«
Bewertung der Situation: Der Chefarzt formuliert gegen dem Geschäftsführer den Vorwurf, er sei für das negative Gefühl des Chefarztes verantwortlich. Ziel des Chefarztes ist es aber, rechtzeitig über die Pläne des Geschäftsführers informiert zu werden (Bedürfnis).
Formulierungsalternative in Anwendung der GFK-Technik:
- »Mir ist aufgefallen, dass Sie meinen Oberarzt über das Projekt informiert haben, mich jedoch nicht« (Beobachtung).
- »Dieses Vorgehen löste bei mir sehr viel Verärgerung aus« (Gefühl).
- »Ich brauche Verlässlichkeit und informelle Transparenz, um diese Klinik erfolgreich führen zu können« (Bedürfnis).
- »Um dieses Ziel erreichen zu können, bitte/erwarte ich von Ihnen frühzeitige Information« (Bitte/Auftrag).

Vergessen Sie bitte nie diesen Grundsatz:

> Wer in der Sache im Gespräch etwas erreichen will, benötigt den Gesprächspartner. Wer nur streiten möchte, wird keine Lösung finden.

Praxisbeispiel: Ablehnung oder Lösung
Die Assistenzärztin wurde gebeten, bei der Fortbildung mit den niedergelassenen Kinderärzten eine Präsentation zu übernehmen. Sie sagt: »Ich werde die Präsentation nicht halten, da ich keine Zeit habe.«
Formulierungsalternative in Anwendung der GFK-Technik:

> »Wenn ich an den Umfang der Präsentation denke (Beobachtung), bin ich unsicher (Gefühl), ob ich es schaffe. Ich brauche Unterstützung (Bedürfnis). Ist es für Sie in Ordnung, wenn ich im nächsten Monat zwei Tage Freizeitausgleich für die Ausarbeitung der Präsentation nehme?« (Bitte)

Praxisbeispiel: Unerwünschtes Ergebnis
Ehefrau zum Ehemann, der Oberarzt in der Klinik ist: »Du arbeitest viel zu viel in der Klinik, so geht das einfach nicht.« Zwei Tage später kommt der Oberarzt aus der Klinik nach Hause und sagt zu seiner Frau: »Stell Dir vor, ich habe mich heute im Golfclub angemeldet und möchte mich dort weiterentwickeln.«
Ein unglücklicher Verlauf für die Ehefrau, wollte sie doch eigentlich zum Ausdruck bringen, dass sie sich mehr Nähe und gemeinsame Zeit wünscht. Nun spielt ihr Mann Golf und sie ist auch weiterhin mit den Kindern allein. Sie hatte versäumt, ihr Bedürfnis mitzuteilen und außerdem keine klare Bitte geäußert.

Im Anhang (▶ A.2.1.7) finden Sie eine Übung, um den Unterschied zwischen Beobachtung und Bewertung zu trainieren.

6.5 Wertequadrat

Praxisbeispiel: Der pedantische Kollege
Die Arbeitsleistung eines Assistenzarztes hat sich in den letzten Monaten deutlich verschlechtert. Neben einigen Beschwerden von Elternseite wiesen auch die Oberärzte bereits darauf hin, dass Kollege Schwanleite in den Wochenenddiensten kaum noch tragbar sei. Seine Arbeitsgeschwindigkeit sei für den normalen Arbeitsanfall in der Kinderklinik viel zu gering. Schwanleite untersucht auch in der Notfallambulanz am Wochenende alle Kinder sehr genau und gewissenhaft. Dadurch stand währenddessen die Versorgung aller stationären Kinder still, was auch bei den Schwestern Unmut auslöste, da die Eltern auf Station sehr unzufrieden waren.
Seit Tagen hat Chefarzt Dr. Kastanienbusch überlegt, wie er dem Kollegen diese Kritik nahebringen sollte. Sein Ziel war es, Schwanleite nicht zu kränken und damit eventuell seine Arbeitsmotivation zu gefährden. Wie ließ sich die berechtigte Kritik, von deren Zutreffen er sich auch selbst überzeugt hatte, so formulieren, dass sie nicht zu unnötiger Abwertung und Demotivation

> führte? Außerdem war zu berücksichtigen, dass der Vertrag des Kollegen noch zwei Jahren läuft, weshalb die Aufgabe in jedem Fall darin bestand, eine Verhaltensveränderung auf seiner Seite zu erreichen. Es galt also, seine Arbeitsleistung insgesamt zu würdigen und ihn dennoch auf einige Defizite hinzuweisen.
>
> Der Chefarzt bittet Dr. Schwanleite herein und sagt: »Ich freue mich, dass wir heute Gelegenheit zum Gespräch haben. Mein Wunsch ist es, mit Ihnen etwas ausführlicher über Ihre Arbeit zu sprechen. Ich möchte gar nicht lange um den heißen Brei herumreden. Aufgefallen ist, dass die Geschwindigkeit, wie Sie Ihre Arbeit erledigen, zu gering ist. Dadurch kommt es zu erheblichen Wartezeiten sowohl in der Ambulanz als auch auf den Stationen. Entsprechende Rückmeldungen erreichten mich sowohl von den Oberärzten als auch den Schwestern.«
>
> Assistenzarzt: »Aber Herr Chefarzt, Sie wissen doch, dass ich sehr gründlich arbeite, das braucht schon seine Zeit.«
>
> Chefarzt: »Ja, ja, trotzdem muss es einfach vorangehen.«
>
> Assistenzarzt: »Aber die Qualität meiner Arbeit ist doch gut, oder?«
>
> Chefarzt: »Ja, das möchte ich ausdrücklich bestätigen, dennoch bestehe ich auf einer höheren Arbeitsgeschwindigkeit.«
>
> Assistenzarzt: »Als Kinderarzt muss man aber sehr genau sein, das braucht einfach Zeit. Die meisten Eltern haben doch so viele wichtige Informationen mitzuteilen, die uns helfen, das Krankheitsbild besser zu verstehen.«
>
> Chefarzt: »Das ist schon richtig, aber so, wie es in letzter Zeit lief, geht es einfach nicht weiter.«
>
> Der Chefarzt bricht das Gespräch hier ab, da er den Eindruck hat, dass der Assistenzarzt ihn missverstehen will. Eine realistische Chance auf eine Verhaltensänderung des Assistenzarztes ist nicht gegeben, da der Kollege nicht zu erkennen scheint, was der Chef eigentlich von ihm möchte.

Existieren Alternativen, ein solches Gespräch zum Erfolg zu führen?

6.5.1 Wertequadrat als Kommunikationshilfe

Bereits im Jahr 1967 hat Paul Hellwig eine Methodik zur Analyse des Bedeutungsumfelds von Begriffen vorgestellt. Später wurde diese Methodik von Friedemann Schulz von Thun unter der Bezeichnung »Wertequadrat« in seinen Vorträgen und Büchern präsentiert.

Das Wertequadrat basiert auf der Auffassung, dass Tugenden, Eigenschaften und Verhaltensweisen dialektisch strukturiert sind. Jeder Wert und jedes Persönlichkeitsmerkmal befindet sich in einer ausbalancierten Spannung zu einem positiven Gegenwert, seiner sogenannten Schwestertugend.

6.5 · Wertequadrat

```
┌─────────────────┐  ┌─────────────────┐
│       ②         │  │       ③         │
│ Was ist das     │  │ Wie sieht die   │
│ Positive        │  │ positive        │
│ am zu ändernden │  │ Gegentugend aus?│
│ Verhalten?      │  │                 │
└─────────────────┘  └─────────────────┘

┌─────────────────┐  ┌─────────────────┐
│       ①         │  │       ④         │
│                 │  │ Was passiert bei│
│ Was muss        │  │ Übertreibung der│
│ geändert werden?│  │ positiven       │
│                 │  │ Gegentugend?    │
└─────────────────┘  └─────────────────┘
```

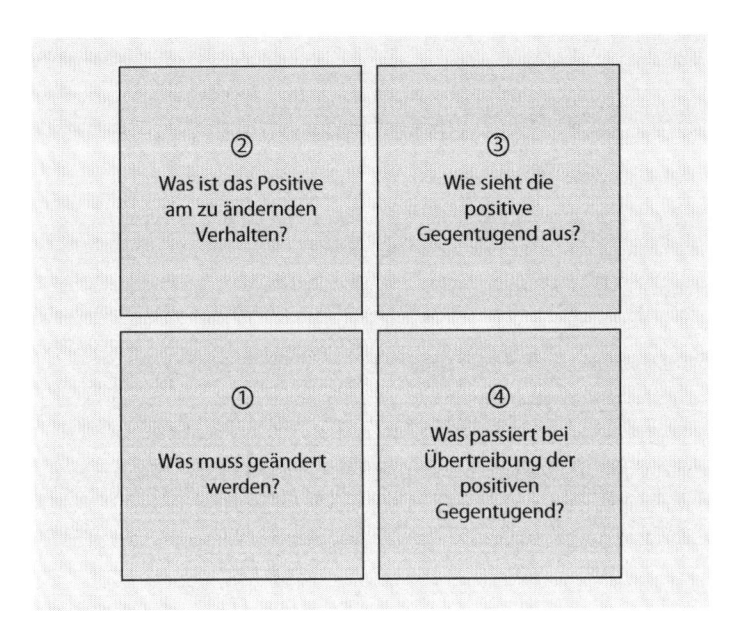

Abb. 6.15 Schematische Darstellung des Wertequadrats

Zu jedem Begriff gehört aber auch eine Schattenseite. Dabei handelt es sich um jene Facette einer Eigenschaft, die sich bei einseitiger Übertreibung zeigt.

Diese vier sprachlichen Begriffe stehen in einem Zusammenhang. Wenn zu einem Ausgangsbegriff sein Gegenpol gestellt wird, und zu beiden Begriffen außerdem deren Übertreibungen, gelangt man zu dem Wertequadrat.

Mit dem Wertequadrat (Abb. 6.15) ergibt sich die Vorstellung, dass jeder Mensch mit einer bestimmten positiven Eigenschaft immer auch über den schlummernden Gegenpol verfügt, den er in sich wecken und entwickeln kann.

6.5.2 Wertequadrat im Berufsalltag

Mit Hilfe des Wertequadrats ließe sich z. B. das Mitarbeitergespräch neu gestalten. Ziel des Chefs ist es, den Mitarbeiter im Gespräch nicht aufzufordern, das schlechte Verhalten zu unterlassen (im obigen Beispiel: »Arbeiten Sie nicht so langsam«), sondern ihm die positive Schwestertugend seiner Stärke zu benennen. Gelänge es dem Mitarbeiter, diese bisher nicht ausreichend entwickelte Ressource vermehrt ins Zentrum zu stellen, reduzierte er automatisch das kritisierte Verhalten. Ziel war, die Arbeitsgeschwindigkeit des Kollegen zu erhöhen. Dieses Ziel wird erreicht, indem der Assistenzarzt lernt, sich auf das Wesentliche zu konzentrieren und seinen Perfektionismus überlegten Einzelfällen zu überlassen. Wie gehen Sie im Detail vor? Hier noch einmal das Prinzip, anhand der entscheidenden Fragen, sozusagen in Zeitlupe:

- Was muss geändert werden?
- Was ist das Positive an dem zu ändernden Verhalten?
- Wie sieht die positive Gegentugend aus dem Erhaltenswerten aus?
- Was würde passieren, wenn es zu einer Übertreibung der positiven Gegentugend bei dem Mitarbeiter kommen würde?

- Praktische Anwendungen
- Der direkte Kollege

> **Praxisbeispiel: Der direkte Kollege**
> Ein Kollege im Ärzteteam besitzt die Fähigkeit, anderen in seinen Äußerungen überaus direkt zu begegnen. Sein Ziel ist stets, seine Meinung durchzusetzen und nicht lange »herumzuquatschen«. Auch bei heiklen Themen, die Sensibilität und Zurückhaltung verlangten, spricht er die aus seiner Sicht offenkundige Wahrheit unverblümt an. Diese Fähigkeit zu Direktheit und Durchsetzungsfähigkeit wirkt sich aber auf Dauer im Team nur dann konstruktiv auf die Beziehungen aus, wenn sie gekoppelt ist mit dem Bemühen des Mitarbeiters um Takt und Höflichkeit. Seine Methode, auch schwierige Themen direkt anzusprechen, kann zu heftigen Konfrontationen innerhalb des Teams führen. Wer umgekehrt aber ausschließlich taktvoll und höflich ist, wird von den Mitarbeitern bald als Kollege klassifiziert, der um den »heißen Brei herumredet«.

Zu jeder sogenannten Tugend gibt es eine Schwestertugend. Wird aber eine Tugend übertrieben, wird sie zur Untugend. In ◘ Abb. 6.16 sind die Begriffe dieses Beispiels im Wertequadrat zusammengefasst.

Eine Möglichkeit, das Wertequadrat auf diesen Fall anzuwenden, könnte nun so aussehen:

Der Chefarzt sagt zum Assistenzarzt: »Ihre offene Art, Dinge direkt anzusprechen, schätze ich sehr. Nicht lange um den heißen Brei herumreden und rasch Lösungen präsentieren, sind eine sehr wichtige und nützliche Fähigkeit. Diese Art kommt bei Ihren Kollegen aber gelegentlich als Rücksichtslosigkeit und Ich-Bezogenheit an. Das kann nicht im Sinne einer Teamlösung sein. Aus diesem Grunde empfehle ich Ihnen, stärker Rücksichtnahme und Höflichkeit im Umgang mit den Kollegen walten zu lassen. Ziel muss es sein, die Gruppe mitzunehmen, damit Ihre guten Lösungsvorschläge auch umgesetzt werden. Die Gefahr, dass Sie sich deshalb gleich zu einem Leisetreter entwickeln, sehe ich bei Ihnen wirklich nicht.«

6.5 · Wertequadrat

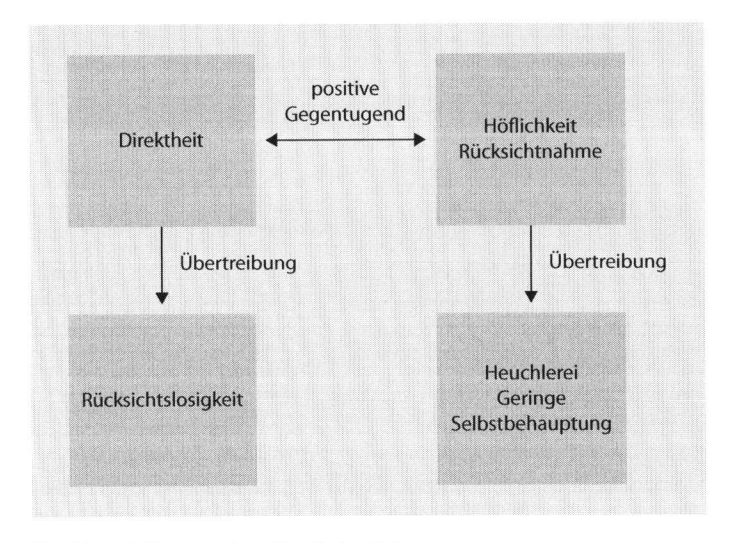

Abb. 6.16 Wertequadrat: »Der direkte Kollege«

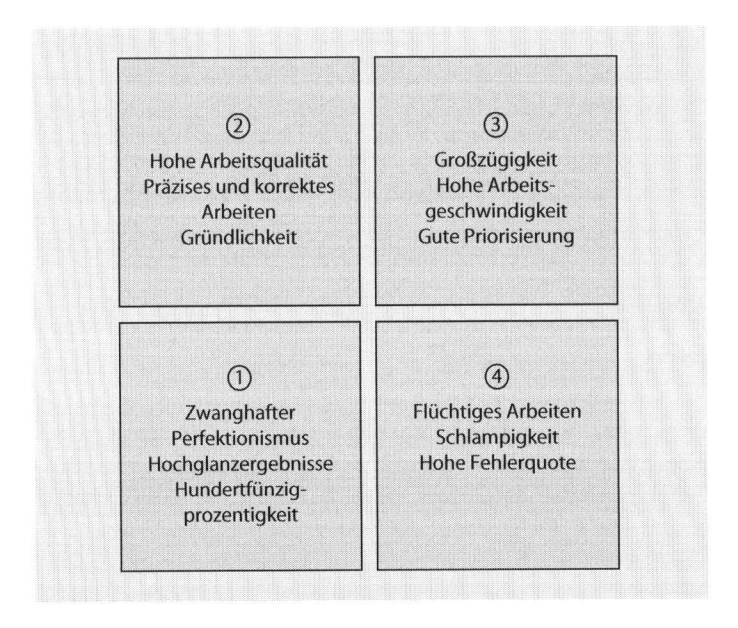

Abb. 6.17 Wertequadrat: »Der pedantische Kollege«

Der pedantische Kollege

Wie funktioniert nun das Wertequadrat (Abb. 6.17), wenn wir es auf das Gespräch im Beispiel »Der pedantische Kollege« am Anfang des Kapitels anwenden?

Erster Schritt: In der Gesprächsvorbereitung wird die zu besprechende Untugend des ärztlichen Kollegen, die geändert werden soll, im

Wertequadrat unten links eingetragen. Aus diesem Grunde stehen dort jetzt »Perfektionismus«, »Hochglanzergebnisse« und »Hundertfünfzigprozentigkeit«.

Zweiter Schritt: Diese Untugend wird als des Guten zu viel verstanden, und es wird gefragt, welche erhaltenswerte Qualität in dieser Untugend steckt. Ohne Zweifel wäre dies die »gute, präzise und korrekte Arbeit« des Kollegen, die im Wertequadrat oben links steht. Gründlichkeit ist ein Qualitätssiegel im Einzelfall, diese Qualität soll auf jeden Fall erhalten bleiben. Darum darf sie im Gespräch nicht diskriminiert werden.

Dritter Schritt: Nun wird dieser Eigenschaft – präzises und korrektes Arbeiten – eine positive Gegenqualität entgegengestellt. Die »Fähigkeit zur Priorisierung«, aber auch die »Erhöhung der Arbeitsgeschwindigkeit« sind in diesem Fall positive Schwesterntugenden. Wenn aber das Beste nur mit hohem Zeitaufwand zu erreichen ist, könnte der Chef empfehlen, bei weniger wichtigen Teilarbeiten nur die zweitbeste Lösung erreichen zu wollen. Aus diesem Grunde stünde jetzt oben rechts: »Großzügigkeit« oder »Konzentration auf das Wesentliche«.

Vierter Schritt: Unten rechts im Wertequadrat wird die Übertreibung, die sich aus einer Erhöhung der Arbeitsgeschwindigkeit und einer Priorisierung ergibt, eingetragen. »Flüchtiges, schlampiges Arbeiten« »hohe Fehlerquote« wäre hier die zu ergänzenden Übertreibungen. Denn Großzügigkeit ohne Diskriminierung zwischen wichtig und unwichtig, ohne das Bemühen, gründlich sein zu wollen, verkommt sehr rasch zu Schlampigkeit mit entsprechend vielen Fehlern.

Alternativer Gesprächsverlauf: Als erstes würde der Chef die erhaltenswerte Qualität benennen: »Herr Schwanleite, ich wollte mit Ihnen über Ihre Arbeit in den letzten Monaten sprechen. Ausgezeichnet ist die hohe Gründlichkeit, mit der Sie in allen Situationen zu Werke gehen. Gerade für den angehenden Kinderarzt ist dieses Arbeitsverhalten sehr wichtig. Für meine Begriffe laufen Sie hier aber Gefahr, des Guten zu viel zu tun. Durch Ihre Hundertfünfzigprozentigkeit schaffen Sie es nicht, die normale Arbeitsgeschwindigkeit der Klinik zu erreichen. Auf diesem Boden wächst ein Kaktus, der dazu führt, dass die Ungeduld der Mitarbeiter aber auch der Eltern für Sie zu einem Problem wird.«

In diesem Augenblick ist der Weg frei für die Beschreibung des Entwicklungsschrittes, der bei dem Kollegen erreicht werden soll. Die Entwicklungsrichtung würde nach oben rechts im Wertequadrat zeigen und die Formulierung könnte sein: »Vielleicht können Sie in kleinen Dingen großzügiger sein und sich gestatten zu Gunsten der Zügigkeit mal etwas Zweitbestes abzuliefern. Es muss nicht jedes kleine Detail perfekt sein. Auch eine Priorisierung der anliegenden

6.5 · Wertequadrat

Arbeit kann helfen gute Arbeitsqualität und zeitnahe Abwicklung sicher zu stellen.«

Das Wertequadrat würde geschlossen durch den Satz: »Die Wahrscheinlichkeit, dass Sie übermütig und schlampig werden, ist bei Ihnen wirklich nicht zu erwarten.«

Weitere Anwendungsbeispiele

> **Praxisbeispiel: Die chaotische Kollegin**
> Im Rahmen einer Besprechung fällt Frau Dr. Brauneberger durch enorm hektische Sprache und chaotische, nicht realistische Vorschläge auf. Der Chef könnte sagen: »Frau Brauneberger, beruhigen Sie sich doch bitte, Sie sind mir heute viel zu hektisch, so kommen wir doch nicht weiter.«
>
> Setzen wir das Wertequadrat ein, entgegnete er: »Frau Brauneberger, ich finde gut, dass Sie so spontan auf alle Themen eingehen und ständig neue Vorschläge entwickeln. Im Augenblick sehe ich aber die Gefahr, dass es ein wenig zu hektisch werden und etwas kopflos wirken könnte. Meine Bitte ist, dass wir etwas bedächtiger und mit mehr Blick aufs Detail versuchen, eine Lösung zu erarbeiten. Die Gefahr, dass Sie dann gar zu zögerlich wären, ist bei Ihnen ja glücklicherweise nicht gegeben.«

> **Praxisbeispiel: Der Zwischenfall**
> Auf der Station ist es zu einem tragischen Zwischenfall gekommen. Irrtümlich hat ein Arzt die 10-fache Dosis eines Antikonvulsivums verabreicht. Die genaue Analyse ergibt, dass die Ärztin das Medikament einfach gespritzt hat, nachdem die Schwester noch in ihrer Abwesenheit die Medikation vorab aufgezogen hatte. Der Chef sagt zu ihr: »Ich schätze Ihr Verhalten den anderen Mitarbeitern Vertrauen entgegenzubringen sehr. Im Augenblick fürchte ich aber, dass Sie sich und die Patienten durch zu große Leichtgläubigkeit in Gefahr bringen. Aus diesem Grunde ist es notwendig, dass Sie bei den Mitarbeitern ein stärkeres Kontrollverhalten anwenden, speziell wenn es um die Applikation von Medikamenten geht. Die Gefahr, dass Sie in zwanghaftes Misstrauen gegenüber anderen Mitarbeitern verfielen, sehe ich nicht.«

> **Praxisbeispiel: Vom Paulus zum Saulus**
> PD Dr. Rausch hat vor wenigen Monaten die Abteilung der Kinderklinik übernommen. In den ersten Wochen wollte er als neue Führungskraft niemandem »auf den Schlips« treten. Er zeigte sich in allen Situationen ausgesprochen verständnisvoll und wollte als

```
positive Seite
```

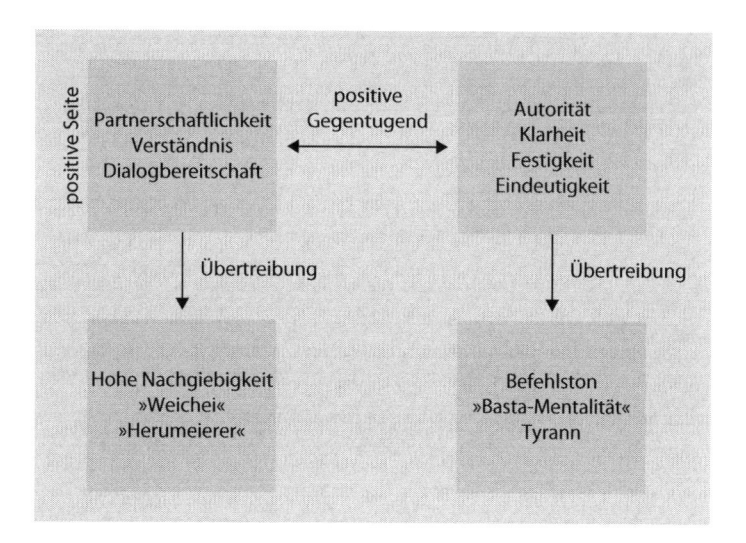

positive Seite		positive Gegentugend	
Partnerschaftlichkeit Verständnis Dialogbereitschaft	←→		Autorität Klarheit Festigkeit Eindeutigkeit
↓ Übertreibung			↓ Übertreibung
Hohe Nachgiebigkeit »Weichei« »Herumeierer«			Befehlston »Basta-Mentalität« Tyrann

Abb. 6.18 Wertequadrat: Der kopflose Chefarzt

Gleicher unter Gleichen gelten. Drei Monate später wird er vom Geschäftsführer zu einem Gespräch gebeten. Der Geschäftsführer fragt: »Haben Sie eigentlich die Lage in der Kinderklinik noch unter Kontrolle?«

Chefarzt: »Wie meinen Sie das?«

Geschäftsführer: »Von mehreren erfahrenen Schwestern habe ich erfahren, dass in der Kinderklinik Chaos ausgebrochen sei, weil Sie keine Entscheidungen treffen. Es fehlen klare Ansagen, die auch überwacht werden müssen. Ihr Führungsstil scheint von hoher Unsicherheit und zu großer Nachgiebigkeit geprägt zu sein.«

Der Chefarzt ist erschüttert, weil er der Meinung war, dass seine Art, Diskussionen zuzulassen, zu einem partnerschaftlichen und verständnisvollen Verhältnis mit seinen Mitarbeitern führen würde. Chefarzt Dr. Rausch wandelt sich nach diesem Gespräch innerhalb der nächsten Monate vom Paulus zum Saulus. In Besprechungen duldet er keinerlei Widerspruch mehr, erteilt ständig strikte Order, was die Mitarbeiter zu tun haben, und lässt sich nicht mehr auf Diskussionen ein. Zunächst sind die Mitarbeiter überrascht, im weiteren Verlauf kommt es zu Beschwerden angesichts seines unmöglichen Führungsstils. Einige sprechen davon, dass eine wahre »Basta-Mentalität« vorherrsche.

Überlegen Sie, wie das Wertequadrat (Abb. 6.18) in diesem Fall genutzt werden kann. Was wird der Geschäftsführer dem Chefarzt sagen?

6.5 · Wertequadrat

Lösungsvorschlag: Der Geschäftsführer sagt: »Ich schätze Ihren partnerschaftlichen Stil der Führung mit dem Ziel, die Mitarbeiter im Dialog mitzunehmen. Im Augenblick höre ich aber, dass dieser Stil als zu nachgiebig und inkonsequent wahrgenommen wird. Aus diesem Grunde rate ich Ihnen, klare und eindeutige Entscheidungen zu treffen, deren Einhaltung Sie dann auch überprüfen. Die Gefahr, dass Sie zu stark in einen Befehlston verfielen, sehe ich nicht.«

Eltern – unsere Sprachtrainer

7.1 Persönlichkeitsstile – 186

7.2 Elterntypen – 187

> Der Kinderarzt lebt nicht so sehr
> Vom Kind, das krank ist, wirklich schwer –
> Das sind die Fälle nur die seltern –
> Als von der Angst der lieben Eltern
> Sie ist es, die er heilt im Grund –
> Das Kind wird meist von selbst gesund
> Eugen Roth ◘ Abb. 7.1 «

> **Praxisbeispiel: Auf Konfrontationskurs**
> Arzt sagt zum Vater: »Durch den Sturz hat sich Ihr Sohn eine leichte Gehirnerschütterung zugezogen. Deshalb sollten Sie mit Ihrem Kind zur Beobachtung eine Nacht hier auf Station verbringen. In seltenen Fällen kann es im Kopf zu inneren Blutungen kommen. Wenn so etwas auftritt, müssen wir schnell handeln.«
> Vater: »Sie wollen sagen, Sie müssen meinen Sohn aufnehmen, weil sie ein Bett in Ihrer Klinik füllen wollen. Jeder weiß doch heute, dass Kliniken Wirtschaftsunternehmen sind, die auf Kosten der Krankenkassen Geld akquirieren, und deshalb auch Patienten aufnehmen, die gar keines stationären Aufenthalts bedürfen.«
> Arzt: »Wenn Sie glauben, dass ich an Ihnen oder Ihrem Sohn Geld verdienen will, dann täuschen Sie sich. Mein Vorschlag ist zu Ihrem Vorteil, damit Ihr Sohn gut überwacht wird, und nichts anderes.«
> Vater: »Wenn Sie glauben, dass ich mir von Ihnen vorschreiben lasse, was mit meinem Kind passiert, so haben Sie sich geschnitten.«
> Wie lässt sich dieser unnachgiebigen Haltung wohl besser begegnen?

7.1 Persönlichkeitsstile

Jeder Mensch hat bevorzugte soziale Verhaltensweisen. Diese beruhen auf ausgewählten Wertevorstellungen, sind Teil des individuellen Charakters und bestimmen unser Leben. Angesichts meist sehr verschiedener Persönlichkeitsstile unterscheiden sich auch unsere Wahrnehmungen und Bewertungen.

Wichtig ist es für den Kinderarzt, die jeweiligen elterlichen Persönlichkeitsstile richtig einzuordnen, um die Chance zu erhöhen, die Eltern sowohl durch sein körpersprachliches Auftreten als auch durch seinen Kommunikationsstil optimal zu erreichen. Wesentliches Ziel ist es, die Eltern so anzusprechen, dass sie sich angenommen fühlen. Erst bei wahrgenommener Wertschätzung durch den Arzt – insbesondere in der schwierigen Situation mit einem kranken Kind – gelingt es den Eltern tatsächlich zuzuhören.

In unserem Beispiel hätte der Arzt vielleicht sagen können: »Was Sie ansprechen ist heutzutage wirklich ein Problem. Auch die Medi-

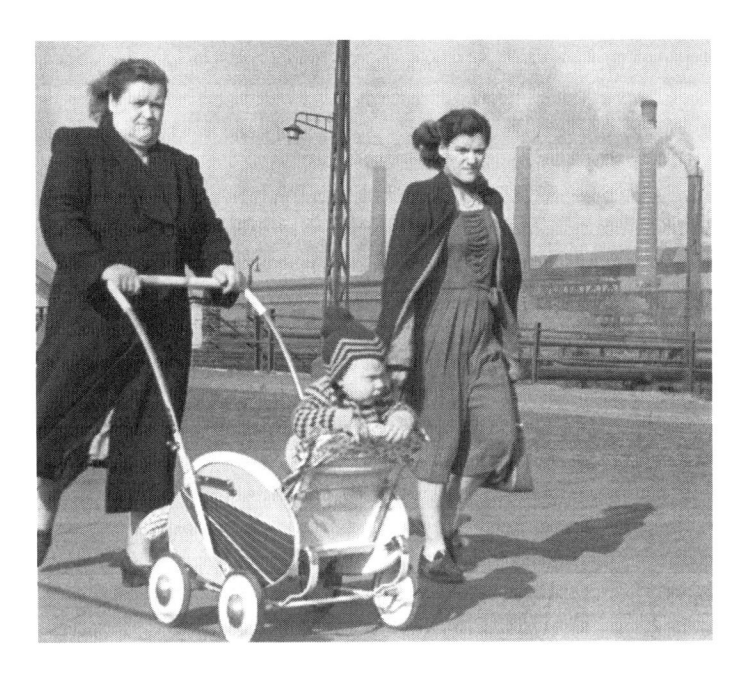

Abb. 7.1 Auf dem Weg zum Kinderarzt – ein Drei-Generationen-Besuch. (Mit freundl. Genehmigung des Fotoarchivs Ruhr Museum Essen)

zin wird unter wirtschaftlichen Aspekten betrachtet. Häufig ist die Sachlage für Sie als Elternteil unklar. Im Falle Ihres Sohnes kann ich Ihnen aber versichern, dass mein Vorschlag, ihn stationär aufzunehmen, allein medizinisch begründet ist. Ich fasse diese Gründe gern noch einmal zusammen, weil ich mich vielleicht nicht präzise genug ausgedrückt habe. Als medizinischer Experte rate ich Ihnen, für Ihr Kind kein Risiko einzugehen. Sicherlich ist es Ihnen wichtig, für die Gesundheit Ihres Kindes bestmögliche Sicherheit zu erhalten. Deshalb empfehle ich Ihnen dringend, dass Ihr Kind heute stationär aufgenommen wird.«

In diesem Fall wären Empathie, aktives Zuhören und die klare Ich-Botschaft wirkungsvoll eingesetzt. Der Vater hätte einlenken können, ohne seine Position »verloren« zu haben.

7.2 Elterntypen

Ein derart aggressives Verhalten von Eltern oder Patienten wie in unserem obigen Beispiel haben Sie wahrscheinlich auch schon erlebt. Doch auch bei anderen Persönlichkeitsstilen ist es nicht immer leicht, den richtigen kommunikativen Weg zu finden. Im Folgenden sind einige klassische Elterntypen und Empfehlungen zum Umgang mit ihnen kurz dargestellt.

7.2.1 Aggressive Eltern

> **Praxisbeispiel: Die exaltierte Mutter**
> Mutter brüllt Arzt an: »Der Patientenservice in Ihrem Krankenhaus ist absolut mangelhaft! Es ist ein Witz, dass in Ihren Prospekten von Kundenorientierung gesprochen wird. 'Krankenhaus mit Herz', da kann ich nur lachen!«
> Arzt antwortet: »Brüllen Sie mich hier nicht an, ich bin nicht verantwortlich für unsere Prospekte. Beschweren Sie sich bei denen, die sie schreiben. Jetzt schau ich nach Ihrem Kind. Falls Sie aber hier weiter so rumtoben, untersuche ich erst einen anderen Patienten.«

Die Beweggründe für eine hohe Aggressivität auf Seiten der Eltern, aber auch auf Seiten von Ärzten sind vielfältig und lassen sich im Einzelfall nicht ohne Weiteres überblicken. Wichtigstes Gebot für den Arzt ist, bei aggressiven Eltern zunächst einmal selbst innerlich Ruhe zu bewahren. Lassen Sie sich nicht anstecken vom Aggressivitätsvirus. In solchen Situationen ist es schädlich, mit Belehrungen und Vorwürfen zu reagieren. Ein solches Vorgehen verlängert die Diskussion nur unnötig. Insgesamt kann festgestellt werden, dass aggressive Eltern ihren Helfern nichtkooperatives Verhalten unterstellen. In dem Augenblick, in dem sich Helfer auch noch rechtfertigen, fühlen sich aggressive Eltern in ihrer persönlichen Einstellung bestätigt. Einzelheiten und Lösungsvorschläge zu dieser Problematik finden Sie im Abschnitt Notfallkommunikation (▶ Kap. 8.3).

7.2.2 Ängstliche Eltern

> **Praxisbeispiel: Gefährliche Unsicherheit**
> Der 8-jährige Florian soll auf Valproat eingestellt werden, da sich bei ihm eine Absencen-Epilepsie herausgestellt hat. Die Ärztin erklärt die Vorteile der Behandlung und betont die Notwendigkeit einer Dauermedikation.
> Die Mutter fragt: »Bei solchen Medikamenten gibt es ja sicherlich auch immer fürchterlich viele und schwerwiegende Nebenwirkungen.«
> Die Ärztin antwortet: »Ein Medikament ohne Nebenwirkungen ist kein Medikament. Sie haben Recht, es gibt bei diesem Medikament speziell eine Nebenwirkung, die man unbedingt im Auge behalten muss. Es sind Todesfälle, auch im Kindesalter, beschrieben worden, weil es plötzlich zu einem Leberversagen kam. Dies trat aber immer nur innerhalb des ersten halben Lebens-

jahres auf. Erfreulicherweise trifft diese Gefahr für Ihr Kind nicht mehr zu.«

Ängstliche Eltern erscheinen dem Arzt, der Anweisungen und Verordnungen erteilt, als eine primär pflegeleichte Klientel. Das fehlende Selbstvertrauen dieser Eltern führt aber gleichzeitig zu einem erheblichen Zweifel an der ärztlichen Kompetenz. Die mangelnde Entschlussfreudigkeit angesichts der Sorge, etwas falsch zu machen, erzeugt bei diesen Eltern häufig eine gefährliche Blockade. Während der Arzt noch weitschweifig und kompliziert das weitere therapeutische Vorgehen erklärt, hat die Mutter bereits innerlich beschlossen, all diesen Maßnahmen gar nicht zuzustimmen.

Achten Sie deshalb unbedingt auf die Körpersprache. Sie gibt darüber Auskunft, ob Eltern Ihren Ausführungen folgen können. Gerade ängstliche Eltern entziehen sich häufig sinnvollen Therapiemaßnahmen und fassen dafür später oft großes Vertrauen in paramedizinische Helfer. Für ängstliche Eltern ist es außerordentlich wichtig, dass der Arzt sowohl körpersprachlich als auch mittels verbaler Botschaften Sicherheit vermittelt, Ruhe ausstrahlt und sich ihnen mit ausdauernder Empathie widmet. Gelingt es, die Ängste der Eltern zumindest zu beruhigen, wenn nicht gar zu zerstreuen, ist der Weg für eine vertrauensvolle und stabile Beziehung zwischen Arzt und Eltern frei.

7.2.3 Sachliche Eltern

Es gibt Eltern, die im Gespräch mit dem Arzt den Wunsch nach Sachlichkeit, Korrektheit und Neutralität zeigen. Klare Sachaussagen sind jenen lieber als emotionale Botschaften. Besonders wichtig ist dabei aber, dass die von verschiedenen Ärzten erteilten Informationen gleichlautend sind. Abweichende Aussagen der vielen verschiedenen Mitarbeiter führen bei diesen Eltern in der Regel zu einem erheblichen Beschwerdepotenzial. Die typische Kritik, der Sie dann eventuell begegnen müssen, lautet etwa: »Wie kann Herr Dr. Reiterpfad sagen, dass mein Kind erst morgen nach Hause geht, obwohl mir doch gestern versichert wurde, dass es heute schon gehen darf?«

> **Praxisbeispiel: Diagnose nach Wahl?**
> Sebastian wurde wegen einer Gehirnerschütterung stationär aufgenommen, seine Mutter konfrontierte man mit folgenden Auskünften:
> Aufnahmearzt: »Wir müssen Ihren Jungen 24 Stunden überwachen«
> Stationsarzt: »Also 48 Stunden muss Sebastian mindestens hier bleiben.«
> Oberarzt: »Wann Ihr Junge entlassen wird, hängt von den Befunden ab.«

> Und abschließend sagt der Chefarzt noch: »Wann Ihr Sohn nach Hause kann, das kann man im Augenblick überhaupt noch nicht sagen.«
> Die Mutter wird denken und wahrscheinlich auch sagen: »Jeder erzählt einem hier etwas anderes, keiner hat den Durchblick und nie habe ich mit einem richtigen Arzt sprechen können.«

7.2.4 Autonome Eltern

> **Praxisbeispiel: Von der Konfrontation zur Mitarbeit**
> Ein sechsjähriges Mädchen wurde aufgenommen unter dem Verdacht einer Lungenentzündung. Die Auskultation zeigt einen Befund mit erheblicher Obstruktion, zusätzlich besteht vom klinischen Bild, aber auch im Röntgenthorax der Verdacht auf eine Mykoplasmeninfektion.
> Der Arzt sagt zur Mutter: »Wir müssen Ihre Tochter jetzt mit Kortison über die Vene behandeln, wahrscheinlich drei Tage lang, um die Verengung der Bronchien in den Griff zu bekommen. Zusätzlich vermuten wir, dass es sich um eine Mykoplasmeninfektion handelt, die wir mit einem speziellen Antibiotikum behandeln werden.«
> Die Mutter entgegnet: »Also eine Behandlung mit Kortison lehne ich grundsätzlich ab, man liest ja im Internet, wie langfristig dessen Folgen sind. Erst jüngst wurde wieder ein sehr kritischer Artikel publiziert. Im Übrigen ist mein Schwager in der Schweiz Professor für Pharmakologie, mit dem sollen Sie zunächst einmal Rücksprache halten. Bei Mykoplasmen existieren ja auch Hinweise, dass die Behandlung mit Erythromycin nicht mehr funktioniert, da sind ja erste Fälle beschrieben, in denen Resistenzen beobachtet wurden. All das sollte zunächst einmal geprüft werden, bevor wir uns hier auf solche Behandlungen festlegen.«
> Was wird der Arzt wohl daraufhin antworten?

Für Eltern mit stark autonomen Zügen bedeutet die stationäre Aufnahme ihres Kindes eine erhebliche Einschränkung ihrer individuellen Freiheit und ihres Wunsches, möglichst alles selbst zu entscheiden. Diese Eltern wollen umfassend informiert werden, verfügen über enorm viele Informationen, die sie schon selber eingeholt haben und verlangen eine differenzierte Diskussion. Zusätzlich erwarten sie vom Krankenhaus, in Sachen Dienstleistung bestens organisiert zu sein. Ihr Ziel ist es, von den Ärzten umfassend, permanent und differenziert informiert zu werden. Bitte keine ärztliche Entscheidung, ohne dass diese mit den Eltern in Ruhe ausdiskutiert wurde! Wer in unserem Beispiel nun einfach mit Erythromycin behandelt, ohne den

Professor der Pharmakologie in der Schweiz zu konsultieren, schafft sich ein selbstgemachtes Problem.

Diese Eltern haben sich in der Regel vorher oder auch parallel zum stationären Aufenthalt gründlich informiert. In den Gesprächen mit ihnen ist der Arzt gut beraten, das elterliche Wissen unbedingt anzuerkennen und zu würdigen. Kritische Fragen, die solche Eltern immer wieder stellen, müssen geduldig und mit größtmöglicher Kompetenz beantwortet werden. Auch auf die Frage, ob man dem Jungen durch alternative Medizin helfen könne, sollten Sie immer vorbereitet sein.

> **Beachten Sie: Fragen und kritische Äußerungen gelten nie dem behandelnden Arzt persönlich, sondern sind der schwierigen Situation der Eltern geschuldet.**

Äußerste Vorsicht ist beim Gebrauch der Formulierung »müssen« geboten. Sobald der Arzt dieses Wort einsetzt, muss er mit Verhärtung der Gesprächsfronten rechnen. Autonome Eltern glauben viel besser zu wissen als der Arzt, was für ihr Kind gut ist. Aus diesem Grunde erzeugt der Satz »Wir müssen Florian jetzt mit Kortison behandeln« großen inneren und eventuell auch äußeren Widerstand. Der Arzt sollte seine Rolle speziell bei diesem Elterntyp als begleitender Berater verstehen und versuchen, durch nicht zu offensichtliche Lenkung zu gemeinsamen Entscheidungen zu kommen. Nach erfolgter Rücksprache mit dem Experten in der Verwandtschaft mit dem Ergebnis, dass man in Deutschland ein sechsjähriges Mädchen bei Mykoplasmen auch noch mit Erythromycin behandeln kann, ohne einen Fehler zu machen, sind die Eltern in der Regel beruhigt und tragen die Entscheidung mit.

7.2.5 Mitteilsame Eltern

Praxisbeispiel: Fehlinformationen
Der Arzt fragt die Mutter: »Wie verlief denn die Entwicklung bei Luis?«

Die Mutter: »Luis' Entwicklung ist problemlos verlaufen, der Junge hat sich sehr gut entwickelt, er zeigte keinerlei Schwächen, lernte schnell laufen. Sicher war es nicht günstig, dass wir in einem Hochhaus leben, wo er nicht dieselbe Möglichkeit hat, sich auszutoben, wie dies in einem Einfamilienhaus mit Garten möglich gewesen wäre. Außerdem muss ich festhalten, dass Luis schon immer einen sehr starken Antrieb verspürte, alle motorischen Leistungen rasch selbst zu schaffen. Unterstützt wurde er auch von seinen Schwestern, die ihn den ganzen Tag anfeuern, noch mehr Leistung zu zeigen. Naja, für uns Eltern ist das schon eine Freude zu sehen, wie sich alles so positiv entwickelte, schließlich ist Luis ja unser erster Sohn. Ich meine, man sollte

> sich mal klar machen, was der Junge in so kurzer Zeit alles lernen konnte.«
> Arzt: »Im Vorbericht Ihres Kinderarztes steht, dass er Krankengymnastik wegen einer Entwicklungsverzögerung verordnet bekam.«
> Mutter: »Naja, das stimmt, das wollte ich Ihnen gerade noch erzählen…«

Eltern, die die Tendenz haben, ohne Punkt und Komma zu sprechen, könnte man auch als Dauerredner bezeichnen. Bei solchen Eltern sind offene Fragen sehr kritisch. Auch die Gepflogenheit, den Gesprächspartner erst einmal ausreden zu lassen, kann bei diesem Elterntyp zu Problemen führen. Es ist nicht zielführend, ein Elterngespräch einfach laufen zu lassen, in der Hoffnung, aus diesem möglichst viele Informationen zur Anamnese zu bekommen. Achten Sie darauf: auch ein Dauerredner muss einmal Luft holen. In diesem Augenblick sollten Sie dessen Redeschwall unterbrechen und Ihre gezielten Fragen stellen. Formulieren Sie daneben eine kurze Zusammenfassung der wichtigsten Informationen, die Sie aus dem Redefluss der Mutter ziehen konnten und lassen Sie sich diese von der Mutter bestätigen.

7.2.6 Anstrengende Eltern

> **Praxisbeispiel: Einwand oder Vorwand?**
> Der Stationsarzt hatte sich gerade in sein Dienstzimmer zurückgezogen, um möglichst schnell einen Verlegungsbericht über einen Jungen zu schreiben, der heute Morgen mit einem akuten Hydrocephalus dekompensiert war. Kaum hatte er mit dem Brief begonnen, klopft es. Ohne eine Reaktion abzuwarten, trat Frau Maushöhle in den Raum.
> Die Mutter: »Wie ist das denn jetzt mit dem Einzelzimmer eigentlich, ich hab' Sie schon dreimal danach gefragt? Müssen wir denn den Jungen weiterhin über die Vene behandeln oder kann er nicht doch nach Hause?«
> Der Stationsarzt blickt auf und sagt: »Frau Maushöhle, wie ich Ihnen bereits mehrfach mitteilte, habe ich momentan kein Einzelzimmer zur Verfügung. Auch über die Notwendigkeit, Ihren Sohn weiter über die Vene zu behandeln, waren wir uns vor etwa 10 Minuten doch einig.«
> Mutter: »Ja, aber Herr Doktor…«

Nörgelnde Eltern, die immer alles besser wissen oder mit nichts zufrieden sind, werden von den professionellen Helfern häufig als schwierig und anstrengend empfunden. Diese Eltern verlangen be-

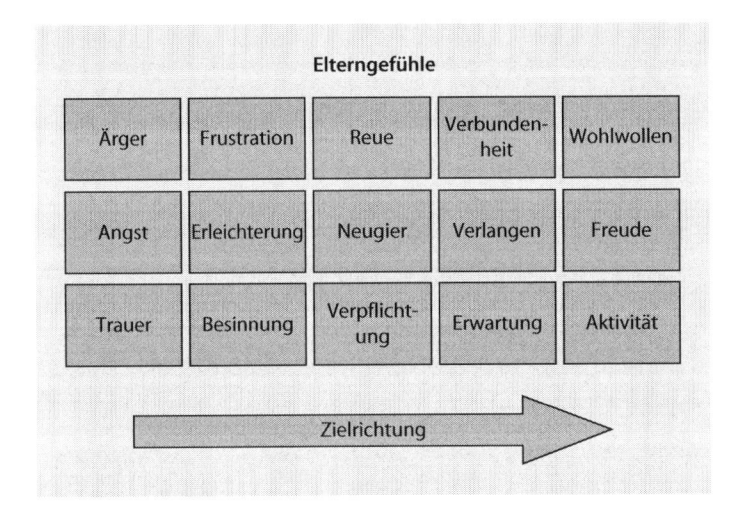

Abb. 7.2 Ziel der Kommunikation: Beeinflussung der elterlichen Gefühle von links nach rechts

sondere Anerkennung und möchten besonders wertgeschätzt werden. Hinter ihrem als nervig wahrgenommenen Auftreten verbergen sich zumeist Gefühle wie Ärger, Angst und Trauer. Die Aufgabe des Arztes ist es, herauszufinden, ob diese Eltern wirklich eine Lösung wollen oder permanent nur Vorwände für destruktive Kritik suchen. Lässt sich in der Kritik der Mutter ein konstruktiver Problemlösungsansatz erkennen, so ist die Wahrscheinlichkeit hoch, dass es sich um einen tatsächlichen Einwand und nicht um einen bloßen Vorwand handelt. In dieser Situation sollte es dem Arzt gelingen, so freundlich wie möglich, den Einwand der Mutter kommunikativ aufzulösen (Abb. 7.2). Denkbar wäre im konkreten Beispiel deshalb folgende Reaktion: »Einmal angenommen, wir hätten das Problem mit Ihrer Übernachtung beseitigt, wäre es dann für Sie in Ordnung, dass wir Ihren Sohn weitere fünf Tage antibiotisch über die Vene behandeln?«

Bejaht die Mutter diese Frage, so kann davon ausgegangen werden, dass es sich bei der vorgebrachten Kritik um einen konstruktiven Einwand mit Lösungspotenzial handelt. Sagt die Mutter aber, dass sie nicht einverstanden ist, so können Sie den Einzelzimmerwunsch als Vorwand betrachten, um so eine schnellere Entlassung ihres Kindes zu erreichen. In diesem Fall brächte es auch nichts, der Mutter ein Einbettzimmer auf einer anderen Station zu besorgen, weil sie dann wahrscheinlich einen anderen Vorwand zur Torpedierung der Therapie fände. Der rein egoistische Vorteil dieser Lösung bestünde für Sie als behandelten Arzt lediglich darin, dass sich nun ein anderer Kollege um diese Mutter kümmern darf.

> **Die Königsklasse ärztlicher Kommunikation ist die Herausforderung, mit als schwierig wahrgenommenen Eltern zu guten kommunikativen Ergebnissen zu kommen.**

Nicht vergessen sollten wir aber auch, dass es schwierige professionelle Helfer gibt, die ihrerseits für schwierige Eltern verantwortlich sein können. Diesem besonderen Problemfeld ist in diesem Buch deshalb ein gesonderter Abschnitt gewidmet (▶ Kap. 8.1).

Gelingende Kommunikation im Konfliktfall

8.1 Schwierige Eltern und schwierige Helfer – 196

8.2 Teamkonflikte – Wahrheit, Bewertung, Interessen – 207

8.3 Metakommunikation – 218

8.4 Harvard-Konzept – 220

8.5 Notfallkommunikation in Stresssituationen – 223

> Wenn das Spiel zu Ende ist, kommen König und Bauer wieder zurück in denselben Kasten. ◘ Abb. 8.1 «
Italienisches Sprichwort

8.1 Schwierige Eltern und schwierige Helfer

Praxisbeispiel: Das Wohl des Kindes?
Frau Dr. Hohenmorgen betritt das Patientenzimmer von Anna, um sie zu untersuchen und mit der Mutter zu sprechen. Anna ist ein Frühgeborenes der 32. Schwangerschaftswoche mit einem Geburtsgewicht von 1650 g. Das Mädchen ist mittlerweile 5 Monate alt und wiegt momentan 1980 g. Es wird zu Teilen noch über eine Magensonde ernährt und benötigt auch noch das Wärmebettchen.

Die Mutter sagt: »Ich möchte mein Kind heute mit nach Hause nehmen.«

Ärztin: »Ihr Kind ist noch viel zu schwach und instabil, um nach Hause zu gehen. Es benötigt noch Wärme und hat auch noch nicht ausreichend an Gewicht zugelegt. Die für Anna lebensnotwendige Nahrung kann sie auch noch nicht allein trinken. Aus diesem Grunde kann ich sie heute auf gar keinen Fall entlassen. Es sind noch viele Maßnahmen notwendig, bevor wir Ihr Kind ruhigen Gewissens nach Hause lassen können (Informationen auf Sachebene). Überlegen Sie doch einmal was Sie hier vorschlagen, bis vor drei Tagen lag ihr Kind noch auf unserer Intensivstation (starker Appell und Abwertung auf Beziehungsebene). Vor vier Wochen wussten wir nicht, ob wir Ihr Kind durchbringen werden. Unser ganzes Team war im Einsatz um Ihr Kind zu retten.« (Aufwertung des Teams, Selbstkunde)

Die Mutter erwidert: »Ich kann doch wohl am besten beurteilen, was mit meinem Kind ist.«

Während die Ärztin noch überlegt, was sie der Mutter antworten soll, betritt der Vater das Zimmer und sagt: »Wie soll ich das, was Sie gestern zu meiner Frau gesagt haben, eigentlich verstehen. Wie war noch einmal Ihre Formulierung, ob wir zu Hause eine Intensivstation hätten?« (Beziehungsebene)

Ärztin: »Wie meinen Sie das?« (offene Frage)

Vater: »So wie ich es sage. Wollten Sie meine Frau einschüchtern, weil sie unser Kind zu früh bekommen hat, und ihr ein schlechtes Gewissen machen?«

Ärztin: »Ich habe Ihre Frau nicht eingeschüchtert, davon kann überhaupt keine Rede sein! Ich habe ihr lediglich aufgezählt, welche Schritte bei Ihrem Kind vor der Entlassung erst noch zu absolvieren sind. An meiner Einschätzung von gestern hat sich

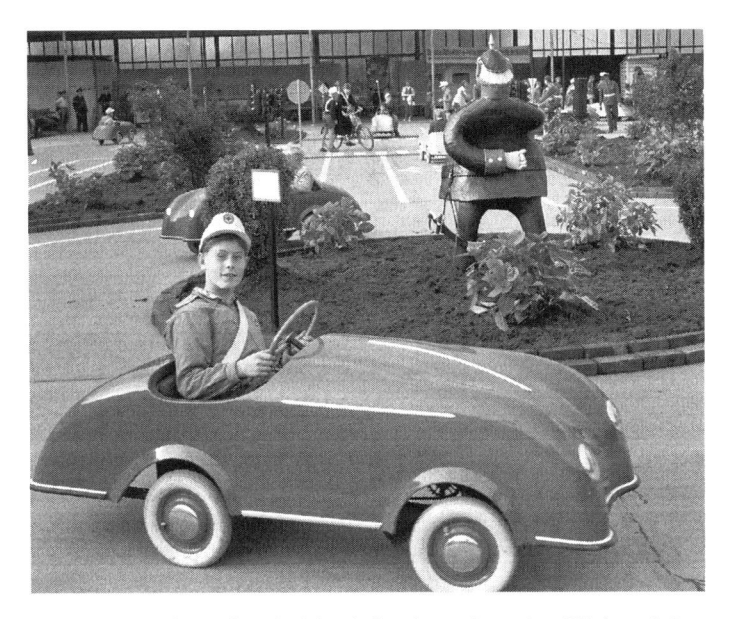

Abb. 8.1 Stoßdämpfertechnik bei drohender Konfrontation. (Mit freundl. Genehmigung des Fotoarchivs Ruhr Museum Essen)

auch überhaupt nichts geändert.« (Ich-Botschaft; Empathie und aktives Zuhören fehlen)

Vater: »Meine Frau kann sehr gut hören. Wenn sie es mir so berichtet hat, dann stimmt das hundertprozentig. Ich weiß, dass Sie nur Ihre Betten hier füllen wollen, aber nicht mit uns!«

Ärztin: »Ich habe mich bemüht, Ihrer Frau die wesentlichen Dinge im Sinne Ihres Kindes zu erläutern. Wir geben uns alle sehr viel Mühe, damit Ihr Kind es bald schafft. Wahrscheinlich haben Sie mich einfach falsch verstanden.« (Rechtfertigung und Du-Botschaft)

Der Vater braust auf und ruft: »Machen Sie alle Papiere fertig. Mit Ihnen kann man nicht reden. Zusätzlich brauche ich alle Blätter über Fieber usw. und was sonst noch in der Akte steht.«

Ärztin: »Ich denke, wir sollten zunächst noch einmal mit Ihrem Kinderarzt sprechen. Ich werde auch meinen Oberarzt hinzuziehen. Sie werden sicherlich Verständnis dafür haben, dass ich mich bemühe, die Gesundheit Ihres Kindes zu schützen, das Wohl Ihres Kindes hat für mich absoluten Vorrang.«

Der Vater: »Ich treffe hier die Entscheidungen, nicht Sie. Außerdem ist der Kinderarzt schon längst informiert. Es wird Ihnen noch leidtun, dass Sie meine Frau so aggressiv angegangen sind.«

Der Oberarzt wird informiert, weitere zeitintensive Verhandlungen mit den Eltern beginnen.

Tab. 8.1 Komponenten als schwierig wahrgenommener Konstellationen

Schwierigkeit	Beispiele
Umstände	– räumlich – zeitlich
Arzt/Pflegekraft	– Unfähigkeit zuzuhören – missverständliche Sprache – Missachtung der Kompetenzgrenze – mangelndes fachliches Wissen
Patient/Eltern	– Forderungen stellen – Empfehlungen ablehnen – selbstdestruktives Verhalten

8.1.1 Wer ist hier schwierig?

Es ist eines der anspruchsvollsten Aufgaben für Kinderärzte und Kinderkrankenschwestern, erfolgreich mit solch »schwierigen« Eltern zu kommunizieren, um die Gesundheit des Kindes zu schützen. Als schwierig wahrgenommene Eltern überschreiten eine bestimmte Grenze und fordern die professionellen Helfer heraus. Sind dies ausschließlich Menschen, zu denen der Arzt keinen Zugang gefunden hat? Wie kommt es zur häufig geradezu grotesken Situation, dass Eltern sich vehement vernünftigen ärztlichen Empfehlungen widersetzen? Wollen sie vielleicht ihrem Kind schaden?

Der Kinderarzt ist unterwegs, um das »Beste« und das »Gute« für das erkrankte Kind und dessen Eltern in den Vordergrund zu stellen. Zwei Parteien stehen sich häufig wie in einem Streitgespräch gegenüber, obwohl sie doch dasselbe Ziel haben: Gesundheit und Wohlergehen des Kindes. Aber warum klappt es dann nicht? Hat es vielleicht auch etwas mit der Kommunikation der Helfer zu tun? Als schwierig wahrgenommene Eltern sind in der Regel immer ein komplexes Konstrukt aus Persönlichkeiten, Motiven und Handlungen, eingebettet in einen sich stetig ändernden Kontext (Tab. 8.1).

Praxisbeispiel: Selffulfilling Prophecy
In der Morgenbesprechung, in Anwesenheit des gesamten Ärzteteams, merkt der diensthabende Arzt bei seiner Übergabe an: »Die Eltern in Zimmer 5 auf Station K2 sind extrem kompliziert. Die ganze Nacht haben sie verlangt, dass ein Arzt ständig nach ihrem Kind schauen müsse.«
Was geschieht bei den zuhörenden Ärzten? Ohne weiteren Kommentar entwickeln die Ärzte gegenüber diesen Eltern recht rasch Gefühle von Aggression, Unsicherheit und Angst. Dies ist insofern grotesk, weil noch keiner der Kollegen im Raum bisher mit diesen Eltern selbst gesprochen hat.

Der diensthabende Arzt wollte seinen Kollegen eigentlich mitteilen: »Seid besonders vorsichtig in diesem Zimmer. Diese Eltern verlangen sehr viel von uns.« Bei der sich anschließenden Visite ist der Stationsarzt bereits in einer erhöhten Alarmbereitschaft, Alarmprogramm obwohl er überhaupt noch kein Wort mit der Mutter gesprochen hat.

Schaut man sich die Situation einmal von außen an, ergeben sich verschiedene Aspekte. Die Mutter ist mit ihrem kranken Kind nicht freiwillig im Krankenhaus. Die konkrete Situation, in der der Arzt auf sie trifft, ist somit wesentlich bestimmt von Ort, Zeit, Rahmenbedingungen und Schweregrad der Erkrankung des Kindes. Zusätzlich spielen Persönlichkeitsaspekte der Mutter und ihr Verhalten in Stresssituationen eine Rolle. Trifft nunmehr der Arzt oder auch die Pflegekraft auf die Eltern mit ihrem erkrankten Kind, kommt es zu einer ersten Interaktion. Unbewusst entsteht auf Seiten des Helfers eine Bewertung, der seinerseits Handlungsweise und/oder Persönlichkeit der Eltern als schwierig empfindet.

8.1.2 Perspektivwechsel

Bei Verhandlungen mit »schwierigen« Eltern ist es hilfreich, einmal die Position der Eltern einzunehmen. Die Mutter mag denken: »Wer ist eigentlich schwierig hier, der Arzt oder ich? Habe ich es mit einem ‚schwierigen' Arzt zu tun, der in einer für mich belastenden Situation Persönlichkeitsanteile zeigt, die beispielsweise meinen Stress weiter verstärken? Sein fachliches Handeln an meinem Kind empfinde ich als kompliziert. Die Motive für seinen Vorschlag erscheinen mir problematisch und nicht nachvollziehbar.«

Daneben denkt die Mutter wahrscheinlich: »Warum spricht der Arzt mich bloß so oberlehrerhaft an? Er scheint noch sehr unerfahren zu sein. Als Arzt könnte er schließlich auch einen Kittel anziehen und sich mir wenigstens namentlich vorstellen.«

> **Schwierig erlebte Verhaltensweisen bedeuten leicht schwierige Eltern:**
> - Ausbrüche intensiven Ärgers
> - Aggressives Sprachverhalten
> - Theatralisches Auftreten
> - Übertriebener Gefühlsausdruck
> - Permanentes Verlangen nach Anerkennung

Untersuchungen zeigen, dass die Problemwahrscheinlichkeit dann deutlich zunimmt, wenn Ärzte Eltern negativ bewerten. Diese Eltern entwickeln sich zum komplizierten Gesprächspartner, weil ihre Grundbedürfnisse nach Anerkennung und Wertschätzung nicht gestillt werden. Gelingt es in einer solchen Situation nicht, hinsichtlich der Erkrankung des Kindes rasch Transparenz zu erzeugen, so erhöht sich die Wahrscheinlichkeit, dass die Situation eskaliert. Eltern, die ihrerseits die professionellen Helfer als schwierig klassifizieren, neigen vermehrt zu Wutausbrüchen, fallen durch aggressives Sprachverhalten sowie theatralisches Auftreten und das permanente Verlangen nach Anerkennung auf.

> Bei als schwierig wahrgenommenen Eltern ist es wichtig zu versuchen, Emotion und Verhandlungsgegenstand zu trennen.

Durch Empathie und aktives Zuhören kann man relativ rasch herausfinden, wie die genaue Interessenlage aussieht. Mit Hilfe von Stoßdämpfertechnik und der Formulierung eines Brückensatzes gelingt es häufig, die komplizierte Kommunikationssituation zu entschärfen. Mit diesen Zaubersätzen entsteht eine andere Verständnisebene, die bei »schwierigen« Eltern zum Therapieerfolg führt:

- »Ich verstehe, dass sie aufgebracht sind, lassen Sie uns gemeinsam nach einer Lösung suchen.«
- »Ich kann Ihren Standpunkt nachvollziehen und dennoch, wie können wir jetzt zum Wohle Ihres Kindes zusammenarbeiten?«

8.1.3 Stoßdämpfertechnik

Praxisbeispiel: Aggressive Mutter – hilflose Helferin
Gegen 11 Uhr kommt Frau Mausplätzchen mit ihrem dreijährigen Sohn Fritz in die Praxis ihres Kinderarztes. Seit Wochen sind sie zu einer Vorsorgeuntersuchung einbestellt, die heute durchgeführt werden soll. Frau Mausplätzchen hat sich extra drei Stunden vom Büro frei genommen, um mit dem Kinderarzt noch zwei wichtige Dinge zu besprechen. Ihr Chef hat sie gefragt, ob man einen solchen Termin nicht auch außerhalb der Dienstzeit wahrnehmen könne, und sie gebeten, möglichst rasch wiederzukommen.
  Die Arzthelferin Ines geht auf die Mutter zu, und an ihrem Gesicht kann Frau Mausplätzchen bereits erkennen, dass irgendetwas nicht stimmt. »Tut mir leid Frau Mausplätzchen, es wird heute etwas dauern. Herr Dr. Kirchenstück ist zu einem Notfall gerufen worden.«
  Die Mutter antwortet fast reflexartig: »Ich war für 11 Uhr bestellt. Sie erwarten von mir sonst Pünktlichkeit. Ich erwarte von Ihnen Pünktlichkeit! Es ist mir egal, ob Sie einen Notfall haben oder nicht. Ich habe einen Termin und will hier nicht rumsitzen. Was meinen Sie, wie mein Chef mir auf der Nase herumtanzt, wenn ich jetzt viel später als geplant zur Arbeit zurückkomme!«
  Die Mutter reagiert als hätte die Sprechstundenhilfe gar nichts gesagt. Die Arzthelferin entgegnet: »Ich kann nichts dafür. Wir müssen jetzt gemeinsam warten und schauen, wann der Herr Doktor wiederkommt.«

> Die Mutter wird wütend; außer sich vor Zorn ruft sie laut und deutlich: »So eine Schlamperei. Sie scheinen den Laden hier überhaupt nicht im Griff zu haben. Ich habe mir sowieso schon überlegt, mir endlich einen vernünftigen Kinderarzt zu suchen. Bestellen Sie Ihrem Chef, falls er mal wieder eintrifft, dass ich die Nase voll habe von seinem schlechten Zeitmanagement. Es ist doch wohl das Allerletzte hier, das machen Sie doch nur, weil ich Kassenpatientin bin!«
> Die Mutter steht zornbebend in der Tür und verlässt schweigend und entschlossenen Schrittes die Arztpraxis. Die Eingangstür wird lautstark zugedonnert, Mutter und Kind werden nicht mehr gesehen. Die Arzthelferin ist so eingeschüchtert und verstummt, dass sie Frau Mausplätzchen widerspruchslos ziehen lässt.

Nun, Sie werden sich wahrscheinlich denken: »Irgendwie habe ich eine solche Situation auch schon einmal erlebt, wie wäre sie denn zu lösen?« Welche Möglichkeit hätte sich der Arzthelferin geboten, Frau Mausplätzchen, noch bevor sie explodiert, kommunikativ aufzufangen? Zunächst gilt es, Emotionen und Verhandlungsgegenstand voneinander zu trennen. Zusätzlich müssen die unterschiedlichen Interessen geklärt werden (Frau Mausplätzchen hat keine Zeit, Dr. Kirchenstück ist nicht da), um anschließend Alternativlösungen zu entwickeln oder Kompromisse zu vereinbaren. In einer derart emotional aufgeheizten Situation ist dies erst nach deren »Abkühlung« möglich.

Durch den Einsatz der sogenannten Stoßdämpfertechnik gelingt es in der Regel, den Ärger der Mutter aufzufangen: »Ich verstehe, dass Sie aufgebracht sind. Dies ist eine total blöde Situation. Sie haben sich mit Fritz abgehetzt, haben wochenlang auf diesen Termin gewartet, müssen schnell zurück zur Arbeit und jetzt ist der Doktor nicht da.« (Brückensatz, Empathie und aktives Zuhören)

Die Mutter antwortet: »Ja, genau so ist es.«

Die Arzthelferin: »Lassen Sie uns gemeinsam überlegen, was wir jetzt tun können. Vielleicht könnten wir mit einem Teil der Vorsorgeuntersuchungen, den wir Helferinnen immer machen, einfach schon einmal beginnen? (Zauberfrage). Ich würde Ihnen dann kurzfristig einen weiteren Termin geben, dann kann Dr. Kirchenstück bei dieser Gelegenheit bereits die Ergebnisse des heute absolvierten Teils mit Ihnen besprechen und die ärztliche Untersuchung noch nachholen. Dann kämen Sie wenigstens wieder rechtzeitig zur Arbeit zurück. Die Alternative wäre, dass ich nachschaue, wann ich Ihnen den nächsten kurzfristigen Termin für die komplette Vorsorgeuntersuchung anbieten kann. Vielleicht können wir diesen Termin dann auch außerhalb Ihrer Arbeitszeiten vereinbaren. Wie ist es Ihnen lieber, Frau Mausplätzchen, wie sollen wir es jetzt machen?«

Eventuell hätte die Arzthelferin vorher noch sagen können: »Sie scheinen der Meinung zu sein, dass ein Tor nur durch einen Angriff zu erzielen ist. Dem stimme ich grundsätzlich natürlich zu, nur nützt der Angriff hier jetzt nichts, da noch niemand das Spiel angepfiffen hat. Dr. Kirchenstück ist einfach nicht da, Frau Mausplätzchen. Ich finde, wir suchen jetzt mal nach einer Lösung. Was meinen Sie?« (Brückensatz)

Eine weitere Therapieempfehlung ist, besonders bei »schwierigen« Eltern, keine Reizworte, keine Schuldzuweisungen und keine Verallgemeinerungen zu verwenden. Achten Sie auf die eigene Wortwahl, um sicherzustellen, dass eine solch angespannte Situation nicht weiter eskaliert.

8.1.4 Technik der verständnisvollen Verneinung

Wir kennen sie alle, diese Eltern, die immer alles besser wissen, in Gesprächen vor allem nörgeln und die Formulierung »Ja aber, Herr Doktor…« schon im Mund haben, bevor der Arzt seinen Satz auch nur aussprach. In diesen Fällen ist es sicherlich wesentlich diejenigen Eltern zu erkennen, die keine wirklich konstruktive Lösung wollen. Je forcierter der Arzt seine Missionsarbeit im Blick auf eine Verhaltensänderung bei diesen Eltern betreibt, umso schneller treibt er die Eskalation voran. Eine andere Möglichkeit ist es, bei als schwierig wahrgenommenen Eltern, deren Widerstand in jedem Satz aufscheint, eine verständnisvolle Verneinung auszusprechen. Wie funktioniert dies und bei welchen Eltern kann der Arzt diese Technik einsetzen?

Denken Sie einen Augenblick an Eltern, die ungeachtet all ihrer engagierten Vorschläge immer nur Ablehnung für Sie bereithalten. In diesen Situationen kann Ihr Bemühen um Hilfe nicht funktionieren.

> **Praxisbeispiel: Die ablehnende Mutter**
> Die behandelnde Ärztin sagt zu einer Mutter bei der Visite: »Schön, dass Sie da sind. Leider sollte Ihr Sohn auch bei diesem schönen Wetter nicht hinausgehen.«
> Die Mutter antwortet: »Wissen Sie, wenn man hier den ganzen Tag drin sein muss, dann ist kein Wetter mehr wirklich schön.«
> Ärztin: »Jetzt wollen wir einmal über die wichtigen Themen bei Ihrem Sohn sprechen.«
> Mutter: »Mit wichtigen Themen ist das nicht so einfach. Ich habe diesbezüglich mit Ärzten nicht gerade positive Erfahrungen gemacht.«
> Ärztin: »Nun gut, ich habe gehört, dass es der Schmerzen Ihres Sohnes wegen ziemliche Schwierigkeiten gab.«
> Mutter: »Nein, ich habe überhaupt keine Schwierigkeiten. Wissen Sie, ich kann diese andauernden Fehlinformationen hier nicht mehr ertragen.«
> Die Ärztin bemerkt, wie ihr diese Mutter zunehmend auf die Nerven geht. Sie fragt sich bereits, ob all ihre Bemühungen, mit der Mutter ins Gespräch zu kommen, vergeblich sein werden. Die Ärztin erkennt, dass das wenig konstruktive Gespräch endlos so weitergehen könnte.

Analysiert man das eben beschriebene Gespräch von außen, ist zu sehen, dass die Ärztin permanent bemüht ist, zur Mutter eine positive Atmosphäre aufzubauen. Die Mutter hält für die Ärztin aber lediglich negative Rückmeldungen und deutliche Ablehnung bereit. Aus diesem Grunde wächst mit jedem neuer Bemerkung der Mutter die Versuchung der Ärztin, mit dieser Mutter einmal »Klartext« zu reden. Ein Lösungsweg aber könnte sein, wenn die Ärztin die Formulierungen der Mutter übernähme und durch Ergänzen von »nicht« oder »kein« negiert. Schauen wir also jetzt noch einmal auf dieselben Sachbotschaften in nun anderer Formulierung:

Ärztin: »Das sind ja für Sie nicht gerade die besten Umstände hier im Krankenhaus.«

Mutter: »Nein, das kann man nicht sagen. Wenn man im Krankenhaus sein muss, ist keine Situation wirklich schön.« (Mutter stimmt Ärztin erstmals zu)

Ärztin: »Na ja, nun sind wir hier aber nicht zusammengekommen, um über die Atmosphäre im Krankenhaus zu sprechen. Ich habe nicht vergessen, dass Sie berichteten, mit Ärzten nicht die besten Erfahrungen gemacht zu haben.«

Mutter: »Da haben Sie nicht unrecht.« (Mutter stimmt das zweite Mal zu)

Ärztin: »Wahrscheinlich wollen Sie jetzt auch nicht unbedingt mit mir über die Behandlung mit Ihrem Sohn sprechen?«

Mutter: »Ja, eigentlich nicht, da haben Sie schon Recht. Aber irgendwie muss es ja auch weitergehen.« (Erneute Zustimmung, Gesprächsbereitschaft signalisiert)

Ärztin: »Wenn Sie von der ganzen Situation so angestrengt sind, dann kann man ja auch nicht entspannen. Und richtig zuhören können Sie mir wahrscheinlich auch nicht.«

Mutter: »Doch, doch, das bekomme ich schon hin.«

Wenn der Sprechende bei als schwierig wahrgenommen Eltern oder widerständigen Mitarbeitern verständnisvoll verneinende Formulierungen einsetzt, ergibt sich häufig etwas Überraschendes: Diese »Verweigerer« registrieren plötzlich, dass der Kampf überflüssig wird, da es nichts mehr gibt, wogegen man Widerstand leisten oder weshalb man sich wehren müsse. Die Erfahrung zeigt, dass dann plötzlich Dinge gehen, die vorher blockiert waren. Und dies nur, weil die Lösungsformulierung jetzt aus dem Mund der Eltern selbst kommt. Auch in der Kommunikation mit Kindern kann diese Negationstechnik hilfreich sein.

Praxisbeispiel: Ein »nicht« hilft manchmal weiter
Eine Ärztin sagt zu einem sechsjährigen Jungen nach einer Unterarmfraktur: »Kannst Du bitte einmal die Finger bewegen.«

Der Patient würdigt die Ärztin keines Blickes und entgegnet: »Nee.«

Daraufhin schaltet sich die Mutter ein: »Beweg doch endlich mal die Finger.«

Der Junge antwortet: »Nein, mach' ich aber nicht.«

> Ein alternativer Zugang in dieser Situation wäre der Versuch, den Jungen durch eine verständnisvoll verneinende Formulierung zu motivieren. Ärztin: »Die Finger kannst Du wahrscheinlich nicht bewegen! Das geht wahrscheinlich noch nicht wieder.«
> Während die Ärztin dies ausspricht, bewegt der Junge die Finger, ohne zu sprechen oder die Ärztin eines Blickes zu würdigen.

Die verständnisvolle Verneinung lässt sich besonders bei Gesprächen mit als schwierig wahrgenommenen Eltern gut einsetzen, weil sie dem Gegenüber die Möglichkeit gibt, sein Gesicht zu wahren und bei seiner Meinung zu bleiben.

Probieren Sie aus, ob sich durch eine verständnisvolle Verneinung im Gespräch mit »schwierigen« Eltern Lösungen oder Übereinkünfte besser erreichen lassen. Auch wenn für eine erfolgreiche Kommunikation ansonsten die Wörter »kein«, »nicht«, »nie« eher ausgesprochene Hindernisse bilden, kann hier die Umkehrung Wirkung zeigen. Der Spracharzt, der in fast jedem Satz ein »nicht« oder »kein« einsetzt, wird in solch diffizilen Fällen erfreuliche Therapieerfolge beobachten.

Auch in Konferenzen oder Besprechungen kann durch eine verständnisvoll verneinende Rückmeldung bei als schwierig wahrgenommenen Menschen deren sichtbarer Widerstand ausgehebelt werden, infolgedessen sich beide Seiten besser verstehen und dann entspannter nach Lösungen suchen können.

8.1.5 Wenn nichts mehr geht: Abkühlung

> **Praxisbeispiel: Übererregte Väter**
> Der Arzt sagt zum Vater: »Bevor wir weitersprechen, Herr Stift, erwarte ich, dass Sie sich erst einmal beruhigen!«
> Der Arzt bringt damit zum Ausdruck, dass der Vater sein Verhalten ändern muss, damit ein sinnvolles Gespräch zustande kommen kann. Doch dieser als Einschüchterungsversuch des Arztes gedeuteter Vorstoß wird bei einem derart erregten Elternteil zu keinem Erfolg führen. Dem Vater ist nicht bewusst, dass er durch sein Verhalten eine deutliche Ablehnung bei dem Arzt auslöst. Er empfindet sein Verhalten in der Situation als angemessen und legitim. Die Bemerkung des Arztes führt zu wachsendem Ärger auf Seiten des Vaters und zur Eskalation der bereits negativen Situation. Der Vater könnte antworten: »Warum üben Sie eigentlich so scharfe Kritik an mir? Was fällt Ihnen eigentlich ein?«
> Der Arzt entgegnet eventuell: »Natürlich weiß ich, wie aufregend die Situation für Sie hier ist. Ich versuche, dem auch Rechnung zu tragen. Leider bin ich aber nicht imstande unser Gespräch mit der nötigen Intensität und Aufmerksamkeit zu führen,

> wenn Sie so laut sind und mich angreifen. Ich fühle mich dann wie gelähmt und würde Ihnen und Ihrem Kind nur eingeschränkt helfen können.«
>
> Der Vater kommt drohend auf den Arzt zu und sagt: »Wenn Sie mir nicht umgehend den Arztbrief geben, schreie ich hier auf der Station, was das hier für ein Sauladen ist.«

In einer solch zugespitzten Situation ist es wichtig, dass der Arzt zu erkennen gibt, dass er sich durch das Verhalten des Vaters bedroht fühlt. Ausweichen ist keine Lösung, da der Vater dann weiter drohen wird und die Situation eskalieren wird. Zu empfehlen ist, dass der Arzt entschlossen aber ruhig sagt: »Tatsache ist, dass Sie mich im Augenblick zu Tode erschrecken. Ich kann nicht vernünftig arbeiten, wenn ich Angst habe. Wenn ich nicht klar denken kann, dann wird das hier nichts mit der Behandlung Ihres Kindes. Wenn ich Ihrem Kind helfen soll, müssen auch Sie mir jetzt helfen.«

8.1.6 Gibt es auch schwierige Helfer?

Untersuchungen haben gezeigt, dass häufig irrationale Überzeugungen die Ursache kommunikativer Störungen sind. Ärzte, die nachfolgende Überlegungen anstrengen, laufen Gefahr, keinen Zugang zu Eltern zu finden:
- »Ich muss den Eltern helfen.«
- »Er muss sich doch helfen lassen.«
- »Er muss doch tun, was ich ihm sage.«
- »Ich weiß doch, was gut für ihn ist.«

Gelingt es Ihnen aber, über diese irrationalen Ansprüche zu reflektieren, stellt sich die Frage, welche Leitsätze helfen könnten, eine geeignete Einstellung zu finden.

Helfer, die selten Schwierigkeiten mit sogenannten »schwierigen« Patienten hatten, wurden nach ihren Grundeinstellungen gefragt:
- »Ich muss nicht jedem helfen.«
- »Ich biete Hilfe an, aber eine Entscheidung treffen die Eltern.«
- »Ich akzeptiere meine eigenen Grenzen und Unzulänglichkeiten.«
- »Ich bin immer bereit, im Einzelfall flexible und gangbare Wege zu gehen.«
- »Ich bin der Berater, nicht aber der Erzieher.«

Diese inneren Überzeugungen strahlen diese Helfer als beruhigendes Signal an die Eltern aus. Rasch gelingt dann in einer brisanten Situation mit einem aus Sicht der Eltern als schwierig wahrgenommenen Helfer ein ganz neuer Blickwinkel.

> **Zu Schwierigkeiten in der Kommunikation führende Verhaltensweisen:**
> - Anspruchshaltung
> - Egozentrik
> - Uneinsichtigkeit
> - Klammertendenz
> - Verweigerungshaltung
> - Entwertung

8.1.7 Neubewertung der Situation

Es gibt eigentlich nur eine Möglichkeit, als schwierig wahrgenommenen Eltern mit starken Emotionen in einer für sie sehr ernsten Situation entgegenzutreten. Diese Möglichkeit ist eine Neubewertung der Situation, die zur Veränderung der eigenen Perspektive führt. Wenn Sie sich beispielsweise auf den Weg machen, um den Eltern eine schwerwiegende Diagnose mitzuteilen, und Sie fühlen sich durch diese Situation emotional belastet, dann kann eine neue Bewertung Ihnen helfen. Eine neue Bewertung in diesem Fall wäre: »Diese Aufgabe ist Teil meines gewählten und gewünschten Berufs und ich habe jetzt in diesem Augenblick ausreichend Ressourcen, die Diagnose gemeinsam mit den Eltern zu besprechen.«

Der Vater beschwert sich über die unfreundliche Schwester in der Aufnahme.

Der Arzt antwortet: »Ich verstehe Ihre Empörung, dass die Schwester heute nicht freundlich zu Ihnen war. Dafür entschuldige ich mich. (Brückensatz, Empathie) Jetzt sollten wir aber die uns zur Verfügung stehende Zeit nutzen, um zu schauen, wie es Florian geht.« (Frage, die Loslassen signalisiert)

Die Neubewertung des Arztes führt zu einer neuen Arbeitsgrundlage mit dem Vater.

Eine Ordensschwester wurde einmal zu dem Thema »schwierige« Eltern befragt. Sie erklärte: »Schwierige Eltern sind für mich Personen, die mir meine Grenzen aufzeigen. Zu diesen Eltern finde ich zunächst emotional keinen Zugang. Ich erlebe für mich selbst Frustration. Diese Menschen stellen mein Wertesystem infrage. Mein Anspruch, helfen zu müssen wird von Ihnen nicht angenommen. Dennoch fühle ich ganz innen in mir drin das Gute, und wer sich mir widersetzt, widersetzt sich letztendlich auch diesem Guten. Wenn ich angespannt bin, denke ich oft: Wieso stellen sich diese Eltern eigentlich so an, ich will Ihnen doch nur helfen. An anderen Tagen, wenn ich klarer denken kann, weiß ich, dass ich diesen Eltern etwas anbiete und sie dennoch das Recht behalten, es anzunehmen oder abzulehnen. In meiner jahrzehntelangen Arbeit im Krankenhaus habe ich gelernt, dass es niemals nur die ‚schwierigen' Eltern, die ‚schwierigen' Mitarbeiter allein gibt. Es gehören immer in jedem Augenblick zwei Menschen dazu.«

8.2 Teamkonflikte – Wahrheit, Bewertung, Interessen

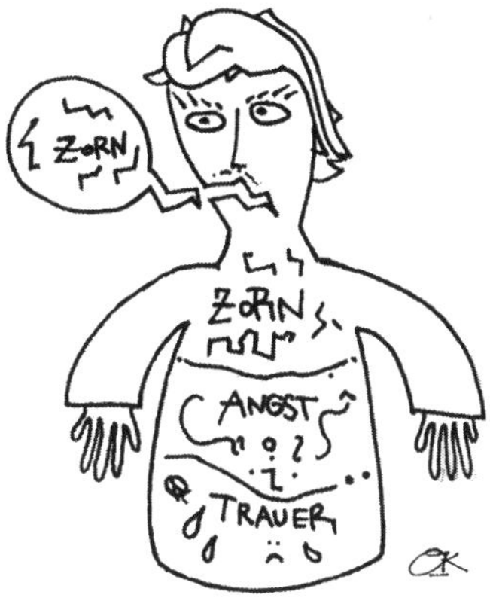

Praxisbeispiel: Erfahrung contra Position
Eine erfahrene Schwester hat Dienst mit einer noch unerfahrenen Ärztin. Gegen 24 Uhr kommt eine Mutter mit ihrem zwei Jahre alten Kind wegen akuter Atemnot. Die Schwester gibt dem Kind gleich etwas zum Inhalieren, während sie die Ärztin anruft. Die Ärztin kommt und sagt: »Immer rufen Sie mich so spät an, habe ich Ihnen nicht schon mehrfach gesagt, dass Sie mich sofort anrufen sollen, bevor Sie hier irgendwelche medizinische Maßnahmen einleiten!«
Die Schwester antwortet: »Wissen Sie was, Ihre Arroganz geht mir total auf die Nerven, Sie sollten doch froh sein, wenn jemand Ihnen angesichts Ihrer fehlenden Erfahrung und des mangelnden Überblicks hilfreich zur Seite steht.«
Ärztin: »Von Ihnen lass' ich mir doch gar nichts sagen. Ich bin hier die Ärztin und Sie die Schwester, ich entscheide! Merken sie sich das endlich.«

Abb. 8.2 Emotionen in Konfliktsituationen

Konflikte sind lästig, sie kosten immer Kraft, zehren an den Nerven und trüben oder vergiften das Arbeitsklima. Keine Woche vergeht, in der wir nicht die zerstörerische Wirkung von Streit erleben. Wir spüren ein flaues Gefühl in der Magengegend, wachen gegen 4 Uhr morgens auf, können nicht mehr einschlafen, weil die Gedanken um den Konflikt kreisen. Ist ein Konflikt ausgebrochen, sind in der Regel beide Konfliktparteien davon überzeugt, dass nicht sie angefangen haben, sondern sich schließlich nur gewehrt hätten (Abb. 8.2). Psychologen attestieren, dass Aggressionen im Konflikt in der Regel auf eine darunter liegende Angst des Betroffenen hinweisen. Im Nachhinein betrachtet fällt auf, dass häufig der Zeitdruck, die eigene schlechte Stimmung, vielleicht auch Müdigkeit und vor allem fehlendes Interesse am Standpunkt der anderen Person die aggressiven Reaktionen provoziert haben. Vielleicht ist es auch die Enttäuschung darüber, dass der eigene Standpunkt sich nicht durchsetzen ließ oder der Gesprächspartner wieder auf bereits uralte Konflikte eingehen wollte.

Praxisbeispiel: Emotion contra Ratio
Der Assistenzarzt der neonatologischen Intensivstation geht mit der Schwester zu einem Routinekaiserschnitt in den Kreißsaal. Er wusste, dass er sich Zeit lassen kann, weil in der Regel die Anästhesie länger benötigt, und er keine Lust hat, lange im Kreißsaal herumzustehen. Als er den Kreißsaal betritt, sagt der Geburtshelfer zu ihm: »Warum kommt ihr eigentlich immer so spät zur Sectio?«

> Während der Assistenzarzt überlegt, ob er antworten solle: »Wir müssen ja immer ewig warten«, denkt er gleichzeitig: »Der hat mir gar nichts zu sagen.«
> Wenige Minuten später ist das Kind geboren und zeigt Zeichen einer Adaptationsstörung. Der Neonatologe sagt zum Geburtshelfer: »Das Kind nehmen wir mit.«
> Dieser entgegnet: »Das Kind sieht doch erstklassig aus, was wollt ihr eigentlich? Warten wir doch noch einen Augenblick.«
> Assistenzarzt: »Ich kann die Verantwortung nicht übernehmen. Dieses Kind gehört in eine kontinuierliche Überwachung der Kinderklinik. Wenn's nichts Schlimmes ist, kriegen Sie es auch bald wieder.«
> Geburtshelfer: »Ich verstehe nicht, warum Sie immer völlig gesunde Kinder in die Kinderklinik schleppen. Hat das was mit Ihrer mangelnden Erfahrung zu tun?«
> Assistenzarzt: »Sie reden vielleicht einen Blödsinn. Ich habe keine Lust mehr, hier mit Ihnen herumzustreiten.«
> Geburtshelfer: »Das werden wir ja noch sehen. Ich werde auf jeden Fall meinen Chef informieren, dass er Ihren Chef mal anruft. Das, was Sie hier medizinisch machen, bedeutet doch eine Zumutung für uns alle.«

Dieses Bespiel zeigt, dass es bei Konflikten in der Regel um Emotionen zwischen Menschen geht. Ohne Emotionen gäbe es keine Konflikte. Daneben ist zu erkennen, dass nach dem ersten verbalen Angriff der Gegenangriff eingeleitet wird. Relativ rasch kommt es dann zur Eskalation, die an Dramatik ständig zunimmt. Bevor wir einen Blick auf die verschiedenen Stufen der Eskalation eines Konfliktes werfen, gilt es zunächst einmal zu beschreiben, was für Konfliktarten es gibt.

8.2.1 Konfliktgrundmuster

Grundsätzlich sind drei Grundmuster von Konflikten zu unterscheiden. Die Frage an den Konflikt lautet: Geht es hier um Wahrheit, Bewertung oder Interessen?

Wer heute behauptet, die Erde sei nicht rund oder aber den Holocaust leugnet, sagt nachweislich die Unwahrheit. Konflikte um Wahrheiten sind nachvollziehbar, in diesem Rahmen gibt es deshalb die Möglichkeit, von richtig oder falsch, wahr oder unwahr zu sprechen. Dieses Urteil ist auch von außen durch andere Personen zu überprüfen und in seinem Zutreffen unstrittig. Wahrheitskonflikte lassen sich in der Regel auch schneller lösen; schlussendlich wird es in diesen Fällen immer einen Gewinner und einen Verlierer geben.

Wenn Schwester Almuth sagt »Cefuroxim ist ein Antibiotikum«, und Schwester Eva behauptet »Es ist ein Antidiuretikum«, so lässt sich dieser Konflikt rasch, sauber und ohne Verletzungen für den vermeintlichen Verlierer lösen.

In dem oben beschriebenen Streit zwischen Geburtshelfer und Neonatologen sieht die Sache schon anders aus. Nach Einschätzung des Neonatologen ist das Kind krank und soll in die Kinderklinik verlegt werden. Dies ist eine Bewertung, und der Geburtshelfer teilt diese Bewertung nicht. Deshalb werden in der Regel bei Bewertungen Argumente und Meinungen ausgetauscht und infolge derer dann eine Entscheidung gefällt werden muss.

Während der Stationsarzt sagt: »Tobias braucht das Antibiotikum noch drei Tage«, kann der Oberarzt zu der Bewertung kommen: »Das Antibiotikum kann heute abgesetzt werden.« Beide haben weder Recht noch Unrecht, sondern sie haben eine Bewertung der Gesundheitssituation des Patienten vollzogen, die unterschiedlich ausfiel. Unterschiedliche Bewertungen ein und derselben Situation sind der Normalfall. »Ich als medizinischer Fachmann sage Ihnen, dass Florian heute Nacht besser bei uns aufgenommen wird«, ist eine Bewertung des behandelnden Arztes, die sich aus seinem medizinischem Wissen und seiner Erfahrung ableitet.

Kommt es auf einer Intensivstation zum Konflikt, ob ein Frühgeborenes mit einem Geburtsgewicht von 500 g und einer ausgeprägten Hirnblutung weiter intensiv medizinisch behandelt werden soll, handelt es sich hier auch um einen Bewertungskonflikt. Typisch für Bewertungskonflikte ist, dass unterschiedliche Meinungen zunächst gleichwertig gegenüberstehen. Die Kriterien »richtig« oder »falsch«, »wahr« oder »unwahr« können hier nicht angewendet werden. Die Sprechenden sollten dies in ihren Sätzen deshalb auch zum Ausdruck bringen. Formulierungen wie »Ich finde…« oder »Ich halte es für…« oder »Nach meiner Einschätzung ist…« lassen erkennen, dass um Bewertungen gestritten wird, nicht um Wahrheiten. Sollen Bewertungskonflikte gelöst werden, so ist es unumstößlich, dass Neubewertungen, andere Ansichten und Kompromisse der Schlüssel zum Erfolg sind.

Neonatologe oder Geburtshelfer kommen zu unterschiedliche Bewertungen des kindlichen Gesundheitszustands, die ihrerseits diesen Konflikt unterhalten. Wichtig ist natürlich dabei auch festzuhalten, wer die Verantwortung für eine gefällte Entscheidung übernimmt.

Möglicherweise haben Geburtshelfer und Neonatologe aber daneben auch einen Interessenkonflikt. Der Geburtshelfer möchte natürlich, dass möglichst viele Kinder in der Geburtsklinik verbleiben, um bei den Gebärenden das schlechte Image loszuwerden, dass die Neugeborenen hier recht rasch in die Kinderklinik verlegt würden. Auf der anderen Seite könnte auch der Neonatologe einen Interessenkonflikt in sich tragen, der seine Bewertung beeinflusst: War seine Station heute nicht ausgesprochen schlecht belegt und hatte der Chef nicht gesagt: »Kümmern Sie sich um eine bessere Belegung«?

> **Praxisbeispiel: Interessenkonflikte**
> Am Nachmittag ging die Assistenzärztin Hohenmorgen zum Chef. Sie sagt: »Ich brauche noch 150 Ultraschalluntersuchungen, um mich für die Facharztprüfung anmelden zu können.«
> Der Chef antwortet: »Zur Zeit kann ich Sie nicht für den Ultraschall einteilen, da wir einen personellen Engpass auf Station haben.«

In diesem Konflikt zwischen Chefarzt und Assistenzärztin geht es nicht um Wahrheiten und auch nicht um Bewertungen, sondern es handelt sich um einen klassischen Interessenkonflikt. Die Ärztin möchte verständlicherweise ihre Facharztprüfung absolvieren, dazu benötigt sie die noch fehlenden Ultraschalluntersuchungen. Gleichzeitig ist nachzuvollziehen, dass es das Interesse des Chefarztes ist, die Patienten auf Station regelgerecht versorgen zu können.

Der Geschäftsführer sagt zum Chefarzt: »In diesem Jahr müssen sie mindestens 15 % der Sachkosten einsparen, weil Ihre Klinik völlig unwirtschaftlich arbeitet.«

Der Chefarzt erwidert: »Aus meiner Sicht ist es vorrangig, dass wir zunächst einmal eine gute medizinische Versorgung der kranken Kinder sicherstellen.«

Auch in diesem Konflikt geht es um Interessen und nicht um Wahrheiten. Interessenkonflikte zeichnen sich dadurch aus, dass es um Bedürfnisse und Prioritäten geht. Sprachlich lassen sie sich am besten kenntlich machen durch die Formulierungen »Aus meiner Sicht…« oder »Ich erachte als vorrangig…« oder »Ich halte es für selbstverständlich/wünschenswert…«.

8.2.2 Konfliktlösung

Nachdem nun eine Diagnose des Konflikts formuliert wurde, stellt sich als nächstes die Frage, wie ein aufgetretener Konflikt zwischen den Streitenden grundsätzlich gelöst werden soll.

Die Mutter zweier Kinder sagt zu ihrem Mann, der als Assistenzarzt in der Klinik arbeitet: »Du könntest Dich am Wochenende endlich auch einmal um Deine Kinder kümmern.«

Klar ist, dass es sich wieder um einen Bewertungs-, vielleicht auch um einen Interessenkonflikt handelt und zu hoffen ist, dass dieser Konflikt partnerschaftlich gelöst wird. Zur Konfliktlösung existieren grundsätzlich immer mehrere Möglichkeiten, weshalb geklärt werden muss, in welchem Modus die Lösung erfolgen soll. Im partnerschaftlichen Lösungsmodell wird der Konfliktpartner mit seinem eigenen Interesse oder der eigenen Bewertung konfrontiert. Im Rahmen der Konfliktlösung kann ich als Sprechender zu einer anderen Bewertung als der Zuhörende kommen. Soll der Konflikt partnerschaftlich gelöst werden, so ist es notwendig, eine Lösung zu finden, von der beide Seiten profitieren. Letztendlich stehen ein Kompromiss, eine Einigung oder vielleicht auch ein Zugeständnis als Lösung bereit.

Die Ärztin sagt zu ihrem Kollegen, der im selben Zeitraum wie sie in den Urlaub gehen möchte: »Alles Reden mit Dir hat ja keinen Sinn, Du bist unbeweglich wie ein Panzer. Ich gehe jetzt zum Chef, dann muss er eben entscheiden. Ich habe schon im letzten Jahr auf meinen Urlaub in den Schulferien verzichtet, dieses Jahr geht das wirklich nicht nochmal.«

Diese Kontroverse soll nun durch einen am Konflikt nicht beteiligten Dritten entschieden werden. Im Krankenhaus müssen dann Chef, Oberarzt oder Pflegedienstleitung eine solche Entscheidung herbeiführen.

Konfliktanamnese durch Dritte:
- Wer ist beteiligt?
- Worum geht es?
- Was sind meine und was seine Ziele?
- Wie ist der aktuelle Stand?
- Welche Lösungsmöglichkeiten existieren?

Innerhalb der Klinikkonferenz sollen sich die Oberärzte der Kinderklinik mit dem Chef einigen, welche Geräteneuanschaffungen für das nächste Jahr angestrebt werden. Eine rasche Einigung ist nicht wahrscheinlich. Der Oberarzt der Neuropädiatrie sagt zum Neonatologen: »Ich habe es satt, dass hier immer nur Beatmungsgeräte, Pflegeeinheiten und Inkubatoren bestellt werden. Ich verlange, dass jetzt endlich auch ein neues EEG-Gerät angeschafft wird. Wir werden ja mal sehen, wie das jetzt hier weiter geht. Unsere Zahlen sind gut, wir warten schon sehr lange auf diese Neuanschaffung. Ich bin nicht mehr bereit, mich den Interessen der Neonatologie immer unterzuordnen.«

Die Frage, ob ein EEG- oder ein Beatmungsgerät angeschafft wird, beruht auf einer differierenden Bewertung und ist aus Sicht der Personen auch ein Interessenkonflikt. Der Oberarzt der Neuropädiatrie will diesen Konflikt im Beziehungsmodus der Gegnerschaft lösen. Der Oberarzt will eine klare Positionierung des Chefarztes erzwingen, lehnt zunächst einen Kompromiss ab, weil er sich im Recht fühlt.

In dieser Auseinandersetzung wird es jetzt um Sieg oder Niederlage gehen. Es wird auch eine Rolle spielen, wie das Kräfteverhältnis im Haus aussieht, und eventuell werden außer dem Chefarzt noch andere Personen in diese »Schlacht« einbezogen werden. Vielleicht gelingt es durch eine geschickte Vermittlung des Chefs, einen Kompromiss zu finden. Möglicherweise eskaliert die Situation auch dahingehend, dass der Geschäftsführer oder vielleicht der ärztliche Direktor ebenfalls in diesen Konflikt verwickelt werden. Am Ende wird es eine Entscheidung geben, die bei allen Beteiligten mehr oder weniger schmerzliche Narben zurücklässt.

Der Stationsarzt sagt im Rahmen einer Teambesprechung des Pflegepersonals: »Ich lasse mir die Unverschämtheiten von Herrn Oberarzt Kern nicht mehr bieten. Ständig quatscht er in meine Entscheidung hinein, dabei zeigt er so viele fachliche Insuffizienzen auch noch gepaart mit Faulheit, dass ich nur lachen kann. Ich werde mir das nicht länger bieten lassen und ihn bei der Geschäftsführung anschwärzen.«

Dieser Konflikt ist inzwischen so stark eskaliert, dass er nur noch unter Feinden ausgetragen wird. Im Prinzip sagt der Stationsarzt: »Ich werde Dr. Kern fertigmachen, koste es was es wolle. Mögen die Wunden, die ich davontrage. noch so heftig sein, ich werde nicht zurückstecken. Ich werde mich auch nicht bange machen lassen, falls mir mit dem eigenen Untergang gedroht wird.«

Der Konflikt soll gelöst werden bis zu endgültiger Entwaffnung oder Vernichtung. Um das Ziel zu erreichen, werden von den Konfliktparteien Drohungen, Lügen, Beschädigungen und Betrügereien als Waffen eingesetzt.

> **Es gibt Konflikte um Wahrheiten, Bewertungen oder Interessen. Die Auseinandersetzung im Rahmen dieser Konflikte können partnerschaftlich oder parteiisch, als Gegner oder Feind ausgetragen werden.**

Bei der Besprechung bemerkt der Assistenzarzt: »Morgen komme ich statt zum Tagdienst erst zum Spätdienst. Die Arbeitskollegin meiner Frau ist krank, aus diesem Grund muss meine Frau morgen arbeiten, und ich bleibe zu Hause bei den Kindern.«

Der Chef antwortet: »Ich bitte Sie morgen früh zu kommen, wir haben morgen eine schwierige Operation, bei der Sie benötigt werden.«

Arzt: »Ich muss bei dieser Operation nicht dabei sein, bitten Sie doch eine Kollegin.«

Chef: »Wann Sie arbeiten, entscheide ich und nicht Ihre Frau. Ich erwarte, dass Sie morgen früh zur Stelle sind.«

Der Arzt erwidert: »Ich habe bereits mit Frau Gimmelbach gesprochen, wir haben den Dienst getauscht, für Sie ist dies überhaupt kein Problem.«

8.2.3 Stufen der Eskalation

Ist es zu einem Konflikt gekommen, so existieren nach der Beschreibung durch Friedrich Glasl (1999) neun verschiedene Stufen der Eskalation (hierzu eine Übung im Anhang: ▶ A.2.1.8), die sich in vier, sich steigernde Bereiche gliedern lassen.

Bereich 1: Verhärtung
Bei den Stufen 1–3 kommt es zu einer Debatte und zur Verhärtung der Positionen. Vorbehalte, selektive Wahrnehmung und Konkurrenz um

unterschiedliche Interessen bestimmen das Bild. In der Debatte wird auch diskutiert, welche Entscheidung richtig oder falsch, gut oder schlecht ist. Oder es wird generalisiert: »Immer muss ich das machen, es hat sich doch eindeutig gezeigt…« oder »Wieso kriegen Sie das denn nicht hin?« (Abwertung). Ist die Debatte vollends entbrannt, kommt es zu Polemik und zerstörenden Argumenten des Konfliktpartners und auch zur Leugnung von Fakten.

Bereich 2: Tatsachen und Koalitionen

Der Chef sagt »Ich erwarte Sie morgen.« Indem er das sagt, signalisiert er, dass er nicht bereit ist, weiter zu debattieren. Der Gedankenaustausch ist beendet und Empathie für den Anderen und seine Sichtweise gibt es nicht mehr. Beide Konfliktparteien sind in ihre eigene Idee gefangen, entwickeln zunehmend einen sogenannten »Tunnelblick«. Sie sind nicht mehr bereit, die Argumente des Gegners zu prüfen. In dieser Phase schaut sich jede der Konfliktparteien bereits nach Koalitions- und Bündnispartnern um.

Negative Signale drohender Konflikteskalation:
- Kritischer oder gleichgültiger Gesichtsausdruck
- Kein Lächeln
- Gehetzte Bewegungen
- Belehrende Stimme
- Körperliche Anspannung
- Kein Blickkontakt

Die für die Operation verantwortliche Kollegin Frau Dr. Halenberg wurde bereits befragt, der Chef hat sich bestätigen lassen, dass obiger Assistenzarzt bei der angesetzten Operation nicht entbehrlich ist. Sagt der Chef nun noch: »Alle außer Ihnen sehen ein, dass es so nicht gehen kann«, so leitet er die nächste Stufe der Eskalation ein.

Bereich 3: Demaskieren und Bedrohen

Der Chef sagt: »Sie wollen sich morgen vor dieser wichtigen und langen Operation drücken. Dies ist ja, wie jeder hier im Raum weiß, nicht das erste Mal. Wenn Sie morgen nicht da sind, wird das Konsequenzen für Sie haben.«

Arzt: »Ich finde es total blöd, wie Sie sich hier aufführen, Sie wollen hier doch nur den Chef 'raushängen lassen.«

In dieser Phase des gegenseitigen Drohens sind Sachargumente schon längst nicht mehr relevant. An der Sache gearbeitet wird nicht mehr. Sowohl Assistenzarzt als auch Chef haben das Bild: »Ich bin der Engel – Du bist der Teufel« vor Augen. Weiterer Gesichtsverlust ist vorprogrammiert, und jeder ist bemüht, sein schlechtes Bild vom Anderen weiter zu erhärten.

Konfliktthermometer

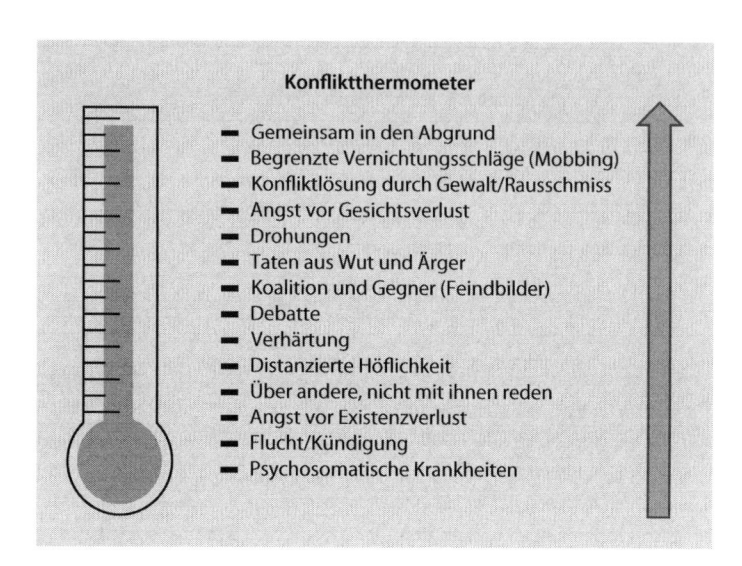

- Gemeinsam in den Abgrund
- Begrenzte Vernichtungsschläge (Mobbing)
- Konfliktlösung durch Gewalt/Rausschmiss
- Angst vor Gesichtsverlust
- Drohungen
- Taten aus Wut und Ärger
- Koalition und Gegner (Feindbilder)
- Debatte
- Verhärtung
- Distanzierte Höflichkeit
- Über andere, nicht mit ihnen reden
- Angst vor Existenzverlust
- Flucht/Kündigung
- Psychosomatische Krankheiten

Abb. 8.3 Steigende Temperatur auf dem Konfliktthermometer

Bereich 4: Begrenzte Vernichtungsschläge

Beim Einsatz begrenzter Vernichtungsschläge kommt es zunehmend zu geplanten und gewünschten Verletzungen, die sogenannte rote Linie wird überschritten und jede der Konfliktparteien ist bereit, die Gültigkeit des Ausspruchs zu akzeptieren »Wo gehobelt wird, fallen Späne«.

Chefarzt sagt: »Wer sich hier blöd anstellt, werde ich Ihnen noch schriftlich mitteilen. Ihr Verhalten wird auf jeden Fall Konsequenzen haben, das muss ich mir hier nicht bieten lassen.«

Unfaire Strategien als Brandbeschleuniger im Konfliktfall:
- Verletzung der persönlichen Distanzzone
- Verwendung dominanter Gesten
- Provokatives Wegsehen
- Beschäftigung mit anderen Dingen
- Willkürliches Unterbrechen

Der Assistenzarzt brüllt: »Wissen Sie was, Sie können mir nicht drohen. Ich werde mir überlegen, ob ich weiter mit Ihnen zusammenarbeiten kann. Gute Ärzte werden dringend gebraucht, dann können Sie schon mal überlegen, mit wem Sie demnächst Ihre Operationen durchführen.«

Bei den begrenzten Vernichtungsschlägen geht es jetzt nur noch darum, dass die Verluste des Konfliktpartners größer sein müssen als die eigenen Verwundungen. Verlorengegangen sind schon längst moralischen Werte, und beide sind bereit, Kampfmaßnahmen abseits ihrer mentalen Leitplanken einzusetzen. Bei der Zerstörung des Feindes sind inzwischen alle Mittel recht und in der höchsten Eskalationsstufe kalkulieren die Kämpfenden auch ihren eigenen Untergang ein. Haltungen wie »Lieber ich sterbe, als dass ich meinem Gegner den Sieg gönne«, bestimmen die Auseinandersetzung (Abb. 8.3).

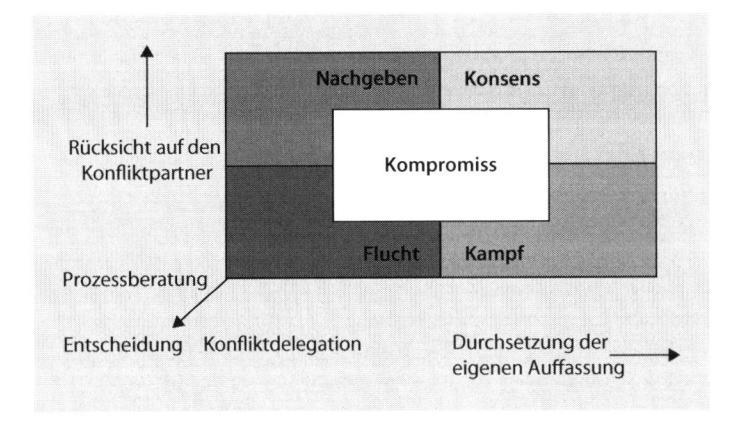

Abb. 8.4 Lösungsansätze in einem Konflikthandhabungsmodell. (Mod. nach Hollmann 2010)

Außensicht

Wenn man die Stufen der Eskalation von außen betrachtet und sie auf eine eventuell mögliche Konfliktlösung hin begutachtet, so ist deutlich, dass lediglich in den Bereichen 1 bis maximal 3 noch eine sachbezogene Lösung möglich ist; in den nachfolgenden Stufen ist diese ausgeschlossen. Persönliche Verletzungen, komplettes Verlassen der Sachebene sowie der dringende Wunsch, dem Konfliktpartner nicht mehr zuhören zu wollen, bedingen, dass man nicht mehr mit-, sondern nur noch gegeneinander arbeitet.

8.2.4 Deeskalationsstrategien

Je weiter der Konfliktprozess bereits fortgeschritten ist, desto schwieriger ist aber eine Deeskalation.

Sagen Chef oder Assistenzarzt in der Phase der Debatte »Ich will über das, was Sie sagen, nachdenken«, mag eine Schlichtung noch gelingen. In der Stufe gegenseitiger Bedrohung und angesichts begrenzter Vernichtungsschläge wird diese Formulierung vom Anderen als unglaubwürdig abgelehnt. Ist das Bedrohungspotenzial in Stellung gebracht worden, reichen einfache Sätze wie »Entschuldigen Sie bitte« oder »Es wird sich schon eine Lösung finden« nicht mehr aus, um eine einvernehmliche, vertrauensvolle Lösung zu finden. Je höher die erreichte Eskalationsstufe bereits ist, umso mehr Zeitaufwand ist notwendig, um wieder die Ebene einer vertrauensvollen Zusammenarbeit zu erreichen (**Abb. 8.4**).

In einer Konfliktsituation kann die Körpersprache dazu beitragen, den Konflikt eskalieren bzw. deeskalieren zu lassen. Dominante Handbewegungen, heftiges Gestikulieren, Verletzung der persönlichen Distanzzone sind entsprechende Steuerungsinstrumente. Auch

Lautstärke und Schnelligkeit unseres Sprechens können Konflikte beruhigen oder noch anheizen.

Negative spiegelneuronale Signale (▶ Kap. 5.1.2) werden gesendet, wenn wir mit einem gleichgültigen oder aggressiven Gesichtsausdruck, ergänzt durch hektische Bewegungen auftreten. Fehlt dann noch der Blickkontakt unter den Streitenden und wird eine belehrende Stimme eingesetzt, so verstärkt sich der negative Effekt. Der Verzicht auf Bewertung und schnelle Lösungen kann die emotional aufgeheizte Situation eventuell stabilisieren. Empathie und aktives Zuhören sind hier die nächsten Bausteine, um in Konflikten die Deeskalationsspirale erfolgreich zu aktivieren.

Die Trennung von sachlichen und emotionalen Anteilen, und der dringende Wunsch den Konfliktpartner verstehen zu wollen, können erste Ansatzpunkte für eine Entspannung sein. Bei Konflikten verfallen wir sehr häufig und sehr schnell in die gewohnten alten Kampfmuster: Angriff, Flucht oder Lähmung (▶ Abschn. 8.5.2).

Der Oberarzt sagt zum Assistenzarzt: »In Ihren Arztbriefen finden sich Fehler über Fehler, diese Schlamperei bügle ich nicht mehr aus.«

Der Arzt antwortet: »Ich schaffe das mit all' den Arztbriefen nicht mehr. Können Sie sie nicht selber schreiben?«

Oberarzt: »Ich glaube bei Ihnen hakt es!«

Solange das Prinzip »Wie Du mir, so ich Dir« den Ton angibt, könnte die Botschaft lauten: »Kollegin, Kollege! Du bist Schuld an dem Konflikt, weil Du Dich falsch verhältst. Deshalb habe ich das Recht, mich zu wehren. An meinen Drohgebärden erkennst Du meine Entschlossenheit und Kraft. Ich hoffe, Du bekommst Angst und diese Angst hält Dich davon ab, weiter in den Kampf zu ziehen. Kapituliere endlich, akzeptiere meine Bedingungen, dann ersparst Du Dir größeres Leid.«

- **Konkrete Maßnahmen**

> **Die wichtigsten Maßnahmen zur Deeskalation**
> – Körpersprache
> – Empathie
> – Aktives Zuhören

Erst wenn es gelingt, die eigenen Vorwürfe und Schuldzuweisungen zurückzuziehen, können sich Lösungsansätze für den Konflikt ergeben. Offene Fragen können helfen, die emotionalen Beweggründe des Konfliktpartners zu verstehen. Umso eher gelingt es, eine Verständigung zu erzielen. Je sachlicher und wohlwollender der Sachverhalt benannt werden kann, um den es eigentlich geht, je weniger Schuldzuweisungen, Forderungen und Befehle eingebaut sind, desto geringer

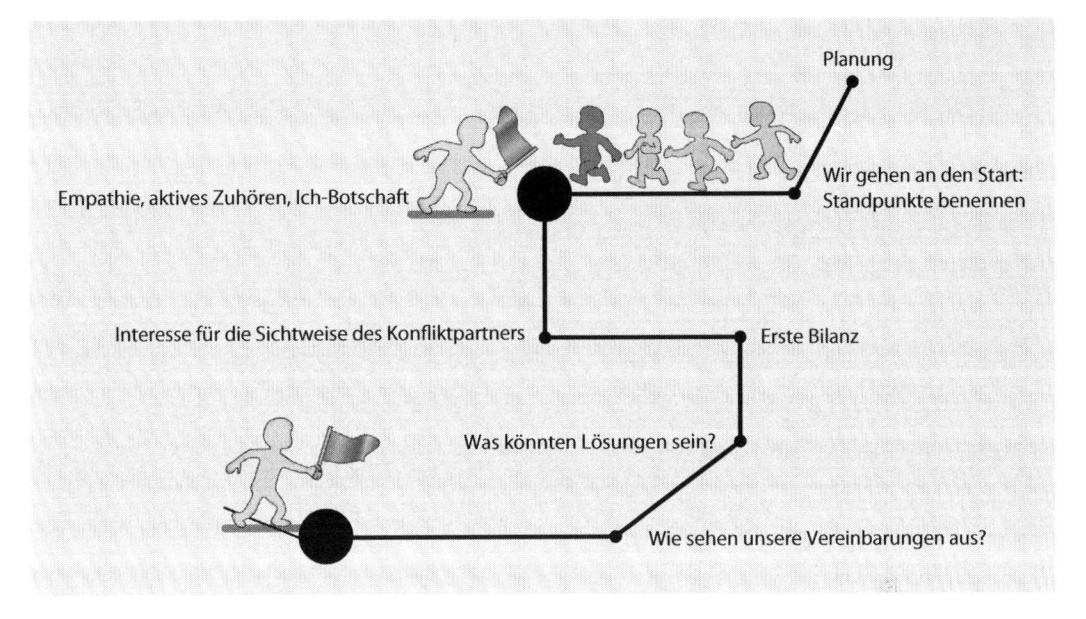

Abb. 8.5 Phasen des Konfliktgesprächs

Bildbeschriftungen (im Uhrzeigersinn): Planung – Wir gehen an den Start: Standpunkte benennen – Erste Bilanz – Wie sehen unsere Vereinbarungen aus? – Was könnten Lösungen sein? – Interesse für die Sichtweise des Konfliktpartners – Empathie, aktives Zuhören, Ich-Botschaft

ist das Verletzungsrisiko des Konfliktpartners und umso eher wird eine Lösung gelingen (■ Abb. 8.5).

Versucht der Gesprächspartner, Sie in die Kampfzone des Konflikts zu locken, kann gewinnender und wertschätzender Umgang die Situation beruhigen: »Sie zögen mich gern in die Arena, um mit mir zu streiten. Diesen Gefallen werde ich Ihnen nicht tun, Sie sind nicht mein Gegner, sondern mein Partner, aber ich beharre dennoch darauf, dass Sie meinen Wunsch in Ihrer Planung mit berücksichtigen.«

> **Wichtig ist, frühzeitig zu erkennen, wann ein Konflikt vertagt werden muss, weil im Augenblick keine Lösung gelingen kann.**

Befinden sich zum Zeitpunkt des Konflikts unbeteiligte Zuhörer im Raum, so ist eine Vertagung häufig deutlich besser als ein schneller Lösungsversuch. Die Zuschauer müssen zunächst ihre Plätze verlassen, weil Konflikte um einen drohenden Gesichts- und Autoritätsverlust umso heftiger ausgetragen werden, je größer das Publikum ist. Dies gilt insbesondere für Interessenkonflikte.

Als Richtschnur könnte gelten: Ziel ist es, für seine eigenen Bedürfnisse und Wünsche zu kämpfen, wobei es aber genauso wichtig ist, die Bedürfnisse und Wünsche des Partners zu erkennen und zu respektieren (■ Tab. 8.2, ■ Abb. 8.6).

Tab. 8.2 Konflikttypologie: zweidimensionale Konfliktsortierung

Streit als	Streit um	Wahrheit (Fakten)	Bewertung (Meinung)	Interessen (Priorität)
Partner	Einigung	Anerkennung der Wahrheit	Überzeugung oder Toleranz	Zugeständnis oder Kompromiss
Parteien	Urteil	Urteil über Wahrheit	Urteil über gültige Interpretation	Urteil über Vorrang oder Vergleich
Gegner	Kampf	Kampf um Wahrheit	Kampf um gültige Interpretation	Kampf um Vormacht
Feinde	Schlacht	Schlacht um Wahrheit	Schlacht um gültige Interpretation	Schlacht um Vormacht

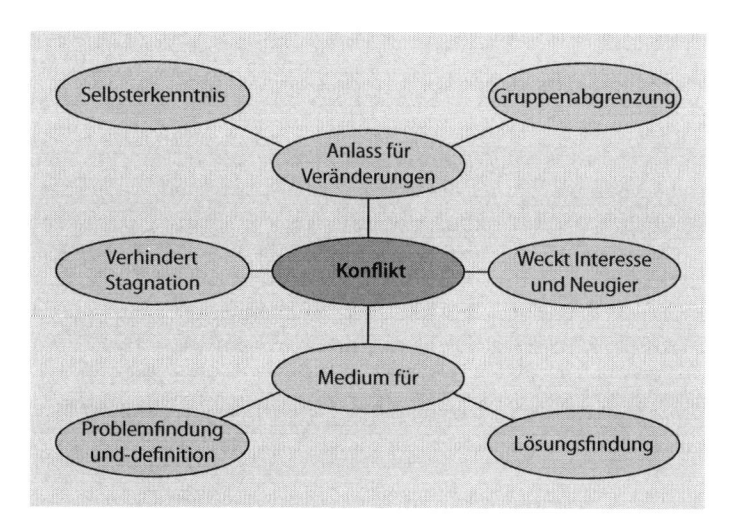

Abb. 8.6 Gibt es positive Konfliktfunktionen?

8.3 Metakommunikation

» Denken heißt überschreiten. «
Ernst Bloch

Praxisbeispiel: Eine Frage der Perspektive
Oberarzt Freudenstück und sein Chef sind in ein Gespräch vertieft. Die Besprechung dauert wesentlich länger als zunächst geplant. Es geht um die Frage, wie die Asthmaschulung in den nächsten Wochen durchgeführt werden solle, nachdem eine Ärztin wegen Krankheit ausfällt. Eine Lösung haben sie bisher nicht gefunden.

> Chef: »Ich habe den Eindruck, dass wir uns im Kreis drehen und immer wieder an derselben Stelle stehen bleiben.«
> Oberarzt: »Ja, also wenn ich jetzt einen Augenblick darüber nachdenke, habe ich auch das Gefühl, dass wir kein Stück weiter gekommen sind.«
> Chef: »Mein Vorschlag ist, wir machen jetzt erst einmal eine Pause, stellen die Diskussion zunächst zurück und treffen uns heute um 17:00 Uhr hier wieder.«
> Oberarzt: »Ist in Ordnung, um 17:00 Uhr bin ich wieder da.«

8.3.1 Begrifflichkeit

Wer eine Gesprächssituation und deren Verlauf reflektiert und zu einer neuen Einsicht kommt, der betreibt Metakommunikation. Der Begriff der Metakommunikation wurde von Paul Watzlawick eingeführt mit dem Ziel, Kommunikationsstörungen zwischen Menschen aufzudecken und die Kommunikation durch eine neue Ausrichtung zu optimieren. Ziel ist es, mit Hilfe der Metakommunikation die Gesprächsebene zu wechseln und das Geschehen von außen respektive oben neu zu betrachten. Mit Hilfe der Metakommunikation lassen sich auch Probleme oder Unsicherheiten einer Gesprächssituation ansprechen und klären.

In der Oberarztbesprechung sagt der Chef zu Kollegin Pechstein: »Ich erlebe Sie heute so zurückhaltend, ist irgendetwas?«

Frau Pechstein antwortet: »Ja, ich habe mich ganz bewusst zurückgehalten, weil ich finde, dass die bisher vorgetragenen Argumente uns eher blockieren als weiterbringen.«

Chef: »Ich finde es gut, dass Sie dies so offen ansprechen, vielleicht müssen wir zunächst einmal über unsere Kommunikation untereinander reden.«

8.3.2 Erfolgsvoraussetzungen

Metakommunikation ist eine Chance, den Ablauf von Gesprächen und Diskussionen zu beeinflussen und neu zu strukturieren. Vorschläge zu Vorgehen und Ablauf des Gesprächs sind metakommunikative Äußerungen, die es erlauben, aus einem anderen Blickwinkel neue Erkenntnisse zu gewinnen. Voraussetzung ist allerdings, dass die miteinander Sprechenden über eine intakte Beziehungsebene verfügen oder ihre Haltung zueinander von gegenseitigem Respekt getragen ist. Zusätzlich kommt es in dieser Situation darauf an, den richtigen Tonfall zu treffen. Sachliche Anregungen können vom Gesprächspartner besser angenommen werden als oberlehrerhafte Bemerkungen oder gar Befehle. Auch die Körpersprache muss die Win-win-Situation stützen.

Bei der Analyse eines solchen Gesprächs reicht es häufig aus, das eigene »Bauchgefühl« sprechen zu lassen. Eine noch höhere Treffsicherheit kann erzielt werden, wenn ein sogenanntes Gesprächsklimadiagramm festgehalten wird.

> **Die Gesprächsqualität wird durch zwei Faktoren entscheidend geprägt:**
> — Wie positiv wird die Beziehung zum Gesprächspartner empfunden?
> — Wie hoch ist der Freiheitsgrad des Gesprächs?
> **Je größer beides ist, umso besser sind die Ergebnisse.**

Gelungene Gespräche zeichnen sich durch vertrauensvolle Beziehungen zwischen den Gesprächspartnern und einen hohen Freiheitsgrad der Gesprächsführung aus. Zur Thematik Metakommunikation finden Sie im Anhang ebenfalls eine Übung (▶ A.2.1.9).

8.4 Harvard-Konzept

» Ein Problem lösen heißt, sich von ihm zu lösen. «
Johann Wolfgang von Goethe

Praxisbeispiel: Das Bratwurstproblem
Schwester Eva bringt das Mittagessen in das Zimmer von Florian. Florian ist 7 Jahre alt und einer Lungenentzündung wegen im Krankenhaus. Inzwischen geht es ihm schon wieder besser und er kann zunehmend wieder normal essen. Florian hatte sich eine Pizza ausgesucht. er nimmt den Deckel vom Teller und sieht zusammen mit seiner Mutter eine Bratwurst.
   Der Junge ruft: »Oh nein, eine Bratwurst mag ich aber nicht. Ich hab' mich so auf die Pizza gefreut.«
   Die Mutter sagt: »Bratwurst haben wir nicht bestellt!«
   Die Schwester ist sichtlich überrascht und antwortet: »Das Essen haben Sie bei meiner Kollegin bestellt. Daran kann ich nichts mehr ändern. Auf Station haben wir keine Pizza mehr.«
   Zwischen Mutter und Schwester entwickelt sich recht rasch ein Disput, der damit endet, dass die Mutter sich zu folgender Bemerkung hinreißen lässt: »Hier klappt aber auch gar nichts, mein Sohn hat sich auf Pizza gefreut, und Sie bringen ihm die blöde Bratwurst. Wieso kriegen Sie das nicht geregelt?«

8.4.1 Festgefahrene Verhandlungen

Das Harvard-Konzept kann dort eingesetzt werden, wo Verhandlungen bereits festgefahren sind und sich keine Lösung zeigt. Mit Hilfe dieses Konzepts versucht man, vernünftige Übereinkünfte zustande zu bringen, die effizient sind und die das Verhältnis zwischen den beiden streitenden Parteien verbessern. Einige Spielregeln sind zu beachten, damit der Einsatz dieser Technik zum Erfolg führt. Die wichtigste Voraussetzung ist, dass die beteiligten Personen und die Probleme, über die sie streiten, umgehend voneinander getrennt werden müssen. Wichtig ist dabei, die Ziele der Beteiligten in den Mittelpunkt zu stellen und nicht deren Positionen. Hauptzielpunkt des Gesprächs ist es dann, neue vielfältige Optionen zum beiderseitigen Vorteil zu entwickeln.

Während die Mutter im obigen Gespräch darauf beharrt, dass sie das richtige Essen für ihren Sohn bestellt habe, weist die Schwester darauf hin, dass sie mit der Bestellung und deshalb auch mit dem aufgetretenen Fehler nichts zu tun hat. Innerhalb kürzester Zeit kommt es zum Disput, weil die Enttäuschung angesichts des falschen Essens für Mutter und Sohn im Vordergrund steht. Die Entrüstung der Mutter äußert sich in der Beharrlichkeit ihrer Auseinandersetzung mit der Schwester.

Durch die unversöhnliche Positionierung der Konfliktpartner entwickelt sich ein Tunnelblick; rasch entsteht ein Teufelskreis, der dazu führt, dass die gesamte Leistung des Kinderkrankenhauses negativ beurteilt wird. Gleichzeitig beginnt die Schwester die Mutter immer einseitiger und ablehnender zu bewerten. Die Mutter fragt sich: »Warum ist die Schwester eigentlich so wenig hilfsbereit und insgesamt so zickig?«

Im Gesprächsverlauf geht es zwischen Mutter und Schwester plötzlich überhaupt nicht mehr um die unterschiedlichen Sachpositionen, also Bratwurst oder Pizza, sondern um Schuld, Versagen, Unbeweglichkeit und mangelnde Sensibilität. Sowohl Schwester als auch Mutter haben im Gespräch relativ rasch ihre mentalen Leitplanken verlassen und streiten sich heftig.

Als die Schwester dann noch sagt: »Stellen Sie sich doch mit Ihrem Muttersöhnchen nicht so an, viele Kinder wären froh, wenn sie so eine fantastische Bratwurst bekämen«, ist jede Einigung unmöglich.

8.4.2 Funktionsweise

Versuchte die Schwester beispielsweise, die Beweggründe der Mutter zu verstehen, hat sie die Chance, die Position der anderen Partei in ihre Überlegungen einzubeziehen. Ziel muss es also sein, nach vorn zu blicken und nicht nach hinten. Die Fragen »Ist es nun falsch bestellt oder falsch geliefert worden?« und »Wer hat eigentlich Schuld?« sollten umgehend ausgeklammert werden. Viel entscheidender ist die Frage: »Was können wir jetzt tun, damit wir zu einer guten Lösung finden?«

Die Schwester könnte fragen: »Wie ginge es Ihnen denn jetzt, wenn Sie das Essen ausgeteilt hätten?« oder »Wie kommen wir denn jetzt zu einer Lösung für Ihren Sohn?« Entscheidend ist, die Zahl der Optionen möglichst rasch zu erhöhen. Eventuell sind im Konflikt auch nur Teillösungen realistisch, die aber dennoch besser sind als das Verharren in den feindlichen »Schützengräben«.

> **Vorgehen bei Interessengegensätzen und Differenzen:**
> - Interessenkonflikte lösen Emotionen aus, die die Sachthematik überlagern
> - Seien Sie hart in der Sache, und weich zur Person!
> - Hinter Emotionen stehen immer Interessen und Bedürfnisse
> - Konflikte können nur konstruktiv gelöst werden, wenn die Bedürfnisse der Konfliktpartner geklärt sind

❯ Das Harvard-Konzept hilft den streitenden Gesprächspartnern, ihr Problem unabhängig von der Person zu betrachten.

8.4.3 Hart in der Sache, weich zu den Personen

Ziel des Harvard-Konzepts ist es, hart in der Sache zu sein und gleichzeitig behutsam mit den beteiligten Personen umzugehen. Dies gelingt nur, wenn die Vermischung der Sach- und Beziehungsebene aufgehoben wird. Liegt ein Interessenkonflikt vor, löst dieser bei den Beteiligten Emotionen aus, die wiederum zu einer Blockade des vorhandenen Lösungspotenzials führen. Beide Konfliktparteien tragen Lösungspotenziale in sich, die aber so lange blockiert bleiben, wie der Streit um Schuldzuweisungen kreist.

❯ Die Positionen der Konfliktparteien bedingen stets auch Emotionen. Hinter denen stehen Interessen und Bedürfnisse. Erst wenn die Bedürfnisse des Einzelnen geklärt sind, können Konflikte konstruktiv gelöst werden.

Die Mutter ist verärgert, da statt der erhofften Pizza eine Bratwurst kam (Sachebene), gleichzeitig ist sie erzürnt, weil die Schwester nicht bereit ist, diesen Fehler auf sich zu nehmen (Beziehungsebene). Eigentlich erwartet die Mutter eine Entschuldigung der Schwester – umgekehrt denkt die Schwester, die Mutter solle sich nicht so aufspielen; beide streiten nicht mehr um Pizza oder Bratwurst, sondern demontieren sich gegenseitig als Person. Sagten Schwester oder Mutter: »Lassen Sie uns gemeinsam nach einer Lösung suchen«, setzte dieser Schritt sofort positive Energie frei. Im Mittelpunkt muss also stehen, eine Lösung zu finden, welche die Interessen beider Seiten berücksichtigt. Im geschilderten Fall möchte die Mutter Pizza für ihr Kind – die Schwester hingegen sieht sich nicht in der Verantwortung für die falsche Bestellung der Kollegin.

Fragte die Schwester »Was halten Sie davon, wenn wir jetzt den Pizzaservice anrufen? Mit dem haben wir gute Erfahrungen gemacht.«, stünde bereits eine mögliche Lösung im Raum. Vielleicht sagte die Schwester aber auch: »Ich sorge dafür, dass der Junge morgen eine Pizza bekommt, vielleicht kann er heute aber die Bratwurst probieren.«

> Wichtigste Bausteine des Harvard-Konzepts:
> - Person und Sache trennen
> - Konzentration auf Interessen, nicht auf Positionen
> - Welche Lösungs-/Teillösungsmöglichkeiten existieren?
> - Entscheidungen zu beiderseitigem Vorteil
> - Hart in der Sache, weich in der Person!

Zur Anwendung des Harvard-Konzepts finden Sie im Anhang zwei Beispiele (▶ A.2.1.10).

8.5 Notfallkommunikation in Stresssituationen

» Schenke mir die nüchterne Erkenntnis, dass Schwierigkeiten, Niederlagen, Rückschläge eine selbstverständliche Zugabe zum Leben sind, durch die wir wachsen und reifen. «
Antoine de Saint-Exupery

> **Praxisbeispiel: Dekompensierter Vater**
> Herr Klingenberg hat mit seinem kranken Kind bereits länger als eine Stunde in der Aufnahme der Kinderklinik gewartet. Der sechsjährige Junge fiebert seit gestern Abend hoch und klagt ständig über Ohrenschmerzen. Natürlich ist es nun Samstagnachmittag und ihr Kinderarzt nicht erreichbar. Aus diesem Grunde begab sich der Vater in die Klinik; seine Frau ist wie meist auf einer Fortbildung und seine Schwiegermutter wollte er nicht in die Versorgung des Jungen einbeziehen.
> Gegen 13:30 Uhr kam er in der Klinik an, nachdem er zunächst einige Schwierigkeiten hatte, einen Parkplatz zu finden. Florian war inzwischen so schlapp, dass der Vater ihn tragen musste. Der Weg in die Kinderklinik war aus seiner Sicht schlecht ausgeschildert. Endlich kam der Vater in die Eingangshalle der Kinderklinik.
> Die offensichtlich zuständige Aufnahmeschwester sagte, noch bevor er die Einzelheiten zu seinen Sohn überhaupt erklärt hatte, er möge draußen im Wartezimmerbereich Platz nehmen. Sie rief ihm noch hinterher, dass es etwas dauern würde. Nach einer halben Stunde fragte er nach, wie lange sie sich noch gedulden müssten, bevor ein Arzt zur Verfügung stehe. Die Schwester bemerkte, die Ärzte seien alle mit schwer kranken Kindern beschäftigt, weshalb sie im Augenblick nicht sagen könne, wann

> der Dienstarzt nach seinem Sohn schauen kann. Die Schwester versäumte auch nicht ihn darauf hinzuweisen, dass er hier in der Kinderklinik sei, wo schwer kranke Kinder immer Vorrang haben. Es gäbe schließlich auch den kinderärztlichen Notdienst, den er auch aufsuchen könne, falls es ihm hier zu lange dauerte. Inzwischen war es kurz nach 14:00 Uhr. Florian jammerte zunehmend angesichts seiner Ohrenschmerzen.
>
> Noch fern ab im Eingangsbereich der Aufnahme sieht Herr Klingenberg plötzlich eine Frau in einem weißen Kittel kommen. Er geht zielstrebig auf die Ärztin zu: »Ich verlange, dass Sie jetzt sofort nach meinem Florian schauen, ich sitze hier bereits über eine Stunde, es passiert nichts und ich habe schließlich auch noch etwas anderes zu tun, als hier mit meinem kranken Kind herumzuhängen.«
>
> Die Ärztin ist völlig perplex und entgegnet: »Es tut mir leid, im Augenblick kann ich gar nichts für Sie tun. Ich habe schon gehört worum es geht. Doch so schlimm wird's ja schon nicht sein, ein bisschen Ohrenschmerzen bei einem Sechsjährigen.«
>
> Der Vater sagt: »Hören Sie mal zu, ich habe jetzt keine Zeit, um mit Ihnen Späßchen zu machen. Wenn hier nicht umgehend was passiert, setzt es eine Beschwerde bei Ihrem Chef, die sich gewaschen hat. Im Übrigen bin ich Privatpatient, Sie könnten sich ruhig mal ein bisschen bewegen!«
>
> Ärztin: »Ich lass mich hier von Ihnen nicht herumkommandieren und wenn es Ihnen nicht passt, suchen Sie sich ein anderes Krankenhaus.«
>
> Der Vater greift sein Kind und schreit rum: »Was ist das hier eigentlich für ein Saftladen?«
>
> Während der Vater die Klinik verlässt, brüllt er noch in die Eingangshalle: »Das wird Konsequenzen haben.«

Wenn Menschen uns verbal angreifen, neigen wir dazu, uns zu wehren. Doch 10 Minuten Ärger kosten in der Regel mehr Energie als acht Stunden Arbeit. Ärger raubt uns unsere Vitalität, gefährdet unsere Gesundheit und unsere Lebensfreude. In einer akuten Stressphase wird die Realität durch den Betroffenen verzerrt wahrgenommen. Es kommt zu verändertem Zeitempfinden, Minuten scheinen sich zu Stunden auszudehnen und unsere verbale Ausdrucksfähigkeit reduziert sich drastisch.

Der Vater wird seinen Ärger nicht für sich behalten, sondern Dritten mitteilen, er wird eine Beschwerde schreiben, möglicherweise die Presse einschalten und somit ärgerliche Folgearbeiten initiieren.

8.5.1 Auslöser aggressiven Verhaltens

Eine Mutter mit ihrem kranken Kind unterscheidet sich hinsichtlich ihres Stressverhaltens nicht von dem eines blutenden Tieres: Die Mut-

8.5 · Notfallkommunikation in Stresssituationen

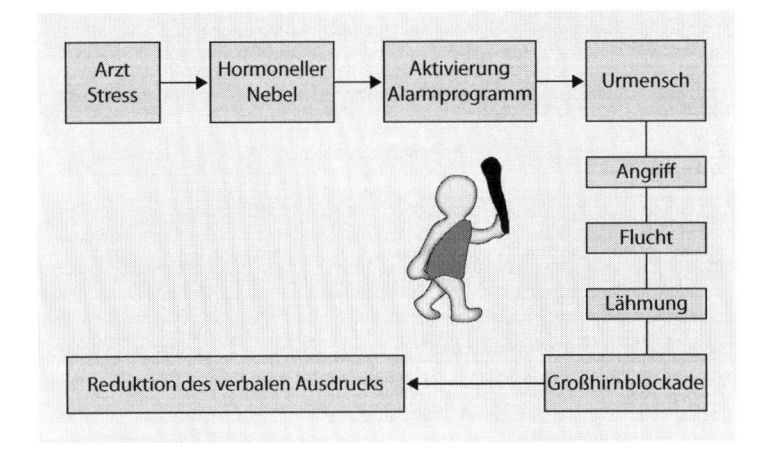

Abb. 8.7 Aktivierung urmenschlicher Instinkte im Konfliktfall

ter ist bereit, das Äußerste zu geben, um ihr Kind zu schützen, und jeder Arzt, der sich dieser Mutter in den Weg stellte, ist von verbalen Angriffen bedroht. Die Mutter zum Arzt: »Spielen Sie sich hier nicht als Halbgott in Weiß auf, machen Sie endlich Ihre Arbeit. Das ist ja unerträglich, was hier für Schlampereien passieren.« Innerhalb von wenigen Sekunden wird der Arzt durch diesen heftigen verbalen Angriff der Mutter in den »hormonellen Nebel« geschossen (◘ Abb. 8.7).

Der erste Impuls ist: »Was bildet sich diese Mutter eigentlich ein, die spinnt doch. Ich werde ihr gleich zeigen, wo's hier lang geht.«

In einer solchen Situation des »hormonellen Nebels« werden Alarmprogramme aktiviert, die in der Entwicklungsgeschichte eigentlich dem Neandertaler vorbehalten schienen. »Wer mich angreift, den werde ich mit all meiner Kraft bekämpfen« ist die erste schnelle Antwort. Eine andere Verhaltensweise wäre, möglichst schnell in seine Höhle zu fliehen oder sich durch Unterwerfungsgesten zu retten.

Was entgegnet nun die Ärztin dem Vater, der sie so heftig attackierte:
- Angriff: »Was machen Sie mich eigentlich hier an? Hören Sie auf zu jammern. Sie gehen mir derart auf die Nerven. Wenn Sie sich nicht umgehend hinsetzen und warten, bis Sie mit Ihrem Kind dran sind, dann gibt es ein richtiges Problem.«
- Flucht: »Lassen Sie mich doch in Ruhe. Ich komme zu Ihrem Kind, wenn es meine Zeit erlaubt.«
- Lähmung: »Ich bin nicht handlungsfähig, wenn Sie mich so anschreien.«

■ **Was antworten Sie in der folgenden Szene?**
»Es ist eine Unverschämtheit, wie Sie mein Kind untersucht haben. Sie haben sich noch nicht einmal vorgestellt, Ihre fachliche Kompetenz erscheint mir außerdem sehr fraglich.« Die behandelnde Ärztin könnte verschieden reagieren.

- Angriff: »Wissen Sie was, Sie können mich mal. Verlassen Sie umgehend unsere Klinik.«
- Flucht: »Ich lass' mich von Ihnen nicht provozieren, hier ist Ihr Notfallschein. Ich wünsche Ihnen einen schönen Tag.«
- Lähmung: Sie verlässt einfach schweigend den Raum

8.5.2 Angriff, Flucht oder Lähmung?

Bekannt ist, dass die Hälfte der angegriffenen Menschen in einer solchen Stresssituation wie gelähmt ist, 30 % versuchen eine inhaltliche Klärung, 10 % verteidigen sich aggressiv und 10 % ignorieren die Attacke einfach. In einer solchen kommunikativen Notfallsituation geht es nicht darum, eine möglichst schlagfertige Antwort zu geben. So schnell, wie der »hormonelle Nebel« eintritt, fällt Ihnen keine entsprechende Entgegnung ein. Später, vielleicht auf dem Nachhauseweg, haben Sie zwar die treffendsten Antworten parat, dann aber ist der Angreifer nicht mehr da. Deshalb ist es sinnvoll, für solche Fälle einen individuellen Notfallplan heranziehen zu können. Der erste Schritt ist zunächst einmal, einen internen Airbag auszulösen, indem Sie rasch rückfragen: »Wie bitte?« oder »Wie meinen Sie das, Herr Bürgergarten, wie soll das alles konkret aussehen?«

Indem Sie diese Frage stellen, gewinnen Sie Zeit, denn jetzt wird der Konfliktpartner seine Vorwürfe wiederholen. Diesen kurzen Augenblick nutzen Sie, um mit der eigenen »Sofortreanimation« zu beginnen: Bewegen Sie sich, trinken Sie einen Schluck Wasser oder fragen Sie sich, wo ist der positive Aspekt dieser Situation sein könnte. Vielleicht hilft es auch, wenn Sie sich lebensrettende Sprüche wie »Gleich vorbei«, »Schön locker bleiben«, »Das war's für heute«, »Wo gehobelt wird, fallen Späne« oder auch einen nach dem anderen kurz in Erinnerung rufen. Die Schwierigkeit besteht darin, in der Stresssituation sofort eine geeignete Technik (▶ Abschn. 8.5.3) einzusetzen. Seien Sie gewahr, dass es nicht notwendig ist, umgehend zu antworten. Helfen kann es, sich einen kleinen Anker zu setzen, der Ihnen hilft, das für diesen Fall eingeübte Programm abzuspulen. Denken Sie vielleicht für einen kurzen Augenblick an einen Biathleten. Haben Sie ihn vor Augen, wie er durch die Loipe zieht? Klar, ein Biathlet muss ein exzellenter Langläufer sein. Diese Qualität allein reichte aber nicht zum Sieg. Eine weitere anspruchsvolle Aufgabe ist es für ihn, aus vollem Tempo innezuhalten und anschließend möglichst treffsicher mit einem Gewehr auf ein Fadenkreuz zu zielen. Er muss treffen, will er nicht Extrarunden im Schnee laufen (◘ Abb. 8.8).

Wollen Sie für aggressive Patienten oder Mitarbeiter im Berufsalltag freiwillig Extrarunden laufen? In der Regel ist unser Berufsleben anstrengend und herausfordernd genug. ▶ Abschn. 8.5.3 bietet Hilfestellungen, um Attacken erfolgreich abzuwehren.

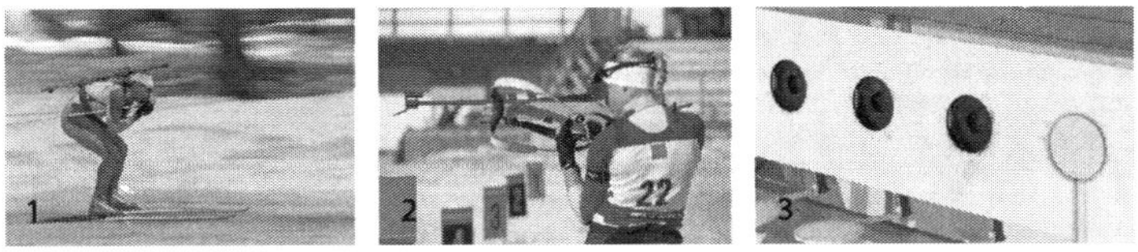

Abb. 8.8 Das Ziel im Blick?! (Mit freundl. Genehmigung von © technotr / iStockphoto)

8.5.3 Erfolgreiche Attackenabwehr

Konfliktphasen
- Phase 1: Der Angriff ist eröffnet, der Pfeil der verbalen Attacke ist auf Sie abgeschossen worden. Sie fragen: »Wie meinen Sie das, Herr Bürgergarten?« Während der Angreifer seine Vorwürfe wiederholt, besänftigen Sie sich schon: »Naja, gleich vorbei.«
- Phase 2: Gleichzeitig denken Sie an einen Biathleten, der vor einem großen Sieg steht, wenn er die nächsten drei Scheiben präzise trifft.
- Phase 3: Bevor Sie jetzt auf die Angriffe reagieren, machen Sie sich klar, dass es grundsätzlich unterschiedliche Reaktionsmöglichkeiten auf einen solchen Angriff gibt: weiche und harte Abwehrtechniken.

Weiche Abwehrtechniken

> Weiche Abwehrtechniken (Abb. 8.9):
> - Ignorieren
> - Ablenken
> - Verzögern
> - Loben

- **Ignorieren**

»Ich schaue jetzt nach Ihrem kranken Sohn, und dann überlegen wir gemeinsam, wie es weitergehen kann.« Mit dieser Entgegnung auf die im obigen Beispiel beschriebene Attacke haben Sie den Vorwurf des Vaters völlig ignoriert. Sie konzentrieren sich auf Ihre ärztliche Kernaufgabe: die Behandlung des kranken Kindes. Was interessiert Sie der Ärger des Vaters angesichts Ihrer angeblichen ärztlichen Inkompetenz?

- **Ablenken**

»Nutzen wir doch die Zeit, die uns zur Verfügung steht, um jetzt erst einmal die Therapiemaßnahmen für Ihren Sohn zu planen. Über Ihren Ärger können wir dann später noch sprechen.«

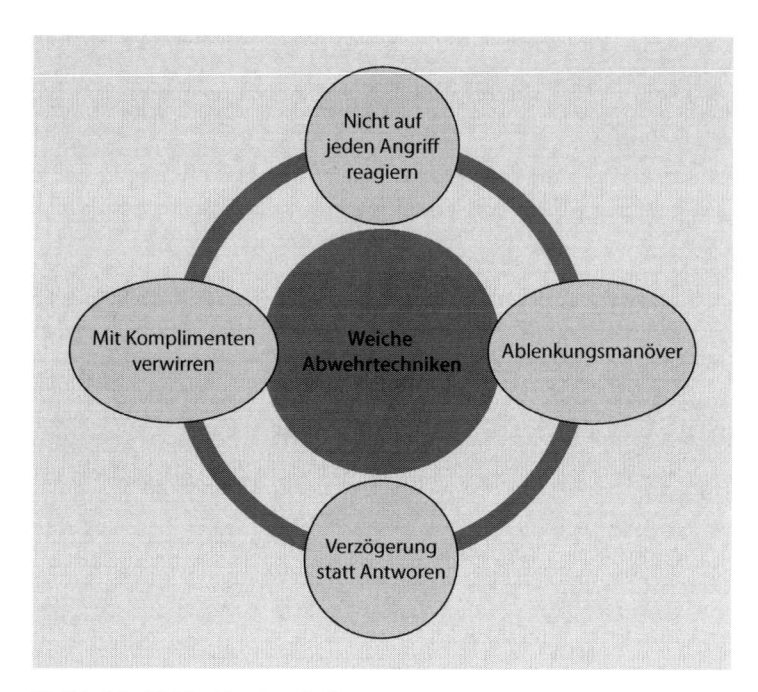

◘ Abb. 8.9 Weiche Abwehrtechniken

(Diagramm: Weiche Abwehrtechniken – Nicht auf jeden Angriff reagieren, Ablenkungsmanöver, Verzögerung statt Antworten, Mit Komplimenten verwirren)

- **Verzögern**

In der Chefarztrunde wird der Chef der Kinderklinik akut mit folgender Frage des Geschäftsführers konfrontiert:»Wie nehmen Sie zum schlechten Jahresergebnis Ihrer Kinderklinik Stellung?«

Der Chefarzt antwortet:»Was genau meinen Sie, Herr Mauerberg?«

Der Geschäftsführer wird nun einige Details mitteilen. Währenddessen vergegenwärtigt der Chefarzt sich seinen Anker und sagt: »Zunächst möchte ich einmal hervorheben, dass alle Mitarbeiter der Kinderklinik im letzten Jahr richtig Gas gegeben haben. Aus diesem Grunde muss ich allen erst einmal herzlichen Dank sagen. Besonders herausstellen möchte ich…« (Loben, Ignorieren, Ablenken) Natürlich besteht die Gefahr, dass der Geschäftsfürer hier unterbricht und nachhakt:»Dennoch würde uns jetzt wirklich interessieren, wie Sie die schlechten Ergebnisse erklären.«

Einc günstigere Variante könnte hier eine andere weiche Abwehrtechnik sein; der Chefarzt sagt:»Wenn Sie morgen um 16:00 Uhr für mich Zeit haben, werde ich Ihnen die genauen Sachzusammenhänge erläutern.« (Verzögern)

- **Loben**

Während eines wissenschaftlichen Vortrags kommt es zum wiederholten Male zu abschätzigen Zwischenrufen. Der Vortragende überlegt, während er in seinem Referat fortfährt, ob er den Störenfried auch weiterhin ignorieren kann. Die ersten Zuhörer kichern bereits und die Aufmerksamkeit im Raum lässt nach. Plötzlich sagt der Vortragende zum Unterbrecher:»Eine interessante und wichtige Bemerkung ihrerseits, Herr Kollege. Ich denke wir sollten dieses Thema in Ruhe in der Pause besprechen.« (Loben, Verzögern, Ablenken)

Eine andere Variante des Lobens bestünde in der Entgegnung: »Kompliment, eine so witzige Anmerkung habe ich schon lange nicht mehr gehört. Sie erlauben mir doch sicherlich, dass ich sie mir später aufschreibe?« Hier hat der Vortragende also versucht, mit einem Kompliment zu reagieren.

Deeskalationseinleitung mit Brückenformulierungen

> Brückensätze sind spezielle Formulierungen, die nicht den Inhalt, sondern den Prozess betreffen und sich in der Regel gesprächsfördernd auswirken.

Mit Hilfe von Brückenformulierungen können Sie im Konflikt Gelassenheit und Ruhe zurückgewinnen. Die Deeskalation wird eingeleitet.

- **Beispiel**

Mutter zum Assistenzarzt: »Wieso haben Sie immer noch keine Diagnose für mein Kind?«

Assistenzarzt: »Ich kann Ihren Ärger und Unmut verstehen. Ich denke, dass wir heute Abend die Ergebnisse der Blutkultur vorliegen haben.« Der Assistenzarzt entzieht sich geschickt dem Angriff der Mutter und verspricht ihr eine kurzfristige Lösung.

Meist gibt es mehrere Möglichkeiten für einen Brückensatz:

Geburtshelfer zum Pädiater: »Ihre Abteilung steht ja nicht gerade für ein hohes Qualitätsbewusstsein.«

Brückensatz des Pädiaters: »Diese Aussage erstaunt mich.« Alternativ: »Ich weiß nicht, wie Sie zu dieser Einschätzung kommen«, »Das höre ich zum ersten Mal« oder »Mich würde sehr interessieren, worauf Sie Ihre Aussage stützen.«

> **Praxisbeispiel: Lob mit Pferdefuß**
> Der Chef ist mit einem seiner Ärzte im Feedbackgespräch über dessen Einsatz während einer Reanimation. Zunächst hebt der Chef das hohe Wissenspotenzial des Mitarbeiters hervor. In dieser Gesprächsphase liegt die emotionale Kurve des angesprochenen Arztes im positiven Bereich. Anschließend erwähnt der Chef, dass der Reanimationsablauf aus seiner Sicht insgesamt gut war. Doch plötzlich sagt er: »Aber, Herr Stift, was ich Ihnen immer schon sagen wollte: Ihre letzte Präsentation, die war so ziemlich das Letzte, die haben Sie wohl noch kurz vor dem Fortbildungstermin zusammengehauen. Eine Folienschlacht ohne Sinn und Verstand mit total überladenen Abbildungen.«
> Nach diesem Angriff kippt die Stimmung des Mitarbeiters innerhalb von Sekundenbruchteilen ins Negative. Er fühlt sich pauschal angegriffen, unsachlich abqualifiziert und wird von

> einem hormonellen Nebel eingehüllt. Kampf, Flucht, Lähmung stehen nun im Mittelpunkt des Gesprächs. Das Selbstwertgefühl des Mitarbeiters wurde unterminiert, gleichzeitig wird er zu aktivem Widerstand und Widerspruch aufgerufen.

Wie könnte der so gescholtene Arzt in unserem Beispiel mit einem Brückensatz wieder zu einer beruhigteren, positiven Gesprächssituation zurückkehren? Eine mögliche Lösung könnte die Entgegnung sein: »Worauf beziehen Sie sich? Ihre Einschätzung überrascht mich sehr. Ich bin jedoch sehr daran interessiert, dass Sie mir die Schwachstellen meiner Präsentation aufzeigen. Vielleicht kann ich einen Termin mit ihrer Sekretärin machen, um Details zu erfahren.«

Harte Abwehrtechniken
Nicht immer sind weiche Abwehrtechniken sinnvoll. Gelegentlich verlangt die Situation eine klare Aussage oder der verbale Angreifer lässt sich mit den schlichtenden Auskünften nicht besänftigen.

Die Mutter sagt zu Ihnen als behandelndem Arzt: »Die Art und Weise wie Sie meinen Jungen untersuchten, zeigt mir, dass Sie überhaupt keine Ahnung haben. Sie sind doch ein noch so unerfahrener Arzt, dass einem angst und bange wird. Wie kann das überhaupt sein, dass man Sie bereits mit Notdiensten betraut?«

Unvermittelt werden Sie in den hormonellen Nebel geschossen. Auch in diesem Fall könnten Sie zunächst mit einer weichen Abwehrtechnik reagieren. Allerdings läge auch der Schluss nahe, dass bei dieser Mutter eine sich deutlich abgrenzende Positionierung notwendig ist. Dann griffen Sie zu einer harten Abwehrtechnik.

> **Harte Abwehrtechniken:**
> — Scharfe Reaktionen: »Gerade weil«, »Kennen Sie«, »Besser als«, »Wie bitte«
> — Übersetzertechnik

- **Gerade-weil-Technik**

Mit einer Gerade-weil-Antwort bestätigen Sie den Vorwurf des anderen, weisen aber gleichzeitig deutlich auf Ihre Argumente hin. Im beschriebenen Beispiel könnten Sie beispielsweise kontern: »Richtig ist, dass ich noch über keine langjährige medizinische Erfahrung verfüge. Gerade weil es aber so ist, gebe ich mir sehr viel Mühe, um Ihren Sohn besonders gründlich zu untersuchen, und bespreche den Fall zusätzlich auch noch mit unserem Oberarzt.«

Mit der Gerade-weil-Technik kann man das Argument des Gesprächspartners akzeptieren, es dann aber umbauen für die eigene Argumentation. Voraussetzung für deren Einsatz ist allerdings, dass der angegriffene Gesprächspartner dem Konfliktgegner überhaupt einen offenkundigen Vorteil nennen kann, von dem dieser profitierte, wenn er sich der Verhandlungsempfehlung des Arztes anschließt.

Eine Gerade-weil-Formulierung bildet quasi die Grenze zu den weichen Abwehrtechniken. Sie sollte eingesetzt werden, wenn berechtigte Kritik von Seiten des Gesprächspartners geäußert und eine klare Positionierung gewünscht wird, dennoch aber das Vertrauensverhältnis zu den Eltern nicht zu stark erschüttert werden soll.

- **Kennen-Sie-Technik**

Im Rahmen eines Vortrags vor niedergelassenen Kinderärzten meldet sich ein Kollege, welcher der Klinik gegenüber eher kritisch gesonnen ist, immer wieder mit höhnischen, lauten Bemerkungen zu Wort. Das Publikum wird zunehmend abgelenkt, lacht zu Teilen bereits und Sie, in Ihrer Rolle als Vortragender und Klinikrepräsentant, werden nervös. Mit einer Kennen-Sie-Formulierung können Sie sich eventuell aus dieser Situation befreien. Als Vortragender gingen Sie dann auf den Störer zu und sagten: »Kennen Sie den Hund meiner Tante? Nein? Zufälligerweise bellt der auch immer, obwohl es gar nicht notwendig ist!«

Mit der unvermittelten Kennen-Sie-Technik kann man versuchen, die Aufmerksamkeit wieder auf seine Seite zu ziehen und den Störer zum Schweigen bringen. Deren Einsatz setzt aber eine gewisse Souveränität und Lebenserfahrung voraus.

- **Besser-als-Technik**

Mutter zum Arzt: »Sie sind aber ganz schön eingebildet und arrogant.«

Arzt: »Besser eingebildet als ohne Bildung.«

Die Besser-als-Technik ist eine Schlagfertigkeitsvariante, in welcher der vom Angreifer vorgebrachte Vorwurf nicht bestritten wird. Dessen Bedeutung wird jedoch heruntergespielt, im Rahmen eines Vergleichs gar relativiert. Automatisch wird ein indirekter Gegenvorwurf formuliert. Dieser indirekte Vorwurf sollte auf den Gesprächspartner passen.

- **Wie-bitte-Technik**

> **Praxisbeispiel: Aggression ausbremsen**
> Ein Vater stellt zum wiederholten Mal dieselbe Frage an die behandelnde Stationsärztin. Die Ärztin antwortet ihm erneut, dass sein Sohn heute noch nicht nach Hause kann.
> Vater: »Verhalten Sie sich doch nicht so zickig, ich hab' halt noch einige mehr Fragen als andere, da müssen Sie sich eben ein bisschen mehr Mühe geben.«
> Ärztin: »Wie bitte? Ich kann natürlich erst richtig zickig werden, Herr Mandelpfad. Insbesondere wenn man mir immer wieder dieselben Fragen stellt« oder: »Wie bitte? Wollen Sie damit etwa sagen, dass ich Sie nicht ausreichend über Ihr Kind informiere?«

Häufig wird auf einen Angriff so reagiert, dass der Angegriffene versucht, den Vorwurf zu widerlegen, indem er sagt: »Das stimmt doch so gar nicht.« In diesem Augenblick wird dem Konfliktpartner mitgeteilt, was er sagt, sei unrichtig oder unwahr. In der Regel wird nun die Runde der Stresskommunikation eingeleitet, weil der ursprünglich Angreifende sich zum Opfer wandelt. Eine zusätzliche, zwischen hart und weich angesiedelte Abwehrtechnik wäre der Satz: »Das ist Ihre Meinung«.

In der Chefarztrunde sagt der Chefarzt der Chirurgie: »Ich sehe nicht ein, dass die chirurgische Abteilung weiterhin benachteiligt wird, nur weil wir die Kinderabteilung stützen müssen.«

Der Chefarzt der Kinderklinik antwortet: »Das ist Ihre Meinung. Wir sollten jetzt zum nächsten wichtigen Tagesordnungspunkt kommen.« (Ablenken, Ignorieren)

Der Angriff des Chirurgen wird ohne weitere Entgegnung ganz einfach abgewürgt, indem der Eindruck erweckt wird, die Meinung des chirurgischen Chefs sei nicht relevant. Antwortete der Chefarzt der Kinderklinik jedoch: »Das ist ihr Problem, Herr Kollege«, und setzte vielleicht noch dazu: »Sie fühlen sich doch immer benachteiligt«, so ist anzunehmen, dass der Chefarzt der Chirurgie heftig widersprechen wird, weil er sich persönlich angegriffen fühlt.

- **Übersetzertechnik**

Bei dieser Technik wird der nur halb offen ausgesprochene Vorwurf des Angreifers vom Angegriffenen offengelegt.

Chef zum Assistenzarzt: »Die anderen Kollegen haben keine Schwierigkeiten mit dieser Aufgabe.«

Assistenzarzt: »Wollen Sie damit sagen, dass es mir am erforderlichen Wissen mangelt.«

Häufig kommt dann vom Angreifer eine Beschwichtigung, er habe dies nicht so gemeint. Diese Technik kann eingesetzt werden, wenn unsachlich kritisiert wird oder ein Vorwurf lediglich mittels einer Anspielung mitgeteilt wird.

In der Aufsichtsratssitzung richtet der Sozialdezernent das Wort an den Geschäftsführer: »Also ich finde das so nicht ganz korrekt, wie Sie das handhaben wollen, aber das gehört nicht hierher, darüber müssen wir nochmal unter vier Augen sprechen.«

Geschäftsführer antwortet: »Wollen Sie damit sagen, Herr Dr. Herzglück, dass ich irgendwelche juristischen Regeln verletze? Wenn dies Ihre Absicht war, möchte ich, dass Sie mir das hier und jetzt mitteilen!«

Sozialdezernent: »Nein, nein, so war das gar nicht gemeint, Sie machen das schon.«

8.5.4 Fazit: Souveränität und Gelassenheit

Auch wer Abwehrtechniken gegen verbale Angriffe beherrscht, ist nicht in jedem Fall vor heftigen Treffern geschützt. Inwieweit der behandelnde Arzt oder die Pflegekraft wegen des persönlichen Angriffs

Stress ausgesetzt sind, hängt davon ab, wie sie die Situation selber wahrnehmen. Hierbei spielen ihre Einstellung und ihre Vorerfahrung eine Rolle, aber auch, wie sie zum Konfliktpartner stehen, und wie sie sich im Augenblick des Angriffs emotional fühlen. Selbstbewusstsein und Gelassenheit sind die wichtigsten Voraussetzungen dafür, dass Sie sich nicht aus dem Konzept bringen lassen und intuitiv die geeignete Technik einsetzen. Ihre Gelassenheit wird aber nicht nur durch die gewählte Antwort transportiert, sondern bereits durch Körperhaltung, Gestik und Mimik beeinflusst. Eine weitere Hilfestellung kann auch sein, sich innerhalb von Sekunden für die Situation in die Vogelperspektive zu begeben. Aus dieser Position haben Sie einen besseren Überblick, werden gelassener und Sie erweitern automatisch Ihre Handlungsmöglichkeiten.

Wie bleibt man auch in unübersichtlichen Gesprächssituationen und unter Druck handlungsfähig?
- Räumliche Distanz zwischen sich und die Eltern bringen
- Aufstehen, zum Fenster gehen
- Gespräch vertagen

Denken Sie einmal an die Helikopterszenen in den meisten James-Bond-Filmen, wenn der Meister sich im letzten Moment über eine Leiter aus den schwierigsten, ausweglos erscheinenden Situationen rettet.

> Bedenken Sie immer, dass Sie als Biathlet das Fadenkreuz treffen müssen, wollen Sie kraftzehrende Extrarunden vermeiden.

Verbale Attacken – Erste Hilfe mit Selbstsofortreanimation:
- Bleiben Sie ruhig und gelassen
- Bauen Sie virtuelle Schutzschilde auf
- Lenken Sie die Energie des Angreifers von Ihrer Person weg auf die Sache hin
- Erinnern Sie an das Gesprächsziel
- Entschärfen Sie die Situation mit Brückensätzen
- Stoppen Sie einen unfairen Angriff, ohne den Dialog abzubrechen
- Wenden Sie harte Abwehrtechniken nur im Notfall an
- Torpedieren Sie Killerphrasen durch Rückfragen
- Fassen Sie den Stand der Dinge zusammen

Auch zu diesem Kapitel finden Sie einige Übungen im Anhang (▶ A.2.1.11).

Situationen, die Sie kennen könnten: Gespräche aus dem Arztalltag

9.1 Das Arztgespräch in der Routine – 236

9.2 Überbringen einer schlechten Nachricht – 244

9.3 Phasen der Traumatisierung – 253

9.4 Arztgespräch bei chronischer Erkrankung – 265

9.5 Todesnachricht – 280

> Wer das erste Knopfloch verfehlt, kommt mit dem Zuknöpfen nicht zurande. ◘ Abb. 9.1 «
Johann Wolfgang von Goethe

9.1 Das Arztgespräch in der Routine

Praxisbeispiel: Geburtstag im Krankenhaus
Auf Ihrer Station liegt ein vierjähriges Kleinkind wegen einer blutigen Gastroenteritis. Das Kind ist infusionsbedürftig und setzt unter Schmerzen 8–10 Stühle am Tag ab. Sie werden von der Stationsschwester benachrichtigt, da die Eltern mit ihrem Kind nach Hause gehen wollen.
   Arzt: »Guten Tag, mein Name ist Dr. Buntsandstein, ich bin der behandelnde Kinderarzt Ihrer Tochter Mia. Ich wollte mich jetzt mit Ihnen zusammensetzen, um den aktuellen Stand zu besprechen. Was für einen Eindruck haben sie denn aktuell von Ihrer Tochter?« (Empathie, Zauberfrage, Lob)
   Eltern: »Wir finden, es geht ihr schon viel, viel besser als noch vor einigen Tagen, einen etwas schlappen Eindruck macht sie allerdings noch.« (Zauberfrage)
   Arzt: »Genau, diesen Eindruck habe ich auch. Sie hat schon einen großen Schritt nach vorn gemacht, der Zustand hat sich unter unserer Therapie mit Infusion und Medikamenten zum Darmaufbau schon deutlich gebessert. Sie haben sehr klug gehandelt als Sie Mia so frühzeitig in die Kinderklinik brachten.«
   Eltern: »Schön, dann können wir ja morgen endlich nach Hause gehen.«
   Arzt: »Ich verstehe, dass Sie gern bald nach Hause möchten. Sie sind ja nun schon einige Tage bei uns auf Station. Etwas Geduld müssen sie aber leider noch mit der Gesundheit Ihres Kindes haben. Wichtig ist, dass es Ihrer Tochter schon besser geht, das zeigt, dass unsere Therapie genau richtig für sie ist. Es dauert immer eine Weile, bis alles wieder beim Alten ist. Um die Fortschritte bis hierher nicht zu gefährden, müssen wir Mia unbedingt weiter unterstützen, bis sie so gesund ist, dass sie wieder mit Ihnen nach Hause gehen kann. Auch dann wird sie noch nicht wieder vollständig gesund sein, das wird auch zu Hause noch einige Tage dauern.« (Weiche Abwehrtechnik, Brückensatz, Lösungsvorschlag)
   Eltern: »Ja, aber Mia hat bald Geburtstag und wir haben schon eine große Party mit vielen Leuten geplant, denen wir absagen müssten. Mia freut sich so auf ihren Geburtstag, sie fragt ständig, wann er denn sei. Wenn wir das Fest absagen, ist sie bestimmt sehr, sehr traurig, was ja auch nicht gut wäre für die Gesundheit des Kindes.«

9.1 · Das Arztgespräch in der Routine

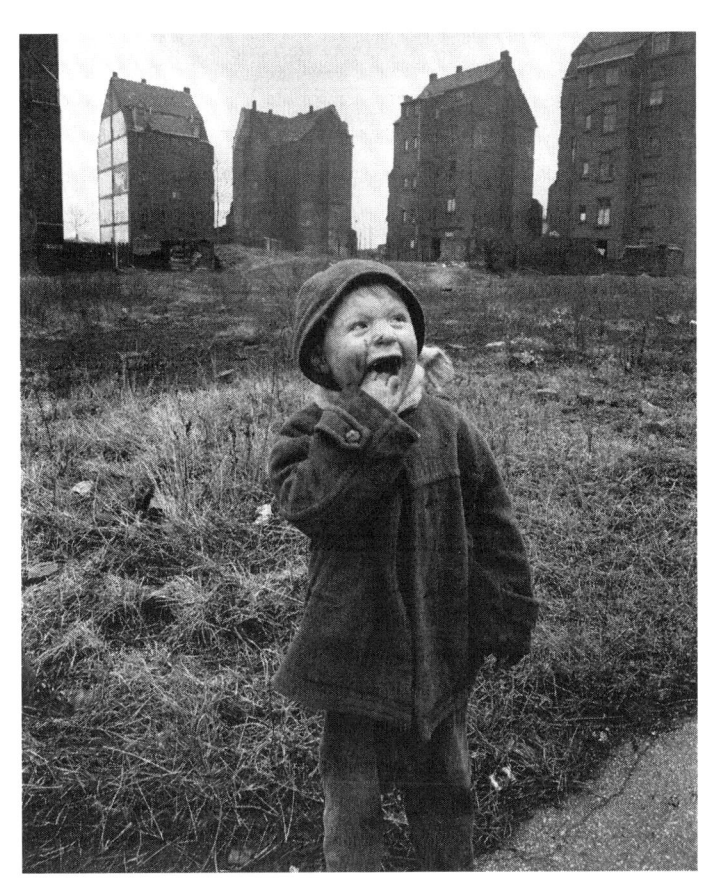

Abb. 9.1 Vielfältigkeit – Patienten des Kinder- und Jugendarztes (Mit freundl. Genehmigung des Fotoarchivs Ruhr Museum Essen)

> Arzt: »Das ist natürlich ganz schwierig für Sie, alles war anders geplant und die ganze Familie hat sich schon richtig gefreut. Natürlich bedaure ich auch, dass es nötig ist, die Einladung abzusagen, aber ich denke, die Gesundheit Ihrer Tochter geht vor. Sicherlich ist sie dann traurig und zunächst enttäuscht. In ihrem Alter wird sie auch sicher noch nicht ganz verstehen können, warum sie ihren Geburtstag nicht feiern kann. Sie als Eltern sind natürlich vernünftig und sehen, dass es Ihrem Kind noch nicht gut geht. Vielleicht könnten sie Mia beispielsweise mit einem schönen Geburtstagsgeschenk ablenken, einem besonderen Buch oder Film, und ihr den Tag hier so schön wie möglich gestalten. Die Party soll ja gar nicht gänzlich abgesagt, sondern nur verschoben werden. Alle Freunde und die Familie haben da sicherlich Verständnis. Zudem möchten Sie ja zweifellos nicht, dass ihre Freunde sich eventuell noch bei Mia ansteckten.« (Empathie, aktives Zuhören, Teillösungsvorschlag)

Eltern: »Heißt das, dass wir auch nicht aus dem Zimmer herausdürfen? Mia fühlt sich hier wie gefangen, und wir auch. Mia möchte so gern in die Spielecke zu den anderen Kindern. Es ist wirklich gemein, dass sie das nicht darf. Und an diesen Infusionsschlauch ist sie richtig gefesselt, da kann sie sich gar nicht frei bewegen, schrecklich ist das.«

Arzt: »Klar, das ist für Kinder und Eltern natürlich gleichermaßen anstrengend, über längere Zeit so an einen Raum gebunden zu sein. Trotzdem muss Mia noch im Zimmer bleiben, solange sie ansteckend für andere Kinder ist.«

Eltern: »Aber wie lange ist sie denn ansteckend? Ist das nicht langsam mal vorbei?«

Arzt: »Solange sie noch Durchfall hat, kann sie auch für andere Kinder ansteckend sein. Außerdem ist sie ja noch sehr schlapp und Sie wissen ja, dass es auf einer Kinderstation auch andere ansteckende Kinder gibt. Auch deshalb rate ich Ihnen dringend, Mia noch im Zimmer zu lassen. Sie möchten doch sicherlich auch nicht riskieren, dass sie noch eine andere Krankheit bekäme und dann noch länger bei uns bleiben müsste.«

Eltern: »Nein, das möchten wir natürlich auch nicht. Was ist aber mit der Infusion? Früher haben unsere Eltern das zu Hause ja auch ohne geschafft.« (Wechsel von Sach- auf Beziehungsebene)

Arzt: »Natürlich wurden früher viele Dinge anders gehandhabt. Es gab aber dadurch auch viele Kinder, denen man nicht wirklich helfen konnte, und die dann sehr schwer krank wurden. In dieser Zeit sind ja auch viel mehr Kinder an Infektionen gestorben, bei denen wir heute die Möglichkeit hätten, sie zu heilen. Ich kann Ihnen anbieten, Mia kurzzeitig, vielleicht für ein bis zwei Stunden von der Infusion zu nehmen, damit sie sich etwas freier im Zimmer bewegen kann. Ihre Blutwerte zeigen aber eindeutig, dass sie die Infusion zumindest stundenweise noch weiterhin benötigt.« (Verweilen auf Beziehungsebene, Wechsel auf Sachebene, Anbieten einer Teillösung)

Eltern: »Und wann können wir dann nach Hause gehen?«

Arzt: »Das richtet sich ganz nach dem Zustand Ihres Kindes. Geht es Mia noch schlecht, muss sie noch etwas bleiben, geht es ihr aber hoffentlich schnell besser, dann behalten wir sie auf keinen Fall länger als unbedingt notwendig hier. Natürlich möchten wir sie aber erst dann entlassen, wenn wir Ihnen Mia mit gutem Gewissen mit nach Hause geben und Sie sicher sein können, dass es auch zu Hause klappt. Ist das so in Ordnung für Sie?«

Eltern: »Ja, damit können wir leben.«

Arzt: »Haben Sie noch Fragen an mich?«

Eltern: »Nein, wir haben im Augenblick keine Fragen mehr. Dürfen wir Sie zu einem späteren Zeitpunkt noch einmal ansprechen, falls dies notwendig ist?«

> Arzt: »Dann bedanke ich mich für das Gespräch mit Ihnen. Ich gehe davon aus, dass es uns gelingt, Mias Gesundheit ganz schnell wieder herzustellen. Dann wird ihre nachgeholte Geburtstagsfeier zu Hause erst eine richtige Freude sein.«

- **Gesamtbeurteilung**

Das Gespräch mit den Eltern wird auf Augenhöhe geführt. Die Eltern fühlen sich mit ihren Sorgen und Fragen sehr ernst genommen, sie fassen im Laufe des Gesprächs Vertrauen zum behandelnden Arzt und können sich auf eine Lösung einlassen, obwohl diese nicht ihrem Ursprungswunsch entspricht.

> **Praxisbeispiel: Schwer zu erlangende Einwilligung**
> Ein zweijähriger Junge ist seit mehreren Tagen hochfiebernd auf Station. Bisher gibt es keine klare Diagnose, jetzt sind Petechien aufgetreten und der Assistenzarzt hat die Aufgabe, bei den Eltern das Einverständnis für eine Lumbalpunktion einzuholen.
> Arzt: »Guten Tag, Frau Kalkberg, wir haben uns ja schon gesprochen. Schön, dass ich nun auch Sie, Herr Kalkberg, kennenlerne. Ich bin Dr. Hallgarten, der Stationsarzt, und ich möchte mit Ihnen über den aktuellen Zustand Ihres Kindes sprechen.« (Sachebene, Wechsel zu aktivem Zuhören)
> Die Mutter ist aufgeregt und körperlich sehr angespannt, die Stimme klingt vorwurfsvoll: »Wir sind seit zwei Tagen im Krankenhaus und bisher wissen wir immer noch nicht, was Robert eigentlich hat. Dass er krank ist, sehen wir, doch irgendwie wird nichts unternommen. Vielleicht könnten Sie unseren Sohn jetzt mal ernst nehmen.«
> Arzt: »Ich verstehe Ihre Sorge, auch wir sind besorgt. Wir haben in den letzten Tagen zahlreiche Untersuchungen durchgeführt. Die Laborwerte waren jedoch allesamt normal, so dass wir noch keine eindeutige Diagnose stellen konnten. Aus diesem Grunde haben wir zunächst die aufgetretenen Symptome behandelt, uns um Fiebersenkung bemüht und eine Infusionstherapie begonnen.«
> Vater: »Ihm geht's aber überhaupt nicht besser mit Ihren Therapiemaßnahmen. Heute hat er auch schon mehrmals erbrochen. Es könnte schließlich auch mal Ihr Chef kommen, ich bin persönlich mit dem Geschäftsführer befreundet.«
> Arzt: »Mein Chef ist immer über neue Entwicklungen informiert. Der Geschäftsführer kann uns natürlich medizinisch keine Hilfestellung geben. Ich komme aber jetzt noch einmal vorbei, damit wir uns gemeinsam die Punkte auf Roberts Haut anschauen. Ihre Frau hat sie ja heute Morgen schon sehr früh entdeckt und uns glücklicherweise darauf aufmerksam gemacht. Vor einer

Stunde bei der Visite habe ich sie dann auch gesehen und jetzt geht es darum, sich einen Eindruck von der aktuellen Situation zu machen.« (Weiche Abwehrtechnik, Empathie, Lob)

Mutter: »Was sind das für Punkte? Sind die schlimm? Was haben die zu bedeuten?«

Arzt: »Diese Hautpunkte sind winzige Blutungen. Sie können im Rahmen vieler Infekte auftreten. Daneben beobachten wir sie aber auch bei schweren Infektionen, wie einer Hirnhautentzündung oder einer Blutvergiftung.«

Mutter: »Oh mein Gott, das ist ja schrecklich! Soll das heißen, dass mein Kind sterben könnte? Kürzlich ist erst ein Nachbarskind an einer Blutvergiftung verstorben.«

Arzt: »Tatsächlich könnte es sich um eine schwere Erkrankung handeln. Aus diesem Grunde müssen wir rasch eine Diagnose stellen. Sollte sich der Verdacht einer schweren Infektion bestätigen, ist es notwendig, schnellstmöglich eine antibiotische Therapie zu beginnen. Je schneller wir behandeln, umso sicherer ist, dass es bei Robert nicht zu Problemen kommt.«

Vater: »Warum ist diese Untersuchung dann nicht längst durchgeführt worden?« (Vorwurf, Brandbeschleuniger von Seiten des Vaters)

Arzt: »Bisher hatten wir anhand Roberts Beschwerden keinen Anhalt für eine Hirnhautentzündung. Mit diesen kleinen Hautblutungen haben wir es ja erst seit heute Morgen zu tun. Deshalb ist es erst jetzt notwendig, eine Nervenwasseruntersuchung durchzuführen.« (Stabilisierung Beziehungsebene, Sachebene ohne allzu starken Appell)

Mutter: »Das hört sich furchtbar an. Wie wird das überhaupt gemacht, ist die Untersuchung gefährlich?«

Arzt bleibt ruhig und körpersprachlich gelassen: »Wir machen diese Untersuchung regelmäßig. Natürlich birgt sie auch Risiken. Sie ist aber beim Zustand Ihres Kindes jetzt dringlich. Ich male Ihnen das Vorgehen einmal kurz auf. Für die Entnahme des Nervenwassers müssen wir mit einer Nadel zwischen zwei Wirbelkörper stechen. Ihr Kind merkt natürlich davon nichts, weil es für diese Untersuchung betäubt wird. Schauen Sie, auf meiner kleinen Zeichnung können Sie genau sehen, was wir vorhaben. Wir punktieren Robert natürlich an einer Stelle der Wirbelsäule, an der das Rückenmark nicht mehr verletzt werden kann.«

Mutter: »Gibt es denn keine anderen Untersuchungsmöglichkeiten? Verstehen Sie uns nicht falsch, aber wir würden gern unseren Kinderarzt dazu befragen. Auf ihn kann man sich immer verlassen.«

Der Stationsarzt ist jetzt deutlich angespannt, seine Gesichtsmimik verrät, dass er zunehmend genervt ist: »Ich möchte Ihnen ausdrücklich versichern, dass dies eine genau jetzt notwendige

Untersuchung ist. Ich habe eben auch mit meiner Oberärztin über Roberts Zustand gesprochen. Sie hat sich Ihren Sohn angeschaut und dann diese Untersuchung angesetzt. Sie ist schon seit 15 Jahren Kinderärztin und hat sehr viel Erfahrung.« (Stabilisierung Beziehungsebene, Sachebene, sanfter Appell)

Vater: »Wer macht denn diese Untersuchung jetzt? Haben Sie denn überhaupt Erfahrung damit?«

Arzt: »Die Oberärztin wird natürlich bei der Untersuchung dabei sein und Ihr Kind überwachen.«

Vater: »Können wir denn nicht einfach direkt mit der Therapie anfangen, ohne diese gefährliche Untersuchung durchzuführen?«

Arzt: »In einer absoluten Notfallsituation wäre dies möglich. Im Augenblick wissen wir aber noch gar nicht, ob Ihr Junge die befürchtete Krankheit überhaupt hat. Das Nervenwasser können wir aber dann auf unterschiedlichste Erreger hin untersuchen und dann auch eine gezielte Therapie durchführen. Diese Chance sollten wir nicht verschenken. Sie kann auch bedeuten, dass die Behandlungsdauer sich durch diese gezielte Therapie verkürzt. Vielleicht müssen wir aber auch gar nicht behandeln, weil Roberts Nervenwasser völlig in Ordnung ist. Wenn Sie damit einverstanden sind, schlage ich vor, dass wir die Zeit wir jetzt nutzen, um Ihrem Kind möglichst rasch zu helfen.«

Vater: »Wenn das alles so ist, müssen wir zustimmen, wir wollen natürlich auch, dass Robert bald gesund wird, oder Schatz? Der Herr Doktor wird das schon machen.« (Zunächst Aggression, nun Empathie)

Mutter: »Ja sicher.«

Arzt: »Dann bereite ich alles vor für die Untersuchung. Ich habe Sie ja richtig verstanden, dass Sie nun mit der Lumbalpunktion einverstanden sind? (Aktives Zuhören, Rückversicherung)

Vater: »Ja, es gibt ja wohl keine Alternativen.«

Arzt: »Haben Sie momentan noch weitere Fragen an mich?«

Vater: »Nein, im Moment nicht.«

Arzt: »Dann bedanke ich mich für Ihr Verständnis. Ich komme etwa in einer halben Stunde zusammen mit der Oberärztin, wenn wir alles vorbereitet haben, um die Lumbalpunktion durchzuführen.«

- **Gesamtbeurteilung**

Zunächst ist die Mutter sehr vorwurfsvoll, weil immer noch keine Diagnose gestellt wurde. In dieser Situation die Zustimmung für eine Lumbalpunktion zu bekommen, ist nicht gerade einfach. Dem Stationsarzt gelingt es durch Einsatz von viel Empathie und aktivem Zuhören, die Eltern aus dem Antipathie- ins Sympathiefeld zu führen. Zuletzt sind die Eltern von der Dringlichkeit der Untersuchung bei Robert überzeugt und willigen in eine echte Kooperation ein.

Praxisbeispiel: Stationäre Überwachung bei Commotio cerebri

Ein Kind mit den klassischen Symptomen einer Commotio cerebri in der Aufnahme vorgestellt. Aufgabe des Assistenzarztes ist es, die Eltern von der stationären Aufnahme zu überzeugen. Die Untersuchung ergab eine Prellung am Kopf und die Anamnese weist auf dreimaliges Erbrechen hin. Der Arzt hat sich bereits namentlich vorgestellt, seine Funktion erklärt und das Kind untersucht.

Arzt: »Felix hat sich bei dem Sturz eine Gehirnerschütterung zugezogen. Das Erbrechen alarmiert uns und wir denken, dass es notwendig ist, Felix stationär zu überwachen.« (Sachebene zu rasch betreten, zu schnelle Lösung)

Mutter: »Was wird denn auf Station gemacht?«

Arzt: »Zunächst ist eine engmaschige neurologische Überwachung Ihres Sohnes notwendig. Wir kontrollieren regelmäßig den Blutdruck und untersuchen seine Augen. Am zweiten Behandlungstag führen wir ein EEG durch, um eventuelle Folgen für Felix' Gehirn auszuschließen.« (Fehlende Empathie, kein aktives Zuhören, instabile Beziehungsebene)

Vater: »Ist denn eine stationäre Aufnahme wirklich notwendig? Es geht ihm doch schon wieder viel besser, schauen Sie doch nochmal genau hin, Herr Doktor.« (Eltern verweigern auf der Sachebene die Gefolgschaft)

Arzt: »Das stimmt schon, dass es Felix gerade im Moment schon wieder gut geht, aber bei einer Gehirnerschütterung müssen wir besonders vorsichtig sein, um nicht in eine Falle zu laufen. Bei diesem Krankheitsbild könnte sich sein Gesundheitszustand ganz dramatisch und vor allen Dingen sehr schnell verschlechtern. Ich empfehle auf jeden Fall eine stationäre Aufnahme. Ich gehe mal davon aus, dass Sie doch für Ihr Kind auch maximale Sicherheit wollen.«

Mutter: »Aber wir können ihn doch auch zu Hause beobachten. Wir passen auf ihn auf und von mir aus leuchten wir ihm auch in die Augen. Sie erklären uns einfach, worauf wir achten müssen.«

Arzt: »Von einer häuslichen Überwachung würde ich Ihnen abraten. Hierzu ist unbedingt medizinische Erfahrung notwendig. Außerdem muss der Junge auch nachts gut überwacht sein, dies ist zu Hause sicherlich nicht ohne weiteres gewährleistet. Ich rate nach wie vor zur stationären Überwachung.« (Ich-Botschaft nicht angekommen, Empathie und aktives Zuhören vernachlässigt)

Vater: »Wir wohnen doch bloß 5 Minuten vom Krankenhaus entfernt, sobald der Junge wieder eine Auffälligkeit zeigt, bringen wir ihn vorbei.«

9.1 · Das Arztgespräch in der Routine

Arzt: »Also, ich empfehle Ihnen dennoch, bei Felix kein Risiko einzugehen. Wir wollen ja schließlich alle nicht, dass dem Jungen etwas passiert.«

Mutter: »Naja, gut, dann bleiben wir eben eine Nacht.«

Arzt: »Eine Nacht wird nicht ausreichen. Die Erfahrungen zeigen, dass schwerwiegende Symptome wie eine Schwellung des Gehirns oder auch eine Blutung zeitversetzt auftreten können. In dem Fall muss sofort eine Röntgenuntersuchung durchgeführt werden. Die kritische Phase dauert in der Regel 48 Stunden.« (Klare Aussage, trotz Schwierigkeiten beim Hören der Sachbotschaft auf Seiten der Eltern)

Mutter: »Morgen ist aber doch der 70. Geburtstag von Tante Anneliese. Darauf hat Felix sich so gefreut.«

Vater: »Stimmt, vielleicht können wir ihn dann einfach hier überwachen lassen und zwischendurch mal ein paar Stunden mit dem Jungen zur Feier gehen.«

Arzt: »Pardon, auch diesem Plan muss ich leider widersprechen. Sollte sich der Junge bei Tante Anneliese verletzen oder es auf dem Weg dahin zu einem Unfall kommen, gäbe es ein Riesenproblem mit Ihrer Versicherung. Hier sollten wir kein Risiko eingehen.« (Klare Aussage, Empathie)

Mutter: »Aber der Junge hat sich doch so gefreut auf das Fest.«

Arzt: »Ich kann verstehen, dass Felix sehr gerne mit zu dieser Feier ginge, nur die Sicherheit Ihres Kindes hat für mich absoluten Vorrang. Wie sehen Sie das?« (Weiche Abwehrtechnik mit Brückensatz, Empathie, offene Frage)

Mutter: »Naja, ich tu alles für Felix. Haben Sie denn wenigstens ein Einzelzimmer für mich und meinen Sohn? Sie haben doch selbst gesagt, er braucht unbedingt viel Ruhe.«

Vater: »Die schöne Feier…«

Arzt: »Stimmt, da haben sie Recht. Es ist immer schön, wenn die Familie zusammenkommt. Aber jetzt steht die Gesundheit Ihres Sohnes an erster Stelle.«

Mutter: »Ich verstehe, dann bleiben wir die zwei Tage.«

Arzt: »Da jetzt Wochenende ist, werden wir nach Ablauf der 48 Stunden am Sonntag leider nicht direkt ein EEG machen können, sondern erst am Montag.«

Vater: »Wir sind flexibel, dann kommen wir Montag ambulant zum EEG wieder.«

Arzt: »Das wird leider nicht möglich sein. Sehen Sie, der Vorteil des stationären Aufenthalts bestünde aber darin, dass die Funktionsabteilung Felix zur Untersuchung flexibel abrufen kann, da ich heute noch nicht weiß, wann Felix an der Reihe ist.«

Mutter: »Wie gesagt, einfach anrufen, wir sind rasch hier.«

Arzt: »Leider ist dies unsererseits nicht so leicht abzustimmen. Sie müssen wissen, dass montags immer alle Stationen viele

> Untersuchungen anordnen, da ist ein reibungsloser Ablauf intern sehr wichtig. Andererseits wollen sie ja auch nicht morgens um 8 Uhr einbestellt werden und wären dann vielleicht erst zweieinhalb Stunden später an der Reihe.«
>
> Vater: »Sie haben ja viele Spielecken hier, da wird Warten kein Problem. Felix ist ein friedliches Kind.«
>
> Arzt: »Außerdem muss das EEG erst noch ausgewertet werden muss. Da dies nur von einer spezialisierten Oberärztin oder dem Chefarzt gemacht werden kann und einige Zeit benötigt, müssten Sie eventuell auch darauf noch warten. Da wäre es wirklich einfacher, noch eine Nacht länger zu bleiben und am frühen Nachmittag des nächsten Tages gehen zu können, dann aber auch Bescheid zu wissen.«
>
> Beide Eltern: »Sie haben uns überzeugt, wir bleiben also. Vielen Dank!«

- **Gesamtbeurteilung**

Der Gesprächseinstieg des Arztes ist kritisch, weil er sofort auf der Sachebene klare Lösungen präsentiert. Zuvor hätte er aber eine Brücke mittels Empathie und aktiven Zuhörens bauen müssen, um schnell zum Ziel zu kommen. Aus diesem Grund verweigern die Eltern auch zunächst die Zustimmung. Im Laufe des Gesprächs gelingt es dem Arzt aber, nachdem auch mehr Empathie für deren Situation spürbar ist und aktives Zuhören eingesetzt wird, die Eltern im Interesse ihres Kindes zur Kooperation zu bringen. Der Gesprächsabschluss zeitigt das gewünschte Ergebnis für den Arzt: stationäre Aufnahme für 48 Stunden.

9.2 Überbringen einer schlechten Nachricht

9.2.1 Besonderheiten des Arztgesprächs

> **Praxisbeispiel: Diagnose Hirntumor**
> **Ausgangssituation:**
> Frau Dr. Heiligenberg ist Assistenzärztin im zweiten Berufsjahr in einer Klinik für Kinder und Jugendliche. Aktuell ist sie auf der Schulkinderstation als Stationsärztin eingesetzt. Auf der Station sind in der Regel 18 Patienten, wobei es täglich 6–7 Zu- und Abgänge gibt. Die durchschnittliche Verweildauer der Kinder beträgt 2,9 Tage. Auf der Station werden Patienten der ganzen Breite pädiatrischer Diagnosen versorgt. Nach der Morgenbesprechung geht die Assistenzärztin direkt auf Station und erkundigt sich bei den Schwestern nach den Zugängen der Nacht. Sie beginnt mit den Blutentnahmen und macht im Anschluss eine Visite mit

dem Oberarzt. Gegen Mittag werden die neuen Verordnungen angesetzt, die ersten Arztbriefe geschrieben, Telefonate geführt und nebenbei DRG-Kodierungen veranlasst. Heute hat sie einen besonders anstrengenden Tag, da die stationäre Aufnahme einer akut erkrankten Kollegin wegen nicht besetzt ist. Deshalb muss sie häufig in die Aufnahme hinuntergehen, um dort die für ihre Station vorgesehenen Patienten selbst aufzunehmen. Auch am Nachmittag erwarten sie weitere Aufgaben, wie das Durchführen von Ultraschalluntersuchungen, Elterngespräche, Röntgenbesprechung und um 16:00 Uhr noch eine interne Fortbildung. Zu allem Überfluss fehlt heute auch noch der PJler. Als Frau Dr. Heiligenberg von der Fortbildung zurückkommt, ruft sie der radiologische Chefarzt an und bittet sie, umgehend in die Radiologie zu kommen. Am Morgen hatte sie die achtjährige Sophie aufgenommen, die seit einigen Monaten über Kopfschmerzen und gelegentliches Erbrechen klagte. Auf Veranlassung des Kinderarztes war sie jetzt zur kernspintomographischen Untersuchung eingewiesen worden, nachdem ein Schielen des linken Auges auffiel. Der Radiologe präsentiert Kollegin Heiligenberg die Kernspintomographieaufnahmen, die einen großen isodensen Tumor im Hirnstamm zeigen. Die Mutter wurde über den MRT-Befund noch nicht informiert, hat aber nach ihrer Begegnung mit der Röntgenassistentin sicherlich eine Vorahnung, da sie aus deren Körpersprache schließen konnte, dass etwas nicht stimmte.

Frau Dr. Heiligenberg kehrt im Anschluss auf die Station zurück und überlegt, wie weiter vorzugehen ist. Sofort die Mutter informieren und einen Gesprächstermin noch heute vereinbaren? Oder eventuell das Gespräch auf morgen vertagen? Sie weiß, dass der Chef als Neuropädiater Gespräche mit den Eltern in solchen Fällen gern selbst führt. Doch der Chef wird heute Nachmittag nicht im Hause sein. Sie ist unsicher, ob sie dieses sicherlich schwierige Gespräch alleine führen solle, weil sie noch zu wenig Erfahrung hat. Einen Augenblick überlegt sie, ob sie den Stationsoberarzt hinzuziehen sollte, fürchtet aber, dass dieser dann das Gespräch mit den Eltern allein führen möchte. Nach einigem Überlegen entscheidet sie sich dafür, den momentan diensthabenden Oberarzt einzubeziehen, da dieser sie gewiss mit zum Gespräch nehmen wird. (Frau Dr. Heiligenberg hat ihr inneres Team aktiviert) Der Oberarzt teilt ihr telefonisch mit, dass sie zunächst der Mutter mitteilen soll, dass der Vater des Kindes in die Klinik kommen müsse.

Arztgespräch:
Gegen 16.45 Uhr ist Frau Dr. Heiligenberg bei der Mutter auf Station. Sie sagt zu ihr: »Frau Stein, der Oberarzt und ich wollen gleich mit Ihnen über Sophies Befunde sprechen. Hierzu ist es notwendig, dass Sie Ihren Mann informieren, damit er dabei sein kann.«

Die Mutter fragt: »Aber was ist denn? Können wir das denn nicht zunächst klären? Ich wollte Sophie gleich mit nach Hause nehmen. Mein Mann hat fürchterlich viel Arbeit. Ich denke, das wird nicht ganz einfach sein.«

Ärztin: »Ich verstehe, dass Ihr Mann viel Arbeit hat und Sie ihn jetzt eigentlich nicht kontaktieren wollen. Ich bitte Sie aber dennoch darum, ihn jetzt anzurufen, damit er beim Gespräch dabei sein kann.« (Empathie, aktives Zuhören, Ich-Botschaft)

Mutter: »Können wir das Gespräch denn nicht morgen führen? Es wird doch nichts Schlimmes sein?«

Ärztin: »Vielleicht können Sie jetzt bitte Ihren Mann anrufen und uns dann bald Bescheid sagen.« Frau Dr. Heiligenberg verlässt den Raum und geht ins Schwesternzimmer, um die noch notwendigen Entlassungen fertig zu machen. Für heute Abend hatte sie sich eigentlich nach langer Zeit erstmals wieder verabredet, um mit ihrer Freundin zusammen zu joggen. Sollte sie diese Verabredung besser absagen? Sie ist jetzt schon verärgert, dieses Gespräch so spät noch führen zu müssen. Während sie überlegt, ob sie vielleicht den Oberarzt das Gespräch vielleicht doch allein führen lassen könnte, kommt die Mutter erneut ins Schwesternzimmer und sagt: »Mein Mann lässt ausrichten, dass er heute erst sehr spät kommen kann, da seine Praxis noch sehr voll ist. Der früheste Termin für ihn ist 20:00 Uhr. Dies aber nur, wenn es unbedingt sein muss.« Nach Rücksprache mit dem Oberarzt wird beschlossen, das Gespräch gegen 20:00 Uhr noch zu führen, auch um möglichst rasch Klarheit zu bekommen, wie es mit Sophie weitergehen soll. Gegen 20:15 Uhr kommt der Vater in die Klinik. Der Oberarzt wird gerufen, während Frau Dr. Heiligenberg einen ruhigen und einigermaßen aufgeräumten Raum für die Besprechung sucht. Der Oberarzt Herrenberg betritt den Raum, stellt sich den Eltern vor und bittet alle, Platz zu nehmen. Bevor der Oberarzt mit seinen Ausführungen beginnen kann, klagt der Vater, dass er es ziemlich dreist findet, dass man ihn quasi zwangsweise noch abends um 20:00 Uhr in die Klinik einbestellt, um über seine Tochter zu sprechen. Schließlich habe er den ganzen Tag die Praxis voll gehabt, den letzten Patienten habe er abbestellen müssen, und den seit lange geplanten Stammtisch mit den niedergelassenen Zahnärzten könne er jetzt nicht besuchen.

Der Oberarzt sagt: »Ich habe schlechte Nachrichten für Sie beide. Wie Sie wissen haben wir ja heute bei Sophie eine Kernspintomographie durchgeführt. Auf diesen Bildern haben wir leider bei Ihrem Kind einen Hirntumor festgestellt.« Nach diesem Satz schweigt der Oberarzt, es tritt eine kurze Stille im Raum ein. (Klare Botschaft, kurze Sätze, mehrere Pausen)

Nach wenigen Sekunden ergreift der Vater das Wort: »Reden Sie nicht um den heißen Brei herum. Die Frage ist doch, wo ist der Tumor genau und kann man ihn operieren oder nicht?«

9.2 · Überbringen einer schlechten Nachricht

Oberarzt: »Der Tumor liegt im Hirnstamm. Ich bin kein Spezialist und würde die Bilder gern einem Neurochirurgen zusenden, der viel Erfahrung mit Kindern hat, um klären zu lassen, inwieweit eine Operation möglich ist.«

Vater: »Zeigen Sie mir doch mal die Bilder, ich kann das schließlich selbst entscheiden.«

Dem Vater werden die kernspintomographischen Bilder gezeigt, und nach wenigen Augenblicken, ohne dass der Oberarzt eine Erklärung abgegeben hat, sagt er: »Der Tumor ist nicht operabel. Das bedeutet bei dieser Lokalisation unser Kind wird bald sterben. Bestrahlung und Chemo bringen nach meinem Kenntnisstand nichts bei diesem Tumor. Sophie ist nicht zu retten. Ich nehme mein Kind auf jeden Fall noch heute Abend mit nach Hause.«

Frau Dr. Heiligenberg hat bisher geschwiegen und die Mutter genau beobachtet. Frau Stein wirkt wie gelähmt, sie zeigt weder im Gesicht, noch an Händen oder Füßen eine Reaktion. Der Oberarzt sagt jetzt zu den Eltern: »Aufgrund meiner medizinischen Erfahrung bin ich der Meinung, dass das Kind heute Nacht auf jeden Fall bei uns bleiben muss. Wir müssen schauen, ob sich eventuell Hirndruck entwickelt, gegebenenfalls sollte man auch noch mit einer Kortisontherapie beginnen. Ihr Kind bedarf einer intensiven Überwachung. Lassen Sie uns doch gemeinsam einen zweiten Termin für morgen vereinbaren. Zu diesem Termin werde ich dann unseren Chef hinzuziehen. Vielleicht haben wir dann auch schon die ersten Informationen von unseren neurochirurgischen Kollegen.« (Ich-Botschaft, Alternative aufgezeigt, um Zeit zu gewinnen; Oberarzt kommuniziert lediglich auf der Sachebene, kein Einsatz von Zauberfrage und aktivem Zuhören)

Frau Dr. Heiligenberg wendet sich an die Mutter und sagt: »Frau Stein, ist Ihnen nicht gut? Soll ich Ihnen ein Glas Wasser holen?« Die Mutter nimmt Blickkontakt mit der Ärztin auf: »Sie meinen, mein Kind muss sterben?«

Der Oberarzt wendet sich jetzt an die Mutter: »Was meinen Sie, Frau Stein, sollen wir nicht erst einmal die Sicherheit Ihres Kindes für die heutige Nacht in den Vordergrund stellen? Morgen können wir im Gespräch zusammen mit unserem Chef alles Weitere besprechen«

Die Mutter trinkt einen Schluck Wasser und fängt an zu schluchzen: »Das kann nicht sein, das kann nicht sein.« In diesem Augenblick mischt sich der Vater wieder ein: »Meine Frau kann das nicht entscheiden, nicht in dieser Situation. Sehen Sie nicht, wie fertig sie ist? Entscheidungen muss ich jetzt hier treffen. Ich sehe keinen Grund, warum mein Kind noch eine Nacht bei Ihnen in der Klinik bleiben soll.«

Oberarzt: »Geben Sie Ihrem Kind doch wenigstens die Chance, sich eine Nacht bei uns mit guter Überwachung auszuschlafen. Ich bitte Sie noch einmal, zusammen mit Ihrer Frau zu überlegen,

> wie wir jetzt weiter vorgehen können. Vielleicht beraten Sie sich noch einmal mit Ihrer Frau und sagen uns später Bescheid. Ich bin sicherlich noch ein bis zwei Stunden im Haus, und würde dann noch einmal zu Ihnen kommen. Auf jeden Fall sollten wir uns aber für morgen um 10:00 Uhr hier wieder verabreden. Können wir so verbleiben?« (Vater möchte nicht im Sprachfeld des Nähetyps kommunizieren, das jedoch vom Oberarzt bedient wird, wahrscheinlich ist der Vater ein Distanztyp, derart starke Näheargumente verweisen ihn noch stärker in sein Heimatgebiet Distanz. Außerdem will der Vater selbst entscheiden und weigert sich, auf die konkreten Vorschläge des Oberarztes einzugehen.)
>
> Gegen 23:30 Uhr erfährt der Oberarzt von der Nachtdienstschwester, dass Herr Stein jetzt mit seinem Kind nach Hause gehen wird. Eine akute, lebensbedrohliche Situation für das Kind besteht nicht, aus diesem Grunde greift der Oberarzt nicht erneut ein. Der Termin am nächsten Morgen um 10 Uhr wird von den Eltern nicht wahrgenommen. Der behandelnde Kinderarzt wird informiert und gebeten, mit den Eltern Kontakt aufzunehmen, um ein entsprechendes Gespräch zu vereinbaren. Zwei Tage später ruft der Kinderarzt an und berichtet, dass die Eltern sich entschlossen haben, mit ihrem Kind eine andere speziell kinderonkologische Klinik aufzusuchen.

9.2.2 Überbringen schlechter Nachrichten: eine große Herausforderung

Im 21. Jahrhundert führt definitiv kein Weg an der Überbringung einer Diagnose vorbei, mag sie auch noch so grausam sein. Kein Arzt darf sich anmaßen, lebensbeeinflussende Erkrankungen eines Kindes, seien sie noch so schwer, zu verschweigen. Das war nicht immer so. Bis in die 1960er Jahre galt die Aufklärung von Patienten angesichts schwerwiegender Diagnosen, sowohl im Erwachsenen- als auch im Kindesalter, als kontraindiziert. Die Ärzte waren der Überzeugung, dass die Aufklärung von schwerkranken Patienten und deren Eltern schädlich sei, weil das Wissen um die Krankheit und deren Schwere die Hoffnung auf eine erfolgreiche Therapie rauben könnte. Häufig war es im pädiatrischen Bereich so, dass Eltern um die Diagnosen wussten, die betroffenen Kinder und Jugendlichen dagegen nicht.

In den 1970er Jahren setzte dann ein tiefgreifender Einstellungswandel bei Ärzten ein. Respekt vor der Autonomie des erkrankten Kindes und seiner Eltern sowie das Recht auf Selbstbestimmung wurden jetzt höher bewertet und als Grundlage für die Pflicht des Arztes herangezogen, eine komplette Aufklärung durchzuführen. Auch aus juristischer Perspektive ließ sich infolge einiger Rechtsprechungen die eindeutige Verpflichtung ableiten, dass über Anlass, Art, Umfang und Dringlichkeit der Behandlung, Folgen einer etwaigen Nichtbehandlung sowie Behandlungsalternativen aufzuklären ist. Die Entscheidung über Inhalt und Umfang des Aufklärungsgesprächs ist eine genuin ärztliche Aufgabe, die es zu wahrzunehmen gilt. Im Laufe der letzten Jahrzehnte setzte sich auch in diesem Teilbereich die Erkenntnis durch, dass die kommunikative Kompetenz, schlechte Nachrichten zu überbringen, keine Naturbegabung des Arztes sei, sondern durch entsprechende Fortbildungen erlernt werden muss. Gerade bei »bad news« ist es extrem wichtig, das Arztgespräch mit den Eltern zu strukturieren.

> **Strukturierung des Diagnosegesprächs im Falle einer lebensbeeinflussenden Erkrankung:**
> - Gespräch gründlich vorbereiten
> - Vorwissen der Eltern klären
> - Informationsbedürfnis erkunden
> - Wissen vermitteln
> - Emotionen auffangen
> - Vorgehen vereinbaren

Schritt 1: Planung und Rahmenbedingungen

Ist ärztlicherseits die Diagnose einer schwerwiegenden, lebensbedrohlichen Erkrankung gestellt worden, so gilt es, Vorbereitungen für das Erstgespräch mit den Eltern zu treffen. Es ist zu klären, wer das Gespräch von Seiten der Ärzteschaft führt, wer an dem Gespräch teilnimmt und wie es gelingt, dass möglichst beide Elternteile einbezogen werden können. Sinnvoll ist es, dass der bereits den Eltern bekannte Arzt, in der Regel der Stationsarzt, und noch ein erfahrener Fach- oder Oberarzt das Gespräch führen. Ort und Zeit müssen festgelegt und eine störungsfreie Atmosphäre für das Gespräch sichergestellt werden.

> Diese Rahmenbedingungen für das Diagnosegespräch müssen sichergestellt werden:
> - geeigneter Gesprächsraum
> - Ungestörtheit
> - ausreichend Zeit
> - Vorbereitungszeit für den Arzt unmittelbar vor Gesprächsbeginn

Schritt 2: Vorbereitung

Stellen Sie sich in der Vorbereitung folgende Fragen:
- Sind Informationen einzuholen, die für das Erstgespräch wichtig sind?
- Was wurde den Eltern bisher mitgeteilt?
- Welchen Informationsstand könnten sie bereits haben?

- Gibt es Vorerfahrungen mit dieser Erkrankung?
- Wie ist das soziale Netz der Familie beschaffen?

Schritt 3: Gesprächsziele vergegenwärtigen

Bevor Sie den Raum mit den Eltern betreten, sollten Sie sich noch einmal Ihre drei Kernziele verinnerlichen:

> In der Verantwortung des Arztes liegt es, dass:
> - die Eltern die schwerwiegende Diagnose verstehen,
> - er seine Glaubwürdigkeit vor den Eltern behält,
> - er den Eltern vermittelt, dass sie mit ihrem schwerkranken Kind nicht allein sind.

Schritt 4: Einstieg

> Komponenten der Gesprächseröffnung:
> - Patient abholen
> - Körpersprache beachten
> - Fragen stellen
> - Vorwarnung geben

»Ich befürchte, ich habe keine guten Nachrichten für Sie« oder »Die Ergebnisse der Untersuchung bei Ihrem Kind sind sehr besorgniserregend«, oder »Leider ist es nun ganz sicher, dass Sophie…« könnten mögliche Gesprächseröffnungen sein. Nach diesen Eingangssätzen kann es hilfreich sein, zunächst eine Sprechpause von Seiten des Arztes einzuhalten. In der Regel werden die Eltern dann fragen »Was ist denn jetzt mit unserem Kind?« Anschließend ist die zentrale Botschaft in klaren, direkten und kurzen Sätzen mitzuteilen. »Die Ergebnisse der Kernspintomographie haben gezeigt, dass bei Sophie ein Hirntumor vorliegt.«

Schlechte Nachrichten werden durch verbale Weichspüler für die Eltern nicht leichter erträglich. Die Diagnose soll klipp und klar ausgesprochen und anschließend die wichtigsten Informationen in kurzen Sätzen mitgeteilt werden. Vieles von dem, was Ärzte sagen, wird nach der Diagnosemitteilung nicht mehr aufgenommen.

Schritt 5: Emotionen auffangen

In dieser Phase werden Emotionen der Eltern zugelassen, Pausen eingeräumt. Der Arzt konzentriert sich darauf, den Eltern zuzuhören. »Möchten Sie jetzt noch mehr Informationen? Oder sollen wir alles Weitere morgen in einem zweiten Termin besprechen?«

Wichtig ist es, die Eltern in ihrer Angst und Ohnmacht nicht allein zu lassen, gänzlich auf negative Sprachformulierungen zu verzichten und eine verlässliche, permanente Begleitung für die jetzt anstehenden Schritte zuzusagen. Wichtig ist insbesondere, auf Floskeln wie »Das Leben ist hart«, »Das wird schon«, »Hoffnung gibt es immer« oder »Wir tun jetzt alles für Ihr Kind« gänzlich zu verzichten. Der

Satz »Es ist mir schwergefallen, Ihnen heute diese Diagnose zu übermitteln« sollte niemals fallen. Er impliziert die Aufforderung an die Eltern, die Rolle zu wechseln und nun Ihnen als dem behandelnden Arzt Trost zu spenden.

Gesprächskomponenten in der Stunde der Wahrheit:
- Verständlichkeit
- Ehrlichkeit
- Deutlichkeit
- Wesentlichkeit
- Positive Botschaften zuerst
- Nachfragen
- Ansprechpartner sein
- Neuen Termin vereinbaren

Schritt 6: Fakten bündeln

Nachdem die Eltern über die Diagnose informiert wurden, fasst am Ende des Gesprächs der Arzt noch einmal kurz zusammen, worin die wesentlichen Punkte bestehen. Im Vordergrund steht, Unterstützungsmöglichkeiten von professioneller Seite, aber auch im Freundeskreis zu benennen. Daneben gehört auch, weitere Termine zu fixieren und gegebenenfalls akute Hilfestellung zuzusagen. Während des gesamten Gesprächs muss Blickkontakt zu den Eltern von Seiten des sprechenden Arztes bestehen. Gesprächstempo und auch Intensität der Informationen müssen nach den Bedürfnissen der Eltern gut dosiert werden. Weiterhin sind kurze Sprechpausen notwendig, sowie die Gelegenheit, Fragen zu stellen und das Mitgeteilte zu wiederholen.

Diagnoseübermittlung:
- Behandlungsmöglichkeiten
- Nebenwirkungen der Behandlung
- Behandlungsziel
- Prognose

> Bauen Sie das Gespräch Stein auf Stein auf, nutzen Sie eine »Wasserwaage«, indem sie Fragen an die Eltern stellen, führen Sie keine Monologe!

9.2.3 Sonderfall Pädiatrie

Ein wichtiger, bisher nicht ausdrücklich angesprochener Punkt, ist die Frage, wie im pädiatrischen Bereich vorgegangen werden solle. Hier besteht das bekannte Dreiecksverhältnis mit der Besonderheit,

dass der zu behandelnde Patient immer flankiert wird durch die betroffenen Eltern. In Abhängigkeit vom Alter des betroffenen Kindes bzw. Jugendlichen sind unterschiedliche Vorgehensweisen sinnvoll. Diese Fragen sollte man sich vorab stellen:
– Wer soll zuerst aufgeklärt werden: der Patient, also der Jugendliche bzw. das Kind, oder die betroffenen Eltern?
– Soll ein gemeinsames Gespräch in der Eröffnungsphase gewählt werden oder erfolgt zunächst das Gespräch alleine mit den Eltern?

Hierzu existieren unterschiedliche Untersuchungen, die kein einheitliches Bild ergeben. Sicherlich ist es vorteilhaft, die Eltern anhand der oben beschriebenen Schritte vorab zu informieren. In dieser Phase kann es problematisch sein, wenn Patient und Eltern gemeinsam aufgeklärt werden. Die Eltern wagen es in Anwesenheit des Patienten in der Regel nicht, tiefergehende Fragen, vor allen Dingen bezüglich der Prognose, zu stellen. Unter Eltern ist die Auffassung weit verbreitet, in einer solchen Situation vor dem Kind stark sein zu müssen, weshalb sie auch ihren Emotionen nicht freien Lauf lassen.

Auf der anderen Seite kann es auch für den Arzt schwierig werden, sollten die Eltern verlangen, dass bestimmte Informationen über die Erkrankung des Kindes nicht an den betroffenen Patienten selbst weitergegeben werden sollen. Die Glaubwürdigkeit des behandelnden Arztes wird, zumindest aus der Sicht des Jugendlichen, erheblich in Frage gestellt, wenn dieser erführe, dass ihm wesentliche Informationen vorenthalten wurden. Hier sind individuelle, im Einzelfall zu modifizierende Lösungen anzustreben. Es darf nicht darum gehen, von Seiten des Arztes bestimmte Informationen zurückzuhalten, sondern es sollte lediglich die Reihenfolge zur Diskussion stehen, in der die Gespräche geführt werden. Speziell in diesen Gesprächen zeigt sich, ob hohe ärztliche Professionalität verbunden ist mit der Fähigkeit, fachliches Wissen und mitmenschliche Fürsorge zu vermitteln.

> Seien Sie sich in solchen Gesprächen ständig der besonderen Situation bewusst. Nehmen Sie sich zurück, tragen Sie als behandelnder Arzt auch Nichtlösungen mit. Bieten Sie den Eltern Ihre kontinuierliche Begleitung an.

9.2.4 Gesprächsleitfaden für schwierige Gespräche

Wann setze ich welche Technik ein, wenn ich etwas Schwieriges bzw. Kritisches ansprechen will? ◻ Tab. 9.1 bietet eine Übersicht. Generell gilt: je größer das Problem/der Konflikt, desto knapper sollte die beiläufige Unterhaltung ausfallen!

Tab. 9.1 Gesprächstechniken in Abhängigkeit von der Gesprächsphase

Phase	Gesprächstechnik
1 Beziehungsaufbau	– Begrüßen – positive Atmosphäre – Rahmen beachten
2 Ich-Botschaft	– Sichtweise – Auswirkungen – Gefühle
3 Standpunkt des Gesprächspartners	– offene Fragen – aktives Zuhören – Bedürfnisrecherche
4 Dialog	– Ziel: gemeinsame Lösung
5 Konsens und Abschluss	– Herbeiführen einer konkreten Vereinbarung – Zeitplan besprechen – Gesprächsverlauf würdigen – Klärung noch offener Fragen

9.3 Phasen der Traumatisierung

9.3.1 Schockreaktion

Praxisbeispiel: Unfall mit Folgen
Herr Herrenberg frühstückt in Ruhe, bevor er sich fertig macht, um zu seinem Arbeitsplatz aufzubrechen. Von Beruf ist er Finanzbuchhalter und er freut sich auf seinen Arbeitstag. Kurz nach 8 Uhr fährt er mit seinem Auto los. Sein momentanes Hochgefühl wird noch dadurch gesteigert, dass es heute Morgen keinen Streit mit seiner pubertierenden Tochter gab und für den Abend ein Theaterbesuch geplant ist. Jeden Morgen muss er auf seinem Weg zur Arbeit einen Tunnel passieren und es scheint ein Tag wie jeder andere zu werden. Am Ausgang des Tunnels erblickt er jedoch plötzlich eine Massenkarambolage, direkt vor ihm. Instinktiv vollführt er eine Vollbremsung und kommt mit dem Wagen am Seitenrand, direkt neben der Leitplanke, zum Stehen. Grausige Bilder umgeben ihn: schreiende Menschen, unangenehme Gerüche, völlig zerstörte Autos und daneben die Unsicherheit, was nun zu tun sei. Sein ganzer Körper wird mit Stresshormonen überschüttet, seine vorab bestehende Hochstimmung ist innerhalb von Sekundenbruchteilen nackter Angst um sein Leben gewichen. Erfreulicherweise ist ihm persönlich nichts passiert, die Bilder aber bleiben ihm erhalten.

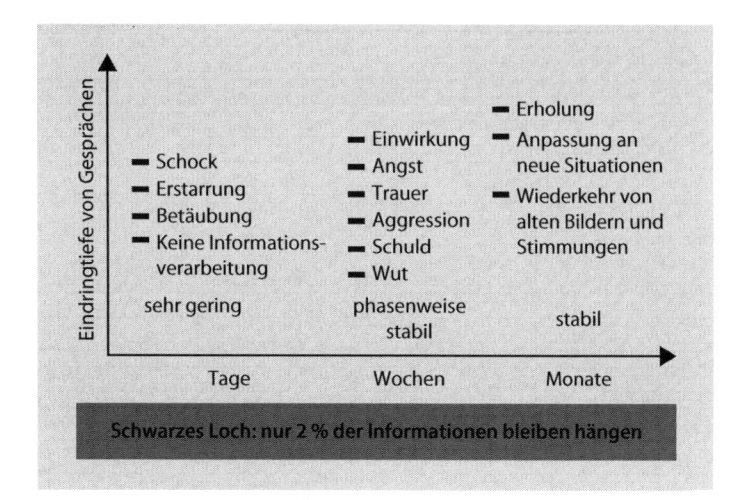

Abb. 9.2 Traumatisierungsphasen

Eindringtiefe von Gesprächen

- Schock
- Erstarrung
- Betäubung
- Keine Informationsverarbeitung

sehr gering

- Einwirkung
- Angst
- Trauer
- Aggression
- Schuld
- Wut

phasenweise stabil

- Erholung
- Anpassung an neue Situationen
- Wiederkehr von alten Bildern und Stimmungen

stabil

Tage — Wochen — Monate

Schwarzes Loch: nur 2 % der Informationen bleiben hängen

Medizinisch betrachtet handelt es sich um ein traumatisierendes Ereignis. Die Bilder des Unfalls werden Herrn Herrenberg eventuell lebenslang nicht mehr loslassen und speziell, wenn er mit einem Auto und durch einen Tunnel fährt, aktualisiert. Furcht, Hilflosigkeit und Panik könnten in der Zukunft die Folge für Herrn Herrenberg sein (Abb. 9.2). Sie werden vielleicht fragen, was hat diese Szene mit ärztlicher Gesprächsführung zu tun? Wenden wir uns deshalb noch einem anderen Beispiel zu.

> **Praxisbeispiel: Unerwartetes Ereignis**
> Herr Königsbach ist verheiratet, er hat zwei Kinder im Alter von 8 und 16 Jahren. In 12 Wochen erwartet die Familie erneut Nachwuchs. Von Beruf ist er Controller, an einem Morgen bei schönem Wetter fährt Herr Königsbach glücklich und zufrieden in sein Büro. Er freut sich riesig auf das Baby und hat die Geburt und die Zeit danach mit dem Neugeborenen bereits genauestens geplant. Zusätzlich hat ihm sein Chef gestern in Aussicht gestellt, dass er eventuell befördert werden kann. Gegen 14:40 Uhr bekommt er an seinem Arbeitsplatz einen Anruf aus der Geburtsklinik. Ihm wird mitgeteilt, er möge sofort in die Klinik kommen. Auf seine Frage, was denn geschehen sei, wird ihm von einer ihm unbekannten Schwester gesagt, es gebe Probleme bei seiner Frau.
> Herr Königsbach kommt gegen 15:10 Uhr in die Klinik und begibt sich sofort in die Geburtshilfeabteilung. Eine Schwester erklärt ihm, seine Frau habe einen Notkaiserschnitt gehabt und liege jetzt noch im OP-Raum, im Moment könne er nicht mit ihr sprechen. Sie schlägt vor: »Gehen Sie doch erst einmal nach Ihrem Kind schauen« und sagt, das Kind sei in die Neonatologie der Kinderklinik verlegt worden.

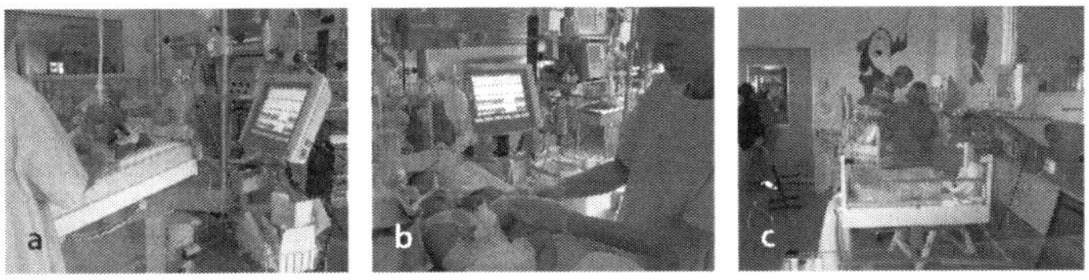

9.3 · Phasen der Traumatisierung

Abb. 9.3a, b und c. Auf der neonatologischen Intensivstation (Mit freundl. Genehmigung des Autors)

Der Vater macht sich als erstes auf den Weg, um nach seinem Kind zu schauen. Eine Stunde später steht er allein auf der neonatologischen Intensivstation vor einem »Häufchen Mensch« (Abb. 9.3). Die Schwester kommt auf den Vater zu und sagt: »Sie haben doch sicherlich schon gehört, wie es Ihrer Frau geht. Der Kaiserschnitt war nötig, um Ihr Kind zu retten. Ich erkläre Ihnen jetzt erst einmal die Hygienevorschriften der Station, bevor wir gemeinsam zu Ihrem Kind gehen.« Nachdem der Vater eingewiesen wurde, wie er sich auf der Station zu verhalten habe, begleitet ihn die Schwester zu seinem Kind. »Ihr Kind muss beatmet werden und wir müssen seine Vitalfunktionen aufrecht erhalten. Zusätzlich müssen wir Medikamente geben, aus diesem Grund gibt es hier so viele Schläuche. Die Einzelheiten wird Ihnen später der Arzt erklären.« Während Herr Königsbach vor dem Inkubator auf den Arzt wartet, sieht, hört und riecht er. In diesen Augenblicken werden massiv Stresshormone ausgeschüttet, Fragen wie »Was ist mit meinem Kind, was mit meiner Frau, wie soll das alles weiter gehen?« kreisen in seinem Kopf. Er fühlt sich wie gelähmt und möchte einfach nur weglaufen.

Kurze Zeit später kommt der Arzt zu ihm. Für Herrn Königsbach erscheint der Arzt sehr gehetzt und sehr müde. Er sagt: »Ihr Kind ist 12 Wochen zu früh gekommen. Bei Ihrer Frau kam es zu einem plötzlichen Blasensprung mit Abfall der kindlichen Herztöne, sodass notfallmäßig ein Kaiserschnitt eingeleitet werden musste. Das Kind wiegt 850 g. Eine medikamentöse Lungenreife konnte vorab nicht mehr durchgeführt werden, weshalb wir den künstlichen Lungenweichmacher verabreichen mussten. Die Atmung ist noch nicht stabil, aus diesem Grund wird Ihr Kind maschinell beatmet. Wie lange eine Beatmung notwendig ist, können wir im Augenblick noch nicht sagen. Außerdem besteht die Gefahr einer Hirnblutung, momentan haben wir aber keine Hinweise hierauf. Die Hauptgefahr für Ihr Kind geht von möglichen Infektionen aus, die dazu führen könnten, dass eine Sepsis auftritt. Es gibt natürlich auch Todesfälle. In der Regel können wir diese Infektionen aber durch Medikamente beherrschen. Momentan kann ich Ihnen nicht viel mehr sagen, weil wir zunächst abwarten müssen, wie unsere Maßnahmen greifen. Eines vielleicht noch zum Trost: Das Herz funktioniert bisher ausgezeichnet. Bitte machen Sie sich jetzt keinen Stress.«

> Herr Königsbach fühlt sich wie narkotisiert. Was hat der Arzt eigentlich wirklich gesagt? Was ist denn jetzt? Gleichzeitig fragt er sich: »Was soll ich denn jetzt bloß meiner Frau sagen.«

9.3.2 Traumatisierung und Gesprächsführung

Es gibt verschiedene Phasen der Traumatisierung. In den ersten Stunden bis Tagen berichten traumatisierte Menschen, dass sie wie betäubt und erstarrt waren. Sie geben an, dass sie neben sich standen und nicht realisieren konnten, dass es sich hier nicht etwa um einen Film, sondern um ihr eigenes Leben handelte.

Untersuchungen zeigen, dass in dieser Phase nur 2–5 % der von Ärzten erteilten Informationen von den Eltern erinnert werden können. Eltern, speziell Mütter, sind in dieser Phase meist gänzlich überwältigt von Angst, Selbstzweifel und Hilflosigkeit. Aus diesem Grund bedarf es einer besonderen Gesprächsführung. Die Gespräche der Helfer sollten geprägt sein von Empathie, aufmerksamer Anteilnahme, aber auch von der Akzeptanz, dass Eltern sich in dieser Situation anders verhalten als wir es eventuell erwarten. Die mitzuteilenden Informationen sollten auf das Wesentliche reduziert werden. Die Gesprächsstruktur muss klar und das Gespräch selbst kurz sein. Zusätzlich sollte die Körpersprache der Helfer in Einklang stehen mit der schwierigen Situation.

> **Ziele auf der neonatologischen Intensivstation**
> - Eltern unterstützen und ihnen vermitteln, dass sie nicht alleine sind
> - Eltern anleiten
> - Eltern Selbstständigkeit einüben lassen
> - Eltern aus der Opferrolle herausholen
> - Loben, loben, loben

> **Praxisbeispiel: Wie geht es weiter bei Familie Königsbach?**
> Am Nachmittag kommt die Mutter im Rollstuhl sitzend mit dem Vater erstmals auf Station. Die Schwester begleitet die Eltern zur Pflegeeinheit, stellt den beiden einen Stuhl hin und bietet ihnen ein Glas Wasser an. Sie sagt: »Ich bin Schwester Anne. Ich gratuliere zu Ihrem Sohn. Ich habe ihn versorgt und kümmere mich um ihn. Fürs Erste sind wir mit Ihrem Sohn zufrieden. Schauen Sie erst einmal. Wenn Sie schon Fragen haben, können Sie diese gerne sofort oder auch später an mich stellen.« (Empathie).
> Fünf Minuten später kommt der Arzt, der sich namentlich vorstellt und sagt, dass er für den Jungen zuständig ist. »Ich teile Ihnen jetzt nur die Dinge mit, die im Augenblick wichtig sind.

9.3 · Phasen der Traumatisierung

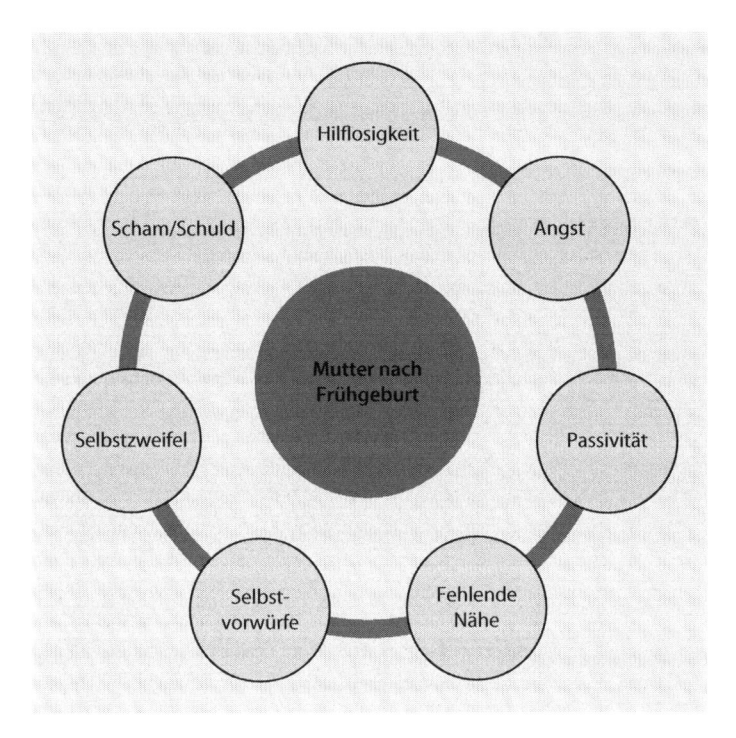

Abb. 9.4 Gefühle der Mutter nach einer Frühgeburt

> Ihr Kind ist stabil. Die Atmung muss unterstützt werden, deshalb die vielen Schläuche. Unsere Maßnahmen haben bisher gut angeschlagen. Ich kann mir vorstellen, dass Sie jetzt einem fürchterlichem Stress ausgesetzt sind. Auch wir sind in Sorge um Ihr Kind. Wir werden aber alles tun, um die Situation möglichst rasch zu stabilisieren. Ich bitte Sie, machen Sie sich jetzt nicht allzu viele Sorgen. Alles Weitere besprechen wir in Ruhe, es sei denn, Sie haben jetzt noch eine gezielte Frage an mich.«
>
> Die Mutter schaut das Kind an, ist fassungslos und beginnt heftig zu weinen (Abb. 9.4). Sie sagt: »Ich bin eine schlechte Mutter, ich habe versagt.« Die Schwester kommt näher und entgegnet: »Machen Sie sich bitte jetzt nicht noch zusätzlichen Stress. Möchten Sie Ihr Kind vielleicht berühren?« Mutter: »Ich trau mich nicht, er ist doch so klein, was soll denn bloß werden?« Schwester: »Ich zeige Ihnen wie ich es meine. Vielleicht machen wir es auch schon zusammen?«

9.3.3 Kommunikative Begleitung

Eine große Rolle spielt hier, dass es gelingt, die Eltern Empathie spüren zu lassen. Ratschläge, Bewertungen und Meinungen von Seiten der Helfer sollten in dieser Phase komplett zurückstehen. Die Gefühle und Bedürfnisse der Eltern müssen nicht nur erkannt, sondern auch akzeptiert werden.

Inzwischen hat die Mutter das Kind ein wenig gestreichelt und Schwester Anne sagt: »Schauen Sie mal, wie Ihr Kind Sie schon wahrnimmt. Es versucht, zu Ihnen Kontakt aufzubauen.«

> **Phase 1: Gesprächsführung im Schock:**
> — Informationen: so viel wie nötig, so wenig wie möglich
> — Nachfragen bei den Eltern
> — Zeit zur Verarbeitung lassen (Pausen)
> — Kernaussagen mehrmals wiederholen

Die ersten Tage bei dem Jungen sind jetzt überstanden. Die Eltern kommen regelmäßig, sie fangen an, Fragen zu stellen. Wie häufig kann ich mein Kind besuchen kommen? Wer kann alles kommen. Wie funktioniert das mit der Ernährung, mit den Ruhepausen, mit dem Wickeln, mit dem Baden?

In dieser sogenannten **Einwirkungsphase** (Phase 2) erleben wir die Eltern in schwankenden Stimmungen. Ärger, Wut, Gereiztheit kann an manchen Tagen plötzlich im Vordergrund stehen. Diese aggressive Haltung wird häufig abgelöst durch Angst, Trauer und Verzweiflung. An manchen Tagen zeigen die Eltern auch erste Freude über kleinste Fortschritte ihres Kindes. Die an die Ärzte gerichteten Fragen werden wesentlich präziser.

Bei dem von uns hier beschriebenen kleinen Jungen, der inzwischen auf den Namen Jan hört, fiel den Helfern in den nächsten Tagen auf, dass die Mutter immer seltener kam. Nachdem sie drei Tage weggeblieben war, spricht die Kinderkrankenschwester die Mutter darauf an: »Ich finde es ist nicht in Ordnung, wie wenig Zeit Sie hier verbringen. Sie müssen aber hier sein, damit ich Ihnen die Versorgung Ihres Kindes zeigen kann und Sie müssen dringend Kontakt zu Ihrem Kind aufbauen.« (Bewertung, Kritik)

In dieser Situation wäre es für den Gesprächsverlauf günstiger gewesen, die Schwester hätte auf eine Bewertung verzichtet. Die Regeln des aktiven Zuhörens hätten angewandt werden sollen. So aber antwortet die Mutter: »Was meckern Sie mich hier an; ist es Ihre Situation oder meine, die es zu bewältigen gilt? Sie sind doch nicht meine Erzieherin!«

Das Gespräch wäre anders verlaufen, hätte die Schwester beispielsweise gesagt: »Mir ist aufgefallen, dass Sie in den letzten Tagen nicht bei Jan waren. Wieso konnten Sie nicht kommen?« (Zauberfrage)

Die Mutter antwortet: »Ich will zu diesem Kind noch keine Beziehung aufbauen. Sie haben gesagt, dass die Möglichkeit durchaus besteht, dass es noch stirbt. Habe ich mich an das Kind gewöhnt, wird dieser Verlust noch viel schmerzhafter für mich sein. Aus diesem Grunde schaffe ich es im Moment nicht, mein Kind regelmäßig zu besuchen.«

Zu den Spielregeln des aktiven Zuhörens gehört, keine eigenen Bewertungen (»Ich finde es nicht in Ordnung…«) und keine Lösungsvorschläge (»Sie müssen aber hier sein…«) zu unterbreiten. Zusätzlich ist eine Trennung von sachlichen und emotionalen Anteilen notwendig. Die Aufforderung »Sie müssen« führt in der Regel zu Widerstand und Ablehnung beim Angesprochenen. Die Tür für konstruktive Lösungen wird damit fest verschlossen.

Die besten Türöffner in dieser schwierigen Situation sind Fragen. Solange wir fragen, machen wir aus Elternsicht keine Fehler. Die Formulierungen könnten lauten »Erzählen Sie mal«, »Wenn ich Sie richtig verstehe« oder »Mich würde genau interessieren«. Durch diese offenen Fragen haben die Eltern die Möglichkeit, sich zu äußern, und sie geben daneben Aufschluss, in welcher Etappe des Bewältigungsprozesses des Krankheitsgeschehens sie sich befinden. Achten Sie auch auf die Körpersprache; sie verrät, wo die Eltern emotional wirklich stehen. Schwester oder der Arzt können Eltern allein durch eine positive Körpersprache unterstützen. Kommen die Eltern z. B. auf Station, so hilft es ihnen enorm, wenn die Schwester kurz durch Blickkontakt, Kopfnicken oder freundlichen Gruß signalisiert, dass sie die Eltern wahrgenommen hat, obwohl sie noch mit einer anderen Arbeit beschäftigt ist.

9.3.4 Verbesserung der kommunikativen Zugangswege

Aufgaben von Empathie, aktivem Zuhören, Zauberfrage und Ich-Botschaften:
— Steigerung der elterlichen Kompetenz
— Eltern in der Versorgung des Kindes Sicherheit geben
— Positiven emotionalen Kontakt zum Kind aufbauen helfen

Heute kommt Jans Mutter wieder auf Station und die betreuende Schwester sagt zu Ihr: »Sie müssen Ihr Kind auch einmal anfassen. Sie brauchen wirklich keine Angst zu haben. Jan ist nicht so zerbrechlich, wie er aussieht und wie Sie es sich vielleicht vorstellen!«

In dieser konkreten Situation stellt sich die Frage, ob sich die Mutter den latenten Vorwürfen und Angriffen durch die Schwester stellen wird. Wird die Mutter die Vorwürfe hören – und sie gegebenenfalls als einen Angriff auf ihre Person werten? Günstiger wäre es natürlich gewesen, wenn die Schwester formuliert hätte: »Möchten Sie Ihr Kind einmal berühren?« Anschließend könnte sie dann zum Beispiel ergänzen: »Ich habe in meiner langjährigen Berufserfahrung festgestellt, dass die Mütter dies einfach anders tun als wir Schwestern. Das merkt Ihr Kind sofort. Ich zeige Ihnen gleich einmal vorsichtig, wie Sie es machen können. Wollen wir es einmal zusammen versuchen?«

Beide Aussagen der Schwester weisen auf der Sachebene in dieselbe Richtung, unterscheiden sich aber auf der Beziehungsebene dramatisch.

Von den verschiedenen professionellen Techniken, die in diesem Buch beschrieben wurden, kämen hier zum Einsatz: aktives Zuhören, Zauberfrage und Ich-Botschaft. Als weitere Gesprächsoptimierer kommen in Frage: der Verzicht auf Formulierungen mit »Kerzenlöscherfunktion« (▶ Kap. 4.3.1) und der Einsatz sprachlicher Elemente des Power Talking. Lob, Dank und Komplimente führen immer – auch bei uns, den professionellen Helfern – zur Wahrnehmung von Wertschätzung und setzen neue Energien frei.

Die Mutter sagt zur Schwester: »Ich möchte gerne stillen, aber ich habe noch keine Milch, erst einige Tropfen.« Schwester: »Toll, dass Sie es probieren wollen. Bringen Sie jeden Tropfen mit, Sie können auch mit wenig schon etwas für Kind erreichen.«

Wochen bis Monate nach der Einwirkungsphase treten die Eltern meist in die **Erholungsphase** (Phase 3) ein. Diese Phase wird bestimmt von einem stabilen Zustand der Eltern mit Anpassung an die neue Situation. Häufig treten jetzt aber Kommunikationsprobleme zwischen Helfern und Eltern in den Vordergrund. Vorwürfe, gegenseitiges Misstrauen und verbale Aggressivität können die Situation kennzeichnen.

Der Vater sagt zu dem Arzt: »Warum sind die Aussagen zwischen Ärzten und Schwestern hier eigentlich so unterschiedlich? Die Hygienevorschriften auf dieser Station scheinen sehr uneinheitlich gehandhabt zu werden. Erst gestern sah ich eine Schwester, wie sie ein Kind angefasst und ihre Armbanduhr nicht ausgezogen hat.«

Nach dieser Anmerkung des Vaters kommt es wenige Tage später zu einem weiteren Kommunikationsproblem. Die Mutter sagt zu der Schwester: »Ich schaffe es einfach nicht, dass mein Kind trinkt.« Die Schwester antwortet: »Bei mir hat das Kind heute Morgen aber alles gut getrunken. Ich bin gut klar gekommen.« Als dann wenige Tage später die Mutter zur Schwester sagt: »Ach, Sie sind doch gerade da, könnten Sie mein Kind denn nicht baden?«, antwortet die Schwester: »Sie müssen das jetzt endlich lernen, ich kann es schon.«

In den folgenden Tagen kommt es nun sowohl auf Seiten der Eltern als auch im Team zu Spannungen. Plötzlich sind die lieben Eltern doch so schwierig, und das tolle Personal stellt sich den Eltern gar nicht mehr so großartig da… Verschärft wird die bereits schwierige Situation eventuell noch weiter, weil die Eltern Teammitglieder gegeneinander ausspielen oder aber verlangen, nur noch mit dem Oberarzt sprechen zu wollen. Die Spannung erhöht sich mitunter auch, wenn Eltern fordern, dass nur noch ausgewählte Schwestern sich um ihr Kind kümmern sollen.

9.3 · Phasen der Traumatisierung

Reaktionen im Team bei auftretenden Problemen mit Eltern
- Befund: »schwierige Eltern«
- Kompetenz/Sorgfalt
- Ärzte und Schwestern erleben sich nicht anerkannt
- Konkurrenz und Spannungen
- Ärger
- Gefühl des Versagens
- Unzufriedenheit mit der eigenen Arbeit

In dieser Phase ist es dann ganz wichtig, dass die Gesprächstechniken, aktives Zuhören, Ich-Botschaften und Einsatz von Brückensätzen (► Kap. 8.5.3: Deeskalationseinleitung mit Brückenformulierungen) angewandt werden. Auch das Harvard-Konzept (► Kap. 8.4) kann helfen, stressige Situationen für alle zu vermeiden und sie durch professionellen Umgang zu entschärfen.

Es ist wichtig, dass Mütter lernen, eigene Erfahrung mit ihrem Kind und ihrer Situation zu machen. Ein Beispiel: Die Mutter kommt auf die Frühgeborenenstation und fordert: »Ich will jetzt sofort mein Kind füttern.« Wird das Kind dann aus dem Schlaf gerissen und zeigt danach Abfälle im Verhalten oder den Werten, ist es sicherlich nicht hilfreich, wenn die Schwester sagt: »Sehen Sie, das haben wir Ihnen doch gleich gesagt. Dies hat Ihr Kind überfordert, jetzt haben wir die Probleme.« Sagte die Schwester hingegen: »Haben Sie eine Idee, warum Ihr Kind plötzlich diese Abfälle zeigt«, wird dies wahrscheinlich von der Mutter verneint. Anschließend könnte die Schwester erläutern: »Ich kann mir vorstellen, dass diese Situation Ihr Kind überforderte, da es ja nicht ausschlafen konnte. Sind sie schon einmal nachts um 2 Uhr aus dem Schlaf gerissen worden und jemand forderte Sie auf, jetzt sofort einen Reibekuchen zu essen? Bei Ihrem Kind ist dies ähnlich. Ist es nicht ausgeschlafen, dann ist es schnell erschöpft. Es kann nicht auf Befehl einfach trinken. Die erhöhte Anstrengung von Wachmachen und Trinken verursacht dann den Abfall der Werte und den Alarm am Monitor.«

Wenige Tage, bevor Jan nach Hause gehen soll, sieht er eines Morgens plötzlich ganz krank aus. Zusätzlich zeigt er erstmals wieder einen Abfall der Werte am Monitor. Blut wird abgenommen, ein erhöhtes CRP festgestellt; die Diagnose lautet: Verdacht auf eine beginnende Sepsis. Der Junge wird breit antibiotisch abgedeckt, verschlechtert sich und muss reintubiert werden.

Der Arzt sagt zu Jans Mutter: »Ihr Kind hat eine schwere Infektion entwickelt. Aus diesem Grunde müssen wir ihn wieder beatmen. Zusätzlich wird er durch mehrere Medikamente antibiotisch behandelt. Zusätzlich mussten wir Medikamente geben, die das Herz in seiner Tätigkeit unterstützen.« In dieser Situation kann es zu einer schweren **Retraumatisierung** der Eltern kommen. Sie fragen sich dann sofort: »Haben wir etwas falsch gemacht, oder woran liegt das denn bloß?

Oder haben etwa die Helfer Fehler gemacht?« Möglicherweise fällt der Vater in einer solchen Phase durch vermehrte Aggressivität auf: »Holen Sie endlich den Chef, warum passiert denn hier nichts?«

Dieser Wunsch nach Aktionismus steht im Zusammenhang mit dem bekannten traumatischen Symptom der Übererregung. Andere Reaktionsweisen in dieser Phase wären Vermeidung oder Intrusionen. Unter Vermeidung versteht man, dass die Mutter z. B. dem Arzt im Gespräch überhaupt nicht richtig zuhören kann. Sie fällt durch einen starren Blick auf, und nachdem der Arzt ihr die ernste Prognose ihres Kindes erklärt hat, fragt sie dann plötzlich: »Aber gesund kriegen Sie den Jungen doch wieder, Herr Doktor, oder?«

Als Intrusion bezeichnet man das Wiedererinnern und Wiedererleben von traumatischen Ereignissen. Intrusionen umfassen Bilder, Flashbacks und Albträume, sie werden zumeist durch einen Schlüsselreiz ausgelöst (Trigger). Sei es Übererregung, Vermeidung oder Intrusion, in all diesen Zuständen ist es für den Gesprächsführenden nicht sinnvoll, den Eltern auf der Sachebene weitere Informationen zu geben. Sie werden diese nicht aufnehmen können und später behaupten, der Arzt habe zu keinem Zeitpunkt mit Ihnen über diese Dinge gesprochen.

Überträgt man diese Situation auf das **Vier-Ohren-Modell** (▶ Kap. 6.1), so ergibt sich folgende Betrachtungsweise: Wenn die Beziehungsebene zwischen Arzt und Eltern nicht stabil ist, werden die Eltern die Informationen auf der Sachebene nicht aufnehmen können. Erhöht der Arzt dann den Druck auf der Appellebene, indem er sagt: »Sie müssen mir einfach mal richtig zuhören« oder »Sie müssen sich nur genau an unsere Anweisungen halten, dann klappt das schon«, wird es zu einer weiteren Abwertung des Arztes durch die Eltern kommen. Die Eltern werden den Arzt als arrogant, wenig sympathisch und als »Halbgott in Weiß« einstufen. Auch hier gilt es, durch die beschriebenen Instrumente wie Empathie, aktives Zuhören, Zauberfrage, Ich-Botschaft, klare Strukturierung des Gesprächs möglichst rasch eine Erholung auf der Beziehungsebene einzuleiten (▶ Kap. 5).

9.3.5 Posttraumatische Symptomatik

Nach 14 Tagen hat Jan die schwere Infektion überstanden. Es wird erneut über eine Entlassung des Jungen gesprochen. Doch die Mutter sagt zum Arzt für alle ganz überraschend: »Ich hab' solche Angst um das Kind. Ich mache mir so große Sorgen, was aus ihm werden soll. Ich weiß gar nicht, ob ich das zu Hause schaffe. Ich sehe all diese schrecklichen Bilder, angefangen mit der Geburt über den monatelangen Aufenthalt hier auf Station.« Während sie das sagt, fängt sie an zu weinen.

Was vermuten Sie als behandelnder Arzt? Die Mutter zeigt eine posttraumatische Symptomatik. Aus unserer täglichen Arbeit wissen wir, dass es große Unterschiede in der Ausprägung dieses Phänomens gibt. Mütter mit minderkranken Neugeborenen reagieren gelegentlich viel heftiger auf die gesamte Situation des stationären Aufenthalts als andere Mütter, deren Kinder schwerste neonatologische Komplikationen aufweisen. Wie kommt es zu dieser unterschiedlichen Reaktionsweise der Eltern?

Untersuchungen von Jotzo et al. (Jotzo 2005) zeigen, dass bis zu 76 % der Mütter bei Klinikentlassung Zeichen einer posttraumatischen Symptomatik aufweisen können. Am Anfang steht bei allen werdenden Eltern der Wunsch, ein gesundes Kind zu bekommen. Dieser Traum wird durch die Frühgeburt zerstört. Die Eltern bringen dennoch alle Kraft auf, um nicht Abschied von diesem Traum nehmen zu müssen. Die posttraumatische Verletzung hat natürlich auch Auswirkungen auf die langfristige Interaktion zwischen Kind und Eltern. Wer sein Kind monatelang auf einer neonatologischen Intensivstation mit all ihren Abgründen begleitet hat, steht wahrscheinlich in ständiger Alarmbereitschaft neben seinem Kind, auch wenn dies inzwischen mehrere Jahre alt ist. Ist das Kind krank und sagt der Kinderarzt: »Es handelt sich nur um einen einfachen Infekt der oberen Luftwege.«, kann es sein, dass die Mutter dies nicht glaubt, weil sie akut eine Phase der Retraumatisierung durchmacht.

Gibt es Risikofaktoren für die posttraumatische Symptomatik? In einigen wenigen Untersuchungen konnte gezeigt werden, dass eine geringe soziale Anbindung der Eltern und deren schwierige soziale oder finanzielle Situation als Hochrisikofaktoren für eine langfristige Traumatisierung anzusehen sind. Kommen dann noch Drogen und Alkoholprobleme sowie eventuell eine vorherige Traumatisierung durch eine Fehlgeburt oder eine andere Frühgeburt dazu, sind die Chancen für deren Bewältigung erheblich reduziert.

Risikofaktoren für posttraumatische Symptomatik:
- Geringe soziale Einbindung
- Sehr junge Mütter/Väter
- Schwierige soziale/finanzielle Situation
- Drogen-/Alkoholproblematik
- Stattgehabte Traumatisierung durch frühere Schwangerschaftsabbrüche bei
    - Einsatz von Reproduktionsmedizin
    - vorherigen Fehl-/Tot-/Frühgeburten

Gleichzeitig wissen wir aber auch, dass es Mütter gibt, die offensichtlich persönliche Resilienzfaktoren aufweisen, die es ihnen ermöglichen, mit einer vergleichbaren oder sogar mit einer wesentlich traumatischeren Situation besser umzugehen. Besitzen Mütter ein widerstandsfähiges Selbstschutzsystem, zeigen sie Tendenzen zu hoher Selbstbestimmung und hoher Handlungsorientierung. So gelingt es diesen Müttern in der Regel deutlich besser, die Traumatisierung zu überwinden.

> **Positive Einflussfaktoren (persönliche Resilienz)**
> - Widerstandsfähiges Selbstschutzsystem
> - Hohe Selbstbestimmung
> - Niedrige Fragmentierung
> - Hohe Handlungsorientierung

Von all diesen Faktoren hängt wesentlich ab, in welchem Umfeld die Kinder aufwachsen. Ist eine Mutter so traumatisiert, dass sie ihrem sich entwickelnden Kind viele Restriktionen und Begrenzungen aufzwingt, dann ist es kein Wunder, wenn diese Kinder in den Nachuntersuchungen einen schlechteren mentalen und motorischen Entwicklungsstand zeigen. In zahlreichen Studien konnte gezeigt werden, dass es Kindern gelingt, trotz größerer medizinischer Einschränkungen bessere Leistungen zu erbringen, wenn die elterliche Kompetenz hoch war.

9.3.6 Rolle der Helfer in der Bewältigung der elterlichen Lebenskrise

Gelingt es den behandelnden Ärzten und Schwestern, die elterliche Kompetenz im Umgang mit ihrem Kind in dieser Situation zu steigern, so ist dies ein Beitrag für die positive Entwicklung des Kindes. Neben der medizinischen Versorgung kommt entsprechend der ärztlichen und schwesterlichen Gesprächsführung, speziell in der Neonatologie, eine herausragende Bedeutung zu. Wir dürfen nicht unterschätzen, dass eine größere elterliche Sicherheit in der Versorgung ihres Kindes sowie ein positiver emotionaler Kontakt zum Kind Grundpfeiler für eine günstige Prognose sind. Alle Studien bestätigen diesen Befund. Der Erfolg einer posttraumatischen Reifung lässt sich auch daran erkennen, dass die betroffenen Eltern häufig eine Veränderung ihrer eigenen Lebensphilosophie vornehmen. Sehr viele Eltern berichten später, wie wertvoll es für sie war, dass ihnen ausreichend Raum und Zeit, aber auch professionelle Unterstützung für die Bewältigung dieser existenziellen Krise gegeben wurde. Die Kraft, die von guter ärztlicher und schwesterlicher Kommunikationsfähigkeit ausgeht, kann lebenslang ausstrahlen und zu einer verbesserten Anpassung von Kind und Eltern an die neue Lebenssituation führen.

Vergessen wir daneben nicht, dass wir den Eltern mit einem schwerstkranken Kind Ungeheures zumuten. Wir sollten uns nicht hinter unserem medizinischen Tun verschanzen, sondern diese enorme Belastung der Eltern auch emotional ansprechen. Wir können einen wesentlichen Beitrag leisten, dass es zur Reduktion von Angst-, depressiven und dissoziativen Störungen bei den Eltern kommt, indem wir zur Steigerung der elterlichen Kompetenz und Stärkung des positiven emotionalen Kontakts der Eltern zum Kind verhelfen (◘ Abb. 9.5).

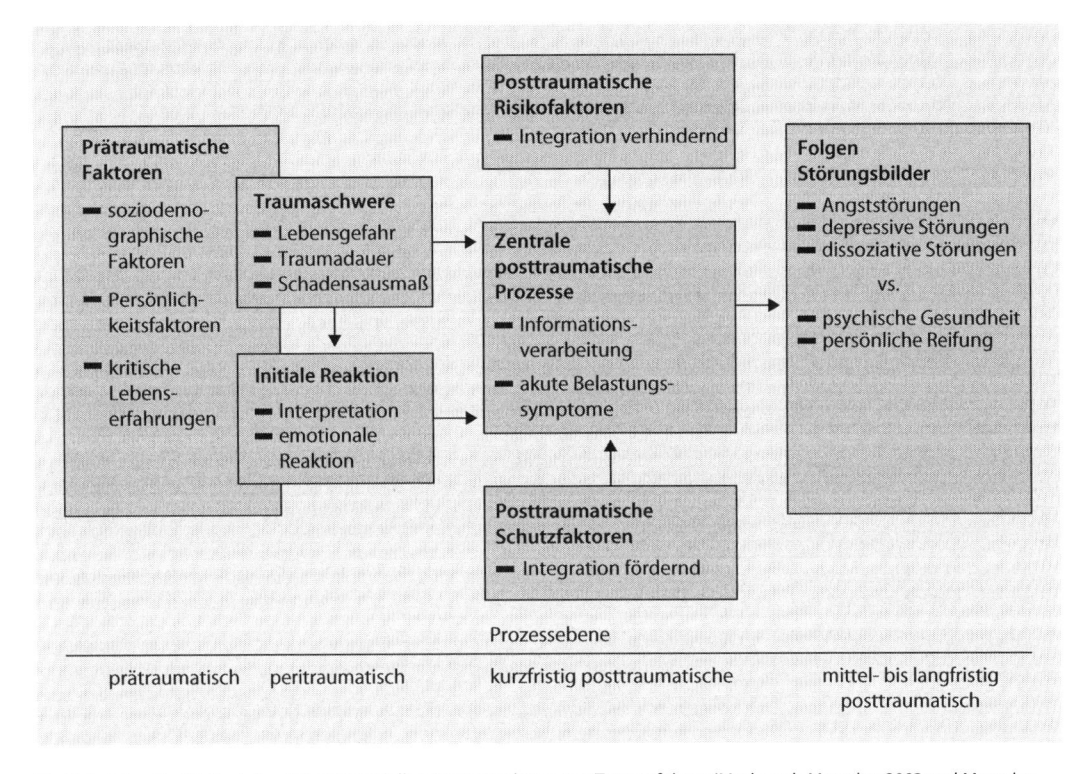

Abb. 9.5 Multifaktorielles Rahmenmodell zur Untersuchung von Traumafolgen (Mod. nach Maercker 2002 und Maercker 2003)

> Die Neonatologie ist längst mehr als nur der Einsatz von medizinischer Technik mit exzellent geschulten Helfern. Erst in der Kombination von Technik, medizinischem Know-how und professioneller Gesprächsführung kann dieses Fach seine ganze Kraft zur Steigerung der elterlichen Kompetenz und einem optimalen Verlauf mit besten Chancen für das Kind entwickeln.

9.4 Arztgespräch bei chronischer Erkrankung

9.4.1 Ausführliche Aufklärung

Als chronische Erkrankungen werden Störungsbilder zusammengefasst, die über einen längeren Zeitraum bestehen und die schwer oder gar nicht heilbar sind. Charakteristisch für eine chronische Erkrankung ist zusätzlich, dass in der Regel eine lebenslange Behandlungsnotwendigkeit besteht. Nach Warschburger (2009) sind fast 24 % aller Kinder und Jugendlichen von einer chronischen Erkrankung bedroht. In den letzten Jahren konnte als eindeutiger Trend nachgewiesen werden, dass chronische Erkrankungen bei Kindern und Jugendlichen zunehmen.

Wenn ein Kind an einer chronischen Störung erkrankt, hat dies immer Auswirkungen auf das gesamte Familiensystem. Patient, Eltern und Geschwister, aber auch der Freundeskreis der Beteiligten werden in die anstehenden Veränderungen einbezogen. Die unterschiedlichen Strategien zur Bewältigung der neuen und teilweise lebenslang anhaltenden Erkrankung sind sehr unterschiedlich und müssen individuell angepasst werden. Eine außerordentlich wichtige Bedeutung für die langfristige ärztliche Begleitung haben auch hier die Arztgespräche. Gelingt es den Ärzten, die Eltern, aber auch den Patienten mitzunehmen?

Praxisbeispiel: Diabetes mellitus Typ I
Anamnese:
Vorstellung eines 13 Jahre alten Mädchens, das seit Wochen sehr schlapp und lustlos ist. Das starke opponierende Verhalten der Mutter gegenüber wird vor allem auf die beginnende Pubertät zurückgeführt. Der Mutter fällt allerdings auf, dass ihre Tochter sehr viel trinkt und nachts plötzlich wieder auf die Toilette muss. Aus diesem Grunde »schleift« sie das Mädchen zum Kinder- und Jugendarzt. Bei einer Blutzuckermessung wird ein Wert von 400 mg/dl festgestellt. Anschließend erfolgt die Einweisung in ein pädiatrisches Zentrum für Diabetologie. Nachfolgend lesen Sie das Erstgespräch der betreuenden Diabetologin. Am Beginn des Gesprächs mit den Eltern und der Patientin hat sich Oberärztin Frau Dr. Sonnenberg namentlich vorgestellt und ihre Funktion erläutert.

Arztgespräch:
Oberärztin: »Ich finde es toll, dass Sie es heute geschafft haben, alle hier zusammenzukommen, da wir ein wichtiges Gespräch führen müssen. Die Verdachtsdiagnose Ihres Kinderarztes Diabetes haben wir bei Hannah bestätigt. Aus diesem Grund würde ich Ihnen gerne etwas zu dieser Krankheit erklären. Hallo Hannah, wie geht es Dir denn heute?«
　　Hannah: »Hm, es ist so langweilig hier, es ist überhaupt nichts los und ich will wieder in die Schule gehen.«
　　Oberärztin: »Gehst Du gern in die Schule?«
　　Hannah: »Klar, gehe ich gern in die Schule.«
　　Oberärztin: »Wie ich gelesen habe, besuchst Du die 8. Klasse eines Gymnasiums. Da hat man doch bestimmt schon Lieblingsfächer?«
　　Hannah: »Ja, Deutsch und Sport.«
　　Oberärztin: »Deutsch und Sport, das ist prima, weil wir hier beides brauchen, damit wir Dir möglichst schnell Deine Erkrankung und was zu tun ist, erklären können.«
　　Hannah: »Ich will aber keine Krankheit haben.«
　　Oberärztin: »Hm, das verstehe ich, wer will schon gern krank sein, aber im Moment bist du ja so schlapp, und es lohnt sich

schon, dass Du wieder besser zu Kräften kommst und einfach fitter bist. Hannah, hast Du Lust, ein bisschen mitzumachen? Ich möchte Dir hier gerne ein paar Bilder aufmalen, um Dir deine Erkrankung besser zu erklären.«

Hannah: »Bilder sind gut.«

Oberärztin: »Deine Krankheit, die heißt Zuckerkrankheit, das hast du ja schon gehört. Wir Ärzte benutzen auch den vielleicht komisch klingenden Namen Diabetes mellitus. Ich male Dir hier mal eine Waage auf. Auf der einen Seite liegt der Zucker mit insgesamt 4 Stückchen und auf der anderen Seite liegt ein Stoff namens Insulin, der die Waage im Gleichgewicht hält. Was meinst Du was passiert, wenn jetzt auf der Zuckerseite mehr draufgelegt wird?«

Hannah: »Na, ist doch klar, die Waage kommt ins Ungleichgewicht.«

Oberärztin: »Und wie kann man die Waage wieder ins Gleichgewicht bringen?«

Hannah: »Sie stellen vielleicht Fragen, mit mehr Insulin auf der anderen Waagschale doch.«

Oberärztin: »Richtig, genau so läuft das, wenn unser Körper gesund ist. Wenn jetzt Insulin aber ausfällt oder nicht mehr ausreichend zur Verfügung steht, dann kommt natürlich diese Waage auch stark ins Ungleichgewicht. «

Hannah: »Ach, so funktioniert das.«

Mutter: »Das heißt also, unser Kind hat zu viel Zucker gegessen?«

Oberärztin: »Das würde man zunächst denken, aber schauen Sie doch mal wie schlank ihre Tochter ist.«

Vater, an seine Frau gewandt: »Sei doch mal endlich still, hör doch mal zu, was Frau Doktor sagt.«

Oberärztin: »Ja, es ist schon wichtig, dass Sie hier möglichst viele Fragen stellen und die Frage Ihrer Frau war durchaus berechtigt, aber ich erkläre das gleich.«

Vater: »Siehst Du, sei mal ruhig.«

Oberärztin wieder zu Hannah gewandt: »Schauen wir noch einmal auf die Waage. Wenn jetzt der Körper nicht mehr so viel Insulin bilden kann, und Du aber weiter isst, dann kippt die Waage, ist doch klar, oder?«

Hannah: »Ach so, das heißt jetzt, ich soll nie wieder Zucker essen.«

Oberärztin: »Ja, das könnte man denken, aber wir bekommen das so hin, dass Du Dich ernähren kannst wie vorher, mal ein Stückchen Kuchen, mal ein Stück Schokolade. Natürlich sollst du nicht drei Tafeln Schokolade auf einmal essen.«

Hannah: »Nee, das macht Mama immer bei uns.«

Oberärztin: »Na ja, das können wir später besprechen. Wenn es nach mir ginge, würde ich diese Krankheit lieber

Insulinmangelkrankheit nennen, denn es ist ja zu einer Störung beim Insulin gekommen, mit dem Zucker ist alles in Ordnung.«

Mutter: »Also, ich verstehe nicht alles, was Sie sagen, Frau Doktor. Was heißt das denn jetzt für unsere Hannah?«

Oberärztin: »Also, für die Hannah heißt das, dass sie sich weiter ernähren kann wie bisher. Sie können zu McDonalds gehen und Schokolade kann sie auch essen. Was wir aber besprechen müssen, ist, in welchen Nahrungsmitteln Zucker ist.«

Der Vater mischt sich ein: »Das können Sie meiner Frau auch gleich mal erklären, sie ist sowieso viel zu dick.«

Oberärztin: »Ich denke, durch die Krankheit bei Ihrem Kind werden auch Sie sehr viel lernen. Das Umsetzen ist natürlich noch mal schwieriger. Diesen Diabetes, bei dem man einfach zu viel gegessen hat, der betrifft Leute, die sich auch wenig bewegen und deshalb immer dicker werden. Hier hat man früher von einem Altersdiabetes gesprochen, weil er erst im Alter auftritt. Heute aber kennen wir leider auch Kinder, bei denen das sehr früh anfangen kann. Aber das liegt bei dir ja nicht vor.«

Hannah: »Und was ist mit Nutella?«

Oberärztin: »Nutella darfst Du weiter essen, auf dem Brot natürlich.«

Hannah: »Endlich mal etwas Vernünftiges von Ihnen. Was muss ich denn jetzt eigentlich machen, damit ich mit der Sache klar komme?«

Oberärztin: »Ich würde Dir gerne erst einmal den Unterschied zwischen den beiden Diabeteserkrankungen erklären, denn die meisten Leute werden Dir was zu dieser Krankheit erzählen und das stimmt dann meist nicht.«

Hannah: »Aha, o. k.«

Oberärztin: »Die meisten Leute, mit denen Du in Zukunft zusammen kommst, werden immer sagen, Du musst einfach nur Diät halten, iss keine Süßigkeiten und alles wird gut. Auch für Sie, Familie Hohenfels, ist das wichtig. Wenn Sie heute nach Hause kommen, dann werden Sie sicher den einen oder anderen Anruf erhalten und man wird Ihnen etwas erzählen wollen. Wahrscheinlich werden viele Menschen Ihrer Tochter erklären: »Da musst Du doch nicht spritzen, da gibt es doch Tabletten« und unsere Auskünfte anzweifeln: »Bist Du überhaupt im richtigen Krankenhaus?« Deshalb möchte ich da zunächst einmal den Unterschied zwischen den beiden Diabetesformen klar machen. Hannah, was meinst Du denn, wie kriegen wir die Waage wieder ins Gleichgewicht?«

Hannah: »Na ja, ich könnte einfach weniger essen.«

Oberärztin: »Ja genau, das nennt man Diät. Natürlich könnte man das machen. Denn wenn man weniger isst, bekommt man die Waage vielleicht wieder ins Gleichgewicht. Was könnte man denn noch machen?«

Hannah: »Na ja, man könnte auch Insulin von außen dazu geben.«

Oberärztin: »Na ja, jetzt überlegen wir mal, sollst Du besser Diät machen oder sollst Du Insulin nehmen, damit Deine Waage wieder ins Gleichgewicht kommt?«

Hannah: »Ich weiß nicht genau, wenn ich noch weniger esse, werde ich wahrscheinlich noch dünner.«

Oberärztin: »Genau, Dein Körper braucht Energie. Die Hälfte unserer Nahrung soll Zucker sein, also würde Dir eine Diät auf keinen Fall helfen. Deine Bauchspeicheldrüse hat aus irgendeinem Grund, den wir nicht genau kennen, die Produktion von Insulin eingestellt. Deshalb helfen Dir auch keine Tabletten. Es ist so, als wenn Du einem kaputten Auto zusätzlich Benzin einfüllst, das würde auch nicht funktionieren. Deshalb brauchst Du Insulin.«

Hannah: »Aha, das ist die Sache mit den Spritzen, oder? Da bekomme ich in der Schule aber ganz schön was zu hören, als Fixer und so…«

Oberärztin: »Na ja, wir überlegen später mal, wie wir das machen. Häufig gehen wir auch in die Schule und klären Deine Mitschüler und Lehrer auf. Wichtig ist, immer ganz offen mit der Sache umzugehen, nichts zu verstecken. Für mich ist erst einmal noch wichtig, ob Sie alle das Prinzip verstanden haben? Das eine ist der Diabetes Typ I, bei dem die Insulinproduktion des Körpers ausgefallen ist, und der andere Diabetes ist der Typ II, bei dem permanent zu viel Zucker aufgenommen wird.«

Vater: »Okay, wie geht es denn jetzt hier weiter? Ich habe noch andere Termine, würde aber gern alle Informationen mithören.«

Oberärztin: »Wir wollen Ihnen und vor allem Ihrer Tochter sehr viel über den Diabetes erklären, zusätzlich werden wir viele praktische Anwendungen machen. Aus diesem Grunde muss sie etwa 10–14 Tage stationär bei uns bleiben.«

Vater: »Was so lange? Wie soll denn das alles gehen? Denken Sie doch mal an die Schule.«

Oberärztin: »Na ja, das ist kein Problem, an der Klinik ist auch eine Lehrerin beschäftigt. Lassen Sie sich einfach die Hausaufgaben mitgeben und dann können wir das hier mit Hannah machen. Wenn wir sie zu schnell entlassen, sind Sie und Hannah im Umgang mit dem Diabetes eventuell noch unsicher – und dann gibt es Probleme, die vielleicht dazu führen, dass sie bald wieder stationär zu uns kommen muss. Die Waage kommt dann zu schnell ins Ungleichgewicht.«

Vater: »Aber kann das denn nicht der Kinderarzt machen?«

Oberärztin: »Die niedergelassenen Kinderärzte wissen meist nur ein bisschen über das nicht einfache Krankheitsbild Diabetes Bescheid und haben sich deshalb, in Absprache mit uns, gewünscht, dass die betroffenen Kinder hier gut eingestellt werden.

Für die richtige Handhabung des Diabetes müssen Sie selbst auch viel wissen, auch wenn Sie natürlich weiterhin bei Ihrem Kinderarzt bleiben, lediglich bei Spezialfragen zum Diabetes kommen Sie zu uns.«

Vater: »Und muss meine Frau jetzt speziell kochen?«

Oberärztin: »Nein, das braucht sie nicht. Wissen müssen sie natürlich schon, wie viel Zucker in der Nahrung ist. Dann können Sie ausrechnen, wie viel Insulin benötigt wird, um die Waage im Gleichgewicht zu halten.«

Vater: »Meinen Sie wirklich, dass das jetzt alles notwendig ist? Im Übrigen hat es meine Frau mit dem Rechnen nicht so.«

Mutter: »Und Sie sind wirklich sicher, Frau Doktor, dass bei Hannah dieser Typ-I-Diabetes vorliegt?«

Oberärztin: »Ja, Sie sehen, Ihre Tochter hat viel abgenommen, sie ist auch nicht mehr voll leistungsfähig und kann sogar schon nicht mehr am Schulsport teilnehmen. Ich male Ihnen das hier nochmal auf. Sie haben hier die Bauchspeicheldrüse im Körper, die hat die Form einer Banane. Hannah, die liegt hier im Bauch und in ihr wird das Insulin gebildet. Aus irgendeinem Grund hat der Körper diese Zellen, die Insulin bilden sollen, zerstört. Diese Zerstörer nennen wir Antikörper, die können wir nachweisen, das dauert aber ein paar Tage, bis wir das Ergebnis haben.«

Vater: »Meine Frau soll jetzt erst einmal bei Hannah bleiben. Sie benötigt natürlich auch irgendwie eine Intimsphäre, aus diesem Grund wäre es schon gut, wenn sie ein Einzelzimmer für Sie hätten.«

Oberärztin: »Na klar, grundsätzlich haben Sie Recht. Wir bemühen uns immer, wenn jemand längere Zeit bei uns bleiben muss, ihm ein Einzelzimmer zu geben. Ich denke, dass wir dazu in ein, zwei Tagen auch eine Möglichkeit haben.«

Vater: »Wie läuft denn das jetzt hier genau ab?«

Oberärztin: »Wir versuchen, jeden Tag so ein bis zwei Stunden Schulungen durch Ärzte zu machen, zwischendurch müssen wir natürlich auch Blutzuckermessungen durchführen. Dann muss das Essen vorbereitet werden, Sie werden schon merken, das wird richtig viel Arbeit für Sie werden, weil wir Sie auch hart rannehmen. Wir sind natürlich ein ganzes Team. Nicht nur Ärzte, sondern auch speziell geschulte Kinderkrankenschwestern und Ernährungsberater werden zu Ihnen kommen. Wir können Ihnen auch unkompliziert den Kontakt zu einer Mutter vermitteln, deren Kind ebenfalls Diabetes hat, sodass Sie einfach mal Gespräche von Mutter zu Mutter führen können. Dann, und das hört sich jetzt vielleicht komisch an, wird eine Psychologin zu Ihnen kommen. Wir halten es für dringend notwendig und sehr hilfreich, dass auch die Eltern richtig unterstützt werden, um mit der neuen Situation zurechtzukommen.«

Vater: »Da wird uns ja nichts anderes übrig bleiben, als jetzt in den sauren Apfel zu beißen.«

> Oberärztin: »Ja, so ist es. Falls Sie ins Internet schauen, finden Sie häufig Quellen, die behaupten, dass Diabetes heilbar sei. Bringen Sie so etwas einfach mit, wir können das dann in Ruhe besprechen, falls Sie diese Entdeckungen verunsichern sollten.«
> Vater: »Und hat Hannah diese Erkrankung nun lebenslang?«
> Oberärztin: »Ja.«
> (Pause)
> Vater: "Oh, das ist ja schon ein ganz schöner Hammer."
> Oberärztin: »Aber wenn die Waage im Gleichgewicht ist, geht es Ihrem Kind gut. Schließlich geht sie doch aufs Gymnasium, es hilft natürlich, dass Hannah ein kluges Mädchen ist, das ist wirklich zu schaffen. Sie brauchen jetzt einfach Tipps und Spielregeln, um alle zusammen mit der neuen Situation zurechtzukommen. Handball spielen lernt man auch nicht an einem Tag. Sie werden weiterhin regelmäßige Besprechungen mit mir als Oberärztin haben. Ich denke, wir sollten jetzt gleich Mal zu unserem Diabetesteam gehen, damit Sie die Mitarbeiterinnen alle kennenlernen.«

Wie bewerten Sie das Gespräch? (Benoten Sie nach Schulnotensystem)

	Empathie	Aktives Zuhören	Zauberfrage	Ich-Botschaft	Gesprächsstrukturierung
Fall 1: Hannah					

Fragen an den Leser:
Stellen Sie sich vor, Sie sind die Eltern von Hannah und wurden durch diese Ärztin aufgeklärt.
- Was hat Ihnen gefallen?
- Was hat Sie gestört?
- Wo sehen Sie Verbesserungspotenzial?

- **Gesamtbeurteilung**
- Die Oberärztin Frau Dr. Sonnenberg nimmt als erstes Kontakt mit der Patientin auf. Im Vordergrund stehen zunächst Empathie, aktives Zuhören und Lob für Hannah. Die Oberärztin verwendet eine symbolhafte Sprache mit vielen Bildern: Das Arztgespräch ist gut strukturiert, die Sprache einfach und verständlich.
- Zusätzlich werden offene Fragen an die Betroffene gestellt. Deren Ziel ist es, die Patientin zur aktiven Mitarbeit zu motivieren.
- Die permanent spürbaren Unstimmigkeiten zwischen den Eltern lässt die Ärztin außer Acht und geht nicht auf die Auseinandersetzung zwischen den Eltern ein. Daneben versucht sie, die Patientin und die Eltern stark zu machen gegen die zu erwartenden »häuslichen Berater«.

- Mit hoher Empathie und dem Angebot der Unterstützung geht sie auf die Schulsituation ein, um Hannah hier Ängste zu nehmen. Der Versuchung der Abwertung der Kinderärzte im niedergelassenen Bereich widersteht die Ärztin knapp. Sie verzichtet somit auf eine Selbsterhöhung.
- Die Patientin Hannah steht für Frau Dr. Sonnenberg während des gesamten Gesprächs im Mittelpunkt. Die Oberärztin favorisiert eindeutig das Gesprächsmodell der Partizipation und versteht ihre Rolle lediglich als Berater von Patient und Eltern.
- Die Reihenfolge Einstieg, Botschaft, Ausstieg wird beachtet. Es wird verhindert, in diesem Erstgespräch Eltern und Patientin mit zu vielen Details der Diabeteserkrankung zu konfrontieren, weshalb die klare Diagnose zu hoher Akzeptanz bei Patientin und deren Eltern führt.
- Die Bereitschaft der ärztlichen Hilfe zur Selbsthilfe wird deutlich herausgestellt. Der Verzerrungswinkel in der Kommunikation in diesem Gespräch ist mit an Sicherheit grenzender Wahrscheinlichkeit gering. Es gelingt der Oberärztin, Eltern und Jugendliche im Sympathiefeld zu führen.

9.4.2 Elterliche Zweifel an der ärztlichen Diagnose

Praxisbeispiel: Diagnose RETT-Syndrom
Anamnese:
Bei der fünfjährigen Sophie war aufgefallen, dass sie die sogenannten Meilensteine der Entwicklung immer sehr spät absolvierte. Auch ihre Sprache entwickelte sich sehr verzögert. Aus diesem Grunde erfolgte die Vorstellung im Sozialpädiatrischen Zentrum (SPZ). Im Rahmen der Abklärung wurde die Diagnose eines RETT-Syndroms gestellt. Der betreuende Arzt im SPZ ist Dr. Kalkstein, der heute die Aufgabe hat, den Eltern in einem Abschlussgespräch die Diagnose und das weitere Vorgehen zu vermitteln.

Arztgespräch:
Der Arzt bittet die Eltern in sein Arbeitszimmer und sagt zu ihnen: »Wie Sie ja wissen, haben wir bei Sophie verschiedene Untersuchungen gemacht: Blutuntersuchungen, Urinuntersuchungen und eine Kernspintomographie. Unser Ziel war es herauszufinden, worin die Ursache für die Entwicklungsverzögerung Ihrer Tochter liegen könnte.«
    Mutter: »Und, jetzt wissen Sie endlich Bescheid? Es wurde ja auch Zeit, dass endlich mal eine Diagnose gestellt wird. Als Eltern wollen wir jetzt auch mal Bescheid wissen, was mit unserem Kind tatsächlich ist, schließlich waren wir schon bei so vielen Ärzten.«
    Arzt: »Die molekulargenetische Untersuchung bei Ihrer Tochter hat uns eindeutig gezeigt, dass bei Sophie ein sogenanntes RETT-Syndrom vorliegt.«

(Pause)

Eltern: »Was heißt das denn genau? Ist das was Schlimmes oder was Gutes?«

Arzt: »Das RETT-Syndrom ist eine Erkrankung, die ausschließlich bei Mädchen auftritt. Die Kinder fallen durch eine Entwicklungsverzögerung auf, die meist erst schleichend im zweiten oder dritten Lebensjahr beginnt. Sitzen, Krabbeln und Laufen, am Anfang ist alles noch in Ordnung, so wie Sie es ja auch bei Ihrer Tochter gesehen haben.«

(Pause)

Mutter: »Haben wir irgendetwas falsch gemacht. Oder habe ich in der Schwangerschaft zu viel körperlich gearbeitet?«

Arzt: »Nein, Sie haben nichts falsch gemacht. Die Störung ist genetisch verursacht, so dass es zu dieser Fehlentwicklung kommt. Vielleicht wäre es sinnvoll, dass wir zunächst einmal, bevor wir zu intensiv über die Ursachen sprechen, mehr ins Praktische gehen. Ich werde Ihnen jetzt einen Überblick zum Krankheitsbild geben. Sie haben ja beobachtet, dass die Entwicklung bei Sophie nicht mehr voranschreitet, es im Gegenteil sogar zu Entwicklungsrückschritten kam.«

Mutter: »Aufgefallen war das eigentlich im Kindergarten, da konnte sie plötzlich nicht mehr so mithalten. Aber mit der Schule klappt es doch wohl, oder? Sie kann das doch alles aufholen?«

Arzt: »Bei dieser Erkrankung ist es leider so, dass die jetzt zu beobachtenden Entwicklungsdefizite noch zunehmen werden. Insbesondere Sprache und geistige Entwicklung werden beeinträchtigt sein.«

Vater: »Sie sprechen immer von Entwicklungsverzögerung, das heißt doch, dass sie die Entwicklung bei entsprechender Förderung auch wieder aufholen kann, oder?«

Arzt: »Diese Entwicklungsverzögerung wird sie leider nicht aufholen können. Damit müssen Sie sich nun als Eltern abfinden.«

Mutter: »Naja, ich finde man kann immer etwas machen, es gibt doch sicher Spezialzentren, die sich richtig auskennen mit dieser Erkrankung?«

Arzt: »Diese Zentren gibt es, aus diesem Grund sind Sie ja auch von Ihrem Kinderarzt zu uns geschickt worden. Was wir wissen ist, man kann Sophie unterstützen, man kann diese Erkrankung aber leider nicht heilen. Bezüglich Ihrer Frage zur Einschulung hat uns unsere Erfahrung mit anderen Kindern gezeigt, dass es besser ist, die Kinder in einer speziellen Schule einzuschulen, wo verstärkt Fördermöglichkeiten bestehen.«

Vater: »Das bringt unser Leben total durcheinander. Meine Frau wollte jetzt wieder anfangen zu arbeiten, da wir vor kurzem ein Haus gebaut haben. Irgendwo müssen wir das Geld ja auch herbekommen, um die Kredite zurückzuzahlen.«

Arzt: »Naja, das ist natürlich ein ernstes Problem, doch da kann ich Ihnen überhaupt keine Ratschläge geben. Das ist im

Übrigen auch einer der Gründe, warum ich mich in meiner Familie gegen einen Hauskauf entschieden habe.«

Mutter: »Aber was wird denn langfristig mit dem Kind, wenn wir mal alt sind und es ständig Hilfe braucht?«

Arzt: »Da muss man sicherlich den langfristigen Verlauf abwarten. Im Vordergrund steht zunächst einmal, Stück für Stück mit Ihnen gemeinsam ein Therapiekonzept zu entwickeln. Es gibt natürlich Schulen, die sich genau darauf spezialisiert haben, Kinder mit einer geistigen Behinderung, und davon müssen wir bei Ihrer Tochter nun ausgehen, speziell zu fördern. Wir in unserem Zentrum betreuen sieben Kinder mit RETT-Syndrom, so dass wir über große Erfahrung angesichts der Erkrankungsbandbreite verfügen. Sie müssen wissen, wir sind ein richtiges Expertenteam zu diesem Krankheitsbild und wissen, wo es für sie langgeht. Da würde ich mir jetzt keine Sorgen machen, hier sind Sie mit Ihrem Kind in den richtigen Händen. Sie müssen sich natürlich schon genau an unsere medizinischen Ratschläge halten, damit wir das Optimale für Sophie rausholen. Wir bieten auch regelmäßige Elternkontakte an, so dass Sie sich mit anderen Eltern austauschen können, das klappt immer sehr gut.«

Vater: »Und wie sieht das mit einem zweiten Kind aus?«

Arzt: »Dies ist eine ganz wichtige Frage. Hierzu müssten wir gemeinsam das Gespräch mit unserem Humangenetiker suchen, um hier zu einer Empfehlung für Sie zu kommen. Aus diesem Grunde schlage ich vor, dass wir uns zu einem nächsten Gespräch in 4 Wochen noch einmal treffen. Sie brauchen sicherlich erst mal Zeit, um mit der ganzen Situation klarzukommen.«

Wie bewerten Sie das Gespräch? (Benoten Sie nach Schulnotensystem)

	Empathie	Aktives Zuhören	Zauberfrage	Ich-Botschaft	Gesprächsstrukturierung
Fall 2: Sophie					

Fragen an den Leser:

Stellen Sie sich vor, Sie sind die Eltern und wurden durch diesen Arzt aufgeklärt.
– Was hat Ihnen gefallen?
– Was hat Sie gestört?
– Wo sehen Sie Verbesserungspotenziale?

- **Gesamtbeurteilung**
– Bei dem Gespräch handelt es sich um kein Notfallgespräch. Der Arzt scheint sich jedoch auf das Gespräch nicht richtig vorbereitet zu haben, weil er die Reihenfolge Einstieg, Botschaft und Ausstieg ungenügend umsetzt.

- Es entsteht der Eindruck, dass der Arzt nicht genau weiß, wie er die Eltern in seinem Gespräch führen möchte.
- Aktives Zuhören ist kaum anzutreffen.
- Ich-Botschaften fehlen, er verwendet ab und an sprachliche Weichspüler und zeigt deutlich zu wenig Empathie, um den Eltern angesichts dieser schweren Diagnose hilfreich zur Seite zu stehen. Gleich am Anfang des Gesprächs begibt er sich auf die Sachebene.
- Insgesamt ist dies für die Eltern weder inhaltlich noch von Seiten der Empathie ein überzeugendes Gespräch. Die Frage der Nachhaltigkeit des Arztgesprächs wird sehr stark von den Bedürfnissen der Eltern bestimmt sein. Wahrscheinlich werden diese Eltern neue Berater für ihr Kind suchen und behaupten, dass noch nie ein Arzt mit ihnen gesprochen hat.

9.4.3 Entkräftigungsversuche

Praxisbeispiel: Adrenoleukodystrophie: der schleichende Rückschritt

Anamnese:

Tobias ist das einzige Kind gesunder Eltern. Die Mutter ist Sachbearbeiterin beim Finanzamt, der Vater freischaffender Künstler. Bei dem 10-Jährigen fiel den Eltern auf, dass er zunehmend Schulschwierigkeiten bekam. Der Junge war nicht ausreichend konzentrationsfähig und zeigte in zunehmenden Maße Verhaltensauffälligkeiten. Aus diesem Grunde erfolgte eine kinderpsychiatrische Vorstellung, nachdem die Lehrerin den Verdacht auf ein ADHS geäußert hatte. Der Junge wurde neuropsychologisch getestet. Es wurde ein HAWIK-R durchgeführt. Die Ergebnisse zeigten einen IQ von 80. Aus diesem Grunde wurde empfohlen, zunächst die Schule zu wechseln. Der Junge kam in eine Förderschule. Wenige Monate später fiel der Junge durch Gangstörungen auf, weshalb zunächst vermutet wurde, dass Tobias Alkohol- oder Drogenabusus ausgesetzt sei. Entsprechende Untersuchungen waren aber negativ. Zur weiteren differenzierten Abklärung wurde der Junge in eine Klinik mit neuropädiatrischer Abteilung eingewiesen. Während des stationären Aufenthalts zeigte Tobias erhebliche Verhaltensprobleme mit Aggressivität, Distanzlosigkeit und unberechenbarem Verhalten. Bei der Chefvisite sagte der Junge immer zum Chefarzt: »Na, da bist Du ja wieder, Du Blödmann.« Auch zu den Schwestern machte er gelegentlich unflätige Bemerkungen. Im Rahmen der Abklärung zeigten sich in der Kernspintomographie große hyperintense Areale, vorwiegend in der weißen Substanz. Weitere Urin- und Blutuntersuchungen ergaben den dringenden Verdacht auf eine Adrenoleukodystrophie. Der Arzt Dr. Goldloch führt mit den Eltern das Diagnosegespräch.

Arztgespräch:
Der Arzt bittet die Eltern in sein Zimmer und sagt: »Ich habe Sie gebeten, noch einmal zu kommen, damit wir in Ruhe über Ihren Sohn sprechen können. Bitte nehmen Sie doch Platz. Ich habe Sie heute zu einem persönlichen Gespräch eingeladen, um mit Ihnen die wichtigsten Neuigkeiten zu besprechen. Wo ist Tobias jetzt?«

Mutter: »Tobias ist bei der Oma.«

Arzt: »Wie ging es mit Tobias in den letzten Wochen aus Ihrer Sicht?«

Mutter erzählt: »Für Tobias ist die ganze Situation sehr belastend. Er sieht einfach, wie er mit den anderen nicht mithalten kann, auch der Schulwechsel hat ihm nicht gut getan, wir können ihm nur wenig helfen.«

Arzt: »Schön ist ja, dass er jetzt bei der Oma sein kann und gut, dass man solch eine Unterstützung in der Familie hat. Ich verhehle nicht, dass uns die Situation mit Tobias auch Sorgen macht. Die Hauptsorge, die Sie zu uns führte, war ja, dass Tobias Dinge, die er vorher konnte, plötzlich nicht mehr kann. Dies fiel insbesondere durch seine verschiedenen Verhaltensauffälligkeiten auf. Sie als Eltern bemerkten, dass sich der Kontakt zu Ihrem Jungen und die Möglichkeit, ihn zu beeinflussen, deutlich verringerten. Sie haben dies so benannt als Sie gesagt haben, Sie glauben, dass Sie gar nicht mehr durchkommen zu Ihrem Jungen. Dadurch, dass Sie mir ein Video aus der frühen Kindheit zur Verfügung stellen konnten, hatte ich auch selber Gelegenheit, mir einen guten Überblick zu verschaffen.

Sie waren bei den meisten Untersuchungen dabei.

Zunächst haben wir die klinisch-neurologische Untersuchung unternommen, anschließend eine neuropsychologische Testung. Danach haben wir sogenannte technische Untersuchungen durchgeführt, wie Blutentnahmen, Urinuntersuchungen und eine Kernspintomographie. Wir hatten ja besprochen, dass wir versuchen werden, eine Diagnose für Ihren Jungen zu erarbeiten. Jetzt haben Sie schon eine Reihe von Tagen gewartet, bevor wir heute über die Ergebnisse sprechen können. Wie war er denn zu Hause?«

Mutter: »Also ich habe den Eindruck, dass Tobias doch plötzlich wieder einige Dinge kann, die er scheinbar verloren hatte. Auch komme ich wieder ein wenig besser an ihn heran. Ich führe das eindeutig auf die eingeleiteten Fördermaßnahmen zurück. Ergotherapie und Logopädie bringen ihm doch etwas. Ich war erst etwas skeptisch, aber jetzt läuft das.«

Vater: »Ich denke, wir sind uns da einig, wir sind auf dem richtigen Weg, vielleicht auch, weil wir jetzt einfach viel genauer hinschauen und mehr Hilfestellungen geben. Wir hoffen natürlich, dass er doch noch einen normalen Schulabschluss machen kann, auch wenn er vielleicht später nicht studieren wird.«

Arzt: »Sie sagen mir, dass es sich durch die Fördermaßnahmen schon zum Besseren gewendet hat?«

Mutter: »Ja, das sehe ich so. Wir sehen auf jeden Fall ganz viel Potenzial, um ihn wieder in die normale Spur zu bringen.«

Vater: »Ich habe auch nochmal mit meiner Mutter gesprochen, die berichtete, ich hätte auch solche Phasen gehabt, wo ich von meinem Verhalten her sehr schwierig war, und alle schon dachten, was soll bloß aus dem Jungen werden. Trotz aller Unkenrufe habe ich dann doch noch studiert und den Studienabschluss mit der Note 1 in Sozialpädagogik gemacht und bin nun als freischaffender Künstler tätig.«

Arzt: »Das sind natürlich alles wichtige Informationen, die Sie heute noch beisteuern. Unsere Untersuchungen waren auch ergiebig, das heißt wir haben einen Befund. Das Institut für Humangenetik hat uns bestätigt, dass es sich bei Ihrem Sohn um eine Leukodystrophie handelt. Alles das, was Sie uns berichteten und was wir auch selber gesehen haben, passt zu dieser Diagnose, so dass wir die verschiedenen Puzzlesteine jetzt zu einem Bild zusammenlegen können. Es handelt sich hierbei um eine sehr ernste Diagnose. Sie bedeutet, dass die Entwicklung Ihres Sohnes ganz anders verlaufen wird als bei anderen Kindern in seinem Alter. Es wird auf jeden Fall notwendig sein, dass diese begleitenden Therapien, mit denen Sie ja jetzt bereits angefangen haben und die schon erste positive Signale zeigen, längerfristig durchgeführt werden. Diese Förderung wird er unbedingt weiter brauchen. Ziel für mich ist es heute, mit Ihnen zu klären, was für Ihren Sohn das Wichtigste ist.«

Mutter: »Moment, Moment, ich verstehe überhaupt nicht, was Sie sagen. Sie hatten den Begriff Leukodystrophie ja schon einmal erwähnt. Ich habe mich natürlich im Internet auch sehr intensiv informiert, das bedeutet doch eine starke Behinderung, oder? Das passt aber doch gar nicht auf unseren Sohn. Oder gibt es da solche und solche Fälle?«

Vater: »So schlimm ist es doch nun wirklich nicht, Herr Doktor. Also ich habe auch den Eindruck, dass alles, was da im Internet steht, nicht zu unserem Sohn passt. Wir kriegen das schon hin. Wir haben alle einmal schlechte Tage und plötzlich läuft es wieder. Ich kenne das aus meinem Berufsleben. Tagelang geht nichts und plötzlich kommt der große Auftrag rein. Da sage ich immer: Don't worry.«

Arzt: »Es ist aber eine Tatsache, dass wir diese Diagnose stellen mussten. Dies gilt auch, obwohl nicht alle Dinge Ihrer eigenen Recherche im Internet dazu zu passen scheinen. Mit der Blutuntersuchung und den kernspintomographischen Befunden ist die Diagnose sicher. Damit ist auch sicher, in welchem Spektrum die langfristige Prognose für Tobias liegt. Dies bedeutet, Ihr Kind braucht langfristig ständig Förderung, und das heißt auch, dass er kein selbstständiges Leben führen wird. Sie hatten sich das natürlich ganz anders vorgestellt, das ist klar. Typisch bei dieser Erkrankung ist, dass die ersten Jahre relativ normal verlaufen, und man gar nichts davon merkt.«

Mutter: »Mit maximaler Förderung können wir doch sicher etwas machen?«

Die Mutter schaut zum Vater: »Und wir würden auch auf jeden Fall finanziell 'was drauflegen. Finanziell ist das kein Problem für uns.«

Arzt: »Nein draufzahlen müssen Sie nicht. Soweit ist es ja Gott sei Dank im deutschen Gesundheitssystem bisher nicht. Also, ich kann Ihnen anbieten, dass wir Sie mit unserem Team begleiten, einige Mitarbeiter haben Sie ja schon kennengelernt. Es gibt sicherlich noch viele Dinge zu klären. Wir würden dann Schritt für Schritt besprechen, was als nächstes ansteht. Der erste Schritt ist jetzt, neben der Förderung, die ja schon eingeleitet ist, erst einmal eine bestmögliche Schule für Ihren Sohn zu finden. Er muss in eine Gruppe integriert werden, wo er sich gut aufgehoben fühlt. Wir brauchen einen Lehrer mit einer speziellen Ausbildung, um ihn zu beschulen. Nur in einer solchen Gruppe kann er sich weiterentwickeln. Ich denke, wir sollten jetzt einfach schon einmal unseren nächsten Termin festlegen.«

Wie bewerten Sie das Gespräch? (Benoten Sie nach Schulnotensystem)

	Empathie	Aktives Zuhören	Zauberfrage	Ich-Botschaft	Gesprächsstrukturierung
Fall 3: Tobias					

Fragen an den Leser:

Stellen Sie sich vor, Sie sind die betroffenen Eltern und wurden durch diesen Arzt aufgeklärt.
- Was hat Ihnen gefallen?
- Was hat Sie gestört?
- Wo sehen Sie Verbesserungspotenzial?
- Um welchen Elterntyp könnte es sich nach dem Riemann-Thomann Modell handeln?

- **Antworten**

Bei der Mutter handelt es sich um einen klassischen Dauertyp. Sie ist verständlicherweise sehr beunruhigt angesichts der großen Unklarheit zum weiteren Krankheitsverlauf ihres Jungen. Zusätzlich hat sie Anteile des Nähetyps, weshalb sie Schwierigkeiten hat, die harten Fakten der Grunderkrankung zu akzeptieren.

Ihr Mann zeigt Zeichen des Wechseltyps mit Tendenz zum Nähetyp. Auch ihn erreichen die Worte des Arztes nicht wirklich. Anhand seiner eigenen Biographie relativiert er die Auskünfte des Arztes sehr stark, weil er letztendlich davon ausgeht, dass es keine wirklich schlechten Nachrichten gibt.

- **Gesamtbeurteilung**
- Für den Arzt ist dies ein kompliziertes Gespräch, weil er sprachlich ausgesprochen unterschiedliche Grundtypen nach dem Riemann-Thomann-Modell bedienen muss. Die Mutter braucht Klarheit in der Diagnose und die Zusicherung von Verlässlichkeit. Auch Hinweise auf die Kompetenz des Zentrums, möglichst untermauert mit Zertifizierungen könnten ihr mehr Sicherheit geben.
- Diese Aspekte interessieren den Vater nicht so sehr, da er als Künstler eher ein Wechseltyp ist. Um ihn besser zu erreichen, würden Formulierungen wie »Naja, das ist halt die Diagnose oder wir kriegen das schon hin. Nicht immer läuft's auch so dramatisch, wie es im Internet steht. Machen Sie sich jetzt nicht zu viel Stress, wir werden Ihnen alle Unterstützung geben« ihm helfen, mit dieser schwierigen Situation zurechtzukommen.
- Die Schwierigkeit für den Arzt im Gespräch ist natürlich, je stärker er die Argumente des Wechseltyps sprachlich ausformuliert, umso verunsicherter wird dadurch die Mutter. Aus diesem Grunde ist das Gespräch ein großer Balanceakt, möglicherweise kann er die Eltern besser erreichen, wenn er mit seinen Argumenten stärker den Nähetyp bediente, da die Mutter auch Anteile in diesem Bereich hat, wodurch hier Gemeinsamkeiten entstehen können. Die Alternative ist, dass er mit seinen Mitteilungen gezielt die Mutter auf ihrem und den Vater auf einem anderen Sprachkanal anspricht.
- Im Gespräch zeigt der Arzt sehr viel Empathie, setzt die Regeln des aktiven Zuhörens ein, verzichtet auf überzogene Selbstdarstellung und ist im Gespräch bei den Einwänden der Eltern sprachlich sehr nah dran. Sein Sprachanteil ist vielleicht etwas zu groß und durch den etwas verstärkten Einsatz von Zauberfragen könnte es ihm gelingen, eine noch höhere Akzeptanz bei den Eltern zu erlangen. Insgesamt darf dieses Beispiel aber als ein gelungenes Gespräch gelten.

9.5 Todesnachricht

9.5.1 Es ist vorbei

Praxisbeispiel: Unfalltod
Anamnese:
Patient ist der fünfjährige Tim, bis zum Aufnahmetag völlig gesund. Normale Entwicklung, keine Vorerkrankungen. Am Aufnahmetag wird er gegen 10 Uhr auf dem Zebrastreifen von einem Kleinlaster angefahren. Der Kleinlaster erfasst den Kopf des Jungen mit seiner Stoßstange. Der Tim ist sofort bewusstlos, wird vom Notarzt intubiert und beatmet und mit dem Rettungshubschrauber in die nächstgrößere städtische Kinderklinik gebracht. Bei Ankunft zeigt der Junge lichtstarre Pupillen. Das sofort durchgeführte Computertomographie zeigt ein ausgedehntes Hirnödem. Ein gegen 17 Uhr durchgeführtes EEG zeigt Nulllinien. Um 18 Uhr steht ein Gespräch des diensthabenden Arztes mit den Eltern an. Der Vater hat seine Dienstreise abgebrochen und trifft gegen 18 Uhr in der Klinik ein. Die Ärzte sind sich einig, dass der Junge hirnorganisch tot ist, und dass weitere medizinische Interventionen dem Jungen nicht helfen werden. Aufgabe des diensthabenden Arztes ist es jetzt, das Gespräch mit den Eltern zu führen. Der diensthabende Arzt hat sich vorher kurz mit der medizinischen Situation des Jungen vertraut gemacht, und bittet die Eltern jetzt in sein Arztzimmer.

Arztgespräch:
Der Arzt sagt zu den Eltern: »Sie waren schon bei Tim. Haben Sie ihn schon gesehen?«
 Mutter: »Ja«
 Arzt: »Ich bin Dr. Mauerberg und der diensthabende Arzt, der für Ihren Sohn zuständig ist. Bitte nehmen Sie Platz.«
 Der Arzt sagt zur Mutter: »Sie sind ja schon bei Tim gewesen und haben gesehen wie die Situation ist.« Zum Vater gewandt: »Sie waren, glaube ich, noch nicht bei Ihrem Sohn.«
 Vater: »Ich komme gerade aus dem Auto, habe meine Dienstreise abgebrochen, und bin hierher geeilt. Ich bin völlig geschockt, was passiert ist. Ich frage mich, wie der Junge auf dem Zebrastreifen von dem Autofahrer so erfasst werden konnte.«
 Arzt: »Ja also, was vorher war, kann ich Ihnen nicht sagen, und wie es dazu gekommen ist, darüber habe ich auch keine Informationen. Ich kann Ihnen jetzt nur Auskünfte zum aktuellen medizinischen Stand geben. Der Junge wurde vor Ort vom Notarzt intubiert und musste mit dem Rettungshubschrauber zu uns gebracht werden. Im Moment ist die Situation stabil. Das Herz schlägt normal, allerdings muss er vollständig beatmet werden. Er braucht 100 % Sauerstoff. Gerade ist er von der Computertomo-

graphie zurückgekommen. Die Bilder geben Aufschluss über den Zustand seines Gehirns. Ich muss Ihnen leider sagen, dass das Gehirn schwerste Schäden erlitten hat. Aus diesem Grund ist die Prognose sehr schlecht. Das Gehirn ist geschwollen und durch diese Schwellung kann es zu Druck auf die lebenswichtigen Zentren, speziell die Atmung, kommen. Ich bin leider bezüglich der Prognose sehr pessimistisch. Ich weiß nicht, wie die ganze Sache ausgehen wird.« (Struktur, kurze Sätze, klare Aussagen, Wiederholen von Kernbotschaft, Warten auf Rückfragen)

(Pause)

Mutter: »Was heißt das genau?«

Arzt: »Innerhalb der nächsten 12–24 Stunden tritt eine sehr kritische Situation ein. Es kann sein, dass Ihr Tim diese Zeitspanne nicht überlebt. Es kann auch sein, dass er überlebt, dann ist aber die Wahrscheinlichkeit sehr groß, dass er schwerste Schäden davonträgt.

(Pause)

Vater: »Was heißt das denn genau? Es muss doch Möglichkeiten geben, dem Jungen zu helfen.«

Arzt: »Das kann ich alles nur schwer voraussagen. Wenn er es überlebt, kann das bedeuten, dass er ein schwerster Pflegefall ist. Momentan sind wir sehr pessimistisch, ob er die nächsten 12–24 Stunden überhaupt schaffen wird.«

Mutter: »Aber es besteht doch Hoffnung, oder?«

Arzt: »Es besteht immer eine kleine Hoffnung, sonst würden wir auch nicht alles für ihn tun. Wir machen medizinisch alles was in unseren Möglichkeiten steht, in der Hoffnung, dass er noch eine kleine Chance hat zu überleben. Leider sieht es aber im Augenblick sehr kritisch aus. Ich kann Ihnen ehrlicherweise nichts versprechen.« (Wiederholung von Kernbotschaften, klare Aussagen, Pausen gewähren, auf Fragen warten)

Vater: »Wie häufig behandeln Sie in diesem Krankenhaus Kinder mit einem schweren Hirntrauma?«

Arzt: »Wir behandeln im Jahr zwischen drei und fünf Patienten mit so einem schweren Krankheitsbild.«

Vater: »Sie können doch hier sicherlich nicht so viel tun wie in einer Universitätskinderklinik? Wieso ist Tim nicht längst verlegt worden?«

Arzt: »Die Situation, wie sie sich jetzt darstellt, können wir sehr gut hier behandeln. Eine Verlegung ist im Augenblick nicht möglich, da der Zustand viel zu kritisch ist.«

Vater: »Warum ist er denn nicht gleich in eine Universitätskinderklinik gebracht worden?«

Arzt: »Ich verstehe, dass Sie denken, dass nur in einer Universitätskinderklinik die beste medizinische Versorgung für Ihren Jungen gewährleistet ist. Ich kann Ihnen aber versichern, dass auch dort nichts anderes getan würde als bei uns. Wir Ärzte hier in der Klinik haben genug Erfahrung und auch die entsprechende medizinische Ausstattung, um alles Notwendige für Ihr Kind tun zu können.«

Vater: »Sie erwähnten, dass Sie etwa sechs solche Patienten im Jahr behandeln. Wie viele von diesen Kindern sind denn wieder ganz normal geworden und konnten wieder ein normales Leben führen?«

Arzt: »Unsere Erfahrung, aber auch die Erfahrung anderer Kliniken ist leider bei einem so schweren Unfall, trotz aller Bemühungen sehr schlecht. Im Augenblick kann man immer nur für die nächsten Stunden sprechen. Aus diesem Grunde schlage ich vor, dass wir engmaschig im Gespräch bleiben. Sie sollten jetzt einmal zu Ihrem Sohn auf die Intensivstation gehen. Ich begleite Sie natürlich. Fassen Sie ihn an, streicheln Sie ihn, sprechen Sie ihm Mut zu. Ich persönlich glaube, dass diese Maßnahmen auch ein wichtiger Teil der möglichen Therapie sind. Er wird Sie spüren. Wir werden jeden weiteren Schritt kurzfristig mit Ihnen besprechen. Ich garantiere Ihnen, dass wir nichts machen werden, ohne dass Sie einbezogen sind. Wenn Sie wollen, gehen wir jetzt einmal gemeinsam zu Ihrem Kind.«

(Während des gesamten Gesprächs zeigt der Arzt nur wenig körpersprachliche Signale und macht viele Sprechpausen.)

Wie bewerten Sie das Gespräch? (Benoten Sie nach Schulnotensystem)

	Empathie	Aktives Zuhören	Zauberfrage	Ich-Botschaft	Gesprächsstrukturierung
Fall 4: Tim					

Fragen an den Leser:
- Wie ist Ihr Eindruck von dem Gespräch?
- Erreicht der Arzt die Eltern?
- Verstehen die Eltern die Botschaft, wie kritisch die Lage bei ihrem Kind ist?

- **Gesamtbeurteilung**
- Der Arzt sendet während des gesamten Gesprächs körpersprachliche Signale, die der extrem schwierigen und belastenden Situation angemessen sind.
- Bei der Gesprächsstrukturierung versucht der Arzt, durch klaren Satzbau und knappe Sätze die Eltern zu erreichen. Insgesamt sind seine Sprechzeiten kurz und er legt Pausen ein, um den Eltern Gelegenheit zu geben, Fragen zu stellen.
- Der Arzt verzichtet auf sprachliche Weichspüler und Mitleidsbekundungen. Er sieht seine Aufgabe vorwiegend darin, die Eltern auf der Sachebene aufzuklären.

- Am Anfang des Gesprächs zeigt er wenig Empathie und auch die Gesprächstechnik des aktiven Zuhörens setzt er nicht ein. Dies könnte aber der Situation dennoch angemessen sein.
- Die Bedenken des Vaters gegen die behandelnden Ärzte hinsichtlich ihrer Qualifizierung empfindet er nicht als persönlichen Angriff. Hier weiß er Beziehungs- und Sachebene souverän zu trennen.
- Der Arzt lässt sich auch nicht durch die Frage des Vaters nach einem doch noch vielleicht positiven Ausgang zu einer gefälligen Aussage verleiten, dennoch spürt man zum Schluss des Gesprächs, wie der Arzt die Eltern führen möchte.
- Als es in der Sache nichts Neues mehr zu sagen gibt, verspricht er engmaschige Gespräche und biete an, die Eltern zu ihrem Sohn zu begleiten.
- Die Ohnmacht der Eltern, nichts, aber auch gar nichts für ihren Jungen tun zu können, spricht er an, indem er die Eltern ermutigt, ihren schwerkranken und sterbenden Sohn zu streicheln.
- Insgesamt ein sehr gelungenes Gespräch.

9.5.2 Vorwurf eines Behandlungsfehlers

Praxisbeispiel: Ertrunkenes Kind
Anamnese:
Am Aufnahmetag ist der dreijährige Alexander von der Mutter leblos im heimischen Schwimmbad gefunden worden. Der Junge wird durch den Notarzt reanimiert, zeigt aber eine massive Unterkühlung und Aspirationen in der Lunge. Der Junge wird intubiert, beatmet und mit 100 % Sauerstoff in die nächstmögliche Kinderintensivstation gebracht. Auf Station führt Dr. Fürstenberg ein erstes Gespräch mit den Eltern. Der Stationsarzt weiß, dass der Vater Zahnarzt ist und die Mutter Psychologin. Der Junge war bisher immer gesund. Nach seinen Erkenntnissen ist es zu dem Unfall gekommen, weil das 10-jährige Geschwisterkind das Gartentürchen zum Schwimmbad offen gelassen hat. Der Arzt bittet die Eltern, Platz zu nehmen und fängt sofort an, mit ihnen zu sprechen.

Arztgespräch:
Arzt: »Bevor wir gleich gemeinsam zu Ihrem Sohn gehen, möchte ich Sie über die Dinge, die wir wissen, informieren. Ich möchte Sie nicht lange aufhalten und Ihnen Ihren Sohn nicht vorenthalten, ich denke aber, es ist sinnvoll, dass Sie wissen, wie der Stand der Dinge ist. Sie haben Ihrem Mann sicher schon erzählt, was zu Hause vorgefallen ist?«

Die Mutter nickt.

Arzt: »Ich muss Ihnen leider eindeutig und klar mitteilen, dass wir denken, dass Ihr Sohn hirnorganisch tot ist. Aus unserer Sicht besteht keine Hoffnung mehr, dass wir für ihn noch etwas Gutes tun können.«

(Pause)

Mutter: »Aber das kann doch gar nicht sein, der Junge lag doch nur ganz kurz im Wasser. Da muss doch etwas falsch gemacht worden sein. Bis heute Morgen war der Junge noch völlig in Ordnung.«

Arzt: »Kaputt ist kaputt, da wird sich nichts mehr ändern. Der Notarzt hat mit Sicherheit keinen Fehler gemacht. Sie machen sich wahrscheinlich Vorwürfe wegen des Geschwisterkinds, dass es überhaupt zu diesem Unfall kommen konnte. So etwas kann vorkommen. Man muss die Situation jetzt nehmen wie sie ist.«

Mutter schreit: »Ich verstehe das alles nicht. Der Junge war doch an das Becken gewöhnt, und das Wasser ist nicht tief. Ich glaube es war ein Problem des Notarztes; die haben meist keine Ahnung von Kindern. Das Intubieren hat sehr lange gedauert.«

Arzt sagt laut: »So hat das keinen Sinn, so können wir nicht miteinander sprechen, es bringt doch nichts, dass Sie den behandelnden Ärzten Vorwürfe machen. Es ist, wie es ist. Der Aufarbeitungsprozess ist sicherlich ein langer Weg. Zu gegebener Zeit wird eine Psychologin zu Ihnen kommen.«

Vater gefasst: »Vielleicht können Sie uns jetzt erst einmal etwas zu den medizinischen Dingen sagen, bevor wir hier bei Schuld und Aufarbeitung hängen bleiben.«

Mutter: »Ich möchte das aber genau wissen. Wie sollen wir denn weiterleben?«

Arzt: »Wir können uns später noch über diesen Punkt unterhalten. Medizinisch ist es zu einem Herz-Kreislauf-Stillstand gekommen. Der Notarzt hat Ihren Sohn wiederbelebt. Das Gehirn hat sicherlich eine längere Phase gehabt, in der es nicht adäquat mit Sauerstoff versorgt wurde. Diese Phase war für sein Gehirn viel zu lang.«

Mutter: »Das war doch gar nicht lang.«

Arzt antwortet und zeigt körpersprachlich heftige Signale seines angeschlagenen Nervenkostüms: »Doch, das war einfach zu lang. Wir haben ja seine Gehirnaktivität schon gemessen und festgestellt, dass der Junge hirntot ist. Die anderen Körperfunktionen zeigt er zwar noch, das Herz schlägt, aber das Gehirn ist zerstört. Alexander hat alle seine menschlichen Fähigkeiten verloren.«

Vater: »Wie können Sie da so sicher sein? Mir scheint das alles sehr voreilig zu sein. Wie viel Erfahrung haben Sie denn eigentlich?«

Arzt: »Meine Erfahrung reicht auf jeden Fall aus, um solche Fälle richtig beurteilen zu können. Es gibt keinen Zweifel an der Diagnose Hirntod.«

9.5 · Todesnachricht

Mutter: »Aber das Herz schlägt doch noch, da kann doch was nicht stimmen, was Sie uns hier erzählen.«

Arzt: »Ihr Sohn bekommt viele Medikamente, die das Herz antreiben. Sobald wir die weglassen, hört auch das Herz auf zu schlagen. Wir halten ihn sozusagen künstlich am Leben. Das machen wir speziell für Sie, damit Sie von Ihrem Sohn noch Abschied nehmen können. Ein eigenes Leben hat er nicht mehr.«

Vater: »Es gibt doch sicherlich Kliniken, die besser ausgerüstet sind als Sie hier, und zusätzlich auch neuere Behandlungsmethoden einsetzen. Haben Sie die bereits konsultiert? Ich denke, wir sollten den Jungen unbedingt in eine Spezialklinik verlegen.«

Arzt: »Das haben wir nicht gemacht, weil es für uns keine Fragen an andere Fachleute gibt. Ich kann Ihnen aber sagen, dass auch in einer anderen Klinik seine Hirnfunktion nicht wieder geweckt werden kann. Es gibt kein Medikament, keine Operation und keine technische Maßnahme, die ein Gehirn wiederbeleben können. Die anderen Kliniken sind auch nicht besser und haben auch keine Wunderwaffen.«

Mutter: »Aber irgendwie muss man doch etwas machen können.«

Arzt: »Ich weiß, das sind eiskalte brutale Mitteilungen, die ich Ihnen überbracht habe. Wir sollten jetzt hier nicht mehr länger reden, weil es dadurch nicht besser wird. Wir gehen jetzt zu Alexander, damit Sie selbst sehen, wie es aussieht. Natürlich können Sie mich auch später noch weitere Dinge fragen, das ist gar kein Problem. Ich würde mich jetzt nicht so aufregen, das nützt Ihrem Jungen auch nicht. Wir sind absolut sicher, dass wir das Richtige für Ihren Sohn tun.«

Wie bewerten Sie das Gespräch? (Benoten Sie nach Schulnotensystem)

	Empathie	Aktives Zuhören	Zauberfrage	Ich-Botschaft	Gesprächsstrukturierung
Fall 5: Alexander					

Fragen an den Leser:
- Wie fühlen Sie sich als Mutter bzw. Vater?
- Wo sind die Schwachstellen im Gespräch?
- Findet der Arzt Zugang zu den Eltern?
- Benutzt er zu irgendeinem Zeitpunkt kommunikative Techniken, um die Eltern persönlich zu erreichen?

Versuchen Sie, sich Gedanken über Verbesserungsvorschläge zu machen.

- **Gesamtbeurteilung**
- Im Gespräch findet der Arzt nur wenig Zugang zu den Eltern.
- Der Einstieg mit dem Hinweis, dass er "die Eltern nicht lange aufhalten will" ist unpassend. In der Regel haben Eltern in einer solchen Situation alle Zeit der Welt und dies gilt wiederum für den Arzt gerade nicht.
- Die Mutter ist geschockt angesichts der Ereignisse, versucht sich durch Schuldzuweisung an den Notarzt zu stabilisieren. Es gelingt dem Arzt nicht, durch den Einsatz von Türöffnern die Mutter im Gespräch dahin zu führen, wo die Reise hingehen muss.
- Da der Arzt es nicht geschafft hat, über Empathie, aktives Zuhören oder den Einsatz der Zauberfrage die Eltern zu erreichen, glauben sie ihm einfach nicht. Sie ziehen seine medizinische Fachkompetenz infrage.
- Das Misstrauen gegen diesen Arzt und diese Klinik wird dadurch verstärkt, dass der Arzt auf der Appellebene sehr klar und deutlich macht, dass es für das ärztliche Team dieser Klinik keine Fragen an andere Fachleute gibt. Diese überzogene Darstellung auf der Selbstoffenbarungsebene führt zur Verschlechterung auf der Beziehungsebene, so dass die sachlich erteilten Informationen noch schlechter verstanden werden können.
- Hier müsste der Arzt den Sockel »wir sind die Besten und waren es auch immer schon« verlassen können.
- Er überzeugte die Eltern vielleicht, ungeachtet deren beruflichen Hintergrunds, wenn er sagen würde: »Wir haben schon mit mehreren anderen Fachleuten telefoniert. Unsere Therapie ist abgesprochen mit den besten Ärzten. Die würden auch medizinisch jetzt nichts anderes machen als das, was bei uns geschieht.«
- Der Arzt baut den Eltern im Gespräch keine Brücken zu ihrem sterbenden Kind, weshalb es zu wenigen Gemeinsamkeiten zwischen Arzt und Eltern kommt.
- Die Eltern regen sich mehr über den Stil und die Art des Arztes auf, als dass sie Zugang fänden zu dieser für ihr Kind katastrophalen und aussichtslosen Situation.

Jetzt sind Sie dran: wie lösen Sie diese Fälle?

10.1 Patientengeschichten – 288

10.2 In Krankenhaus und Praxisteam – 305

> Jeder will lieber fremde Fehler verbessert haben als eigene.
> ◘ Abb. 10.1 «
Marcus Fabius Quintilian

10.1 Patientengeschichten

10.1.1 Typische Situationen

> **Praxisbeispiel: Notkaiserschnitt**
> Unter der Geburt kommt es bei einem reifen Kind zum Geburtsstillstand. Gleichzeitig zeigt sich ein Abfall der kindlichen Herztöne. Deshalb entscheidet der Geburtshelfer, dass umgehend eine Notsectio durchgeführt werden muss. Das neonatologische Intensivteam wird verständigt. Bei Ankunft ist das Kind bereits sectioniert. Das Kind ist avital, muss stimuliert werden, zeigt nur geringe Bewegungstendenz. Apgar-Werte: 1/5/6. Nachdem es zu keiner Stabilisierung der Situation kommt, wird das Kind noch im Operationssaal intubiert und auf die Intensivstation verlegt. Wenige Stunden später kommt der Vater auf die Intensivstation und verlangt ein Gespräch mit dem Oberarzt.
> Der Vater ist Jurist und stellt drei Fragen: Wie konnte es dazu kommen? Was wird aus diesem Kind? Wer ist schuld und letztendlich verantwortlich? Was sagt der Oberarzt der Neonatologie zum Vater?

- **Lösungsvorschlag**

»Herr Gräfenberg, es gab vorab keine Anzeichen, dass die Geburt Ihres Kindes so schwierig würde. Wenn das Kind aber plötzlich im Geburtskanal stecken bleibt, dann ist wirklich höchste Eile angesagt. Glücklicherweise war alles gut vorbereitet, so dass wir Ihren Sohn ganz schnell holen konnten. Ganz bestimmt war das für Sie sehr dramatisch. Ich versichere Ihnen, wir mussten schnell handeln. Jetzt ist die Lage stabil und unter Kontrolle.« (Empathie)

»Worin bestehen Sie denn Ihre Hauptsorgen im Augenblick?« (Aktives Zuhören, Zauberfrage)

Vater: »Ich hab' Angst, dass das Kind behindert ist.«

Arzt: »Ich versichere Ihnen, im Augenblick kann man überhaupt noch nichts zu einer langfristigen Prognose sagen, dafür ist es viel zu früh. Ich gehe davon aus, dass die Zeit, in der ein möglicher Schaden für das Gehirn auftreten hätte können, außerordentlich kurz war. Wir müssen jetzt alle zusammen die nächsten Stunden abwarten. Die wichtigen bewährten Maßnahmen werden allesamt durchgeführt und ich werde Sie natürlich ständig auf dem Laufenden halten. (Ich-Botschaft)

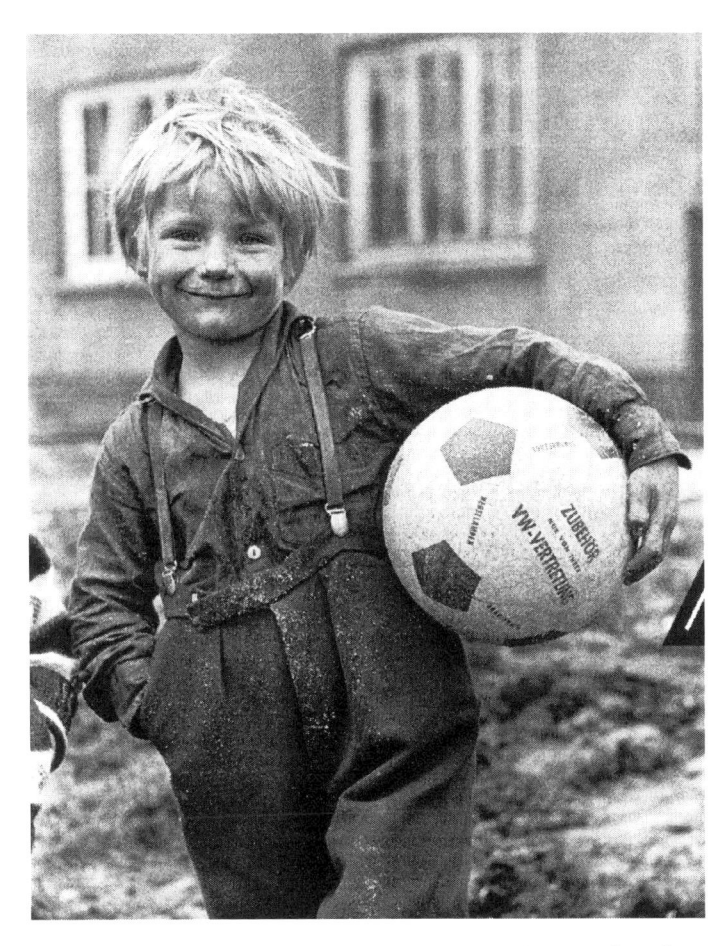

Abb. 10.1 Patientengeschichten – über Siege und Niederlagen (Mit freundl. Genehmigung des Fotoarchivs Ruhr Museum Essen)

Bezüglich Ihrer Frage, wer schuld sei: Diese Frage kann ich momentan nicht seriös beantworten. Ich beteilige mich auch nicht an Spekulationen, damit ist niemandem geholfen. Wir konzentrieren uns jetzt voll auf die bestmögliche Behandlung Ihres Sohns (weiche Abwehrtechnik). Ich denke, das ist auch in Ihrem Sinne. Wenn Sie morgen gegen 10 Uhr wieder bei uns sind, dann spräche ich gern erneut mit Ihnen sprechen, um Ihnen die neuesten Nachrichten zu Ihrem Kind mitzuteilen. Falls irgendetwas wäre, setze ich mich natürlich sofort telefonisch mit Ihnen in Verbindung.«

- **Kommentar**

Der Oberarzt geht im Gespräch mit viel Empathie auf die berechtigten Ängste des Vaters ein. Er stellt die Zauberfrage und fühlt sich weder angegriffen noch bedrängt. Die Fragen, die der Vater stellt, sind relevant und der Oberarzt hört auf dem Beziehungsohr keine Vorwürfe. Zusätzlich setzt er Ich-Botschaft und weiche Abwehrtechnik ein. Er geht auf die Fakten und das Wesentliche ein: die Situation des Kindes. Eine juristische Aufarbeitung stellt er für einen späteren Zeitpunkt in Aussicht. Speziell bei diesem Vater, der selbst Jurist ist, wird dieser Gesprächsaufbau seine vier Ohren erreichen. In der Gesprächsführung wirkt der Oberarzt souverän, zielorientiert und dennoch authentisch. Ein gelungenes Beispiel für ein erfolgreiches Arztgespräch.

> **Praxisbeispiel: Uterusruptur**
> Die werdende Mutter kommt ohne Auffälligkeiten in die Klinik zur Geburt ihres Kindes. Es handelt sich um das erste, reifgeborene Kind. Die Geburt verläuft zunächst komplikationslos. Unter der Geburt kommt es jedoch zu einer Uterusruptur mit massiven Blutungen. Die Mutter wird bradykard, muss durch die Anästhesie reanimiert und auf die Erwachsenenintensivstation verlegt werden. Das vitale Kind wird zur Beobachtung in die Kinderklinik verlegt. Einige Stunden später kommt der Vater auf die neonatologische Station und sagt zur Schwester: »Holen Sie sofort den zuständigen Oberarzt, ich muss mit ihm sprechen.«
> Als der Oberarzt kommt, brüllt ihn der Vater an: »Was bilden Sie sich eigentlich ein, unser gesundes Kind in die Kinderklinik zu verlegen? Außerdem möchte ich, dass das Kind umgehend ein Einzelzimmer bekommt. Wenn Sie sich nicht sofort darum kümmern, werde ich dafür sorgen, dass dieser Fall an die Presse geht.«
> Was sagt der Oberarzt der Neonatologie zum Vater?

- **Lösungsvorschläge**

Oberarzt: »Also wissen Sie, Herr Castell, jetzt regen Sie sich hier mal nicht so auf. Für Ihr Kind ist es doch völlig unwichtig, ob es ein Einzelzimmer hat. Vor der Presse haben wir keine Angst, wir haben nichts zu verbergen und außerdem brüllen Sie mich hier nicht an. So geht das nicht. Sprechen können wir erst, wenn Sie sich endlich beruhigt haben.« (Du-Botschaft, harte Abwehrtechnik)

Spielregeln der professionellen Kommunikation eingehalten? Oder doch lieber so:

»Herr Castell, ich bitte Sie, beruhigen Sie sich etwas. Ich habe vollstes Verständnis für Ihre Aufregung. (Brückenformulierung) Die ganze Situation mit Ihrer Frau war ja medizinisch in höchstem Maße dramatisch. (Empathie) Wie geht's denn eigentlich Ihrer Frau, haben Sie schon mit dem Arzt gesprochen? (Zauberfrage) Also hinsichtlich Ihres Kindes habe ich gute Nachrichten (Ich-Botschaft). Zurzeit sind alle Überwachungsparameter und sogar die Blutwerte in Ordnung. Wie werden Ihr Kind natürlich so schnell wie möglich in die Geburtshilfe zurückverlegen, Voraussetzung ist aber, dass Ihre Frau wieder stabil ist. Vielleicht können wir jetzt zusammen zu Ihrem Kind gehen, damit Sie Ihrer Frau nachher auch etwas Schönes zu berichten haben.

Vielleicht machen wir auch ein Foto, damit Sie ihr es gleich zeigen können?« (Weiche Abwehrtechnik)

- **Kommentar**

In der ersten Antwort sagt der Oberarzt zum Vater: »Ändere Dich und danach bin ich wieder für Dich da«. Daneben fühlt er sich angegriffen und spricht mit dem Vater als sei er dessen Erziehungsberechtigter. Dies kann nicht gut gehen und wird zu einigen »Extrarunden« führen. Die zweite Antwort ist viel besser, weil der Oberarzt die Nöte des Vaters nicht nur erkennt, sondern auch ernstnimmt. Zunächst ein Brückensatz mit Schienenwechsel, dann Empathie für die Situation mit seiner Frau, gefolgt von der Zauberfrage und den Abschluss mit einer weichen Abwehrtechnik; dieses Vorgehen zeugt von der hohen Professionalität des Oberarztes.

> **Praxisbeispiel: Geschwächte Mutter**
> Nach sechs Tagen kann Frau Castell erstmals ihr Kind auf Station besuchen. Die Mutter sagt zur Schwester: »Beinahe wäre das Kind ja ohne Mutter geblieben, aber irgendwie lebe ich ja doch noch.« In den darauffolgenden Tagen ist die Mutter sehr apathisch, weint viel und bewältigt die Versorgung des Kindes nicht. Nach einigen Tagen sagt die Mutter, dass sie ihr Kind mit nach Hause nehmen möchte, weil sie es im Krankenhaus nicht mehr aushalte. Der betreuende Arzt teilt mit, dass dies noch nicht geht, da das Kind noch zu instabil sei. Zunächst einmal muss sichergestellt werden, dass die Mutter das Kind überhaupt selbstständig versorgen kann.
>   Die Mutter antwortet darauf: »Ich habe schließlich zu Hause alles, was für meinen Jungen notwendig ist, ich brauche einfach keine Klinik mehr.« Der Arzt lehnt die Entlassung ab, woraufhin Frau Castell ihren Mann animiert sich einzuschalten. Der Vater sagt zum Stationsarzt: »Ich gebe Ihnen jetzt noch 48 Stunden, dann nehme ich das Kind und meine Frau mit nach Hause.«
>   Der Stationsarzt antwortet: »Das Kind ist noch viel zu schwach, um mit Ihnen nach Hause zu gehen. Auch Ihre Frau benötigt noch reichlich Schonung. Wir müssen erst abwarten, wie sich ihr Sohn in den nächsten Tagen entwickelt, dann gebe ich Ihnen Bescheid.«
>   Der Vater erwidert: »Ich kann doch wohl am besten beurteilen, was mit meinem Kind ist, ich lasse mich von Ihnen nicht für dumm verkaufen.«

- **Kommentar**

Der Stationsarzt nutzt weder die Techniken Empathie noch aktives Zuhören. Die Beziehung zu den Eltern befindet sich momentan eher im Antipathiefeld, weshalb er ungeachtet seiner zutreffenden Aussagen auf der Sachebene die Eltern nicht erreicht. Durch das Verschärfen des Tons auf der Appellebene versucht er, den Druck zu verstärken, indem er den Eltern Angst zu machen sucht. Daneben setzt er Kerzenlöscherwörter ein, die dazu führen, dass der Vater sich nicht ernst genommen fühlt.

> **Praxisbeispiel: Nicht ausreichend ernährtes Frühgeborenes**
> Frühgeborenes der 32. SSW mit einem Geburtsgewicht von 1680 g. Es bestehen keine wesentlichen neonatologischen Risikofaktoren. Das Wärmebettchen wird noch genutzt, da das Kind erst vor einigen Tagen aus dem Inkubator umgelegt wurde. Problematisch ist das Trinkverhalten des Kindes, da es sehr langsam und nicht regelmäßig selbst trinken kann.
> Die Mutter sagt zur Schwester: »Ich verstehe das nicht, warum mein Kind bei mir immer noch nicht trinkt. Ich gebe mir doch solche Mühe, damit es endlich klappt.«
> Die Schwester entgegnet: »Bei mir hat es aber alles getrunken. Sie müssen nur etwas ruhiger werden, dann klappt das schon!«

Was denkt wohl die Mutter? Vielleicht: »Die Schwester hält mich für unfähig. Ziemlich anmaßend, mich so abzuqualifizieren. Sie könnte mir eigentlich endlich mal eine Lösung präsentieren, wie ich das selbst hinkriege.«

> **Praxisbeispiel: Bessere Behandlung zu Hause?**
> Ein dreijähriges Kind ist gestürzt, hat anschließend erbrochen, und zeigte Gangschwierigkeiten, weshalb die Eltern es in der Kinderklinik vorstellen.
> Der diensthabende Assistenzarzt sagt zur Mutter: »Sie sollten zur Beobachtung Ihres Kindes eine Nacht mit ihm auf Station verbringen. Ihr Sohn hat eine schwere Gehirnerschütterung. Das ist nichts wirklich Schlimmes, aber in seltenen Fällen kann es zu inneren Blutungen im Kopf kommen. Wenn so etwas auftritt, muss sehr schnell gehandelt werden.«
> Die Mutter fragt: »Wie wahrscheinlich ist denn eine solche Situation?«
> Der Arzt antwortet: »Selten, aber wenn es auftritt, muss alles ganz schnell gehen.«
> Mutter fragt: »Wie häufig schaut denn die Nachtschwester bei unserem Kind vorbei? Woran merken Sie denn, dass etwas nicht stimmt?«
> Der Arzt antwortet: »Wir haben eine Nachtschwester, die regelmäßig nach Ihrem Sohn schaut, und mit der Taschenlampe seine Pupillenfunktion überwacht.«
> Mutter: »Soweit ich informiert bin, reicht es auch aus, wenn die Eltern zu Hause in der Nacht öfters nach ihrem Kind schauen. Dazu müssen wir wirklich nicht hier bleiben. Oder was meinen Sie?«

> Arzt: »Ja, das ginge natürlich auch, aber sicherer ist es natürlich in der Klinik. Außerdem müssten Sie bei uns nicht wach bleiben, weil die Schwester die Arbeit übernimmt.«
> Mutter: »Also, das macht mir nichts aus. Bei dem Personalproblem in den Kliniken heutzutage kriege ich das bestimmt zu Hause besser hin. Im Übrigen wohne ich hier direkt in der Nähe.«

- **Kommentar**

Die Mutter treibt den Arzt im Gespräch vor sich her. Der Arzt übernimmt keine professionelle Verantwortung für die Gesprächsführung, seine Antworten wirken stets als müsse er sich verteidigen. Könnte es daran liegen, dass der Arzt allzu zügig auf sein Ziel, die stationäre Aufnahme, zugesteuert ist? Hat der Arzt nun schon verloren oder was ist noch möglich?

- **Alternativvorschlag**

Arzt: »In Ordnung, ich sehe, ich habe die Notwendigkeit der stationären Aufnahme nicht ausreichend deutlich machen können. Wenn Sie einverstanden sind, schildere ich Ihnen nun, was genau mit Ihrem Sohn passieren kann und wo die Risiken liegen. Ich möchte außerdem vorab betonen, dass wir hochqualifiziertes und auch ausreichend Personal zur Verfügung haben, weshalb Ihr Kind hier in denkbar besten Händen ist. Sind Sie damit einverstanden?«

> **Praxisbeispiel: Nebenwirkungen**
> Die Mutter sagt zum behandelnden Kinderarzt: »Sie glauben nicht, was meinem Kind in den letzten Tagen alles passiert ist. Sie haben ihm ja das neue Medikament verschrieben. Ihm wurde davon schwindelig und schwarz vor den Augen. Einmal verließ er deshalb sogar die Schule, weil es nicht mehr anders ging. An diesem Tag musste ich meine Arbeit unterbrechen, was mir ziemlichen Ärger mit meinem Chef einbrachte. Ich las mir deshalb endlich mal in Ruhe den Beipackzettel durch, und siehe da, dort sind all die Nebenwirkungen, die Max aufwies, genauestens beschrieben. Sie hätten dem Jungen das Medikament niemals verschreiben dürfen. Außerdem hätte ich erwartet, dass Sie uns das alles ganz genau erklären.«
> Antwort des Arztes: »Na ja, Frau Stein, jetzt beruhigen Sie sich erst mal. So schlimm war es ja nun wirklich nicht. Die von Ihnen beschriebenen Nebenwirkungen treten selten auf, doch leider gehört Max offensichtlich zu diesen seltenen Fällen. Es ist doch nicht so dramatisch, wenn der Junge mal aus der Schule nach Hause gehen muss. Schließlich geht es hier um eine sehr ernste Sache.«
> Mutter: »Ich weiß selbst am besten, was gut oder schlecht für meinen Jungen ist: Wenigstens eine Entschuldigung hätte ich gern von Ihnen gehört.«

> Arzt: »Jetzt lassen Sie die Kirche mal im Dorf. Ich habe mir aus ärztlicher Sicht absolut nichts vorzuwerfen.«
> Spielregeln der professionellen Kommunikation eingehalten? Oder doch lieber so: »Ich verstehe, Frau Stein, das war wirklich eine unerfreuliche Situation für Sie. Es tut mir sehr leid, wenn das Medikament solche Nebenwirkungen bei Ihrem Kind ausgelöst hat. Medizinisch lässt sich dies leider nicht in allen Fällen ausschließen. Wie machen wir denn nun mit Max weiter?«
> Mit welcher Antwort wird das bessere Gesprächsergebnis gelingen?

- **Kommentar**

Die Mutter ist verärgert über die Nebenwirkungen des Präparats. Sie fühlt sich vom Arzt nicht ausreichend aufgeklärt, vielleicht vermutet sie sogar, dass ihr der behandelnde Arzt die Nebenwirkungen bewusst verschwieg. Auf der emotionalen Beziehungsebene kann der Arzt nicht punkten, solange er abwiegelt, sich vorzugsweise rechtfertigt und zu seiner Verteidigung lediglich Sachargumente anführt.

Beim zweiten Antwortversuch signalisiert er, nachdem er aktives Zuhören praktizierte, Empathie für die Situation von Frau Stein; es ist ihm der richtige Schienenwechsel gelungen, um erfolgreich die Tür für eine bessere Kommunikation zu öffnen. Durch die offene Frage gibt er der Mutter die Chance, sich ihrerseits jetzt von ihren Vorwürfen zu lösen.

> **Praxisbeispiel: Unzufriedene Mutter**
> Der vierjährige Fritz wird mit Verdacht auf eine Lungenentzündung in die Klinik für Kinder und Jugendliche eingewiesen. Der niedergelassene Kinderarzt hatte ihn zuvor bereits mehrmals gesehen. Während der Anamneseerhebung durch den diensthabenden Assistenzarzt macht die Mutter ihrem sichtlichen Ärger Luft. Sie wirft ihrem Kinderarzt vor, die Diagnose nicht rechtzeitig erkannt zu haben, und ist der Auffassung, die stationäre Aufnahme des Kindes hätte sonst vermieden werden können. Sieben Tage nach der Behandlung des Jungen in der Klinik stellt sich die Mutter mit ihrem Sohn erneut bei dem niedergelassenen Kinderarzt in dessen Praxis vor.
> Der Kinderarzt sagt: »Ich habe den Eindruck, dass Sie mir gegenüber sehr reserviert sind. Ich bedaure das Auftreten der Lungenentzündung, die ich bei Fritz vielleicht auch zu spät erkannte, sehr. Mir ist es immer wichtig, ein offenes und vertrauensvolles Verhältnis zu den Eltern zu haben. Ich frage mich jetzt, wie wir das gemeinsam wieder hinbekommen können.« (Ich-Botschaft, aktives Zuhören, Zauberfrage)
> Mutter: »Irgendwie ist das Vertrauen zu Ihnen weg. Ich habe auch schon erwogen, den Arzt zu wechseln.«

Kinderarzt: »Ich habe mir auch schon Gedanken gemacht. Diese Lungenentzündung war jedoch wirklich schwer zu erkennen. (Empathie) Hundertprozentig ausschließen lässt sich so etwas nie. Wir hatten ja auch gemeinsam beschlossen, noch keine Röntgenaufnahme zu machen. (Weiche Abwehrtechnik) Ich möchte Fritz gern weiter behandeln und mit Ihnen vertrauensvoll zusammenarbeiten. Können Sie mit diesem Angebot etwas anfangen?« (Ich-Botschaft)

Mutter: »Na ja, der Schock über die ganze Sache sitzt bei mir schon noch tief. Andererseits haben Sie den Jungen aber sonst immer gut behandelt, und er kommt ja auch gern zu Ihnen.«

Kinderarzt: »Das freut mich natürlich zu hören, dass Sie mit meiner Betreuung Ihres Sohnes sonst zufrieden waren. Ich habe auch immer gern mit Ihnen zusammengearbeitet. Weshalb sind Sie denn nun heute mit Fritz gekommen?« (Weiche Abwehrtechnik)

- **Kommentar**

Im Gespräch mit der Mutter wirkt der Kinderarzt sehr souverän und es gelingt ihm, die zunächst vorwurfsvolle Haltung der Mutter aufzulösen und den Versuch der weiterhin vertrauensvollen Zusammenarbeit zu erreichen.

10.1.2 Konfliktsituationen

Suchen Sie den Fehler, der die »Betriebstemperatur« in der Kommunikation mit der Mutter verschlechtert:

> **Praxisbeispiel: Unerfreuliche Wiederbegegnung**
> Mutter und Kind kommen in die Aufnahmeabteilung des Krankenhauses. Der diensthabende Kinderarzt sieht das Kind und sagt: »Ach Gott, ich erinnere mich, es war doch beim letzten Mal schon so schwierig, bei Ihrem Kind Blut abzunehmen. Mit Ihrem Besuch machen Sie mir aber keine Freude.«
> Vorausgegangen war, dass dieses Kind als Frühgeborenes wochenlang auf Intensiv- und Frühgeborenenstation lag und sich das Legen der nötigen Zugänge immer sehr schwierig gestaltet hatte.

- **Kommentar**

Die Befindlichkeit des Arztes ist der Mittelpunkt seiner Äußerung. Diese interessiert die Mutter aber berechtigterweise überhaupt nicht, da es im professionellen Umgang zwischen Arzt und zu behandelndem Patienten für sie völlig unerheblich ist, ob die Blutentnahme dem Arzt Freude macht oder nicht.

> **Praxisbeispiel: Vergessenes U-Heft**
> In der Aufnahmesituation sagt der Arzt zur Mutter: »Wir benötigen unbedingt das U-Heft. Es ist ärgerlich, dass Sie es vergessen haben. Sehen Sie zu, dass Sie uns das Heft möglichst schnell zur Verfügung stellen, damit wir bei Ihrem Kind auch die richtigen Entscheidungen treffen können.«

- **Kommentar**

Arzt spricht Du-Botschaft aus und verbindet mit ihr eine Schuldzuweisung. Zusätzlich erhöht er den Appell, indem er auf diesem Ohr zur Mutter sagt: »Sie sind verantwortlich dafür, dass wir bei Ihrem Kind nicht richtig arbeiten können. Strengen Sie sich also an und beeilen sich.« Diese Mutter ist in der Kommunikation zweifellos ins Antipathiefeld abgerutscht.

> **Praxisbeispiel: Verschobene Untersuchung**
> Die Mutter sagt während der Visite zum Oberarzt: »Es sollte gestern bei meinem Kind ein Ultraschall des Bauchs gemacht werden. Durchgeführt ist diese Untersuchung jedoch immer nicht!«
> Der Oberarzt antwortet kühl und distanziert: »Gestern war sehr viel los. Wir hatten auf der Intensivstation alle Hände voll zu tun. Aus diesem Grund mussten alle weniger wichtigen Ultraschalluntersuchungen ausfallen. Vielleicht können wir sie heute nachholen.«
> Spielregeln der professionellen Kommunikation eingehalten? Oder doch lieber so: »Das tut mir aber leid. Ich kümmere mich darum, dass der Ultraschall auf jeden Fall heute nachgeholt wird. Entweder untersuche ich ihr Kind zwischen 12:00 und 13:00 Uhr selbst oder der zuständige Kollege wird die Untersuchung bis dahin bereits gemacht haben. Sie können sich darauf verlassen. Heute geht es Ihrem Kind auch schon viel besser, so dass wir den Ultraschall sicher auch noch leichter durchführen können.«

- **Kommentar**

Zwischen den beiden Antworten liegen emotionale Welten. Die zweite Lösung ist perfekt. Sie bietet eine Entschuldigung (Empathie, Ich-Botschaft), signalisiert Verbindlichkeit und ergänzt auch noch den Hinweis darauf, dass die Untersuchung heute leichter durchzuführen sein wird.

> **Praxisbeispiel: Fehlende Befunde**
> Oberarzt zum Assistenzarzt: »Du solltest mir doch gestern die Unterlagen zu Florian bringen. Ich habe jedoch in meinem Fach nichts gefunden.«

> Assistenzarzt: »Hast Du aber heute schlechte Laune. Reg' Dich doch nicht so auf, ich hatte schließlich viel zu tun. Ich versuche, Dir die Befunde schnellstmöglich zukommen zu lassen.«
> Spielregeln der professionellen Kommunikation eingehalten? Oder doch lieber so: »Stimmt, Du hast recht. Die Unterlagen sind noch nicht fertig. Ich verstehe deine Verärgerung. Ich kümmere mich darum, dass Dir die Unterlagen bis spätestens heute 16:00 Uhr vorliegen.«

- **Kommentar**

Wie möchten Sie in dieser Situation an Stelle des Oberarztes angesprochen werden? Die Antwort dürfte eindeutig sein.

10.1.3 Behandlungsfehler

> **Praxisbeispiel: Falsche Untersuchung**
> Maria, im Alter von 2,6 Jahren, ist wegen einer obstruktiven Bronchitis in der Klinik für Kinder und Jugendliche. Das Kind fiebert nicht, die Blutwerte zeigen aber eine virale Entzündung. Am dritten Tag hört der Stationsarzt ein leises Systolikum. Aus diesem Grunde setzt er eine EKG-Untersuchung an. Irrtümlicherweise wird aber eine Röntgenthorax-Aufnahme durchgeführt. Ihre Aufgabe ist es jetzt, Marias Mutter diese Situation zu erläutern. Wie gehen Sie vor?

- **Lösungsvorschlag**

Ärztin: »Frau Felseneck, es ist etwas falsch gelaufen, wie Sie ja wahrscheinlich schon erfahren haben. Durch einen Fehler der Schwester wurde irrtümlicherweise ein Röntgenbild der Lunge angefertigt, statt ein EKG durchgeführt. Es tut mir sehr leid, dass das passiert ist. (Empathie) Es ist für Sie bestimmt sehr ärgerlich und beunruhigt Sie auch, das verstehe ich total. (Aktives Zuhören) Wie können wir jetzt verlorengegangenes Vertrauen zurückgewinnen, um zum Wohle Ihres Kindes weiter gut zusammenzuarbeiten?« (Zauberfrage)

Mutter: »Mir macht das natürlich große Sorgen, dass hier einfach Untersuchungen durchgeführt werden, die Sie, Frau Doktor, gar nicht angesetzt haben. Ich denke, das kann nicht sein, insbesondere wenn Sie bedenken, dass es hier um schädliche Röntgenstrahlen für mein Kind geht.«

Ärztin: »Ich verstehe Ihre Verärgerung und auch Ihre Sorge. Ich werde das Versehen auch noch genau mit den Schwestern besprechen. Jetzt ist die Aufnahme aber gemacht und wir sollten die neue Situation nutzen. Es gibt für Sie und Ihr Kind nämlich auch zwei gute Nachrichten. Durch das Röntgenbild kann ich nun mit letzter

Sicherheit eine Lungenentzündung ausschließen (weiche Abwehrtechnik). Dies könnte deshalb bedeuten, dass wir die antibiotische Therapie über die Vene bei Maria nicht wie zunächst angenommen sieben Tage, sondern nur fünf Tage machen müssen. Vielleicht kann sie dann auch früher nach Hause.«

- **Kommentar**

Die Mutter ist verständlicherweise sehr erbost darüber, dass eine nicht indizierte Röntgenuntersuchung durchgeführt worden ist. Die Ärztin schafft es aber, durch Empathie, aktives Zuhören und den Einsatz der Zauberfrage, die Gesprächssituation nicht nur zu stabilisieren, sondern auch positiv zu drehen. Durch den Hinweis, dass eine Lungenentzündung jetzt ausgeschlossen ist, vermittelt sie der Mutter das Gefühl, dass die Untersuchung außerdem nicht tatsächlich sinnlos war. Zusätzlich kann sie noch einen Nutzen anbieten, indem sie mitteilt, dass das Kind wahrscheinlich zwei Tage eher nach Hause kann. Gut gelaufen, oder?

> **Praxisbeispiel: Falsche Dosierung**
> Ein achtjähriges Mädchen wird wegen einer schweren bakteriellen Pneumonie eingeliefert. Das Mädchen ist aufgrund einer Asphyxie behindert und wird wegen Krampfanfällen mit Valproat behandelt.
> Irrtümlicherweise wurde auf der Station die doppelte Menge Valproat verabreicht. Ursache ist ein Übertragungsfehler zwischen der Dokumentation des aufnehmenden Arztes und der Stationsärztin. Die Mutter erhebt nun Vorwürfe und verlangt Auskunft. Sie sind die behandelnde Ärztin auf dieser Station und sprechen nun mit der Mutter.

- **Lösungsvorschlag**

Die Ärztin sagt: »Frau Roseneck, wie Sie schon mitgekriegt haben, ist ja leider etwas schief gelaufen. Irrtümlich hat Ihr Kind die doppelte Menge Valproat erhalten. Das darf natürlich nicht vorkommen und tut uns sehr leid. Ich entschuldige mich dafür ausdrücklich. Ich habe schon mit dem Aufnahmearzt gesprochen, um das Zustandekommen des Fehlers genau aufzuklären. Jetzt aber zu Ihrem Kind: Haben Sie im Verhalten Ihres Kindes irgendetwas gemerkt?« (Empathie, weiche Abwehrtechnik)

Mutter: »Ja, Annalena ist wesentlich müder als sonst.«

Ärztin: »Wir werden natürlich gleich eine Spiegelbestimmung durchführen, um zu schauen, wie der aktuelle Wert der Valproinsäure im Blut ist. Auch ein EEG sollten wir noch machen, um festzustellen, wie dies unter der erhöhten Dosierung von Valproat aussieht. Wir hatten ja auch schon über eine eventuelle Erhöhung gesprochen, weil die Konzentration im Blut zuletzt ja etwas abgefallen war. Aus diesem Grund erhoffe ich mir auch neue Erkenntnisse von der widrigen Situation, die wir nutzen sollten. Ich melde mich dann bei Ihnen, sobald ich den neuen Wert habe, um das dann mit Ihnen zu besprechen. Im Vordergrund steht jetzt die intensive Überwachung Ihres Kindes. Falls Sie Auffälligkeiten bei Annalena feststellen, bitte mir gleich Bescheid sagen.«

- **Kommentar**

Es ist den Ärzten ein Fehler unterlaufen. Diese Tatsache wird der Mutter nicht verheimlicht und er wird auch nicht schöngeredet. Die Ärztin entschuldigt sich, obwohl es nicht ihr persönliches Fehlverhalten war. Anschließend bittet sie die Mutter aktiv um Hilfe, um sich jetzt dem Kind zuzuwenden. Die Ärztin erklärt die Maßnahmen, die ergriffen werden, um eine erhöhte Sicherheit für die Gesundheit des Kindes zu gewährleisten. Sie blickt aber auch über den Tellerrand der Situation hinaus, indem sie im Sinne eines Perspektivwechsels auch einen positiven Aspekt des Fehlers darstellt. Eine gelungene Gesprächsführung unter Einsatz mehrerer Gesprächstechniken mit gutem Erfolg bei der Mutter.

10.1.4 Beschwerden

> **Praxisbeispiel: Simulierende Patientin?**
> Die Mutter sagt zum Stationsarzt: »Das stimmt einfach nicht. Mein Kind simuliert doch die Beschwerden nicht. Warum sagen Sie bloß die Unwahrheit? Sehen Sie nicht, welche Schmerzen Sophie hat?«
> Vorausgegangen war, dass die zwölfjährige Sophie seit Monaten über Bauchschmerzen klagt, sämtliche organische Untersuchungen einschließlich einer Gastroskopie erbrachten jedoch normale Befunde. Der Stationsarzt hatte der Mutter mitgeteilt, dass die Befunde allesamt unauffällig seien und ihr Kind nicht organisch erkrankt sei. Die Mutter fordert jetzt, mit einem anderen Arzt bzw. dem Oberarzt der Station sprechen zu wollen. Ihre Aufgabe ist es, die Situation zu klären.

- **Lösungsvorschlag**

Oberärztin: »Frau Kalkmergel, ich habe gehört, dass es mit der Stationsärztin Probleme gegeben hat. Wie war das denn jetzt genau?«

Die Mutter wiederholt den oben dargestellten Sachverhalt.

Oberärztin: »Ich schlage vor, dass ich Ihr Kind jetzt erst einmal selbst anschaue und wir dann gemeinsam einen Blick in die Krankenakte werfen.« (Weiche Abwehrtechnik, Ablenken und Empathie)

Nachdem die Oberärztin das Kind kurz angeschaut und einen Blick in die Krankenakte geworfen hat, sagt sie zur Mutter: »Erfreulich ist natürlich, Frau Kalkmergel, aus unserer Sicht, dass wir bei Ihrem Kind durch viele Untersuchungen keinen Tumor im Bauch oder eine Krebserkrankung gefunden haben. Das können wir sicher ausschließen. Auch andere chronische Erkrankungen konnten glücklicherweise nicht festgestellt werden. Haben Sie denn besonders an eine konkrete Erkrankung gedacht?« (Zauberfrage)

Mutter: »Naja, als Mutter macht man sich ja schon Sorgen, auch ich hatte vor einigen Jahren immer wieder Bauchschmerzen und letztendlich war es dann doch ein Morbus Crohn, obwohl mir all die Ärzte vorab gesagt haben, dass ich nichts habe.«

Oberärztin: »Das ist natürlich auch sehr belastend. (Empathie) Aus diesem Grunde war es auch ganz richtig, die Gastro-Koloskopie bei Ihrer Tochter zu machen. Zum Glück auch hierbei Entwarnung.«

Mutter: »Ja, aber irgendwas muss sie ja haben. So wie es jetzt ist, kann es nicht weitergehen.«

Oberärztin: »Es gibt zahlreiche Untersuchungen, die zeigen, dass bei einigen Kindern und Jugendlichen die Reizschwelle für Schmerzen im Bauch sehr niedrig ist. Das bedeutet, dass diese Kinder rasch über Schmerzen im Bauch klagen, wenn sie von außen durch Stress oder andere emotionale Ereignisse gefordert werden. Das ist so ähnlich, als wenn jemand ständig seinen Herzschlag hört. Das ist nichts Schlimmes, aber es nervt natürlich. Aus diesem Grunde ist es zunächst einmal wichtig zu akzeptieren, dass dies nichts organisch Beunruhigendes ist. Wie kann man nun aber helfen? Wir haben Erfahrungen darin gesammelt, dass man durch Ablenkung und bei älteren Kindern durch Entspannungsübungen die Situation sehr positiv beeinflussen kann. Ich denke, das sollten wir mit Sophie zusammen angehen. Dazu benötigen wir aber Ihre aktive Mitarbeit.«

Mutter: »Und wie soll das aussehen?«

Oberärztin: »Naja, wir müssen jetzt mal schauen, was Ihrem Kind wirklich Freude macht und wie man es so ablenkt, dass die Bauchschmerzen nicht mehr im Vordergrund stehen. Wenn Sie einverstanden sind, würde ich nachher gerne unsere Spezialistin, eine Psychologin, vorbeischicken, die mit Ihnen und Sophie einige Therapiemöglichkeiten bespricht.«

- **Kommentar**

Die Oberärztin setzt Empathie und aktives Zuhören ein. Später stellt sie die Zauberfrage und kann dann, verknüpft mit einer Ich-Botschaft, die Mutter mit einem Lösungsvorschlag für sich gewinnen.

> **Praxisbeispiel: Übergriffiges Personal**
> Der Vater sagt zur Assistenzärztin: »Als Jungassistenzärztin fehlt Ihnen doch noch jede Erfahrung mit dieser Erkrankung. Ich würde mich mit Empfehlungen an Ihrer Stelle zurückhalten.«

- **Lösungsvorschlag**

Antwort: »Herr Walkenberg, für mich zählt zunächst einmal die Qualität der Sachargumente. Haben Sie in der Sache etwas gegen meinen Behandlungsvorschlag einzuwenden?«

- **Kommentar**

Durch eine offene Frage gibt die Ärztin dem Vater die Möglichkeit, seinen Frontalangriff genauer zu beschreiben und damit eventuell auch einzugrenzen. Anschließend könnte die Assistenzärztin gezielt darauf eingehen oder sich auch dafür entscheiden, den Vorwurf zu ignorieren (weiche Abwehrtechnik) entscheiden.

10.1.5 Angriffe

> **Praxisbeispiel: Fehlende Kompetenz**
> Der Vater sagt zur Assistenzärztin: »Erzählen Sie hier doch keine Märchen, ich weiß doch besser, was meinem Kind fehlt.«

- **Lösungsvorschlag**

Die Ärztin entgegnet: »Wie kommen Sie auf die Idee, ich würde Ihnen Märchen erzählen? Nehmen Sie mich meines jugendlichen Aussehens wegen nicht ernst?«

Oder: »Ich bin mir unsicher, ob wir Ihrem Kind auf diese Weise wirklich helfen können. Ich möchte Ihnen das Problem, das derzeit bei Leonie besteht, noch einmal aus ärztlicher Sicht darstellen. Möglicherweise habe ich mich nicht richtig ausgedrückt.«

- **Kommentar**

> **Praxisbeispiel: Mangelhafter Patientenservice**
> Die Mutter sagt zum Chefarzt: »Der Patientenservice in Ihrem Krankenhaus ist doch absolut mangelhaft. Es ist ein Witz, wenn Sie in Ihren Prospekten von Kundenorientierung und Kinderfreundlichkeit sprechen.«

- **Lösungsvorschlag**

Chefarzt zur Mutter: »Ich sehe wie erbost Sie sind. Helfen Sie mir zu verstehen, was Sie genau ärgert. Vielleicht erzählen Sie einmal, was genau Sie so beunruhigt?«

- **Kommentar**

Der Chefarzt setzt eine weiche Abwehrtechnik ein und stellt dann die Zauberfrage.

> **Praxisbeispiel: Ungeeignete Therapie**
> Die Mutter sagt zur Assistenzärztin: »Bei der vorgeschlagenen Behandlung handelt es sich doch mit Sicherheit um ein Experiment, bei dem Sie etwas ausprobieren wollen. Was machen wir aber, wenn die Behandlung bei Florian überhaupt nicht anspricht?«

- **Lösungsvorschlag**

Ärztin: »Welche Gesichtspunkte stützen Ihre Sorge, weshalb Sie das Scheitern unserer Behandlung befürchten?« Oder: »Das ist ja eine sehr pessimistische Sichtweise. Ich habe als medizinische Expertin aber keinen Anlass am Behandlungserfolg zu zweifeln.« Oder: »Ich glaube, diese Frage sollten wir erst einmal zurückstellen. Im Vordergrund steht jetzt die akute Behandlung des Kindes. Meinen Sie, dass Florian Saft oder besser Tabletten einnehmen kann?«

- **Kommentar**

Der Antwortvorschlag hängt natürlich auch von dieser speziellen Situation ab. Es können entweder weiche oder harte Abwehrtechniken eingesetzt werden. Die Ärztin reagiert hier aber nicht auf den Angriff, sondern spielt den Ball an die Mutter zurück. Sie lässt sich nicht auf die Wippe ziehen; dem Angriff folgt somit kein Gegenangriff.

> **Praxisbeispiel: Ärzte nicht auf dem neusten Stand**
> Die Mutter sagt zur Stationsärztin: »Ich habe gelesen, dass es eine neue Untersuchungsmethode gibt. Mit dieser Methode kann man mehrere Erkrankungen sicher ausschließen.«

- **Lösungsvorschlag**

Ärztin antwortet: » Diese Methode ist mir nicht bekannt. Können Sie mir etwas zur Quelle sagen oder den Artikel vielleicht einmal mitbringen? Das wäre sehr schön.« (Weiche Abwehrtechnik)

- **Kommentar**

> **Praxisbeispiel: Unterstellte Lüge**
> Mutter zur Stationsärztin: »Sie glauben doch selbst nicht, was Sie hier zu mir sagen, Frau Doktor.«

- **Lösungsvorschlag**

Stationsärztin: »Gerade weil ich fest davon überzeugt bin, dass wir bei Ihrem Kind möglichst rasch zu einem Erfolg kommen müssen, denke ich als Ärztin, dass diese Therapie Ihrem Kind schnell helfen wird.« (Harte Abwehrtechnik)

- **Kommentar**

Es wird eine harte Abwehrtechnik eingesetzt. Anschließend erfolgt eine Ich-Botschaft. Dies wird bei der Mutter nur Erfolg haben wenn die Beziehungsebene zwischen beiden funktioniert.

> **Praxisbeispiel: Komplexe Botschaften**
> Die Mutter sagt zum Oberarzt: »Müssen Sie denn alles so kompliziert darstellen?«

- **Lösungsvorschlag**

Der Oberarzt antwortet: »Ich habe versucht, Ihnen das möglichst einfach zu erklären. Ich vermute Sie haben nicht richtig zugehört. Wenn ich später Zeit habe, werde ich es Ihnen noch einmal in Ruhe erklären.« Wie finden Sie die Antwort? Fühlen Sie sich als Mutter oder Vater ernst genommen?

Oder doch lieber so: »Bei Ihrem Kind ist die medizinische Lage leider sehr kompliziert. Ich werde versuchen, es an einem Beispiel deutlicher auszudrücken, hierzu benötigen wir aber etwas mehr Zeit. Aus diesem Grund komme ich gegen 18:00 Uhr noch einmal zu Ihnen, dann sprechen wir die Situation Ihres Kindes in Ruhe durch. Ich werde auch das Röntgenbild mitbringen und Ihnen eine kleine Zeichnung machen, um die wesentlichen Schritte zu präzisieren. Ich bin fest davon überzeugt, dass es gelingen wird, Sie von der Notwendigkeit der Maßnahme zu überzeugen.«

- **Kommentar**

Der Oberarzt wählt zunächst eine Du-Botschaft und verbindet diese noch mit einem Vorwurf. Zudem teilt er im ersten Antwortversuch mit, dass er aus seiner Sicht alles richtig gemacht habe. (Harte Abwehrtechnik)

Im Alternativvorschlag nimmt der Oberarzt das Nichtverstehen der Mutter auf seine Kappe. Zusätzlich geht er nicht auf deren Angriff ein und bietet einen neuen zeitlichen Rahmen an, um das Gespräch fortzusetzen. Daneben stellt er für das zweite Gespräch möglichst hohe Klarheit durch Hilfsmittel (Visualisierung) in den Vordergrund.

> **Praxisbeispiel: Unverschämte Eltern**
> Die Schwester in der Aufnahme geht auf den am Wochenende diensthabenden Arzt zu und sagt: »Herr Doktor, Sie müssen bitte kommen. Die Eltern sind so frech zu mir. Die Leute motzen mich an und sind aggressiv, weil sie warten müssen. Tun Sie mir den Gefallen, und machen Sie ihnen klar, dass es so nicht geht.«

- **Lösungsvorschlag**

Der Arzt geht zu den Eltern und sagt: »Ich weiß nicht warum Sie sich hier so aufregen. Wer am Wochenende mit einem hustenden Kind in die Kinderklinik kommt, muss mit langen Wartezeiten rechnen. Seien Sie froh, wenn ich Ihr Kind überhaupt untersuche, da dies eigentlich eine Notfallambulanz für schwerkranke Kinder ist und keine kinderärztliche Sprechstunde.«

Alternative: Der Arzt geht zu den Eltern und sagt: »Ich verstehe Ihre Verärgerung angesichts der langen Wartezeit. Wir sollten dennoch unser aller kostbare Zeit nutzen, um möglichst schnell nach Ihrem kranken Kind zu schauen. Anschließend können wir besprechen, wie es weitergehen kann.«

- **Kommentar**

In der ersten Antwort sagt der Arzt auf der Beziehungsebene zu den Eltern »Belästigen Sie mich nicht mit einem kranken Kind bei meiner wichtigen Arbeit.« Auf der Selbstoffenbarungsebene gibt der Arzt den Eltern eindeutig zu verstehen, dass er für solche Banalitäten wie ein hustendes Kind nicht zur Verfügung steht.

Im Alternativvorschlag werden ein Brückensatz und eine weiche Abwehrtechnik (Ablenken) eingesetzt. Zusätzlich wird ein konstruktiver Lösungsvorschlag gemacht. Die Beziehungsebene wird positiv bedient, die Sachebene in den Blick genommen und die Selbstoffenbarungsebene des Arztes zurückgestellt.

> **Praxisbeispiel: Globaler Angriff**
> Die Mutter sagt zum Arzt: »Wie Sie hier mit meinem Kind umspringen, finde ich absolut indiskutabel. Sie haben sich weder vorgestellt, noch die Hände gewaschen, noch mein Kind richtig untersucht.«

- **Lösungsvorschlag**

Arzt: »Ich möchte inhaltlich dazu sofort etwas sagen, aber vorher muss ich klarstellen, dass Ihr Ton mir persönlich sehr unangenehm ist. Ich finde es nicht akzeptabel, dass Sie mich pauschal angreifen. Zur Sache sage ich, dass ich Ihren Sohn Florian gründlich untersucht habe, ich aber jetzt noch keine, dann eventuell voreilige Diagnose stelle und zunächst die weiteren Untersuchungen abwarten werde. Jetzt möchte ich gern von Ihnen wissen, ob wir uns auf dieses Vorgehen einigen können.«

- **Kommentar**

Der Arzt trennt Sach- und Beziehungsebene voneinander. Er erteilt eine klare Spielregel hinsichtlich der Atmosphäre des Umgangs (Tonfall) mit, indem er signalisiert: »So nicht, aber gern anders.« Er setzt eine harte Abwehrtechnik (Ignorieren eines Teils der Vorwürfe) verbunden mit einem Brückensatz und dem Wunsch einer Kooperation ein.

10.2 In Krankenhaus und Praxisteam

10.2.1 Mangelnde Arbeitsleistung

> **Praxisbeispiel: Gespräch Chefarzt mit Assistenzarzt**
> Im Gegensatz zu den anderen ärztlichen Mitarbeitern ist Herr Stein sehr nachlässig mit dem Schreiben der Arztbriefe: Sie sind viel zu lang, teilweise fehlerhaft und kommen meist zu spät. Kollege Stein ist jetzt zum Chef einbestellt worden, weil der diese Probleme besprechen möchte.
> Der Chef sagt: »Ich bin nicht mehr bereit, Ihre Nachlässigkeit in Bezug auf das Verfassen der Arztbriefe weiter zu tolerieren. Ich erwarte, dass Sie Ihre Arztbriefe umgehend zuverlässig erledigen. Andernfalls wird es ernste Konsequenzen haben, Herr Stein.«
> Herr Stein entgegnet: »Ich fühle mich von Ihnen absolut ungerecht behandelt, Sie wissen doch wie gewissenhaft ich meine Arztbriefe schreibe. Genauigkeit verlangt eben auch einfach mehr Zeit.«

Beurteilen Sie den Ansatz des Gesprächs. Macht es Sinn für den Chef, das Gespräch weiterzuführen? Wie wird der Konflikt weitergehen? Die Situation wird entweder eskalieren oder in einen kalten Konflikt einmünden. Eine Lösung ist keinesfalls Fall in Sicht. Schade um die Zeit, die der Chef für Herrn Stein einsetzt.

- **Lösungsvorschlag**

Möglicher Zugang zum Kollegen Stein: »Herr Stein, ich habe Sie zu mir gebeten, weil ich Ihre Hilfe bei einem Problem benötige. Ich kenne Sie als zuverlässigen und genauen ärztlichen Mitarbeiter. Mich erreichten aber jetzt schon mehrmals Klagen, dass Ihre Arztbriefe nicht zeitnah zum niedergelassenen Kinderarzt gelangten. Ich verstehe nicht, warum das nicht besser klappt. Helfen Sie mir und erklären mir, warum Sie das nicht geregelt bekommen.«

Herr Stein antwortet: »Ja, das tut mir sehr leid. Sonst bemühe ich mich ja, immer alles richtig zu machen. In letzter Zeit habe ich aber so viel Arbeit auf Station, dass ich einfach mit den Arztbriefen nicht mehr nachkomme.«

Der Chef: »Das weiß ich ja, Herr Stein, allerdings ist der hohe Arbeitsanfall kein ausreichender Grund, die Arztbriefe nicht dennoch schnell zu erledigen. Bitte helfen Sie mir nachzuvollziehen, warum Sie das im Gegensatz zu anderen Kollegen nicht bewältigen.« (Zauberfrage)

Der Arzt antwortet: »Ich weiß auch nicht, woran das liegt. Aber zurzeit habe ich den Schreibtisch voll, und auf der Station ist auch so viel los. Ich habe schon versucht, den Berg der Arztbriefe zu reduzieren.«

Der Chef: »Das ist möglicherweise richtig, Herr Stein. Das erklärt aber immer noch nicht, warum Sie der einzige sind, der es nicht schafft. Gibt es in Ihrem privaten Umfeld etwas, das Sie sehr belastet?«

Arzt: »Ja das stimmt schon. Ich habe im Augenblick nicht nur hier Stress, sondern auch privat.«

Chef: »Danke, dass Sie mir hier Einblick gewähren. Diese Rückmeldung macht die Sache für mich verständlicher, aber es ändert nichts daran, dass Sie Ihre Arztbriefe erledigen müssen. Was kann ich tun, damit es so klappt, wie wir es uns beide vorstellen?«

Arzt: »Sie könnten mich auf einer anderen Station einsetzen, wo zu zweit gearbeitet wird und deshalb für jeden nicht so viele Arztbriefe anfallen.«

Chef: »Dies ist für mich momentan kein gangbarer Weg. Ich kann Sie im Augenblick nicht auf eine andere Station geben, da darunter Ihre Facharztweiterbildung litte. Es ist aus meiner Sicht auch nicht sinnvoll, dass Sie auf einer anderen Station zusammen mit einer Anfängerin arbeiten. Was können wir tun, damit wir zu einer Lösung kommen?«

Arzt: »Ich glaube, ich muss einfach versuchen, die Arztbriefe zu kürzen. Oder sie unmittelbar zu schreiben.«

Chef: »Ich finde, das ist ein guter Vorschlag, Kürzen der Briefe und schnelles Abarbeiten, wird uns beide zufriedenstellen. Wir sollten uns in vier Wochen noch einmal zu dieser Frage zusammensetzen, um zu schauen, ob der Plan so funktioniert.«

- **Kommentar**

Der Chefarzt bleibt bei seinem Ziel und lässt sich nicht auf die Wippe der Konflikteskalation ziehen. Durch Empathie gelingt es ihm eine Verhaltensänderung bei Kollegen Stein auszulösen. Zusätzlich trifft er zum Abschluss eine Vereinbarung im Interesse der Nachhaltigkeit.

10.2.2 Punkten durch gute Kommunikation

> **Praxisbeispiel: Der besorgte Hausarzt**
> Der Hausarzt ruft einen Oberarzt der Kinderklinik am Freitagnachmittag an. Er berichtet von Max, dieser habe nur noch 2500 Leukos. Der behandelnde Kinderarzt äußert den dringenden Verdacht, es handele sich bei seinem Patienten um Leukämie und er könne die Verantwortung für Max übers Wochenende nicht übernehmen.
> Der Oberarzt fragt: »Hat Max denn Fieber? Haben Sie schon in den Rachen geschaut? So, wie Sie mir den Fall schildern, glaube ich, dass wir bis nächste Woche warten können.« (Vorschnelle Bewertung durch den Oberarzt führt zu Abwehr beim Hausarzt)
> Hausarzt: »Ich möchte aber, dass der Patient noch heute von Ihnen persönlich untersucht und in Ihrer Klinik über das Wochenende betreut wird.«

> Oberarzt: »Aus Ihren Angaben ersehe ich hierfür keine Notwendigkeit, den Patienten heute noch anzuschauen und aufzunehmen. Montag ist ausreichend, Herr Kollege.«

Wie beurteilen Sie diese Antwort? Ist der niedergelassene Kollege beruhigt und zufrieden?

- **Kommentar**

Nein, er wird wohl eher toben, wird sich nicht ernst genommen fühlen und sich sagen, die Arroganz dieser Klinikärzte ist doch kaum zu überbieten. Es wird das letzte Mal sein, dass er dort angerufen habe, um sich am Telefon reglementieren zu lassen.

Eine Alternative für das Telefongespräch könnte sein: Der Oberarzt fragt im Gespräch mit dem niedergelassenen Kollegen zuerst: »Wie sieht die klinische Symptomatik genau aus? Wie krank ist der Patient aktuell aus Ihrer Sicht?« (Zauberfrage, keine Bewertung)

Der Hausarzt antwortet: »Schwer krank ist er im Augenblick nicht, aber ich mach' mir Sorgen angesichts der extrem niedrigen Leukozytenkonzentration.«

Oder: »Ich finde das toll, wie intensiv Sie sich auch am Freitagnachmittag noch um Ihre Patienten kümmern, trotz all der Belastung im niedergelassenen Bereich. Lieber einmal zu viel fragen, als einen Patienten übersehen.« (Lob und Empathie) Oder: »Sie haben ja erwähnt, dass Sie sich große Sorgen um Max machen. Woher rühren Ihre Sorgen konkret?« (Aktives Zuhören, Zauberfrage)

Der niedergelassene Kollege berichtet dann über einen Fall, den er vor 10 Jahren betreut habe. Damals habe er einen Patienten nach Abweisung durch den damaligen Oberarzt tatsächlich zu spät mit der Diagnose Leukämie eingewiesen.

Oberarzt: »So, wie Sie die Situation schildern, scheinen die Fälle doch nichts miteinander zu tun zu haben. Mein Vorschlag ist, dass wir uns gemeinsam um den Patienten kümmern. Aus diesem Grunde schlage ich vor, dass Sie am Montag zunächst einmal eine Kontrolle des Blutbilds veranlassen. Sollten sich am Wochenende dennoch neue Aspekte ergeben, kann die Blutbildkontrolle auch gern bei uns gemacht werden. Ich denke, wir können im Augenblick noch etwas warten und uns dann Anfang der Woche wieder besprechen. Können Sie mit diesem Vorschlag leben?« (Teillösung anbieten)

- **Kommentar**

Was wird der niedergelassene Kollege denken? Ein möglicher Gedankengang könnte sein: »Finde ich toll, wie der Kollege mich ernst genommen und dann beruhigt hat, auch an einem Freitagnachmittag zeigt er noch so viel Engagement für meine Frage. Mit diesem Oberarzt kann man wirklich vernünftig sprechen. Heute hat die Klinik bei mir wieder gepunktet. Ich schicke demnächst alle meine Patienten in diese Klinik.«

A Anhang

A.1 Umfrage zu Kommunikationsgewohnheiten in Arztgesprächen – 310

A.2 Übungsteil mit Lösungsvorschlägen – 313

Weiterführende Literatur – 337

Stichwortverzeichnis – 341

> Hör niemals auf, anzufangen. Fang niemals an, aufzuhören.
> Abb. A.1 «

O. Wilde

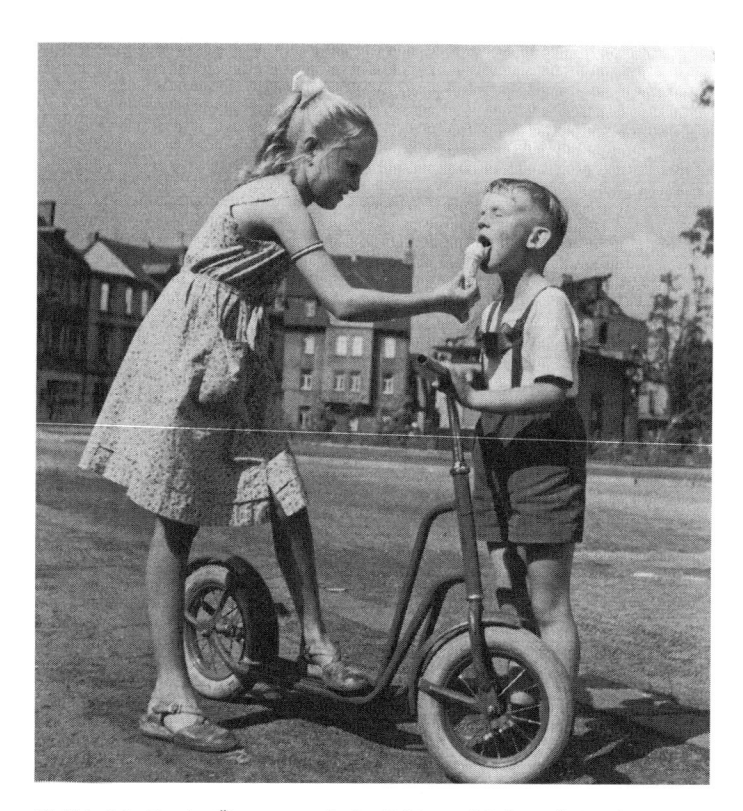

Abb. A.1 Vor den Übungen noch eine Stärkung. (Mit freundl. Genehmigung des Fotoarchivs Ruhr Museum Essen)

A.1 Umfrage zu Kommunikationsgewohnheiten in Arztgesprächen

Aktuell führen wir eine Befragung zu den Kommunikationsgewohnheiten von Kinder- und Jugendärzten in den Gesprächen mit Eltern und Patienten durch. Gefragt wird sowohl in Praxen als auch Kliniken.

Wir würden uns freuen, wenn Sie uns den nachstehenden Fragebogen (Abb. A.2) ausfüllen könnten.

Anhang

Wie steht es um Ihre Kommunikationsgewohnheiten in Elterngesprächen?

Fragen an den Kinder- und Jugendarzt*

1. Wie viele Arztgespräche mit Eltern führen Sie pro Tag (im Durchschnitt)?

☐ <10 Gespräche ☐ 10–20 Gespräche ☐ 20–40 Gespräche

☐ 40–60 Gespräche ☐ >60 Gespräche

2. Wie lange sprechen Sie mit den Eltern bei einer unkomplizierten Erkrankung wie Gastroenteritis/Commotio cerebri/Bronchitis?

☐ <2 Minuten ☐ 2–5 Minuten ☐ 5–10 Minuten ☐ >10 Minuten

3. Bei Ihrem Patienten ist eine chronische Erkrankung wie Asthma bronchiale, Diabetes mellitus, Epilepsie etc. festgestellt worden. Wie lange nehmen Sie sich Zeit für das Erstgespräch mit den Eltern?

☐ <5 Minuten ☐ 5–10 Minuten ☐ 10–15 Minuten

☐ 15–20 Minuten ☐ >20 Minuten

4. Es wurde eine schwerwiegende Diagnose bei einem Jugendlichen festgestellt. In welcher Konstellation und in welcher Reihenfolge führen Sie das erste Aufklärungsgespräch?

☐ Eltern und Patient gemeinsam, wenn Kind älter als _____ Jahre ist

☐ zuerst die Eltern, dann Eltern und Patient zusammen

☐ zuerst mit Patienten allein, wenn Patient älter als _____ Jahre ist, danach zusammen

☐ anderes Vorgehen

5. Der Vater des Patienten wünscht, dass Sie der Mutter nicht »die ganze Wahrheit« mitteilen, insbesondere aber die schlechte Prognose bei einer schwerwiegenden Erkrankung (Tumor, progressive Stoffwechselerkrankung, Blutung bei Frühgeburt) vorenthalten. Wie sieht Ihr Vorgehen im Gespräch aus?

☐ Ich entspreche dem Wunsch des Vaters   ☐ Ich kläre Eltern immer vollständig auf

☐ Ich suche einen Mittelweg

6. Wie erleben Sie für sich selbst die täglichen Gespräche mit Eltern?

	eher ja	eher nein
anstrengend		
interessant		
belastend		
herausfordernd		
nervenaufreibend		
macht Spaß		

*s. online unter www.springer.com/978-3-642-40470-2

© 2014, Springer-Verlag, Berlin Heidelberg. Aus: Kölfen W: Ärztliche Gespräche, die wirken. Erfolgreiche Kommunikation in der Kinder- und Jugendmedizin

Abb. A.2 Fragebogen zur Kommunikation in Elterngesprächen

7. Aggressives Verhalten von Eltern im Berufsalltag habe ich schon erlebt

☐ ja   ☐ Nein

Häufigkeit: ☐ 1–2 Mal pro Woche   ☐ 1–2 Mal pro Monat   ☐ 1–2 Mal pro Jahr

Die Aggression äußerte sich: (mehrere Antworten möglich)

☐ verbal   ☐ Gewaltandrohung   ☐ Gewaltausübung

8. Wie sieht die Verteilung Ihrer Arztgespräche bezogen auf unterschiedliche Aufgaben/Krankheitsbilder aus? Machen Sie bitte Prozentangaben (Gesamt 100 %).

Akute Erkrankungen _____%   Chronische Erkrankungen _____%

Prävention (U-Untersuchungen, Impfungen) _____%

Soziale Krankheiten _____% (Sucht, Adipositas, Verhaltensauffälligkeiten)

9. Wie lang sind Sie bereits beruflich in der Kinder- und Jugendmedizin tätig?

☐ <2 Jahre   ☐ 2–5 Jahre   ☐ 5–10 Jahre   ☐ 10–15 Jahre   ☐ >15 Jahre

10. Ist in Ihrer Klinik/Praxis bereits ein Kommunikationstraining für Ärzte durchgeführt worden?

☐ ja   ☐ Nein

11. Solche Schulungen halte ich für

☐ nicht wichtig   ☐ wichtig   ☐ sehr wichtig

12. Sie sind

☐ männlich   ☐ weiblich

13. Sie arbeiten

☐ in der Praxis   ☐ in der Klinik   ☐ sonstige Bereiche

Wir bedanken uns ganz herzlich, dass Sie unsere Fragen beantwortet haben
Bitte schicken Sie den Fragebogen zurück an:

Prof. Dr. med. Wolfgang Kölfen
per Fax: 02166 3942746
per E-Mail: liliane.vom.dorp@sk-mg.de

© 2014, Springer-Verlag, Berlin Heidelberg. Aus: Kölfen W: Ärztliche Gespräche, die wirken. Erfolgreiche Kommunikation in der Kinder- und Jugendmedizin

Abb. A.2 Fortsetzung

Anhang

A.2 Übungsteil mit Lösungsvorschlägen

A.2.1 Aufgaben

A.2.1.1 Kapitel 3: Körpersprache

- Übung 1

Schauen Sie sich ◘ Abb. A.3 an. Was fällt Ihnen auf?

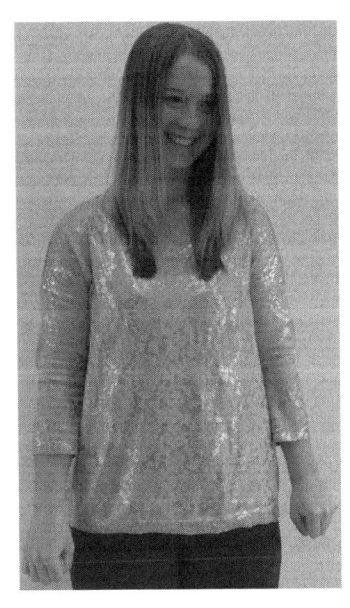

◘ **Abb. A.3** Überzeugten Sie die Mutter von Ihrem ärztlichen Therapievorschlag?

- Übung 2

Der Chef begrüßt eine Assistenzärztin (◘ Abb. A.4). Was fällt Ihnen an der Körpersprache der Beteiligten auf?

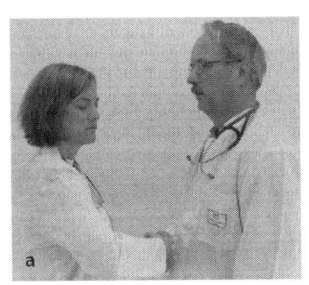

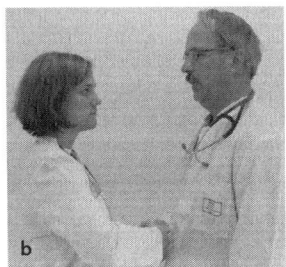

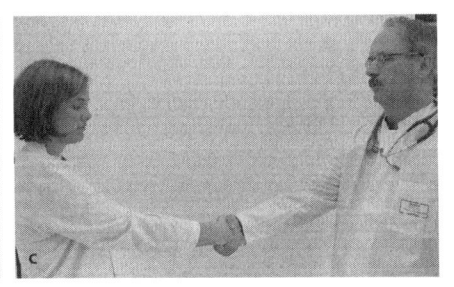

◘ **Abb. A.4a-c** Begrüßung Chef und Assistenzärztin

- **Übung 3**

Wie wirkt die Ärztin mit dieser Bekleidung (◘ Abb. A.5) auf Sie?

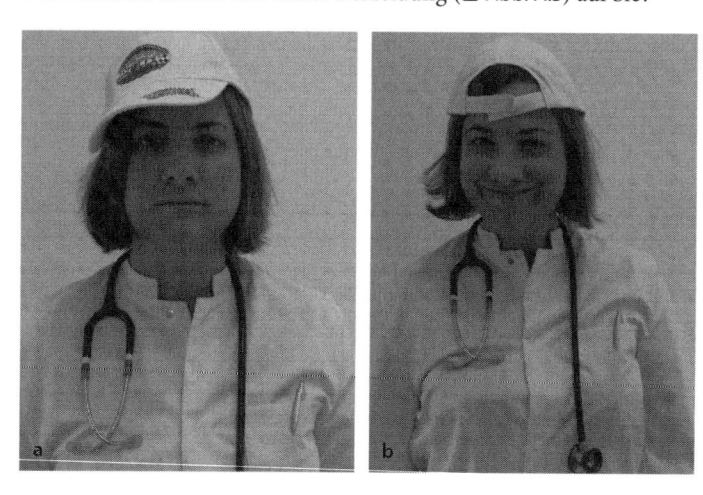

◘ **Abb. A.5a-b** Situationsangemessene Kleidung?

- **Übung 4**

Schauen Sie sich die Varianten des Händedrucks in ◘ Abb. A.6 an. Was fällt Ihnen auf? Wie ist Ihr erster Eindruck?

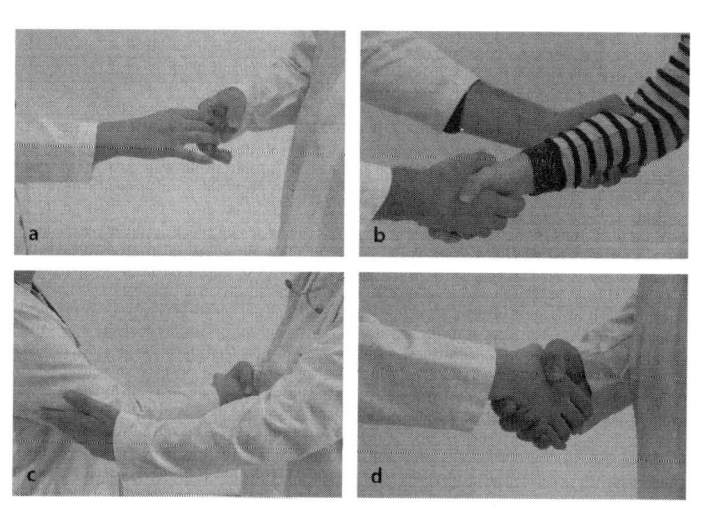

◘ **Abb. A.6a-d** Der Händedruck als Übermittler verschiedener Botschaften

Anhang

- **Übung 5**

Was sagen meine Hände aus (◘ Abb. A.7)?

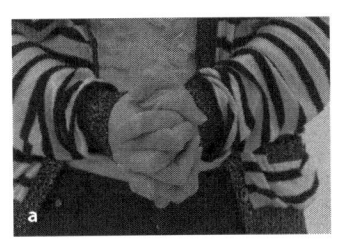

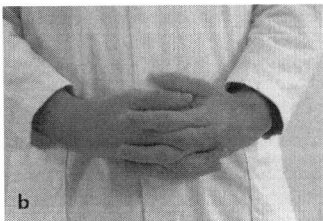

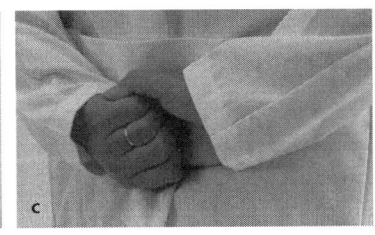

◘ Abb. A.7 Auskunft der Hände

- **Übung 6**

Formulieren Sie einen kurzen Kommentar zu jedem Bild (◘ Abb. A.8).

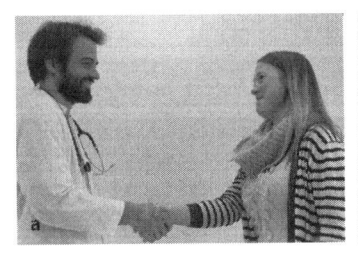

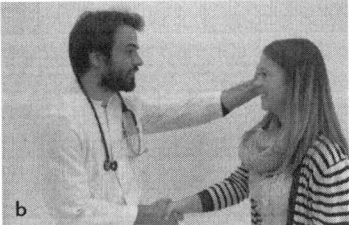

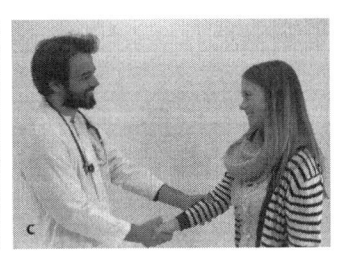

◘ Abb. A.8 Blickwinkel Körpersprache in den Arztgesprächen

▪ **Übung 7**

Schreiben Sie spontan auf, welche Emotionen die Mutter mit ihrer Körpersprache bei Ihnen auslöst (◘ Abb. A.9).

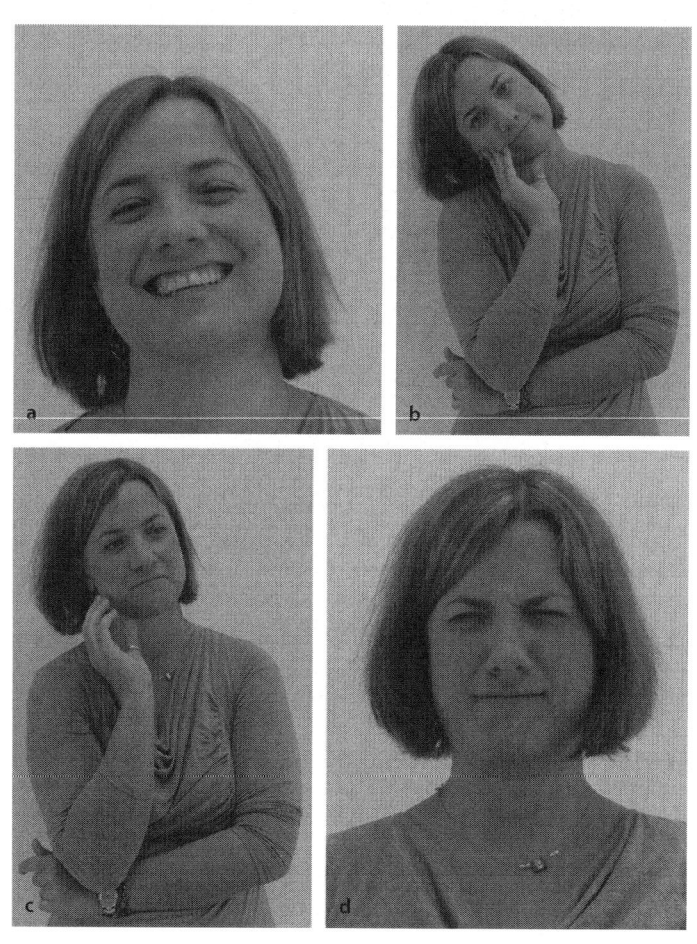

◘ **Abb. A.9** Minenspiel

Anhang

- **Übung 8**

Was fällt Ihnen an dieser Person (◨ Abb. A.10) auf?
Bitte vergleichen Sie Ihre mit den Lösungen im ▶ Abschn. A.2.2.1.

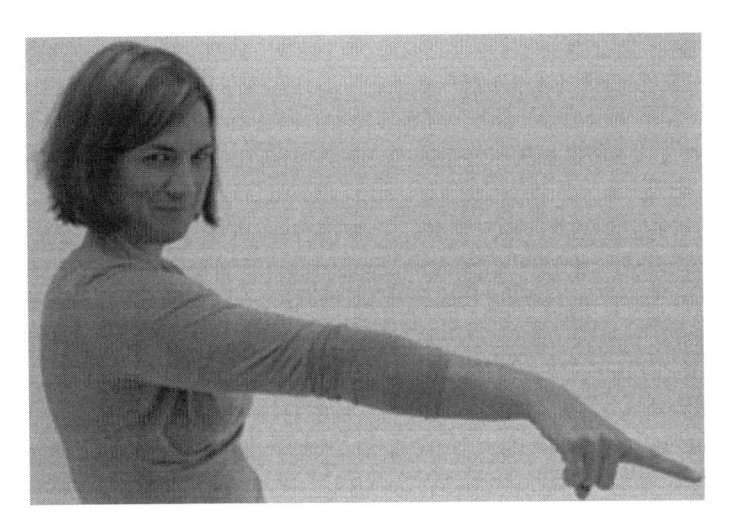

◨ **Abb. A.10** Mutter zum Kind: »Räum endlich dein Zimmer auf!«

A.2.1.2 Kapitel 4.4: Wer fragt, der führt

Schauen Sie sich die nachstehenden Fragen an. Wie könnten Sie mit einer Gegenfrage die Kommunikation souverän führen?

❓ a. Mutter: »Ich habe gelesen, da gibt es eine neue Untersuchungsmethode, mit der man diese Erkrankung sicher ausschließen kann.«

❓ b. Mutter: »Diese Behandlung stößt bei mir auf größte Bedenken. Sind Sie sicher, das Richtige zu tun?«

Bitte vergleichen Sie Ihre mit den Lösungen im ▶ Abschn. A.2.2.2.

A.2.1.3 Kapitel 5.2: Aktives Zuhören

Beim aktiven Zuhören gilt es zu erkennen, welche eigentlichen Botschaften hinter der artikulierten Frage stehen.

❓ a. Mutter: »Es liegt bestimmt an dem neuen Medikament, dass mein Junge wieder häufiger krampft?«

❓ b. Mutter: »Bekommt Luca heute schon wieder eine Infusion?«

Bitte vergleichen Sie Ihre mit den Lösungen im ▶ Abschn. A.2.2.3.

A.2.1.4 Kapitel 6.1: Vier-Ohren-Modell

Bitte schätzen Sie ein, inwieweit die in ◘ Abb. A.11 aufgeführten Aussagen für Sie zutreffen. Ziel ist es, Auskünfte über Ihre Gesprächs- und Zuhörpraxis zu erhalten. Auf welcher Sprachebene führen Sie bevorzugt Gespräche und auf welchem Ohr können Sie besonders gut zuhören?

Wer spricht und wer hört zu?

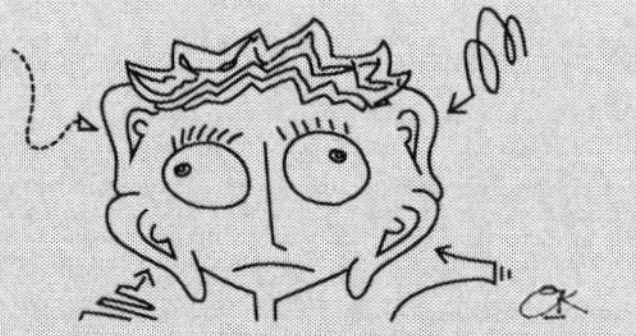

1. Wenn ich mit jemand anderem rede, ist es mir var allem wichtig, dass unsere Beziehung im Gespräch zum Ausdruck kommt.

    sehr oft 5 — 4 — 3 — 2 sehr selten

2. Ich achte besonders darauf, worum es bei dem, was der andere mir sagt, eigentlich geht.

    sehr oft 5 — 4 — 3 — 2 sehr selten

3. Wenn ich zu jemand anderem etwas sage, ist es mir var allem wichtig, ihm zu zeigen, was alles ich habe, weiß und kann.

    sehr oft 5 — 4 — 3 — 2 sehr selten

4. Ich achte besonders darauf, welche Erwartungen der andere mit dem, was er gerade sagt, an mich heranträgt.

    sehr oft 5 — 4 — 3 — 2 sehr selten

5. Wenn ich zu jemand anderem etwas sage, kommt es mir var allem darauf an, deutlich zu machen, warum es bei der angesprochenen Sache eigentlich wirklich geht.

    sehr oft 5 — 4 — 3 — 2 sehr selten

6. Ich achte besonders darauf, was der Sprecher mit dem, was er sagt, über sich selbst mitteilt.

    sehr oft 5 — 4 — 3 — 2 sehr selten

7. Wenn ich jemand anderem etwas sage, ist vorrangig für mich, dass dieser meine Erwartungen erkennt.

    sehr oft 5 — 4 — 3 — 2 sehr selten

8. Ich achte besonders darauf, worin sich im Gespräch zeigt wie der andere zu mir steht und welche Beziehung er zu mir hat.

    sehr oft 5 — 4 — 3 — 2 sehr selten

© 2014, Springer-Verlag, Berlin Heidelberg. Aus: Kölfen W: Ärztliche Gespräche, die wirken. Erfolgreiche Kommunikation in der Kinder- und Jugendmedizin

◘ Abb. A.11 Anwendung des Vier-Ohren-Modells

Anhang

In nachstehenden Kommunikationsübungen (◘ Abb. A.12) können Sie Ihren eigenen Gesprächsstil analysieren.

Reflexion des eigenen Kommunikationsstils

Bitte kreuzen Sie die Antwort an, die Ihnen am ehesten entspricht

---

Fall 1:

Auf dem Flur treffen Sie einen Kollegen einer anderen Fachabteilung. Vor einem Jahr besuchten sie gemeinsam ein Seminar. Der Kollege grüßt Sie nicht.

☐ a) Sie vermuten, dass er mit seinen Gedanken woanders ist.

☐ b) Sie finden, dass es normal ist, dass man sich nach einer gewissen Zeit nicht mehr aneinander erinnern kann.

☐ c) Sie finden es unerfreulich, dass der Kollege sie ignoriert.

☐ d) Sie vermuten, dass er in Ruhe gelassen werden will.

Fall 2:

Sie stehen in einer Schlange am Eiscafé und warten schon eine ganze Weile. Endlich sind Sie an der Reihe und sagen rasch, was Sie möchten. Die Verkäuferin runzelt die Stirn und sagt: »Mal ganz langsam jetzt. Das ist heute ja so hektisch hier.«

☐ a) Sie stimmen ihr zu, dass heute viel los ist.

☐ b) Sie ärgern sich, dass die Verkäuferin Sie so unfreundlich behandelt, statt sich endlich zu beeilen.

☐ c) Sie sagen der Verkäuferin, dass Sie es nicht so eilig haben.

☐ d) Sie stellen sich vor, dass es wirklich stressig sein muss, den ganzen Tag an ihrer Stelle zu stehen.

Fall 3:

Ein Kollege, zu dem Sie in der Klinik ein eher distanziertes Verhältnis haben, kommt zu einer Besprechung in Ihr Dienstzimmer und sagt: »Uiih, das ist aber ganz schön stickig hier.«

☐ a) Sie stellen fest: »Das kann gut sein, wir hatten das Fenster heute noch gar nicht offen.«

☐ b) Sie registrieren, dass der Kollege Sie offenbar auffordern will zu lüften.

☐ c) Sie haben den Eindrunk, dass Ihr Kollege viel Wert auf frische Luft legt.

☐ d) Sie denken sich, dass er ja wieder gehen könne, wenn es ihm hier nicht passt.

© 2014, Springer-Verlag, Berlin Heidelberg. Aus: Kölfen W: Ärztliche Gespräche, die wirken. Erfolgreiche Kommunikation in der Kinder- und Jugendmedizin

◘ Abb. A.12 Kommunikationsübung

Fall 4:

Sie kommen an einem warmen Sommerabend müde und erschöpft aus der Klinik nach Hause. Ihr Partner fragt Sie: »Na, willst Du erst einmal duschen?«

Will er damit sagen, dass

☐ a) Sie schlecht riechen?

☐ b) er sich um Ihr Wohlbefinden sorgt und hofft, dass Ihnen das Duschen gut tun wird?

☐ c) eine Dusche nach einem anstrengenden Tag erfrischend ist?

☐ d) Sie Duschen gehen sollen?

Fall 5:

Sie erhalten den Anruf eines niedergelassenen Kinderarztes. Der Kinderarzt sagt mit unüberhörbarer Ironie: »Das ist ja unglaublich, dass ich Sie heute tatsächlich noch sprechen kann. Den ganzen Vormittag habe ich versucht, Sie zu erreichen, doch immer war besetzt.«

Sie antworten

☐ a) gereizt: »Um was geht es denn?«

☐ b) mit aufrichtiger Anteilnahme: »Das ist ja ärgerlich, dass durchgängig besetzt war.«

☐ c) mit dem Versuch, das Ärgernis wieder gut zu machen: »Das tut mir aber leid, wie kann ich Ihnen denn eigentlich helfen?«

☐ d) ruhig: »Um was geht es denn?«

Fall 6:

Sie haben einen Termin mit Ihrem neuen Chef vereinbart, weil Sie einige fachliche Fragen haben. Als Sie sein Büro betreten, blickt er nicht vom Bildschirm auf und arbeitet weiter am PC, während er sagt: »Schießen Sie schon mal los, ich höre Ihnen zu.«

☐ a) Sie versuchen, sich kurz zu fassen, damit Ihr Chef nicht zu lange unterbrochen wird.

☐ b) Sie haben den Eindruck, dass Ihr Chef im Stress ist, und deshalb versucht, zwei Sachen auf einmal zu erledigen.

☐ c) Sie finden es taktlos, dass Ihr Chef weiter arbeitet, während Sie mit ihm sprechen.

☐ d) Sie stellen Ihre Fragen und bemerken kaum, dass Ihr Chef noch auf den Bildschirm blickt.

© 2014, Springer-Verlag, Berlin Heidelberg. Aus: Kölfen W: Ärztliche Gespräche, die wirken. Erfolgreiche Kommunikation in der Kinder- und Jugendmedizin

Abb. A.12 Fortsetzung

Anhang

Fall 7:

Sie arbeiten seit einem Jahr in einer Projektgruppe zur Verbesserung der Arbeitsabläufe im OP. Heute präsentieren Sie vor den Chefärzten der unterschiedlichen Abteilungen die Zwischenergebnisse der Projektarbeit. Als Sie Ihre Präsentation beendet haben, sagt der Chefarzt der Chirurgie: »Und dafür hat die Projektgruppe ein Jahr gebraucht?«

Wie reagieren Sie?

☐ a) Sie entgegnen: »ja, die Analyse benötigte tatsächlich deutlich mehr Zeit als zunächst erwartet.«

☐ b) Sie stimmen zu: »Ich hoffe auch, dass es fortan schneller vorangehen wird. Wir werden alles tun, damit wir rechtzeitig fertig werden.«

☐ c) Sie haben den Eindruck, dass der Chefarzt unter großem Druck steht, und sagen: »Ich weiß die Zeit drängt. Ich kann nachvollziehen, dass Sie sich die Ergebnisse schneller gewünscht hätten.«

☐ d) Sie empfinden diese Bemerkung sehr abwertend, versuchen jedoch sich Ihren Ärger über diese dumme Frage nicht anmerken zu lassen.

Fall 8:

Als Ihr Kollege, zu dem Sie bisher ein neutrales Verhältnis haben, einen Blick auf den Dienstplan für die Nachtdienste wirft, sagt er: »Na so was, an Freitagen kann ich Deinen Namen ja gar nicht entdecken!« Tatsächlich machen Sie kaum Freitagsdienste, weil ein Kollege Ihnen angeboten hat, Ihre Freitagsdienste zu übernehmen, wenn Sie dafür seine Montagsdienste ableisten. Dieses Angebot haben Sie gerne angenommen.

Sie antworten:

☐ a) »ja, die Dienste habe ich mit Tobias getauscht, aber wenn Du willst, kann ich auch den einen oder anderen Freitagsdienst wiederum mit Dir tauschen.«

☐ b) Sie sind verärgert und haben den Eindruck, dass der Kollege Ihnen unkollegiales Verhalten unterstellt.

☐ c) »Das stimmt, Tobias übernimmt für mich freitags den Dienst, und ich montags für ihn.«

☐ d) Sie können verstehen, dass Ihr Kollege es ungerecht findet, dass Sie freitags keine Dienste übernehmen, und erklären ihm wie es dazu kam.

Fall 9:

In einer Besprechung, bei der es um die Verbesserung der Arbeitsabläufe in der Abteilung geht, plädieren Sie für eine flexible Aufteilung bei einigen Aufgaben. Herr Meyer, ein älterer Kollege, lehnt dies vehement ab: »Das geht doch nicht. Das gibt ja ein totales Chaos in der Abteilung.«

☐ a) Sie sind verärgert, dass der Kollege Ihren Vorschlag so abkanzelt.

☐ b) Sie versuchen den Vorschlag so zu verändern, dass Herr Meyer mit der Lösung zufrieden ist.

☐ c) Sie erklären Herrn Meyer noch einmal die Vorteile Ihrer Lösung.

☐ d) Sie merken, dass Herr Meyer auf eine exakte Regelung Wert legt, und versuchen zu verstehen, welche Überlegungen er genau anstellt.

© 2014, Springer-Verlag, Berlin Heidelberg. Aus: Kölfen W: Ärztliche Gespräche, die wirken. Erfolgreiche Kommunikation in der Kinder- und Jugendmedizin

Abb. A.12 Fortsetzung

Übertragen Sie das Vier-Ohren-Modell auf ein eigenes Bewerbungsgespräch (◘ Abb. A.13). Wie bereiten Sie Ihr Gespräch vor und welche Punkte werden Sie auf den vier Sprachkanälen ansprechen? Bitte vergleichen Sie Ihre mit den Lösungen im ▶ Abschn. A.2.2.4.

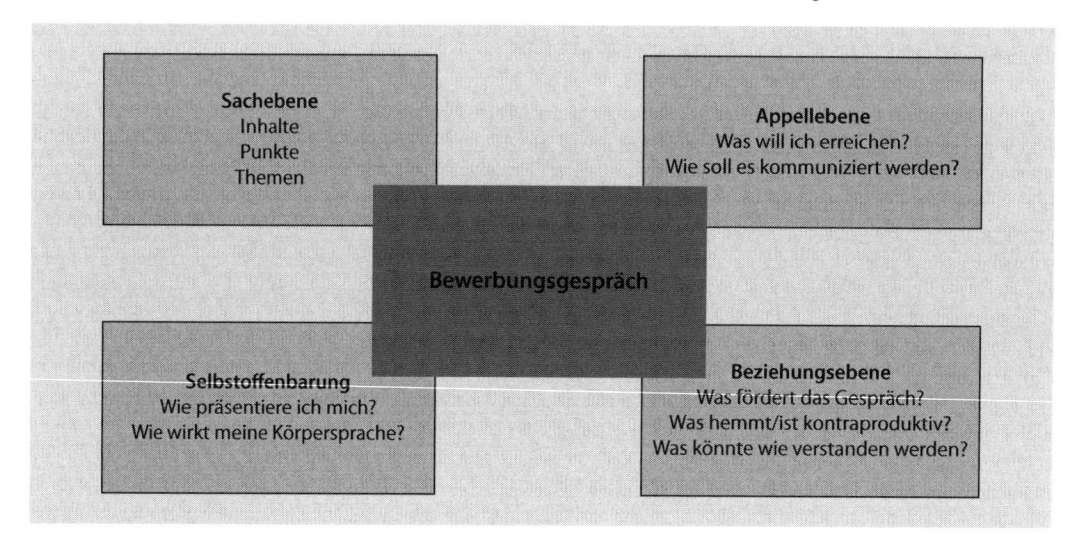

```
┌─────────────────────────┐         ┌─────────────────────────┐
│       Sachebene         │         │       Appellebene       │
│        Inhalte          │         │  Was will ich erreichen?│
│        Punkte           │         │ Wie soll es kommuniziert│
│        Themen           │         │        werden?          │
└─────────────────────────┘         └─────────────────────────┘
              ┌──────────────────────────────┐
              │     Bewerbungsgespräch       │
              └──────────────────────────────┘
┌─────────────────────────┐         ┌─────────────────────────┐
│    Selbstoffenbarung    │         │     Beziehungsebene     │
│ Wie präsentiere ich mich?│        │ Was fördert das Gespräch?│
│Wie wirkt meine Körpersprache?│    │Was hemmt/ist kontraproduktiv?│
│                         │         │Was könnte wie verstanden werden?│
└─────────────────────────┘         └─────────────────────────┘
```

◘ **Abb. A.13** Vier-Ohren-Modell im Bewerbungsgespräch

A.2.1.5 Kapitel 6.2: Das innere Team

Wie finden Sie Ihre inneren Antreiber? Was hat für Sie größere Bedeutung? Ruhm oder Herausforderung, Spaß oder Unabhängigkeit? Gehen Sie alle Wortpaare durch und wählen Sie nur einen der beiden (◘ Tab. A.1). Es bleiben 12 Begriffe übrig, die dann weiter gegeneinander antreten. Haben Sie sich beispielsweise für Herausforderung

◘ **Tab. A.1** Kennen Sie Ihre inneren Antreiber?

Ruhm	Herausforderung				
Spaß	Unabhängigkeit				
Geld	Harmonie				
Anerkennung	Selbstbestimmung				
Muße	Erfolg				
Freiheit	Ehre				
Kollegialität	Abenteuer				
Macht	Ästhetik				
Sinn	Status				
Freude	Sicherheit				
Einfluss	Gerechtigkeit				
Verantwortung	Zeit/Souveränität				

Anhang

und Spaß entschieden, müssen Sie sich in der nächsten Runde entscheiden, welcher der beiden, Herausforderung oder Spaß, wichtiger für Sie im Leben ist. Ziel ist es, die drei Antreiber zu ermitteln, die viel über die persönliche Motivlage in Ihrem inneren Team aussagen.

A.2.1.6 Kapitel 6.3: Riemann-Thomann-Modell

Entscheiden Sie die Dinge eher spontan und ohne langes Fackeln? Oder bekommen Sie Schweißausbrüche, wenn Sie eine Sache nicht lang genug im Voraus planen und organisieren konnten? Lieben Sie Veränderungen oder halten Sie lieber an Altbewährtem fest? Menschen haben durchaus unterschiedliche Vorlieben, Bedürfnisse und Prioritäten, Tendieren unterschiedlich stark zu Nähe, Dauer, Distanz und Wechsel.

Um diese Grundsäulen soll es in der folgenden Übung gehen. Die im Riemann-Thomann-Modell beschriebenen vier Grundstrebungen treffen in unterschiedlichem Maße auf jeden von uns zu, alle haben wir unsere persönlichen Schwerpunkte. Um Ihre Schwerpunkte zu ermitteln, füllen Sie bitte den Fragebogen (◘ Abb. A.14) aus.

Bitte vergleichen Sie Ihre mit den Lösungen im ▶ Abschn. A.2.2.5.

1.			
Bitte kreuzen Sie an: Diese Aussage	stimmt genau	stimmt teilweise	stimmt nicht
Unabhängigkeit ist mir sehr wichtig			
Ich mache meine Sache lieber allein, bevor ich jemanden um Rat frage			
Es fällt mir leicht, Zusammenhänge zu durchschauen			
Ich möchte nicht einer unter vielen sein, sondern aus der Masse herausragen			
Ich möchte es im Leben weit bringen/habe es weit gebracht			
Ich lasse mich häufiger zu spitzen Bemerkungen hinreißen			
Es liegt mir, Verantwortung zu tragen			
Ich bin eher ein distanzierter Mensch			
Ich bin emotional schnell ergriffen			
Ich ordne mich nicht gern unter			
Argumente sind mir wichtiger als Emotionen			
Meiner Argumentation ist so leicht keiner gewachsen			
Multiplizieren Sie die Kreuze in den einzelnen Spalten mit dem angegebenen Faktor. Anzahl der Punkte:	1	0,5	0
Summe der Punkte:			

© 2014, Springer-Verlag, Berlin Heidelberg. Aus: Kölfen W: Ärztliche Gespräche, die wirken. Erfolgreiche Kommunikation in der Kinder- und Jugendmedizin

◘ Abb. A.14 Fragebogen zum Riemann-Thomann-Modell

2.

Bitte kreuzen Sie an: Diese Aussage	stimmt genau	stimmt teilweise	stimmt nicht
Ich neige dazu, mich ausnutzen zu lassen			
Es fällt mir viel leichter für meine(n) Partner(in) ein Geschenk zu kaufen, als für mich selbst			
Um des lieben Friedens willen gebe ich nach			
Es gibt nichts Schlimmeres im Leben als einen nahe stehenden Menschen zu verlieren			
Ich bin ein friedlicher Mensch			
Bescheidenheit ist eine Zier			
Ich habe immer ein offenes Ohr für die Sorgen anderer Menschen			
Ich wehre mich nicht, aus Angst, die Zuneigung anderer zu verlieren			
Ich beklage mich häufig über mein Los			
Ich sorge mich sehr für mein leibliches Wohl/das Wohl meiner Familie			
Die Anderen sollen mich auch so verwöhnen, wie ich sie			
Dauernd will einer was von mir			
Multiplizieren Sie die Kreuze in den einzelnen Spalten mit dem angegebenen Faktor. Anzahl der Punkte:	1	0,5	0
Summe der Punkte:			

3.

Bitte kreuzen Sie an: Diese Aussage	stimmt genau	stimmt teilweise	stimmt nicht
Es ist mir wichtig, meiner Sache ganz sicher zu sein			
Ich wäge lange ab, bevor ich mich entscheide			
Ich lasse lieber alles beim Alten			
Es ist mir wichtig, die Übersicht zu haben			
Ich würde nie unvorbereitet in eine unbekannte Situation hineinspringen			
Gesetze sind dazu da, eingehalten zu werden; ich halte mich auch daran			
Ich bin belastbar			
Ich halte mich für einen eher konservativen Menschen			
Vertrauen ist gut, Kontrolle ist besser			
Ich bin ein zuverlässiger Mensch			
Wie es drinnen aussieht, geht niemanden etwas an			
Ich gehe nicht gerne ein Risiko ein			
Multiplizieren Sie die Kreuze in den einzelnen Spalten mit dem angegebenen Faktor. Anzahl der Punkte:	1	0,5	0
Summe der Punkte:			

© 2014, Springer-Verlag, Berlin Heidelberg. Aus: Kölfen W: Ärztliche Gespräche, die wirken. Erfolgreiche Kommunikation in der Kinder- und Jugendmedizin

Abb. A.14 Fortsetzung

Anhang

4.			
Bitte kreuzen Sie an: Diese Aussage	stimmt genau	stimmt teilweise	stimmt nicht
Von mir gehen kreative Impulse aus			
Ich neige zu Unpünktlichkeit			
Regeln empfinde ich als Begrenzung meiner Freiheit			
Ich kann mühelos eine ganze Gesellschaft unterhalten			
Ich habe Angst abgelehnt zu werden			
Ich kann schlecht warten			
Ich bin ausgesprochen kontaktfreudig			
Ich möchte von allen geliebt werden			
Ich kann mich schnell für etwas begeistern			
Der Reiz des Neuen ist schnell vorbei			
Ich bin leider so inkonsequent			
Ich wage nicht, meine Meinung zu sagen, wenn sie von der anderer abweicht			
Multiplizieren Sie die Kreuze in den einzelnen Spalten mit dem angegebenen Faktor. Anzahl der Punkte:	1	0,5	0
Summe der Punkte:			

© 2014, Springer-Verlag, Berlin Heidelberg. Aus: Kölfen W: Ärztliche Gespräche, die wirken. Erfolgeriche Kommunikation in der Kinder- und Jugendmedizin

◘ Abb. A.14 Fortsetzung

A.2.1.7 Kapitel 6.4: Gewaltfreie Kommunikation nach Rosenberg

- **Beobachtung oder Bewertung**

Entscheiden Sie, ob es sich in den Äußerungen um Beobachtungen oder Bewertungen handelt (◘ Tab. A.2).

◘ Tab. A.2 Unterscheidung zwischen Beobachtung und Bewertung

Beispiel		A	B
1	Frau Stift ist eine ausgezeichnete Ärztin		
2	Während der Präsentation wurden vom niedergelassenen Kollegen zwei Fragen gestellt		
3	Sie haben mich nicht ausreden lassen		
4	Wir haben in unserer Klinik eine hohe Fluktuation		
5	Die Eltern beschweren sich am Telefon		
6	Die letzten drei Termine haben Sie nicht wahrgenommen		

A Beobachtung = ZDF (Zahlen, Daten, Fakten); B Bewertung

❓ Oberarzt zum Assistenzarzt: »Können Sie heute vielleicht länger bleiben, es sind noch zahlreiche Arztbriefe zu schreiben?«

Wie antwortet der Angesprochene, will er die Technik der gewaltfreien Kommunikation einsetzen?

Bitte vergleichen Sie Ihre mit den Lösungen im ▶ Abschn. A.2.2.6.

A.2.1.8 Kapitel 8.2: Teamkonflikte – Wahrheit, Bewertung, Interessen

Ist es zu einem Konflikt gekommen, so existieren nach der Beschreibung durch Friedrich Glasl neun verschiedene Stufen der Eskalation, die sich in vier, sich steigernde Bereiche gliedern lassen: Verhärtung, Tatsachen und Koalitionen, Demaskieren und Bedrohen sowie begrenzte Vernichtungsschläge. Um welche Stufe der Eskalation (◘ Abb. A.15) handelt es sich in nachstehendem Beispiel?

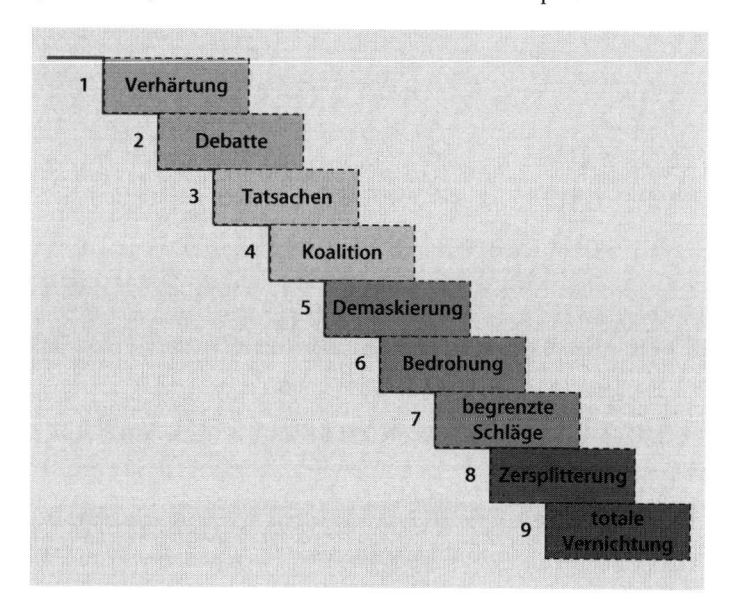

◘ **Abb. A.15** Stufen der Eskalation nach Glasl

❓ Vater zur Ärztin: »Wenn Sie sich nicht umgehend um mein schwer krankes Kind kümmern, finden Sie sich morgen früh in der Zeitung als die Niete des Tages.«

Bitte vergleichen Sie Ihre mit den Lösungen im ▶ Abschn. A.2.2.7.

A.2.1.9 Kapitel 8.3: Metakommunikation

❓ Mutter: »Bisher war ich mit Ihrer Behandlung ja zufrieden, wenn Sie aber heute nicht endlich den Ultraschall machen, nehme ich mein Kind mit nach Hause.«

Bitte vergleichen Sie Ihre mit der Lösung im ▶ Abschn. A.2.2.8.

Anhang

A.2.1.10 Kapitel 8.4: Harvard-Konzept

Das Harvard-Konzept wird dort eingesetzt, wo Verhandlungen festgefahren sind. Man versucht so, vernünftige Übereinkünfte zu erreichen, die das Verhältnis zwischen den beiden streitenden Parteien verbessern.

❓ a. Mutter: »Als Klinikchef müssen Sie so argumentieren. Doch stünden Sie auch als Vater hinter dieser Maßnahme?«

❓ b. Mutter: »Was Sie zu mir sagen, glauben Sie doch selbst nicht, Herr Doktor?«

Bitte vergleichen Sie Ihre mit den Lösungen im ▶ Abschn. A.2.2.9.

A.2.1.11 Kapitel 8.5: Notfallkommunikation in Stresssituationen

In Stresssituationen ist es von besonderer Bedeutung, einen kühlen Kopf zu bewahren und sich nicht provozieren zu lassen. Mit welchen Abwehrtechniken begegnen Sie den folgenden Fragen respektive Vorwürfen?

❓ a. Vater: »Als so junger Arzt fehlt Ihnen doch jede Erfahrung. Meinen Sie nicht, Sie sollten sich zurückhalten?«

❓ b. Mutter: »Was machen wir, wenn die Behandlung bei meinem Kind überhaupt nicht anspricht?«

❓ c. Mutter: »Der Patientenservice in Ihrem Krankenhaus ist doch absolut mangelhaft. Finden Sie nicht, dass es ein Witz ist, in Ihren Prospekten von Kundenorientierung zu sprechen?«

❓ d. Vater: »Erzählen Sie hier doch keine Märchen, ich weiß doch besser, was meinem Kind fehlt.«

❓ e. Ein Vater regt sich auf, weil er lange in der Aufnahme warten muss und wird aggressiv gegenüber der Schwester.

❓ f. Mutter: »Ich halte die Äußerung Ihres Oberarztes für inakzeptabel!«

❓ g. Mutter: »Herr Doktor, Sie sind doch sicherlich auch der Meinung, dass mein Kind zu Hause am besten aufgehoben ist?«

❓ h. Mutter: »Müssen Sie das alles so kompliziert darstellen?«

Bitte vergleichen Sie Ihre mit den Lösungen im ▶ Abschn. A.2.2.10.

A.2.2 Lösungen

A.2.2.1 Kapitel 3: Körpersprache

- Übung 1

Das lachende Gesicht wirkt authentisch, die zu Fäusten geballten Hände passen jedoch nicht zum Gesichtsausdruck. Die Haltung spricht insgesamt eher für Anspannung.

- Übung 2

Die Distanz der sich gegenüberstehenden Menschen ist in keiner der gezeigten Abbildungen situationsgerecht. In ◘ Abb. A.4a und b ist die Distanz beim Handschlag viel zu gering (innere Bedrohung; intime Distanz nicht gewahrt). In ◘ Abb. A.4c ist der Abstand hingegen zu groß und signalisiert eher Distanziertheit zwischen den Beteiligten. Auch der Blickkontakt respektive dessen Fehlen gibt Auskunft über die Beziehungsebene von Chef und Assistenzärztin: in ◘ Abb. A.4a besteht kein direkter Blickkontakt, eine eher kühle Atmosphäre ist zu spüren. ◘ Abb. A.4b zeigt zwischen den Ärzten hingegen Blickkontakt.

- Übung 3

Die Kleidung der Ärztin wirkt lächerlich, ist nicht rollentypisch, erscheint wenig professionell.

- Übung 4

In ◘ Abb. A.6a wirkt der Händedruck eher zart, unverbindlich und unsicher, ◘ Abb. A.6b zeigt dagegen einen festen Handschlag mit Zangengriff; es entsteht der Eindruck, der Arzt drücke sein Gegenüber nieder. In ◘ Abb. A.6c sehen wir einen wertschätzenden Händedruck: der linke Arm wirkt als Unterstützung des rechten Arms der begrüßten Person. ◘ Abb. A.6d scheint gar die Botschaft zu beinhalten: »Einverstanden, so machen wir es!«

- Übung 5

◘ Abb. A.7a drückt aus: »Hoffentlich klappt es«, ◘ Abb. A.7b scheint zu sagen: »Eigentlich ganz interessant«, während ◘ Abb. A.7 ausdrückt: »Ich halte mich noch zurück«.

- Übung 6

Szene in ◘ Abb. A.8a: Arzt: »Schön, Sie kurz vor der Entlassung noch einmal zu sehen, Frau Schlossberg. Ich wünsche Ihnen alles Gute für Ihr Kind. Bei konsequenter Therapie wird das mit Florian schon klappen.« Mutter denkt: »So ein sympathischer Arzt und er hat uns so geholfen.«

Szene in ◘ Abb. A.8b: Arzt: »Und immer schön die Tabletten nehmen, sonst gibt es was hinter die Ohren.« Mutter denkt: »Na, der hat ja einen eigenartigen Humor und müsste mich auch nicht unbedingt berühren.«

Anhang

Szene in ▸ Abb. A.8c: Arzt: »Ich rate Ihnen dringend, alle Anweisungen strikt einzuhalten, sonst wird es ganz sicher Probleme geben.« (Beachten Sie den Zangengriff des Arztes) Mutter denkt: »Mir einen solchen Blödsinn zu erzählen und mich so runter zu drücken. Ernst nehme ich diesen Arzt schon lange nicht mehr.«

- **Übung 7**

So ließen sich die verschiedenen Gesichtsausdrücke deuten: ▸ Abb. A.9a: lustig, ▸ Abb. A.9b: nachdenklich, ▸ Abb. A.9c: kritisch, ironisch distanziert, ▸ Abb. A.9d: skeptisch, ablehnend.

- **Übung 8**

Der drohende Zeigefinger steht im Widerspruch zum lächelnden Gesichtsausdruck der Mutter (▸ Abb. A.10). Das angesprochene Kind wird sein Zimmer mit großer Sicherheit nicht aufräumen.

A.2.2.2 Kapitel 4.4: Wer fragt, der führt

? a. Arzt: »Eine solche Methode ist mir nicht bekannt. Könnten Sie mir die Quelle nennen oder den Artikel mitbringen?«

? b. Arzt: »Wie sehen Ihre Bedenken denn konkret aus, Frau Reiterpfad?«

A.2.2.3 Kapitel 5.2: Aktives Zuhören

? a. Hinter der ausgesprochenen Meinung der Mutter stehen:
   - Angst: Wie geht es weiter?
   - Vorwurf: Ist dies die richtige Entscheidung?
   - Wut: Alles scheint vergeblich.
   - Aufforderung: Mach was!

? b. Hinter der ausgesprochenen Frage der Mutter stehen:
   - Zweifel: Wie erfolgreich war Ihre Behandlung denn bisher?
   - Sorge: Wie viele Schmerzen muss mein Kind noch erleiden?
   - Ungeduld: Wie lange dauert die Behandlung noch? Wann können wir endlich nach Hause?
   - Angst: Wird wieder der PJler den fälligen Zugang legen?

A.2.2.4 Kapitel 6.1: Vier-Ohren-Modell
- **Angesprochene Kommunikationsebenen**
1. Beziehungsaussage
2. Sachaussage
3. Selbstaussage
4. Appellaussage
5. Sachaussage
6. Selbstaussage

7. Appellaussage
8. Beziehungsaussage

- **Reflexion des eigenen Kommunikationsstils**
  Bitte entnehmen Sie die Auswertung ◘ Tab. A.3.

◘ **Tab. A.3** Vier-Ohren-Modell in der Praxis

Kommunikationsebene	Fall 1	Fall 2	Fall 3	Fall 4	Fall 5	Fall 6	Fall 7	Fall 8	Fall 9
Sachohr	b	a	a	c	d	d	a	c	c
Beziehungsohr	c	b	d	a	a	c	d	b	a
Appellohr	d	c	b	d	c	a	b	a	b
Selbstaussageohr	a	d	c	b	b	b	c	d	d

Zeichnen Sie ein Balkendiagramm (◘ Abb. A.16) Ihrer Ergebnisse.

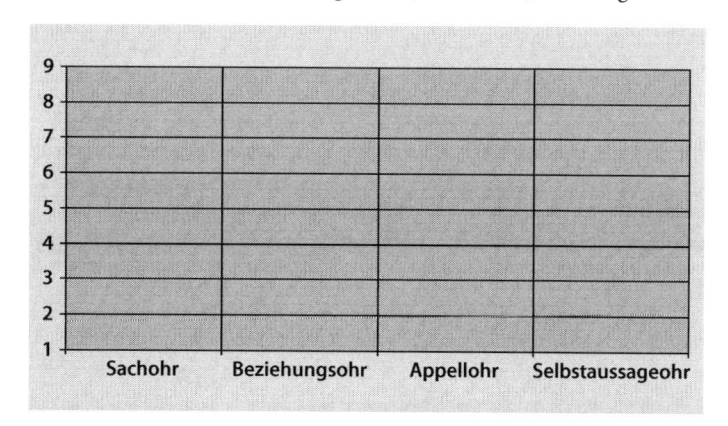

◘ **Abb. A.16** Grafische Darstellung der Ergebnisse

A.2.2.5 Kapitel 6.3: Das Riemann-Thomann-Modell

Die Auswertung des Fragebogens kann dazu beitragen, Ihre bisher angestellten Überlegungen zu ausgewählten Strukturanteilen der eigenen Person zu belegen. Für den Umgang mit der eigenen Person bedeutet dieses Wissen, dass bisher vielleicht gar nicht so deutlich wahrgenommene Fähigkeiten und Möglichkeiten auch Chancen eröffnen. Diese schätzen zu lernen und gewinnbringend einzusetzen, kann beim Aufbau eines positiveren Selbstwertgefühls behilflich sein. Hinsichtlich der Grenzen, welche die eigene Persönlichkeitsstruktur uns auferlegt, eröffnet sich eventuell die Chance, diese zu akzeptieren und sich mit ihnen zu versöhnen. Sobald es möglich ist, mit den eigenen Schwächen umzugehen, verlieren sie ihren zum Teil bedrohlichen Charakter. Dazu sollen die nachfolgenden Hinweise verhelfen.

Die Summe der Punkte im Feld 1 beziehen sich auf die Persönlichkeitsstruktur »Distanz«, in Feld 2 auf die Persönlichkeitsstruktur »Nähe«, Feld 3 gibt Auskunft über das Merkmal »Dauer« und die Summe der Punkte in Feld 4 quantifiziert die Persönlichkeitsstruktur »Wechsel«. Die Maximalsumme aller zu erreichenden Punkte beträgt 48 (Tab. A.4).

Tab. A.4 Auswertung Fragebogen zum Riemann-Thomann-Modell

		Punktzahl
Teilsumme	Feld 1: Distanz	
	Feld 2: Nähe	
	Feld 3: Dauer	
	Feld 4: Wechsel	
Gesamt		

Wenn Sie die erreichten Punkte in das Koordinatenkreuz (Abb. A.17) eintragen und die Schnittpunkte verbinden, erhalten Sie einen Überblick über Ihren Charakterschwerpunkt.

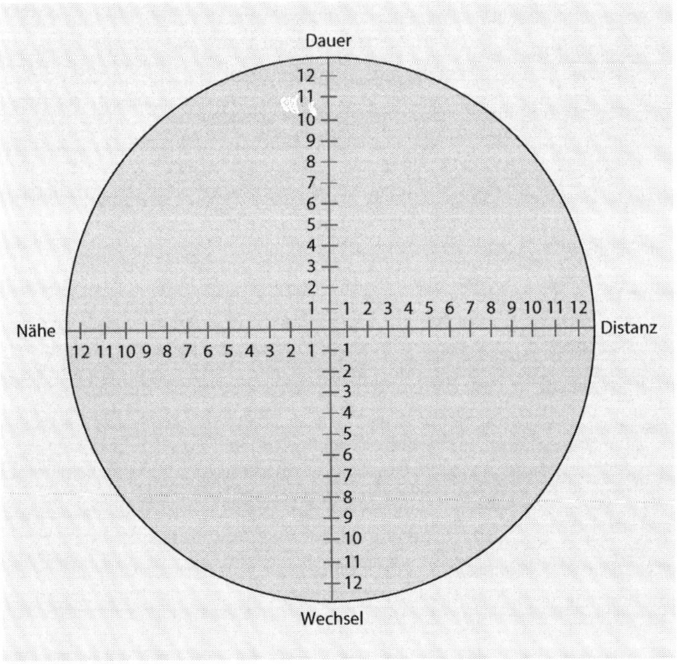

Abb. A.17 Riemann-Thomann-Koordinatensystem

Tauschen Sie sich mit einem Gesprächspartner über Selbstbild/Testergebnis und die Auswirkungen auf Ihre Führungsarbeit aus. Welcher Sprachtyp sind Sie? Wo haben Sie eher ein »Auswärtsspiel«?

> **Um klar zu sehen, genügt oft ein Wechsel der Blickrichtung.**
> **Antoine de Saint-Exupéry**

Das Riemann-Thomann-Modell kann Ihnen helfen, sich selbst ein Stück besser kennenzulernen und den Blick für Unterschiede und Hintergründe zu schärfen.

- **Nähe**

Dahinter steckt der Wunsch nach vertrautem Kontakt, die Sehnsucht, Lieben zu können und geliebt zu werden. Bindung, das Bedürfnis nach Zwischenmenschlichem, sozialen Interessen, Geborgenheit, Zärtlichkeit, auch nach Bestätigung und Harmonie, Mitgefühl und Mitleid, Selbstaufgabe.

- **Distanz**

Das Persönlichkeitsmerkmal Distanz beschreibt den Wunsch nach Abgrenzung, um ein eigenständiges und unverwechselbares Individuum zu sein. Distanz betont die Einmaligkeit, Freiheit und Unabhängigkeit, Unverbundenheit und Autonomie, das Streben nach klarer Erkenntnis des Intellekts.

- **Dauer**

Die Sehnsucht nach Dauer und der Wunsch nach Verlässlichkeit und Ordnung tragen im Menschen einer anderen Tendenz Rechnung, die mit folgenden Begriffen umrissen werden kann: Planung, Vorsicht, Voraussicht, Ziel, Gesetz, Theorie, System, Macht und Kontrolle. Angestrebt wird das den Moment überdauernde, um durch Langfristigkeit Sicherheit zu erlangen.

- **Wechsel**

Diese Tendenz beschreibt den Wunsch nach Neuem, dem Reiz des Unbekannten, Wagnis und Abenteuer. Den Rahmen sprengen, den Augenblick erleben. Das Bedürfnis nach Spontaneität und Leidenschaft, Höhepunkten und Ekstase, Charme und Suggestion. Temperament, Genuss, Phantasie, Verspieltheit, Begehren und Begehrtwerden.

Diese vier Grundbestrebungen treffen für alle Menschen zu, allerdings in unterschiedlichem Maß und variierender Intensität. Dafür gilt es, bei jedem Mitarbeiter den Blick zu schärfen.

Aufgabe ist es nun, mit den Eltern über den Diabetes mellitus Typ I ihres Kindes zu sprechen. Es handelt sich um das Erstgespräch.

Anhang

Versuchen Sie, Ihre Kernbotschaften mithilfe des Übungsblattes (Abb. A.18) stichpunktartig zu formulieren.

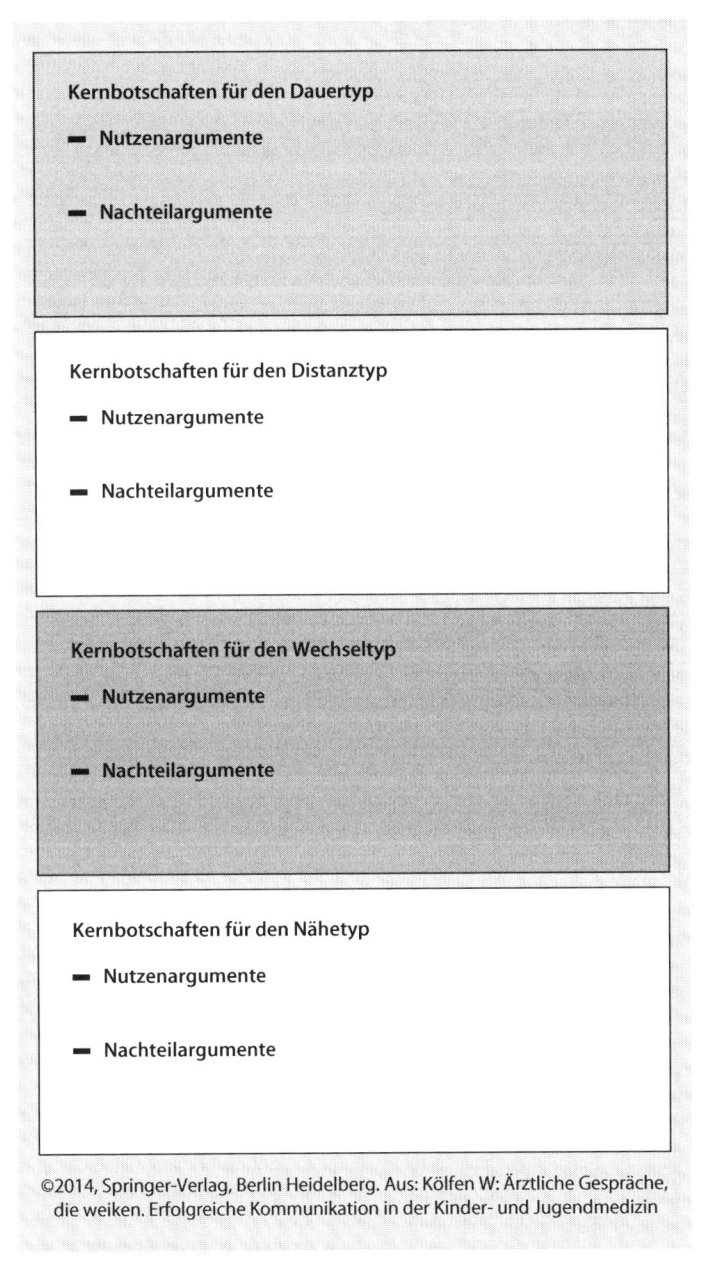

Kernbotschaften für den Dauertyp
- Nutzenargumente
- Nachteilargumente

Kernbotschaften für den Distanztyp
- Nutzenargumente
- Nachteilargumente

Kernbotschaften für den Wechseltyp
- Nutzenargumente
- Nachteilargumente

Kernbotschaften für den Nähetyp
- Nutzenargumente
- Nachteilargumente

©2014, Springer-Verlag, Berlin Heidelberg. Aus: Kölfen W: Ärztliche Gespräche, die weiken. Erfolgreiche Kommunikation in der Kinder- und Jugendmedizin

Abb. A.18 Riemann-Thomann-Modell in der Praxis: Übungsblatt

A.2.2.6 Kapitel 6.4: Gewaltfreie Kommunikation nach Rosenberg

Die Auflösung zu den Kommunikationsbeispielen finden Sie in ◘ Tab. A.5.

◘ Tab. A.5 Unterscheidung zwischen Beobachtung und Bewertung

Beispiel	A	B
1		x
2	x	
3		x
4	x	
5		x
6	x	

A Beobachtung; *B* Bewertung

✓ Assistenzarzt:
- »Ich bin heute um 18 Uhr zum Sport verabredet.« (Beobachtung)
- »Ich bin hin und her gerissen (Gefühl), einerseits ist mir Sport zur Regeneration (Bedürfnis) wichtig, andererseits natürlich auch die gegenseitige Unterstützung und Kooperation.« (Bedürfnis)
- »Wäre es für Sie in Ordnung, wenn ich Ihnen morgen helfe?« (Bitte)

A.2.2.7 Kapitel 8.2: Teamkonflikte – Wahrheit, Bewertung, Interessen

Auf den Eskalationsstufen 1–3 (◘ Abb. A.15) ist Sachbezug eventuell noch möglich, auf den Stufen 4–6 beginnen persönliche Verletzungen, das Zuhören wird erschwert bis unmöglich, die Sachebene wurde verlassen. Die Stufen 7–9 beinhalten gezielte Vernichtungsschläge in der Kommunikation. Im vorliegenden Beispiel ist die Eskalation auf den Stufen 6–7 angekommen.

A.2.2.8 Kapitel 8.3: Metakommunikation

Bei der Androhung von Sanktionen gilt es, den mitschwingenden persönlichen Angriff zu ignorieren und vom Sachinhalt zu trennen.

✓ Arzt: »Ich freue mich darüber, dass Sie mit der Behandlung zufrieden sind. Den Ultraschall werde ich heute Nachmittag persönlich durchführen.«

A.2.2.9 Kapitel 8.4: Harvard-Konzept

Auf derart scharfe Angriffe, die auch die persönliche Glaubwürdigkeit untergraben, sollte man mit einer Ich-Botschaft reagieren und diese mit Sachargumenten untermauern.

Anhang

- a. Arzt: »Da muss ich Ihnen widersprechen, ich bin überzeugt, dass dies die richtige Behandlung für Ihr Kind ist. Zwei wichtige Argumente sind für mich entscheidend…«

- b. Arzt: »Da muss ich Sie enttäuschen, Frau Bischofskreuz. Ich bin voll und ganz der Überzeugung, dass diese Behandlung Ihrem Kind rasch und langfristig helfen wird. Drei Argumente stehen für mich im Vordergrund…«

A.2.2.10 Kapitel 8.5: Notfallkommunikation in Stresssituationen

Wo möglich, sollte zunächst mit weichen Abwehrtechniken versucht werden, die Kommunikation zu deeskalieren.

- a. Arzt: »Herr Pechstein, für mich zählt die Qualität der Sachargumente. Was also haben Sie in der Sache gegen meinen Behandlungsvorschlag einzuwenden?«

- b. Arzt: »Dies ist eine ausgesprochen pessimistische Sichtweise, es gibt jedoch keinen Anlass, am Behandlungserfolg zu zweifeln.« Besser wäre: »Welche Beobachten bringen Sie dazu, das Scheitern der Behandlung zu befürchten?«

Gelegentlich sind dennoch harte Abwehrtechniken als deutliche Entgegnungen nötig, um dem Gesprächspartner die unverhandelbaren Spielregeln aufzuzeigen.

- c. Arzt: »Das mag Ihre subjektive Wahrnehmung sein, die Fakten sehen zum Glück anders aus.«

- d. Arzt: »Ich bin mir nicht sicher, ob Sie Ihrem Kind wirklich helfen wollen. Ich werde das aktuell bestehende Problem noch einmal präzisieren.«

- e. Der attackierte Arzt könnte mit einer Schuldzuweisung reagieren: »Ich verstehe nicht warum Sie sich so aufregen, Sie sehen doch was hier los ist.« Besser wäre: »Herr Ungeheuer, bitte beruhigen Sie sich, es tut mir leid, dass Sie so lange warten müssen. Ich schlage vor, dass wir jetzt gleich nach Ihrem Kind schauen.« (Brückensatz und weiche Abwehrtechnik)

- f. Arzt: »Frau Münzberger, ich kann nicht erkennen, was Ihr Vorwurf mit einem fairen Umgang zu tun hat?« (Brückensatz) »Mein Vorschlag ist, dass wir jetzt unsere Aufmerksamkeit ganz auf Ihr Kind lenken, um die Diagnose abzuklären und schnellstmöglich eine Therapie einleiten zu können.«

✓ g. Arzt »Dies ist richtig Frau Stift, wenn Ihr Kind gesund ist.« (Perspektivwechsel) »Doch jetzt haben wir eine andere Situation. Sie pflichten mir doch sicher bei, dass wir alle zusammen das Beste für Ihr Kind erreichen wollen?«

✓ h. Arzt: »Ich habe versucht Ihnen das möglichst einfach zu erklären. Sie haben wohl nicht richtig zugehört. Wenn ich Zeit habe, werde ich es ihnen später noch einmal erklären.« (Schuldzuweisung) Besser wäre: »Bei Ihrem Kind ist die medizinische Lage leider sehr kompliziert. Ich werde versuchen, es an einem Beispiel darzustellen. Hierzu benötigen wir etwas mehr Zeit. Ich komme gegen 18 Uhr noch einmal zu ihnen und dann besprechen wir alles in Ruhe.« (Kommunikation auf der Sachebene mit weicher Abwehrtechnik, Vorwurf übergangen)

Weiterführende Literatur

Bergner TMH (2009) Wie geht's uns denn? Schattauer Verlag, Stuttgart
Bitzer EM (2012) Zufriedenheit in der Kinder- und Jugendarztpraxis aus Sicht der Eltern – Erheben und Analysieren mit dem Kinder-ZAP. Zeitschrift des Berufsverbandes der Kinder- und Jugendärzte e. V. 6(61):A 4834
Brüggemeier B (2011) Wertschätzende Kommunikation im Business. Junfermann Verlag, Paderborn
Bruno T, Adamczyk G (2007) Körpersprache. Haufe Verlag, Freiburg
Bucka-Lassen C (2005) Das schwere Gespräch. Deutscher Ärzte-Verlag
Buxel H (2013) Arbeitsplatz Krankenhaus – Was Ärzte zufriedener macht. Deutsch Ärztebl 110(11):B440–B443
Cicero A, Kuderna J (2012) Schachmatt für verbale Fouls. Junfermann Verlag, Paderborn
DAKJ (2011) Zukunftspapier. http://dakj.de/pages/posts/analyse-und-zukunftsszenario-der-flaechendeckenden-versorgung-der-kinder-und-jugendlichen-in-deutschland—begruendungsdokumente-157.php
Fegeler U, Jäger-Roman E, Martin R, Nentwich HJ (2011) Warum kommen Kinder und Jugendliche in die Praxis der Kinder- und Jugendärzte? Erste Ergebnisse einer Studie der Deutschen Akademie für Kinderheilkunde und Jugendmedizin und der Dresden International University; Vortrag Hildesheim
Fegeler U (2012) Stellenwert der Früherkennungsuntersuchungen im Aufgabenwandel der allgemeinen pädiatrischen Grundversorgung. Impressum BVKJ, Themenheft Schwerpunktthema:16–19
Fey G (2010) Gelassenheit siegt. 12. Aufl. Walhalla, Regensburg
Förster H von (2006) Der Anfang von Himmel und Erde hat keinen Namen. Suhrkamp Verlag, Frankfurt am Main
Gebker S (2010) Belastungsfolgen nach Frühgeburt: Die patho- und salutogene Wirkung des Scham- und Schulderlebens und der persönlichen Resilienz auf das mütterliche Wohlbefinden. Dissertationsarbeit Osnabrück.
Gehm T (2006) Kommunikation im Beruf. Beltz Verlag, Weinheim
Gens KD (2007) Mit dem Herzen hört man besser. Junfermann Verlag, Paderborn
Glasl F (2004) Konfliktmanagement – ein Handbuch für Führungskräfte 2. 8. Aufl. Verlag Freies Geistesleben, Stuttgart
Gordon T (1997) Patientenkonferenz. Hoffmann und Campe, Hamburg
Gutzeit SF, Neubauer A (2010) Auf ihre Stimme kommt es an! Beltz Verlag, Weinheim
Hollmann J (2010) Führungskompetenz für leitende Ärzte. Springer Verlag, Berlin Heidelberg
Hollmann J, Geissler A (2013) Leistungsbalance für Leitende Ärzte. Springer Verlag, Berlin Heidelberg New York
Jotzo M (2004) Trauma Frühgeburt? Ein Programm zur Krisenintervention bei Eltern. Verlag Peter Lang, Frankfurt am Main
Jotzo M, Schmitz B (2002) Traumatisierung der Eltern durch die Frühgeburt ihres Kindes. Psychotraumatologie 38(10):33383
Jotzo M, Poets CF (2005) Helping parents to cope with the trauma of primature birth. An evaluation of a trauma-preventive psychological intervention. Pediatrics 115:4
Jurkat (2011) Deutsch Ärztebl 108(51–52):B 2302–2305
Koch M (2012) Arzt-Patienten-Beziehung – Ins falsche Fahrwasser geraten. Deutsch Ärztebl 109(1–2):B16–B18
Kölfen W (2011) Eltern als Unternehmensberater von Kliniken für Kinder und Jugendliche. Aktuelle Ergebnisse und Therapievorschläge von Imagestudien. NNI Newspaper (1):2–3.
Kölfen W (2002) Imageanalyse einer Klinik für Kinder und Jugendliche. Erste Ergebnisse einer Befragung niedergelassener Kinder- und Jugendärzte. Kinder- und Jugendarzt 33(6):465–470
Kölfen W (2001) Kinderklinik im Wettbewerb der Anbieter. Was wir über die Eltern wissen sollten. Kinder- und Jugendarzt 32(10):828–839

Kowarowsky G (2011) Der schwierige Patient. Content Plus. Kohlhammer Verlag, Stuttgart
Kutscher PC, Seßler H (2007) Kommunikation – Erfolgsfaktoren in der Medizin. Springer Verlag, Heidelberg Berlin New York
Maercker A (2003) Therapie der posttraumatischen Belastungsstörungen. Springer Verlag, Heidelberg Berlin New York
Maercker A (2002) Posttraumatische Belastungsstörungen und komplizierte Trauer. Lebensrückblicks- und andere Interventionen. In: Maercker A (Hrsg) Alterspsychotherapie und klinische Gerontopsychologie. Springer Verlag, Heidelberg Berlin New York:245–282
Mahler U (2011) Der Konflikt-Coach. Junfermann Verlag, Paderborn
Maro F (2007) Du gehst mir auf den Geist! Walhalla, Regensburg
Matschnig M (2012) Körpersprache im Beruf. Gräfer und Unzer Verlag, München
Migge B (2011) Handbuch Business – Coaching. Beltz Verlag, Weinheim
Molcho S (2002) Alles über Körpersprache. Mosaik bei Goldmann, München
Mosley KL (2006) Parent's trust in their child's physician. Using an adapted trust in physician scale. Ambulatory Pediatrics(6):58–61
Parigger K (2006) Arzt-Kind-Kommunikation. Grin Verlag, München
Patrzek A (2008) Wer das Sagen hat, sollte reden können. Junfermann Verlag, Paderborn
Picker Institut Deutschland GmbH (2011) Mitarbeiterbefragung – Vergleichsbericht Berufsgruppen. S1–150
Picker Institut Deutschland GmbH (2009) Patientenbefragung – Abteilungsvergleich. S1–148
Pink R (2007) Kompetenz im Konflikt. Beltz Verlag, Weinheim
Prior M (2004) MiniMax-Interventionen. Carl-Auer-Verlag, Heidelberg
Rhode R, Meis MS, Bongartz R (2008) Angriff ist die schlechteste Verteidigung. Junfermann Verlag, Paderborn
Riegl GF (2000) Krankenhaus, Marketing & Qualitäts-Management. Großes Handbuch für das Erfolgs-Management in Hospitälern. Riegl & Partner, Augsburg. S1–573
Riemann F (1989) Grundformen der Angst – eine tiefenpsychologische Studie. Reinhardt Verlag, München
Rogers C (2000) Psychotherapie aus Sicht eines Therapeuten. Klett-Cotta Verlag, Stuttgart
Rosenberg, MB (2010) Gewaltfreie Kommunikation. Junfermann Verlag, Paderborn
Saul S (2012) Führen durch Kommunikation. Beltz Verlag, Weinheim
Schmidt-Tanger M. (2011) Charisma-Coaching. Junfermann Verlag, Paderborn
Schulz von Thun F (2008) Miteinander reden: Fragen und Antworten. Rowohlt Verlag, Reinbek bei Hamburg
Schulz von Thun F (2007) Miteinander reden 3. Rowohlt Verlag, Reinbek bei Hamburg
Schulz von Thun F (2009) Klarkommen mit sich selbst und anderen. Rowohlt Verlag, Reinbek bei Hamburg
Schulz von Thun F, Krumbier D (2009) Impulse für Führung und Training. Rowohlt Verlag, Reinbek bei Hamburg
Schulz von Thun F, Stegemann W (2009) Das innere Team in Aktion. Rowohlt Verlag, Reinbek bei Hamburg
Schweickhardt A, Fritzsche K (2009) Kursbuch ärztliche Kommunikation. Deutsche Ärzte Verlag, Köln
Sears M (2012) Gewaltfreie Kommunikation im Gesundheitswesen. Junfermann Verlag, Paderborn
Sprenger RK (2008) Gut aufgestellt. Campus Verlag, Frankfurt
Thiele A (2008) Argumentieren unter Stress. dtv, Stuttgart
Thomann C, Prior C (2007) Klärungshilfe 3 – Das Praxisbuch. Rowohlt Verlag, Reinbek bei Hamburg

Thomann C, Schulz von Thun F (2007) Klärungshilfe 1 – Handbuch. Rowohlt Verlag, Reinbek bei Hamburg

Van Staa A (2011) Unraveling triadic communication in hospital consultations with adolescents with chronic conditions. The added value of mixed methods research. Patient Education and Counseling. PEC-3920. 82(3):455–464. doi: 10.1016/j.pec.2010.12.001. Epub 2010 Dec 30

Warschburger P (2009) Beratungspsychologie. Springer Verlag, Heidelberg Berlin

Watzlawick P, Beavin JH (1969) Menschliche Kommunikation. Hans Huber Verlag, Stuttgart

Welling H (2005) Kommunikation in der Medizin. Cornelsen Verlag, Berlin

Werner J, Tödter U (2010) Kommunikation – Wirkungsvoll miteinander sprechen. Cornelsen Verlag, Berlin

Stichwortverzeichnis

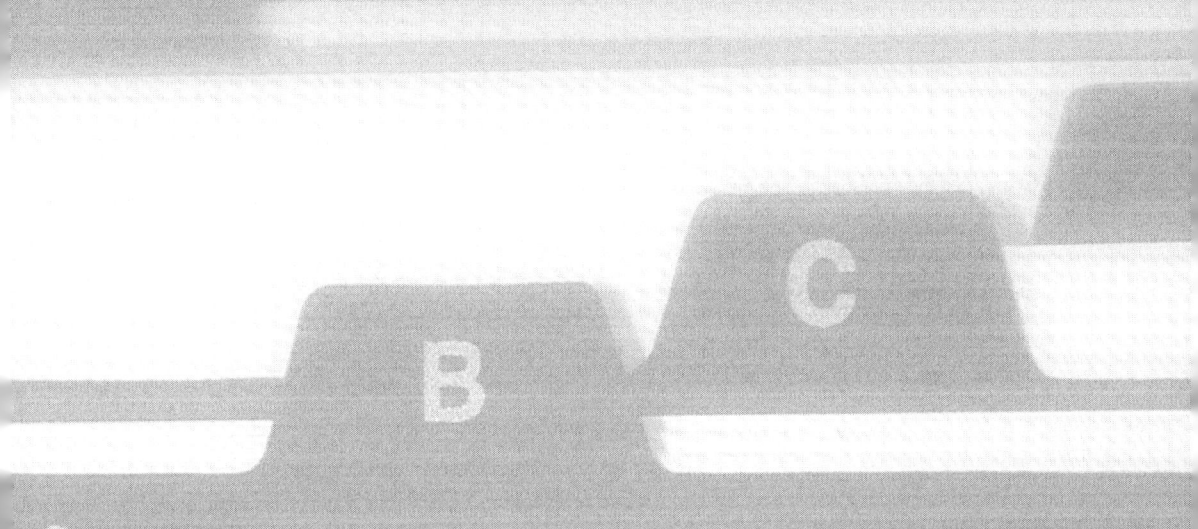

A

Ablenken 227–229, 232
Absence 92, 129, 130, 188
ADHS 275
Adrenoleukodystrophie 276, 277
Aggression 241, 258, 260, 262, 275
aktives Zuhören 67, 73, 197, 200, 201, 216
Aktives Zuhören 187, 237, 239, 241, 242, 244, 246, 247, 253, 258–262, 271, 275, 279, 283, 286, 288, 291, 294, 297, 298, 300, 307
Alarmprogramm 199, 225, 226, 230
Alkoholabusus 263, 275
Alternative Medizin ▶ Paramedizin 191
Ambivalenz 100
Anamnese 192
Anfallsfreiheit 130, 131, 159, 160
Angststörung 264
Antibiose 106, 190, 193, 240, 261, 298
Antikonvulsivum 82, 92
Antipathiefeld 241, 291, 296
Apgar-Werte 288
Appellebene 121, 123, 124, 126–129, 131, 132, 134, 196, 240, 241, 262, 286, 292, 296
Appendektomie 26
Arbeitsplatzzufriedenheit 15
Arbeitszufriedenheit 4
Asphyxie 298
Aufklärungsgespräch 38, 79
Augsburger Institut für Management im Gesundheitsdienst 18
Auskultation 111, 190
Außenwahrnehmung 145

B

Bateson, Gregory 60
Bauchspeicheldrüse 269
Bedürfniskonflikt 222
Berufsverband der Kinder- und Jugendärzte e. V. 12
Betriebsklima 15
Bewerbungsgespräch 61
Bewertungskonflikt 209–212, 218
Bewertungssystem, subjektives 46
Beziehungsebene 63, 84, 117, 121, 122, 124–129, 132–134, 170, 196, 211, 215, 219, 220, 222, 233, 238, 240–242, 260, 262, 283, 286, 294, 300, 303, 304

Beziehungsstabilität 98, 100
Bloch, Ernst 218
Blutdruck 34
Botschaft, emotionale 98, 189
Bronchitis 297
Brückenformulierung 200–202, 206, 229, 230, 233, 236, 243, 261, 286, 290, 291, 304
Bruttolebensarbeitszeit 13
Buber, Martin 135
Bundesagentur für Arbeit 13
Bundesärztekammer 10
BVKJ ▶ Berufsverbands der Kinder- und Jugendärzte e. V. 12

C

Chemotherapie 3, 247
Cohn, Ruth 7
Commotio cerebri 37, 242, 292
Compliance 57
Computertomographie 280, 281

D

DAKJ ▶ Deutsche Akademie für Kinder- und Jugendmedizin 10
Dauermedikation 188
Dauertyp 278
Deeskalation 215, 216, 229
Depression 264
Deutsche Akademie für Kinder- und Jugendmedizin 10
Deutsche Gesellschaft für Kinder- und Jugendmedizin 12
Deutsche Gesellschaft für Kinder- und Jugendmedizin e. V. 14, 37
Deutsches Ärzteblatt 24
DGKJ ▶ Deutsche Gesellschaft für Kinder- und Jugendmedizin e. V. 14
Diabetes mellitus 31, 266
Diabetes Typ I 269
Diabetes Typ II 269
Dissoziative Störung 264
Distanztyp 248
Distanzzone 214, 215, 233
DRG-System 74
Drogenabusus 263, 275
Du-Botschaft 197, 296, 303

E

EEG 159, 242–244, 280, 298
Einfühlungsvermögen 103
Einschüchterung 196, 204
EKG 297
Emotionspsychologie 71
Empathie 51, 73, 83, 187, 197, 200, 201, 206, 216, 236, 237, 240–244, 246, 256, 257, 262, 271, 272, 275, 279, 283, 286, 288, 290, 291, 294–300, 306, 307
Empathieneuron 100
Ende, Michael 101
Entscheidungsfindung 137
Entspannungsübung 300
Entwicklung, demografische 16
Epilepsie 91, 122, 129, 130, 157–159, 188, 298
Ertrinkungsunfall 283
Erythromycin 190, 191
Eskalation 199, 202, 204, 205, 208, 211–213, 215
Eskalationsstufen 306

F

Facharztqualifikation 12
Feedback 114, 115
Fehlgeburt 263
Fehlinterpretation 105
Fieberkrampf 37, 64
Foerster, Heinz von 60
Fortbildung 15
Frühgeborenes 196
Frühgeburt 263
Frustration 102
Führungsstil 15

G

Gastroenteritis 37, 236
Gastro-Koloskopie 300
Geburtsstillstand 288
Gehirnerschütterung 186, 189
Gehirnerschütterung ▶ Commotio cerebri 37, 242, 292
Gesellschaft der Kinderkrankenhäuser Deutschlands 10
Gesprächsatmosphäre 77, 84, 203
Gesprächsausstieg 70
Gesprächsbotschaft 70
Gesprächseinstieg 70
Gesprächsführung 51

Gesprächsqualität 76
Gesprächsstrukturierung 67, 73, 75
Gesprächsziel 61, 65, 69, 70, 73, 77, 82, 84, 93, 103, 117
Gewaltandrohung 39
Gewalterfahrung 39
Gewaltfreie Kommunikation 167, 169, 170, 173, 174
GFK ▶ Gewaltfreie Kommunikation 167
GKinD ▶ Gesellschaft der Kinderkrankenhäuser Deutschlands 10
Glasl, Friedrich 212
Goethe, Johann Wolfgang von 220, 236
Gordon, Thomas 7
Gottschlich, Maximilian 68

H

Halo-Phänomen 62
Handwerkskoffer, kommunikativer 67
Hardenberg, Georg Philipp Friedrich Freiherr von ▶ Novalis 136
Harvard-Konzept 220, 222, 223
Hellwig, Paul 176
Herabwürdigung 104, 105
Herz-Kreislauf-Stillstand 284
Hirnhautentzündung 240
Hirnödem 280
Hirntod 280, 284
Hirntumor 100, 122, 159, 245, 246, 250
Homöopathie 106
Hydrocephalus 192

I

Ich-Bezogenheit 103
Ich-Botschaft 187, 197, 242, 246, 247, 253, 260–262, 275, 288, 290, 294–296, 300, 303
Ignorieren 226–228, 232
Informationsphase 71
Informationsverarbeitungsprozess 71
Inhaltsebene 63, 67, 71, 73, 75, 76, 84, 105
Inneres Team 136, 137, 139–143
Insulin 267
Interaktionskompetenz 28

Interessenkonflikt 209–212, 217, 218, 222
Intubation 288

K

Kassenärztliche Bundesvereinigung 12
KBV ▶ Kassenärztliche Bundesvereinigung 12
Kernspintomographie 161, 245–247, 250, 272, 275–277
Kerzenlöscherfunktion 79, 260
Kerzenlöscherwörter 292
Kind-Bezugsperson-Relation 28
Kinderrechte 28
Kinderwunsch 12
Klinikhierarchie 15
Kommunikationsbarriere 49
Kommunikationsdefensive 89
Kommunikationskompetenz 6
Kommunikationskonflikt 64, 84
Kommunikationskonfrontation 85
Kommunikationsquadrat 134
Kommunikationstraining 2, 41
Kommunikationsweichspüler 76, 81
Konflikthandhabungsmodell 215
Konfliktthermometer 214
Kopetsch, Thomas 12
Körpersprache 215, 216, 219, 233, 240, 245, 250, 256, 259, 282, 284
Kortison 190, 191, 247
Krankenhaushäufigkeit 10
Krankenhausmanagement
KTQ-Zertifizierung 148, 161

L

Leberversagen 188
Lob 236, 240, 256, 260, 271, 307
Loben 227–229
Lumbalpunktion 239, 241
Lungenentzündung 190
Lungenentzündung ▶ Pneumonie 295

M

Magensonde 196
Mehrabian, Albert 46
Meinungsbildner 32
Meningitis 33

Mitaufnahme eines Elternteils 20
Morbus Crohn 300
Moreno, Jacob Levy 7
Mündigkeit 27
Muskeltonus 45, 52
Mykoplasmeninfektion 190, 191

N

Nachfragen 107
Nähestrebung 146
Nähetyp 248, 279
Neandertaler 225
Nebenwirkungen 188
Negationstechnik 202–204
Neonatologie 68
Neurodermitis 155
Niederlassung 6, 12, 39
Nietzsche, Friedrich 44
Nörgelrhetorik 87
Notfallsituation 91
Notkaiserschnitt 288
Notsectio ▶ Notkaiserschnitt 288
Novalis 136

P

Paramedizin 189, 191
Paraphrasieren 107
Perspektivwechsel 108, 205, 218, 233
Petechien 239
Picker-Studie 15, 18
Pneumonie 31, 72, 294, 295, 298
Popper, Karl Raimund 10
Posttraumatische Symptomatik 262, 263
Power Talking 86
Prävention 14
Prozessoptimierung 24
Psychosomatik 13
Pubertät 32, 48

Q

Quintilian, Marcus Fabius 288

R

Reproduktionsmedizin 263
Resilienz 263

Resistenz 190
Retraumatisierung 261, 263
RETT-Syndrom 272–274
Riegl, Gerhard F. 18
Riemann, Fritz 144, 150
Riemann-Thomann-Modell 278, 279
Robert-Koch-Institut 166, 169, 170, 173
Rogers, Carl 7, 98, 167
Rollentausch 93
Röntgen 34
Röntgenaufnahme 295, 297, 303
Rosenberg, Marshall 166–168
Röteln 35

S

Sachebene 51, 117, 121, 122, 124, 125, 127–129, 132, 133, 165, 189, 196, 215, 222, 233, 238–244, 247, 260, 262, 275, 282, 283, 291, 294, 301, 304
Saint-Exupery, Antoine de 223
Sauerstoffsättigung 112
Schädelhirntrauma 281
Schlagfertigkeit 226, 231
Schuldzuweisung 202, 216, 222
Schulz von Thun, Friedemann 120, 121, 133, 134, 136, 137, 144, 176
Schutzmedikation, antikonvulsive 56
Schweigepflicht, ärztliche 26
Sectio 69, 207
Sektor, ambulanter 10
Sektor, stationärer 10
Selbstdarstellungsbedürfnis 103, 117, 125, 150
Selbstoffenbarungsebene 121, 124, 125, 127–129, 132, 134, 196, 286, 304
Selbstwahrnehmung 100, 145
Selffulfilling Prophecy 198
Shaw, George Bernard 60
Signale, nonverbale 104
Souveränität 52
Sozialpädiatrisches Zentrum 10
Sozialpädiatrisches Zentrum 272
Spiegelneurone 100
Sprachmelodie 75
SPZ ▶ Sozialpädiatrisches Zentrum 272
Störquelle 56, 125
Störquellen 66–68
Stoßdämpfertechnik 197, 200, 201
Strahlenbelastung 297

Strahlentherapie 247
Stresssymptome 102
Suchterkrankung 13
Sympathiefeld 51, 71, 100, 241, 272
Systolikum 297

T

Thomann, Christoph 144, 150
Totgeburt 263
Transparenz 199
Traumafolgen 265
Traumatisierung 254, 256, 263
Typ-I-Diabetes ▶ Diabetes Typ I 270
Typ-II-Diabetes ▶ Diabetes Typ II 269

U

Überstrahleffekt ▶ Halo-Phänomen 62
Uterusruptur 290

V

Valproat 298
Valproinsäure 130, 153, 188, 298
Verbalisieren 107
Vereinigung der leitenden Kinder- und Jugendärzte und Kinderchirurgen Deutschlands
Vereinte Nationen 28
Vertrauensverhältnis 81, 86
Verzerrungswinkel 65, 74, 80
Verzögern 227–229

W

Wahrheitskonflikt 208, 212, 218
Wahrnehmungsfilter 61
Wahrnehmungsinterpretation 61–63
Wahrnehmungsverzerrung 61, 65
Watzlawick, Paul 7, 60, 62, 63, 219
Wechseltyp 279
Weiterbildung 15
Wertschätzung 199, 217
Wiener, Norbert 78
Win-win-Situation 84, 118, 219

Z

Zauberfrage 200, 201, 236, 247, 258, 260, 262, 279, 286, 288–291, 294, 297, 298, 300, 301, 305, 307
Zielkonflikt 27
Zusammenfassen 107
Zweitmeinung 29

Druck: KN Digital Printforce GmbH · Schockenriedstraße 37 · 70565 Stuttgart